CB071322

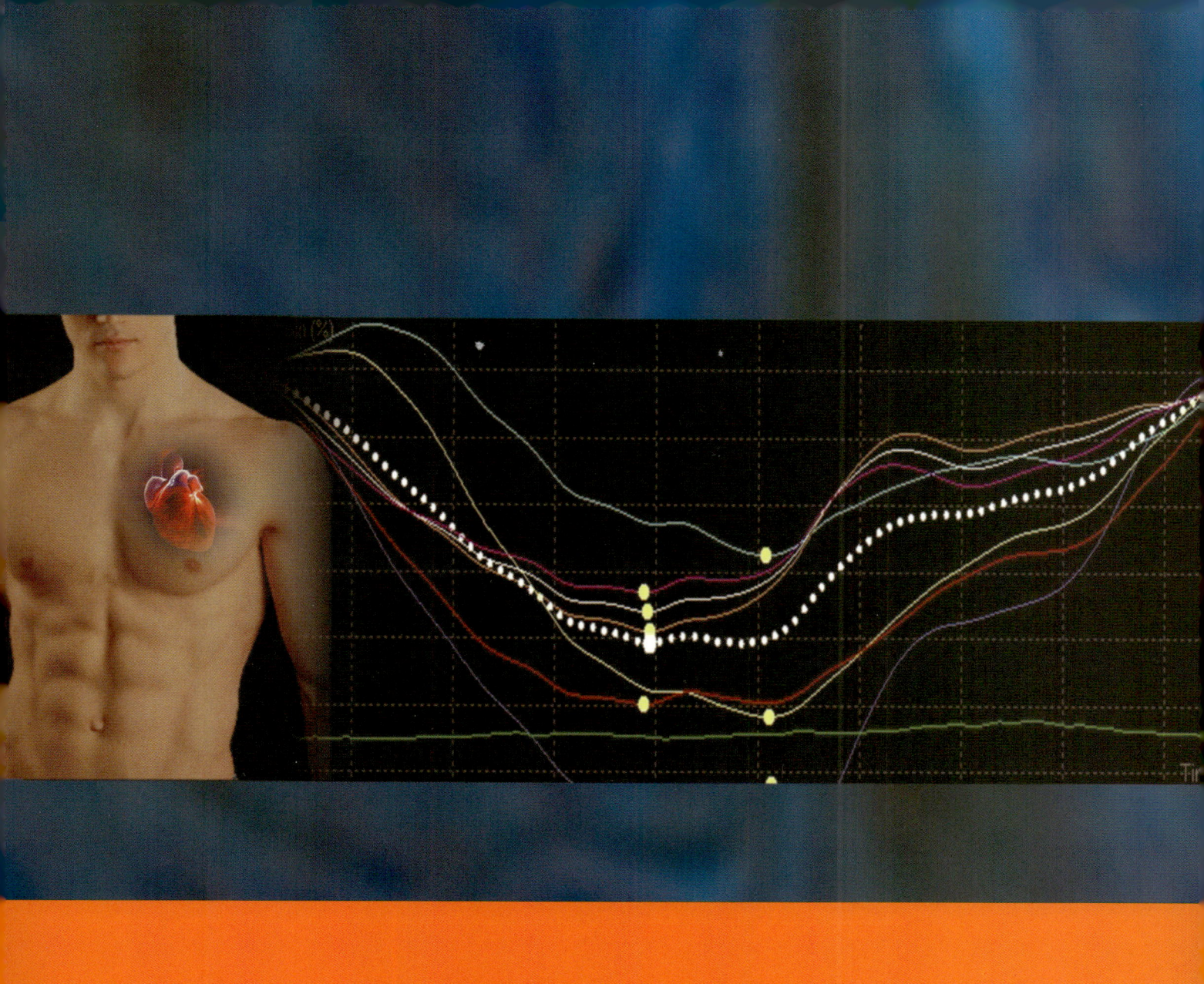

Strain Cardíaco

Strain Cardíaco

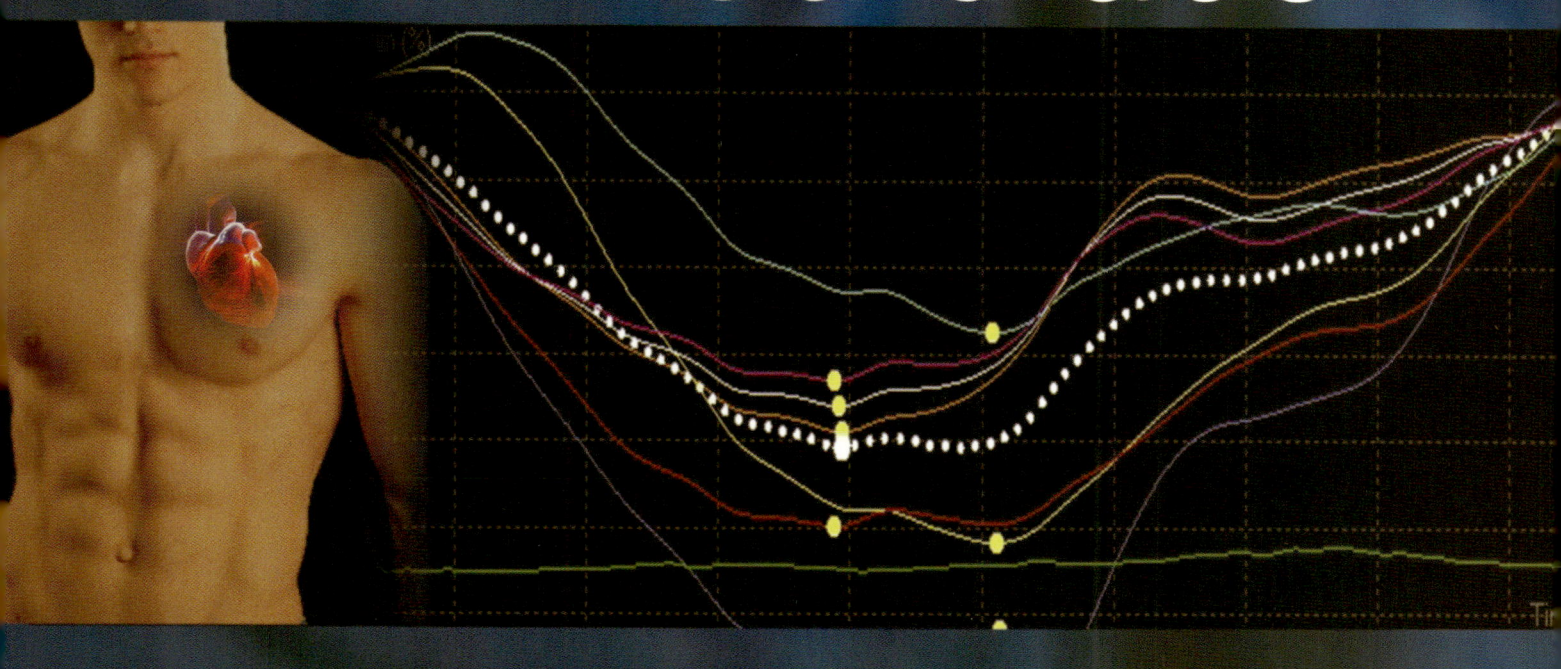

José Maria Del Castillo, MD, PhD

Médico do Pronto-Socorro Cardiológico de Pernambuco, Procape, UPE
Coordenador de Cursos de Ecocardiografia do Cetrus (São Paulo e Recife)
Coordenador da Pós-Graduação *Lato Sensu* em Ecocardiografia do Cetrus, São Paulo
Especialização em Cardiologia (SBC) com Área de Atuação em Ecocardiografia (DIC-SBC)
Doutorado em Medicina (Universidade Nacional de La Plata, Argentina)

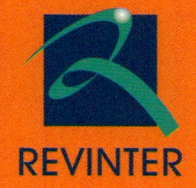

REVINTER

Strain Cardíaco
Copyright © 2013 by Livraria e Editora Revinter Ltda.

ISBN 978-85-372-0532-7

Todos os direitos reservados.
É expressamente proibida a reprodução
deste livro, no seu todo ou em parte,
por quaisquer meios, sem o consentimento
por escrito da Editora.

Contato com o autor:
castillojmd@gmail.com

CIP-BRASIL. CATALOGAÇÃO-NA-FONTE
SINDICATO NACIONAL DOS EDITORES DE LIVROS, RJ

C349s

Castillo, José Maria Del
　Strain Cardíaco / José Maria Del Castillo . - Rio de Janeiro : Revinter, 2013.

Inclui Bibliografia e Índice

　ISBN 978-85-372-0532-7

　1. Coração - Doenças. 2. Cardiologia. 3. Artérias - Doenças. I. Título.

13-1795.　　　　　　CDD: 612.12
　　　　　　　　　　　CDU: 612.12

A precisão das indicações, as reações adversas e as relações de dosagem para as drogas citadas nesta obra podem sofrer alterações.
Solicitamos que o leitor reveja a farmacologia dos medicamentos aqui mencionados.
A responsabilidade civil e criminal, perante terceiros e perante a Editora Revinter, sobre o conteúdo total desta obra, incluindo as ilustrações e autorizações/créditos correspondentes, é do(s) autor(es) da mesma.

Livraria e Editora REVINTER Ltda.
Rua do Matoso, 170 – Tijuca
20270-135 – Rio de Janeiro – RJ
Tel.: (21) 2563-9700 – Fax: (21) 2563-9701
livraria@revinter.com.br – www.revinter.com.br

Agradecimentos

Pela colaboração e apoio, fundamentais para o desenvolvimento e elaboração de trabalhos de campo e pesquisa na área da deformidade cardíaca, agradecemos aos Srs. Alex Cosentino de Almeida, André Mariz, Sras. Antônia D. M. Sena e Elaine Maturana, Sr. Henrique Otani, Sras. Janaína Serikawa e Marisa Kajita, Srs. Rodrigo Jardini, Sandro Scaglione, Sergio C. Santos, Stefano Pedri, Thiago Ishimura e Wilson Alves dos Santos. Agradecemos às empresas Esaote SpA, GE Healthcare, Philips Healthcare, Samsung Medison Brasil, Siemens e Toshiba Medical pelo suporte técnico e de equipamentos.

Agradecemos, também, ao Sr. Sergio Duarte Dortas, da Editora Revinter, pelo constante incentivo, apoio, entusiasmo e amizade.

Os Autores

Prefácio

Nos últimos anos, a cardiologia vem introduzindo métodos que permitem, com maior precisão, a análise da mecânica contrátil do coração pelo estudo da deformação miocárdica, facilitando a melhor compreensão dos mecanismos de contração e relaxamento, identificando precocemente a ocorrência de disfunção. Assim, graças a estas novas metodologias, a anatomofisiologia cardíaca vem passando por profundas mudanças, tanto no seu conceito como na sua aplicação prática.

Entre os modernos métodos de imagem destaca-se a ecocardiografia que, por meio da técnica do Doppler tecidual e, mais recentemente, da deformação bidimensional, permite analisar cada vez com maior precisão e riqueza de detalhes, tanto a contração como o relaxamento miocárdico. A indústria da ultrassonografia, percebendo a importância destas novas tecnologias, já disponibiliza, na maioria dos seus equipamentos, *softwares* que permitem este tipo de análise, como pode ser constatado no capítulo final deste livro.

São expostas, ao longo dos 15 capítulos, informações atualizadas e detalhadas dos últimos avanços das técnicas que estudam a deformação miocárdica, desde a metodologia com Doppler tecidual, abordando a deformação com ecocardiografia bidimensional até os novos conceitos de deformação espacial derivados da ecocardiografia tridimensional. É uma ferramenta de suporte para os que desejam iniciar-se no método e uma fonte de atualização para os mais experientes.

Os Autores

Prefácio

A especialidade cardiológica foi uma das áreas da medicina que mais evoluiu científica e tecnologicamente, nos últimos 50 anos.

Isto ocorreu, indiscutivelmente, devido às pesquisas continuadas envolvendo sempre um número maior de serviços de referência, profissionais experientes, exigentes e, progressivamente, abrangendo maior contingente de pesquisados, aliados a estudos estatísticos mais amplos e precisos, mais recentemente articulando-se com novas áreas das ciências, principalmente os avanços nas descobertas da engenharia genética e estudos com células-tronco.

Na área clínica, acompanhamos os vários métodos de exames diagnósticos em cardiologia, do indispensável eletrocardiograma aos mais recentes exames de imagem e seus aparelhos crescentemente mais sofisticados. Provavelmente, um dos métodos mais acessíveis e que mais inovações trouxe a esta especialidade foi a ecocardiografia, que tem contribuído continuamente com novos ensinamentos relacionados aos avanços tecnológicos dos equipamentos, bem como técnicas de realização e avaliação de suas variáveis.

O mais recente *Strain* Cardíaco é uma nova tecnologia que utiliza a ecocardiografia para pesquisar a contratilidade miocárdica através da deformação que o músculo sofre durante o ciclo cardíaco.

Inúmeros trabalhos nacionais e internacionais têm demonstrado sua utilidade no estudo, principalmente das alterações da função sistólica das cardiopatias de quase todas as etiologias.

Excelente profissional, meticuloso, didático e objetivo nas suas abordagens, com experiência em vários centros do país, mais recentemente contribuindo como professor colaborador do Curso de Especialização em Ecocardiografia do Pronto-Socorro Cardiológico Universitário de Pernambuco Prof. Luiz Tavares (PROCAPE), o Professor José Maria Del Castillo vem mais uma vez enaltecer a cardiologia brasileira ao editar este livro sobre *Strain* Cardíaco, aliado a mais de uma dezena de renomados ecocardiografistas nacionais e internacionais, com trabalhos deste novo método de avaliação das cardiopatias.

Volto a registrar meus sinceros agradecimentos ao Dr. Del Castillo, não só pela deferência do convite para prefaciar esta obra, mas pelo que ela representa para os cardiologistas de hoje e do futuro, bem como dos pacientes, os maiores beneficiários.

Enio Lustosa Cantarelli
Professor Emérito da FCM/UPE
Fundador do PROCAPE/UPE

Colaboradores

Adelino Parro Jr, MD
Coordenador do Setor de Ecocardiografia do
Instituto de Moléstias Cardiovasculares – São José do Rio Preto
Especialização em Cardiologia pela Sociedade Brasileira de Cardiologia
Habilitação em Ecocardiografia pelo Departamento de Ecocardiografia da SBC

Alex Cosentino de Almeida
Tecnólogo em Radiologia Médica – Universidade São Camilo – São Paulo
Especialização em Informática em Saúde – Universidade Federal de São Paulo
Extensão em Tecnologia em Diagnóstico por Imagens –
Universidade de Oxford, Inglaterra
Membro Participante da AIUM (American Institute of Ultrasound in Medicine)
Membro Participante da IBRO (International Brain Research Organization)
Coordenador de Aplicação e Produto da Esaote Healthcare Brasil
Gerente de Produtos em Ultrassonografia e Ecocardiografia

Carlos Eduardo Suaide Silva, MD, PhD, FACC
Diretor da OMNI-CCNI Medicina Diagnóstica de São Paulo
Coordenador do Serviço de Ecocardiografia da DASA
Doutorado em Ciências pela FMUSP

Claudio Maria Bussadori, MD, DVM, PhD Dipl. ECVIM (Cardiologia)
Investigador do Departamento de Cardiologia Pediátrica e Cardiopatias
Congênitas do Adulto do Hospital I.R.C.C.S. San Donato – Milão, Itália

Gianluca Di Bella, MD, PhD
Professor-Assistente e Pesquisador em Cardiologia da
Faculdade de Medicina e Cirurgia da Universidade de Messina – Itália

José Luiz Barros Pena
Mestrado em Medicina pela FM UFMG
Doutorado em Cardiologia pela FMUSP
Coordenador do Curso de Especialização em Ecocardiografia do
Hospital Felício Rocho – Belo Horizonte, MG

José Maria Del Castillo, MD, PhD.
Médico do Pronto-Socorro Cardiológico de Pernambuco, Procape, UPE
Coordenador de Cursos de Ecocardiografia do Cetrus (São Paulo e Recife)
Coordenador da Pós-Graduação *Lato Sensu* em
Ecocardiografia do Cetrus, São Paulo
Especialização em Cardiologia (SBC) com Área de Atuação em
Ecocardiografia (DIC-SBC)
Doutorado em Medicina (Universidade Nacional de La Plata, Argentina)

Colaboradores

Luiz Darcy Cortez Ferreira, MD
Diretor da OMNI-CCNI Medicina Diagnóstica – São Paulo, SP
Membro da Equipe de Ecocardiografia da Cardioimagem – Brasilia, DF
Especialização em Cardiologia pela SBC
Habilitação em Ecocardiografia pelo DIC da SBC

Mario Carminati, MD, FESC, FSCAI
Diretor do Departamento de Cardiologia Pediátrica e Cardiopatias Congênitas do Adulto do Hospital I.R.C.C.S. San Donato – Milão, Itália

Oscar Francisco Sanchez Osella, MD, PhD
Doutorado em Medicina pela Universidade Católica de Córdoba – Argentina e UnB-Universidade de Brasília, DF
Especialização em Cardiologia e Ecocardiografia pela Sociedade Brasileira de Cardiologia
Professor de Ecocardiografia no Cetrus (São Paulo e Recife)
Professor-Associado do Curso de Pós-Graduação da Faculdade de Ciências da Saúde da UnB – Universidade de Brasília
Diretor Médico de ISO – Instituto Sanchez Osella de Cardiologia – Brasília, DF

Ronaldo Campos Rodrigues, MD
Coordenador da Disciplina de Ecocardiografia do Instituto de Pós-Graduação Médica, RJ
Professor-Assistente do Curso Anual de Ecocardiografia do Hospital de Cardiologia de Laranjeiras, RJ
Mestrando em Cardiologia na Universidade Federal Fluminense

Stefano Pedri
Departamento de Planejamento de Produtos da Esaote S.p.A. – Florença, Itália
Application em Ultrassonografia Cardiológica
Responsável pelo Desenvolvimento do Produto *Speckle Tracking*
Licenciado em Tecnologia da Informação pela Universidade de Pisa – Itália

Sumário

1 Considerações sobre Aquisição das Imagens 1
José Maria Del Castillo
Introdução 1
Técnicas Utilizadas para Avaliar a Dinâmica Segmentar do Ventrículo Esquerdo 2
Referências Bibliográficas 3

2 Introdução, Correlação Anatomofisiológica da Deformação, Elasticidade, Definições de *Strain Rate*, Torção Apical e *Shear Strain* ... 5
José Maria Del Castillo
Introdução 5
Elasticidade 5
Definição de Deformidade *(Strain)* 6
Relação entre Novos Conceitos Anatômicos e Deformidade 8
Referências Bibliográficas 17

3 Doppler Tecidual Aplicado na Análise de Deformação 21
José Maria Del Castillo
Introdução 21
Princípios do Doppler Tecidual 21
O Problema da Angulação 31
Curvas de Deformidade 32
Modo M Curvado 33
Aplicações Clínicas do Doppler Tecidual 36
Curva de Deslocamento 38
Imagem de Sincronização Tecidual 40
Referências Bibliográficas 41

4 *Speckle Tracking* – Princípios e Metodologias (*Optical Flow* e *Block-Matching*) 43
Carlos Eduardo Suaide Silva ▪ *Luiz Darcy Cortez Ferreira*
Introdução 43
Métodos Utilizados para Seguir o Miocárdio 46
Quantificação da Deformidade 46
Avaliando a Deformidade 50
Strain Tridimensional 50
Referências Bibliográficas 53

5 Valores de Referência da Deformação Bidimensional 55
Cláudio Bussadori ▪ *Stéfano Pedri* ▪ *Mário Carminati*
Introdução 55
Tecnologias de Deformação Bidimensional (2D) 56
Valores de Referência do *Strain* 2D 60
Ventrículo Direito 60
Referências Bibliográficas 65

6 Validação com Outros Métodos (Ressonância Magnética e Sonomicrometria) 69
Gianluca Di Bella
Introdução 69
Métodos Invasivos e Não Invasivos para Quantificar a Deformação Miocárdica – Sonomicrometria e RM 69
Sonomicrometria, RM e Imagem de Deformação Ecocardiográfica – Estudos de Validação 71
Conclusão 73
Referências Bibliográficas 73

7 *Strain* e *Strain rate* das Cavidades Ventriculares e Atriais 77
José Maria Del Castillo
Introdução 77
Avaliação da Deformidade do Ventrículo Esquerdo 77
Avaliação da Deformidade Ventricular Direita 85
Avaliação da Deformidade Atrial Esquerda 88
Avaliação da Deformidade Atrial Direita 92
Referências Bibliográficas 94

8 *Strain* nas Valvopatias 97
Oscar Francisco Sanchez Osella
Introdução 97
Insuficiência Mitral 98
Estenose Aórtica 99
Insuficiência Aórtica 100
Estenose Mitral 102
Diretrizes em Valvopatias 102
Referências Bibliográficas 104

9 Novas Técnicas Ecocardiográficas na Avaliação da Doença de Chagas 107
Carlos Eduardo Suaide Silva
Introdução 107
Referências Bibliográficas 112

10 Aplicações Clínicas – Doença Arterial Coronariana 115
Ronaldo Campos Rodrigues
Introdução 115
Desafios da Ecocardiografia 115
Strain 2D (*Speckle Tracking*) 116
Strain e *Strain Rate* Derivado do Doppler 116
Análise da Deformação Miocárdica 117
Avaliação da Doença Arterial Coronariana Aguda 124
Avaliação da Doença Arterial Coronariana Crônica 124
Strain e *Strain Rate* no Estresse Farmacológico 125
Infarto Agudo do Miocárdio 126
Viabilidade Miocárdica 126
Extensão do Infarto 126
Referências Bibliográficas 127

11 Aplicações Clínicas – Hipertensão Arterial Sistêmica 129
Ronaldo Campos Rodrigues
Speckle Tracking na Hipertensão Arterial Sistêmica e na Hipertrofia Ventricular Esquerda
Introdução 129
Hipertrofia Ventricular Esquerda 129
Hipertensão Arterial e Insuficiência Cardíaca 130
Speckle Tracking – Estudo da Deformação Miocárdica 130
Speckle Tracking – Hipertensão Arterial 133
HVE Fisiológica × HVE Patológica 135

Uso Racional das Novas Metodologias..................................136
Referências Bibliográficas..140

12 ANÁLISE DO SINCRONISMO CARDÍACO 141
Adelino Parro Jr.
Introdução..141
Métodos de Avaliação da Dessincronia Cardíaca pela Imagem Miocárdica........141
Dessincronia em Doenças do Miocárdio 153
Papel da Avaliação da Dessincronia na Terapia de Ressincronização Cardíaca (TRC) . 162
Dessincronia Sistólica na ICC com QRS Normal e Implicação para a TRC 174
Dessincronia Cardíaca Dinâmica.......................................175
Referências Bibliográficas..176

13 STRAIN TRIDIMENSIONAL 183

Seção 1 – Avaliação da Deformação 183
Luiz Darcy Cortez Ferreira
Introdução..183
Referências Bibliográficas..187

Seção 2 – Área de Rastreamento 188
Oscar Francisco Sanchez Osella
Introdução..188
Referências Bibliográficas..192

14 APLICAÇÕES CLÍNICAS DOS ÍNDICES DE DEFORMAÇÃO MIOCÁRDICA NAS CARDIOPATIAS CONGÊNITAS..195
José Luiz Barros Pena
Introdução..195
Aplicação da Deformação Miocárdica nas Cardiopatias Congênitas.............196
Deformação Miocárdica em Cardiopatias Congênitas Específicas...............202
Referências Bibliográficas..206

15 EXPERIÊNCIA COM DIFERENTES EQUIPAMENTOS........................209
Introdução..209

Seção 1 – ESAOTE 209
José Maria Del Castillo
Introdução..209

Seção 2 – ESAOTE X-Strain™ 4D 215
Alex Cosentino de Almeida
Introdução..215
Fundamentação da Tecnologia 216
Xstrain™ 4D – Obtenção da Imagem....................................218
Xstrain™ 4D – Como Funciona 218
Página de Relatório Interativo Completo.............................220
Referência Bibliográfica..221

Seção 3 – SIEMENS 222
José Maria Del Castillo
Introdução..222
Análise dos Traçados 223

Seção 4 – GENERAL ELECTRIC (GE) 227
Carlos Eduardo Suaide Silva
Introdução..227
Avaliação do *Strain* Longitudinal..................................228
Avaliação do *Strain* Radial..231
Avaliação da Torção...231
Avaliação do Sincronismo Ventricular................................233
Limitações..234

Seção 5 – Philips QLAB™ 8.1 235
José Maria Del Castillo
Introdução 235
Plug-In SQ 236
Plug-In CMQ 238
Philips QLAB™ 9.0 242
CMQ 242

Seção 6 – Parte 1 – Toshiba Artida™ 243
Luiz Darcy Cortez Ferreira
Introdução 243
Referências Bibliográficas 246

Seção 6 – Parte 2 – Toshiba Artida™ 247
Oscar Francisco Sanchez Osella
Determinação do *Strain* Bidimensional 247
Determinação do *Strain* Tridimensional 252

Seção 7 – Samsung Medison 257
José Maria Del Castillo
Introdução 257

Índice Remissivo 265

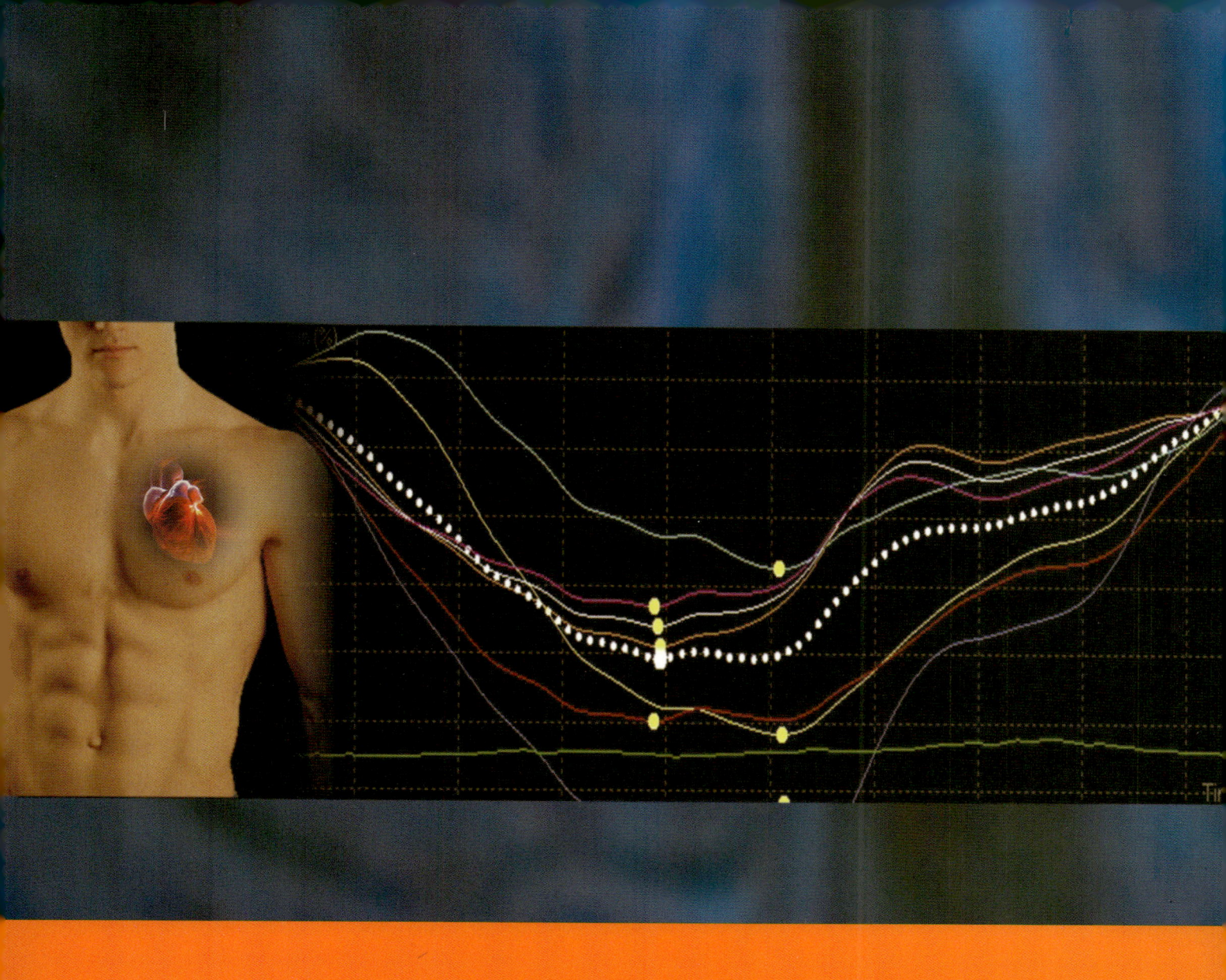

Strain Cardíaco

1 Considerações sobre Aquisição das Imagens

José Maria Del Castillo

INTRODUÇÃO

Algumas considerações precisam ser expostas, inicialmente, para melhor compreensão deste trabalho. Conforme consenso da Sociedade Americana de Ecocardiografia,[1] devem ser definidos alguns termos básicos empregados para análise da função ventricular.

Deslocamento (d): define a distância em que determinada estrutura ou região do miocárdio se move entre dois quadros (*frames*) de imagem consecutiva.

Velocidade (v): corresponde ao deslocamento por unidade de tempo, medida em cm/s.

Strain **(S):** corresponde à deformação miocárdica, ou seja, ao percentual de mudança do comprimento de um segmento miocárdico. Apresenta valores positivos ou negativos, refletindo o encurtamento ou alongamento das fibras, respectivamente.

Strain rate **(SR):** é a taxa de mudança do *strain*, ou seja, a velocidade com que ocorre a deformação. Normalmente se expressa em 1/s ou s^{-1}, podendo ser interpretado como "por segundo".

Deslocamento e velocidade são transformados em vetores, aos quais se acrescenta direção. Assim, os diferentes componentes espaciais podem ser examinados ao longo das direções x, y e z ou ao longo das coordenadas anatômicas das cavidades cardíacas, nos componentes longitudinal, radial e circunferencial (Fig. 1-1).

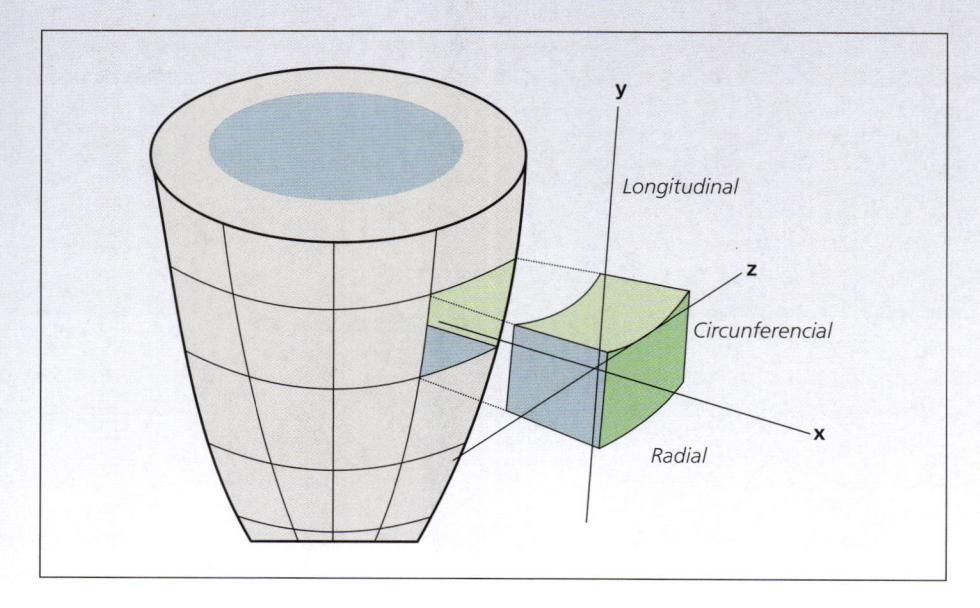

Fig. 1-1. Planos ortogonais convencionais (y, x, z) e sua relação com os planos anatômicos do coração (longitudinal, radial, circunferencial).

A principal vantagem do *strain* e do *strain-rate* sobre a velocidade de deslocamento é refletir a deformação regional independentemente do movimento de translação. A velocidade não distingue entre movimentos passivo e ativo (Fig. 1-2).

O termo *strain* principal refere-se à deformação regional do miocárdio. *Strain* global refere-se à média das deformações de todo o miocárdio.

Rotação: refere-se ao deslocamento rotacional que o ventrículo esquerdo sofre sobre seu eixo longitudinal e se expressa em graus. Normalmente a base e o ápex do ventrículo rodam em sentidos opostos.

Twisting: é a diferença de rotação, expressa em graus, entre as regiões basal e apical do ventrículo esquerdo.

Torção: é a diferença angular entre as rotações basal e apical do ventrículo esquerdo dividido pelo comprimento longitudinal da cavidade, expressa em graus por centímetro.

TÉCNICAS UTILIZADAS PARA AVALIAR A DINÂMICA SEGMENTAR DO VENTRÍCULO ESQUERDO

Doppler tecidual (DT): obtém a medida da deformação miocárdica pela comparação entre velocidade e distância que separa dois volumes-amostra do DT. As aferições são realizadas em cada quadro de imagem, em geral com elevado *frame rate*.

Speckle tracking **bidimensional:** obtém a medida da deformação miocárdica pela análise de pequenos conjuntos de *pixels* do ecocardiograma bidimensional, denominados *speckles*, que são rastreados ao longo do ciclo cardíaco. É independente do ângulo de insonação.

Speckle tracking **tridimensional:** detecta a trajetória dos *speckles* dentro de um volume tridimensional. Sua principal limitação é a baixa resolução temporal, em razão

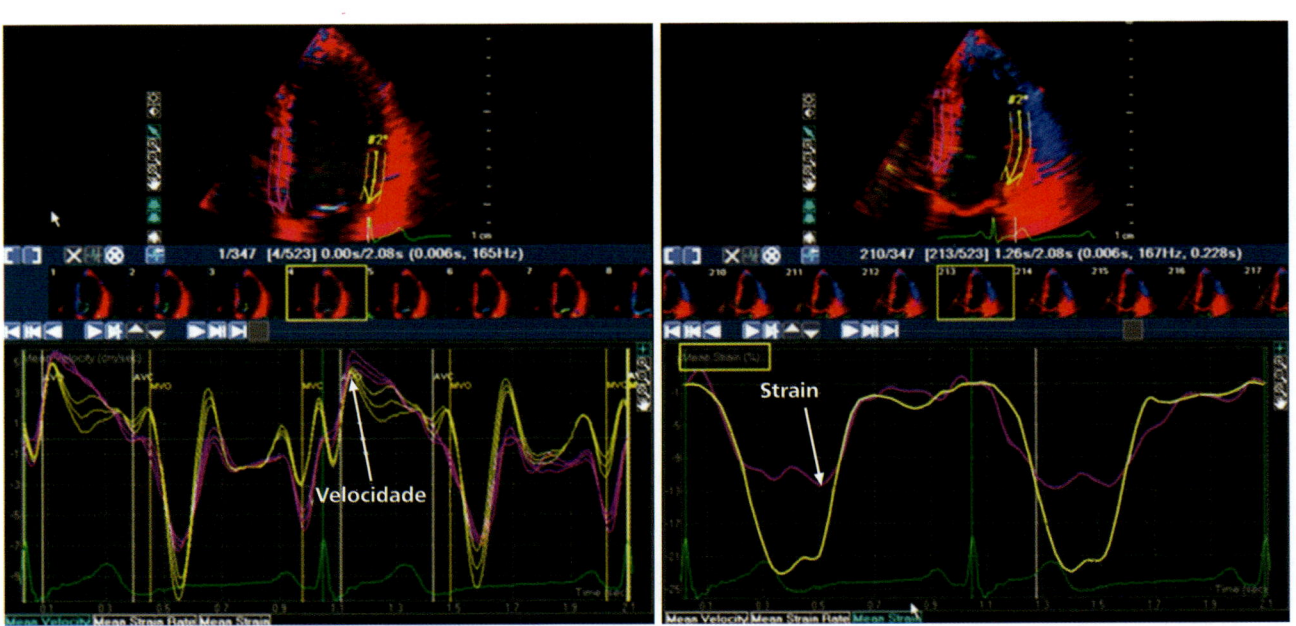

Fig. 1-2. Infarto da região basal da parede inferosseptal. Em virtude do fenômeno de arrastamento *(tethering)*, a velocidade obtida com Doppler tecidual *(à esquerda)* não evidencia alteração. O traçado de *strain (à direita)* mostra que há diminuição da deformidade quando comparada à parede contralateral.

de os equipamentos adquirirem volumes tridimensionais à taxa de 20 a 30 volumes por segundo.

Outros parâmetros são:

Tempo ao pico (*time-to-peak*): refere-se ao tempo transcorrido entre a onda R do eletrocardiograma (ou do início do complexo QRS) até o pico ou início do componente sistólico do DT, pico do *strain* ou pico do componente sistólico do *strain rate*.[2] Geralmente é expresso em milissegundos.

***Tissue tracking*:** corresponde ao deslocamento que sofrem as distintas regiões do miocárdio, expressas em milímetros e codificadas em cores.[3] É obtida calculando-se a integral da velocidade do DT e codificando em cores faixas de deslocamento de 2 mm.

REFERÊNCIAS BIBLIOGRÁFICAS

1. Mor-Avi V, Lang RM, Badano LP *et al.* Current and evolving echocardiographic techniques for the quantitative evaluation of cardiac mechanics: ASE/EAE consensus statement on methodology and indications. *J Am Soc Echocardiogr* 2011;24:277-313.
2. Ho CY, Solomon SD. A clinician's guide to tissue Doppler imaging. *Circulation* 2006;113:e396-98.
3. Knebel F, Reibis RK, Bondke HJ *et al.* Tissue Doppler echocardiography and biventricular pacing in heart failure: patient selection, procedural guidance, follow-up, quantification of success. *Cardiovasc Ultrasound* 2004;2:17.

2 Introdução, Correlação Anatomofisiológica da Deformação, Elasticidade, Definições de *Strain Rate*, Torção Apical e *Shear Strain*

José Maria Del Castillo

INTRODUÇÃO

O músculo cardíaco mantém níveis elevados de esforço durante longos períodos com máxima eficiência mecânica. Sua conformação anatômica helicoidal, com as camadas miocárdicas deslizando umas sobre as outras e suas propriedades elásticas especiais, é responsável por esse tipo de funcionamento, que faz do miocárdio uma máquina única, complexa e quase perfeita.

ELASTICIDADE

Ut tensio, sic vis. Com esta frase Robert Hooke postulou, em 1678, a lei da elasticidade.[1] A deformidade que sofre um objeto é proporcional à força aplicada sobre o mesmo. Em 1805, Thomas Young[2] definiu o conceito de coeficiente de elasticidade, hoje conhecido como "módulo de Young", estabelecendo, matematicamente, a relação linear entre esforço (força por unidade de área) e deformidade (extensão por unidade de comprimento).

Define-se elasticidade como a capacidade de um material se deformar quando lhe é aplicada uma força externa e de retornar ao seu estado inicial quando a força aplicada é removida.

O tipo de deformidade que sofrem os materiais elásticos quando lhes é aplicada uma força é linear e denomina-se "lagrangiana" (ε_ℓ). Joseph Louis Lagrange,[3] reformulando a mecânica clássica e newtoniana, entre 1772 e 1788, simplificou fórmulas e cálculos e estabeleceu, num dos princípios fundamentais, que um material está em repouso (ausência de deformidade) quando o esforço aplicado é nulo.

Recentemente Israel Mirsky[4] demonstrou que o tecido miocárdico não apresenta um módulo de deformidade linear, senão deformidade não linear, denominada "viscoelástica". O tecido conectivo que envolve os miócitos, componentes intracelulares, como a conectina (titina) e, em menor grau, o retículo sarcoplasmático, contribui para este tipo de deformidade.

Dessa maneira, os materiais biológicos apresentam relações esforço/deformidade (*stress/strain*) com perfis curvilíneos ou exponenciais. De tal forma, o módulo de Young deve ser substituído pelo módulo de "rigidez elástica" (*elastic stiffness*).[5] Nos materiais lagrangianos, a rigidez (*stiffness*) é constante, independentemente do esforço. Nos materiais viscoelásticos a rigidez aumenta linearmente com o aumento do esforço (Fig. 2-1).

RELAÇÃO ENTRE NOVOS CONCEITOS ANATÔMICOS E DEFORMIDADE

Evolução da anatomia cardíaca

A evolução filogenética dos seres vivos mostra que os vermes, cujo aparecimento data de um bilhão de anos, apresentam um tubo vascular que pode ser comparado a um sistema tubular com circulação em série (Fig. 2-5). Esta conformação é semelhante à observada no coração do embrião humano de 24 dias, na fase de tubo único.

Aproximadamente 400 milhões de anos atrás apareceram os peixes, que apresentavam o que pode ser considerado um coração de primeira geração, constituído por uma câmara única pulsátil e guelras para troca de oxigênio (Fig. 2-6). O coração humano embrionário de 25 dias, na fase de tubo único com estreitamentos, é semelhante ao coração dos peixes.

O surgimento dos anfíbios e dos répteis, 200 milhões de anos atrás, significou o aparecimento de átrios separados, mas conectados entre si por defeito septal atrial com ventrículo único ou com grande CIV (Fig. 2-7). Este aspecto é semelhante ao do coração embrionário de 30 dias, apresentando o início da conformação espiral, denominada helicoidal.

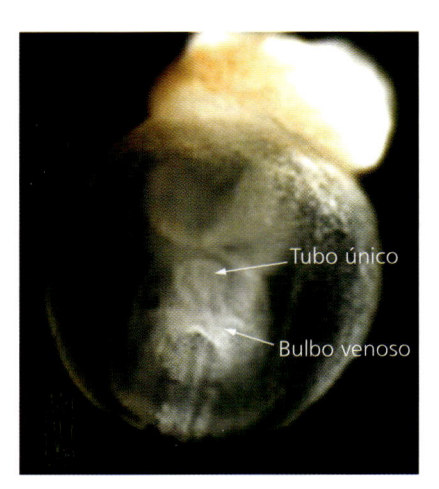

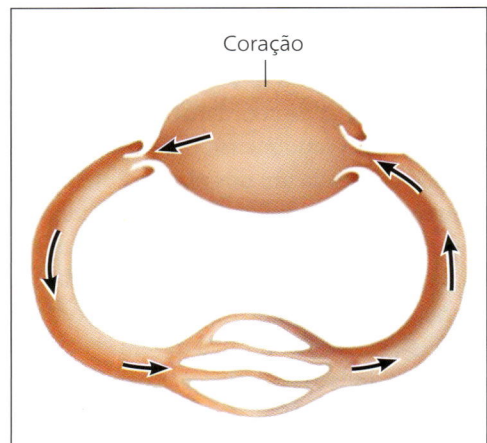

Fig. 2-5. Coração unitubular dos vermes *(à direita)*, semelhante à circulação em série do embrião humano de 24 dias na denominada fase do tubo único.

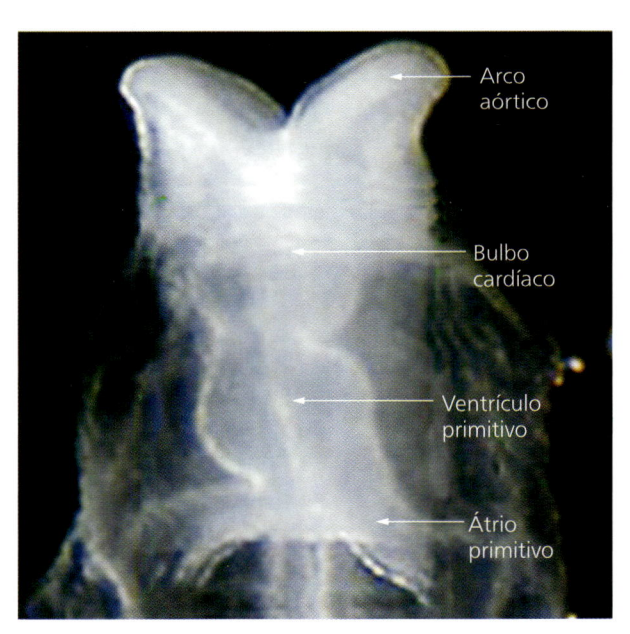

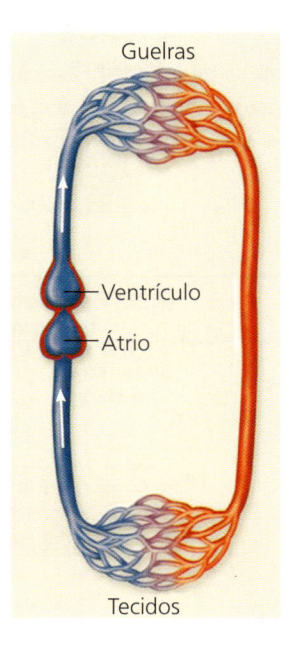

Fig. 2-6. As guelras do coração univentricular dos peixes promovem a troca de oxigênio para nutrir os tecidos, similar ao coração embrionário de 25 dias na fase de tubo único.

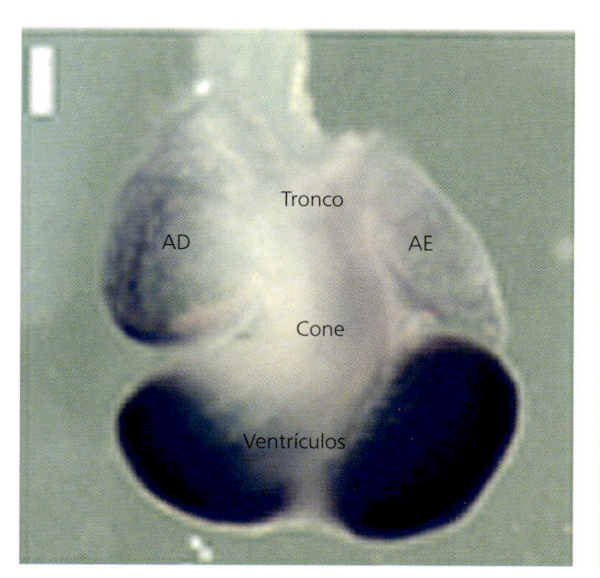

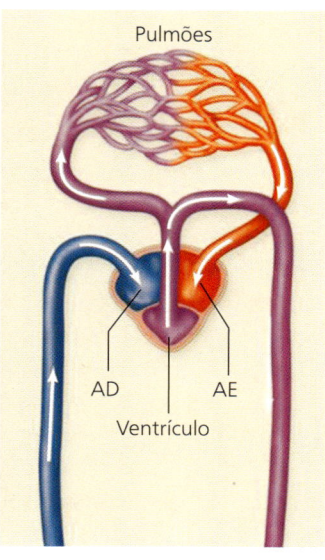

Fig. 2-7. No coração univentricular dos anfíbios, o sangue é oxigenado nos pulmões *(à direita)*. Morfologia cardíaca semelhante ocorre no embrião de 30 dias, antes da septação ventricular e tronco conal.

O aparecimento das aves e dos mamíferos, entre os quais o homem, data de 100 mil anos atrás. Isto representou um avanço na evolução filogenética do coração, em que o septo atrial fechou e foram definidos dois ventrículos (Fig. 2-8). Como consequência, a circulação sistêmica ficou separada da pulmonar e apareceram os pulmões para a troca de oxigênio. O coração apresenta a morfologia de um helicoide dobrado sobre si mesmo e corresponde ao embrião humano de 50 dias, em que a formação já está completa.

Assim sendo, o desenvolvimento embrionário do coração humano parece seguir os passos da evolução genética, desde a forma mais primitiva até a formação completa do órgão.[15]

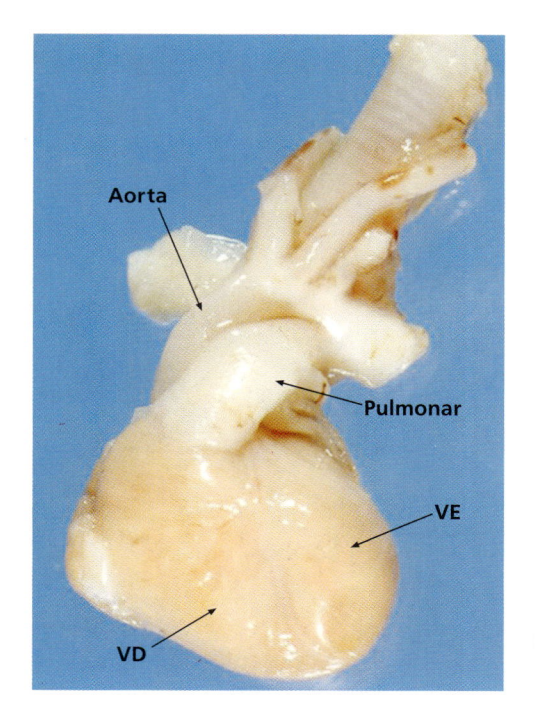

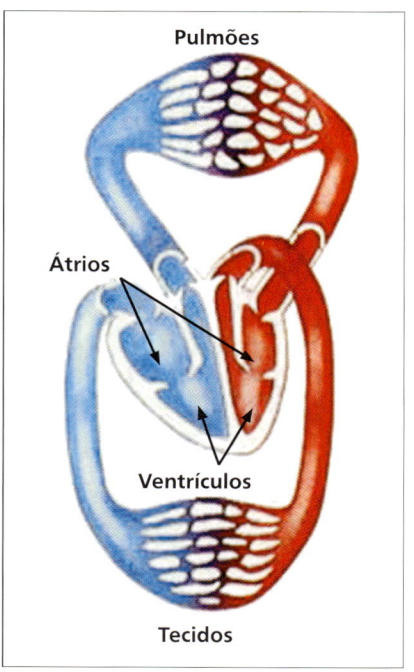

Fig. 2-8. As quatro cavidades cardíacas separadas por septos atrial e ventricular em aves e mamíferos *(à direita)* promovem a circulação pulmonar independente da sistêmica, como observado no coração fetal humano totalmente formado, onde as fibras miocárdicas já apresentam conformação helicoidal.

Anatomofisiologia cardíaca

Desde tempos remotos, anatomistas vêm observando a distribuição peculiar das fibras miocárdicas. A primeira descrição de que se tem notícia foi a de Leonardo da Vinci, em 1506, publicada no seu famoso Códex Leicester.[16]

Vários outros autores, entre eles Richard Lower, em 1669,[17] Jean Baptiste Senac, em 1749,[18] Ludolf Krehl, em 1891[19] e Franklin Paine Mall, em 1911,[20] descreveram este aspecto. Em 1969, John Streeter publicou um trabalho demonstrando a disposição das fibras miocárdicas na espessura do coração do cão, que apresenta direções diferentes entre a região subepicárdica e subendocárdica.[21]

Em 1980, Francisco Torrent-Guasp demonstrou, pela primeira vez, dissecando um coração de boi, que o músculo cardíaco é formado por um feixe muscular único enrolado em si mesmo e ancorado nas suas extremidades nos anéis pulmonar e aórtico, sofrendo reflexão no nível do septo interventricular (Fig. 2-9).[22]

As fibras miocárdicas, dentro desta banda muscular única, apresentam direções diferentes na espessura parietal (Fig. 2-10). As fibras subendocárdicas são quase paralelas à parede, conferindo a esta região um movimento de rotação do tipo direito (hélix da mão direita). As fibras da região média apresentam direção radial, e as fibras subepicárdicas, anguladas em 60-70 graus com relação às fibras subendocárdicas, apresentam direção quase perpendicular à parede, conferindo a esta região movimento de rotação

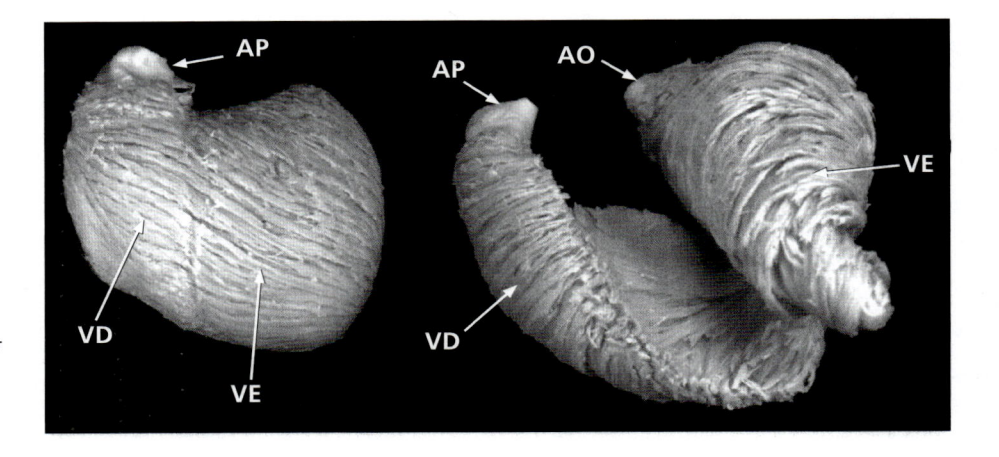

Fig. 2-9. Coração formado por banda muscular única de forma helicoidal que envolve as cavidades ventriculares e está ancorada nos anéis pulmonar e aórtico. Sofre reflexão na região do septo interventricular de forma a envolver o ventrículo esquerdo com camadas de fibras de direções diferentes.

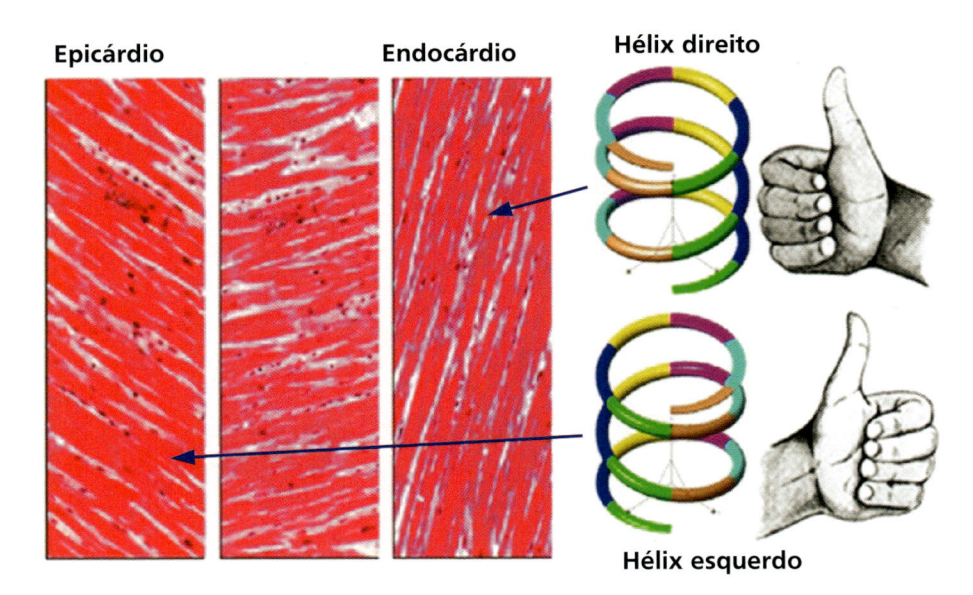

Fig. 2-10. Na região subendocárdica as fibras miocárdicas são quase paralelas à parede, mudando gradativamente de direção em direção ao epicárdio, formando um ângulo de 60-70 graus. Isto promove contração em direções opostas: horária na região endocárdica e anti-horária na epicárdica.

do tipo esquerdo (hélix da mão esquerda). Em consequência, durante a sístole, a região subendocárdica roda em sentido horário, e a região subepicárdica, em sentido anti-horário.[23]

A maior distância que há entre o epicárdio e o eixo da cavidade ventricular faz com que o movimento da região subepicárdica seja predominante (Fig. 2-11). Dessa maneira, a rotação da região apical durante a sístole ocorre em sentido anti-horário. A região da base roda em sentido horário. Estes movimentos produzem o efeito de "torção" entre base e ápex, como o ato de torcer uma toalha para tirar a água.[24]

O movimento oposto da região subepicárdica e subendocárdica gera um movimento de cisalhamento, sendo possível porque entre as camadas musculares existem planos de clivagem que permitem o deslizamento, umas sobre as outras. Estas características foram demonstradas, em 1995, por Ian Le Grice, pesquisador neozelandês.[25]

O deslizamento ocorre entre feixes formados por grupos de 5 a 7 miofibrilas envolvidas por tecido conectivo, denominado perimísio. A deformidade por cisalhamento (denominada *shear strain*) gerada pelo deslizamento entre as camadas do miocárdio é responsável por mais de 50% da fração de ejeção do ventrículo esquerdo, sendo objeto, atualmente, de grande atenção por parte dos pesquisadores.[26]

A contração por torção confere ao miocárdio máxima eficiência mecânica, ou seja, maior desempenho com menor gasto energético.

Estas rotações geram, portanto, dois tipos de torção: *twisting* e torção apical.

Define-se como *twisting* a diferença angular entre a rotação da base e a rotação do ápex do ventrículo esquerdo, expresso em graus. Define-se como torção a diferença angular do *twisting* normalizada (dividida) pelo comprimento longitudinal da cavidade (Fig. 2-12).[27]

No feixe muscular único distinguem-se três bandas musculares, que apresentam despolarização sucessiva e harmônica:[28]

1. Banda basal envolve ambos os ventrículos com fibras de direção predominantemente circular. É a primeira a se despolarizar e é responsável pelo período de contração isovolumétrica, onde a pressão intracavitária aumenta (depois do fecha-

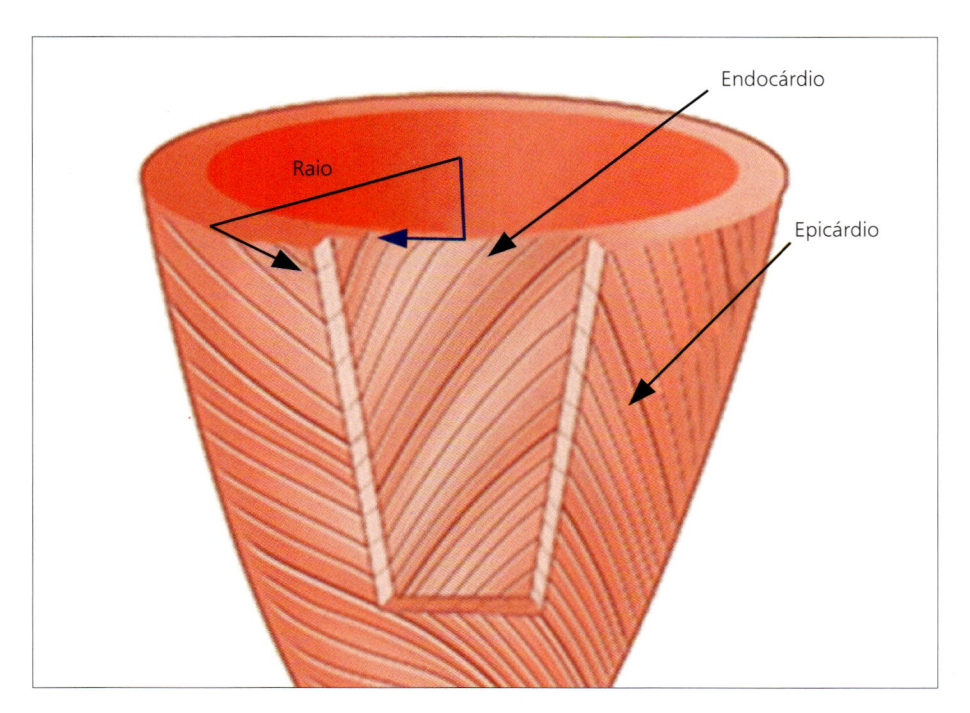

Fig. 2-11. A direção das fibras miocárdicas varia da região epicárdica para a endocárdica, produzindo contração em sentidos opostos. A maior distância do epicárdio ao centro da cavidade confere maior movimento, fazendo predominar a rotação epicárdica.

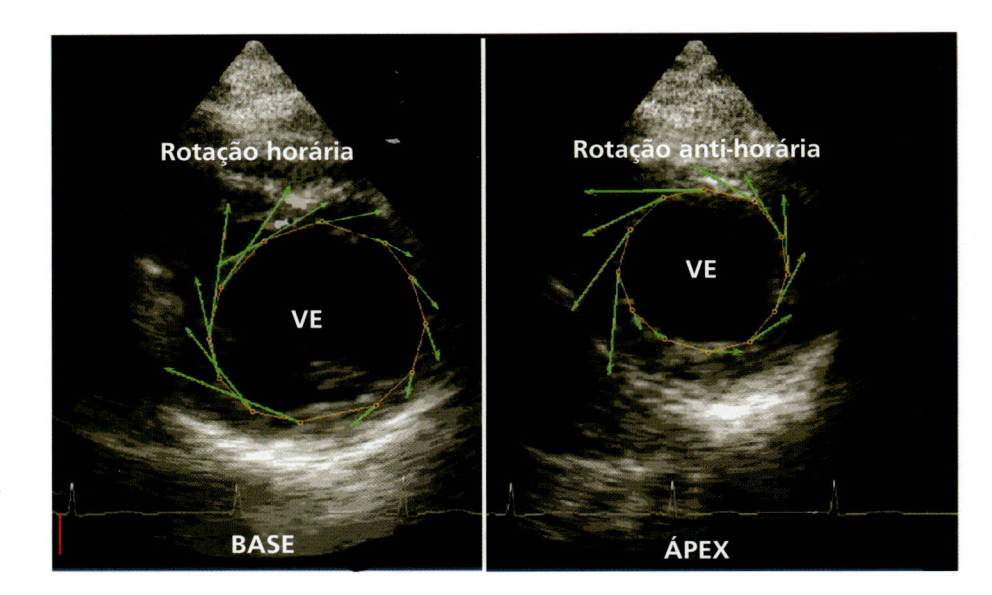

Fig. 2-12. Durante a sístole ventricular, a base do ventrículo esquerdo roda em sentido horário, e a região apical roda em sentido anti-horário, produzindo o movimento de torção da cavidade.

mento mitral e antes da abertura aórtica) sem modificação significativa do tamanho da cavidade.

2. Banda descendente envolve a região médio-apical do ventrículo esquerdo, com fibras de direção predominantemente longitudinal e oblíqua. Reflete-se na ponta. É responsável pelo esvaziamento da cavidade ventricular durante o período de ejeção. Despolariza-se depois da banda basal.
3. Banda ascendente origina-se depois da reflexão apical da banda descendente e dirige-se, por fora desta, em direção à base, ancorando no anel aórtico. Com predomínio de fibras longitudinais e oblíquas é responsável pelo enchimento ventricular rápido da cavidade, provocando aumento do tamanho da câmara com sucção do sangue contido no átrio esquerdo.

Após a contração das bandas musculares, ocorre a fase de relaxamento passivo, correspondente ao período de diástase, culminando na contração atrial (a Figura 2-13 mostra esta sequência).

Fig. 2-13. As bandas musculares que envolvem os ventrículos são responsáveis pelas diversas fases do ciclo cardíaco. A contração da banda basal contribui para o período de contração isovolumétrica, aumentando a pressão intraventricular para abrir a valva aórtica. A contração da banda descendente provoca o período ejetivo e a contração da banda ascendente, o tempo de relaxamento isovolumétrico e o enchimento ventricular rápido. Após a despolarização, a cavidade continua enchendo-se passivamente.

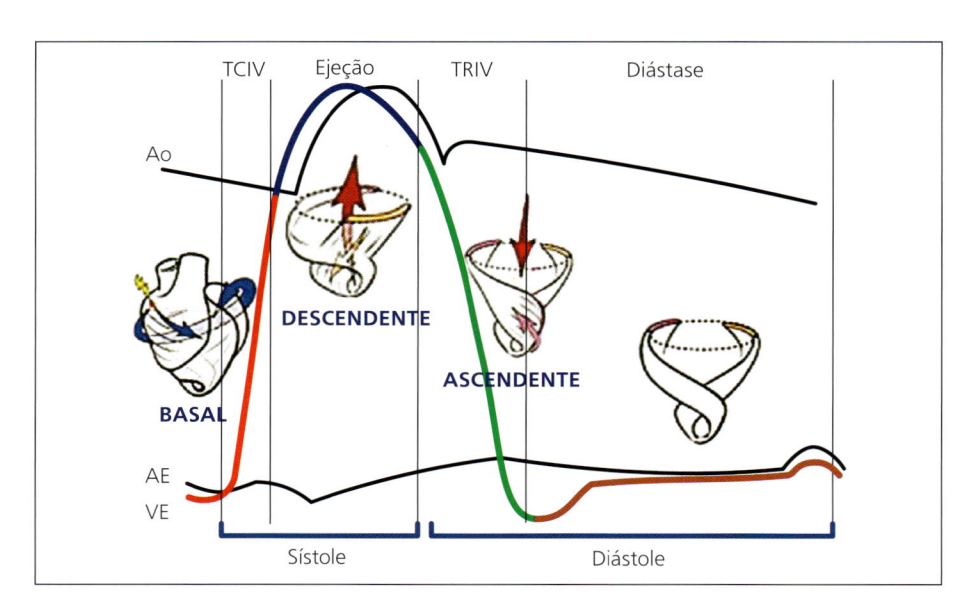

As propriedades do miocárdio são:[29]

- *Incompressibilidade:* a deformidade provoca mudança de forma, mas não de volume.
- *Anisotropismo:* as propriedades elásticas variam com a direção do esforço.
- *Viscoelasticidade:* a deformidade depende da velocidade com que o esforço é aplicado.
- *Não uniformidade:* a deformidade não é igual em todas as regiões.

Dessa forma podemos verificar, ao selecionar um cubo do miocárdio, que sofre modificações de forma durante a sístole, mas seu volume permanece inalterado. Estas alterações ocorrem nas três dimensões, podendo ser analisadas por métodos de imagem, como a ressonância magnética ou a ecocardiografia tridimensional.

Com a ecocardiografia bidimensional deve ser realizada a análise pela projeção da deformidade nos três planos ortogonais (x, y e z) e em pelo menos dois planos tangenciais (deformidade por cisalhamento*).

Os eixos ortogonais utilizados referem-se aos eixos da cavidade ventricular:

- Eixo longitudinal corresponde ao eixo base-ápex do VE.
- Eixo radial corresponde ao espessamento das paredes, perpendicular às mesmas.
- Eixo circunferencial é um plano tangencial às paredes e corresponde à diminuição da circunferência da cavidade.

A Figura 2-14 mostra a relação dos eixos com a cavidade ventricular. Nota-se que os mesmos são perpendiculares entre si.

A região septal é também influenciada pela movimentação das paredes do ventrículo direito.

No ventrículo direito, que apresenta a forma geométrica de uma pirâmide truncada, as fibras miocárdicas apresentam direção predominantemente longitudinal.[30] As fibras provêm da região apical do VE e dirigem-se ao anel tricúspide e se dispõem em continuidade com a musculatura do VE (fáscia muscular comum anterior e posterior).

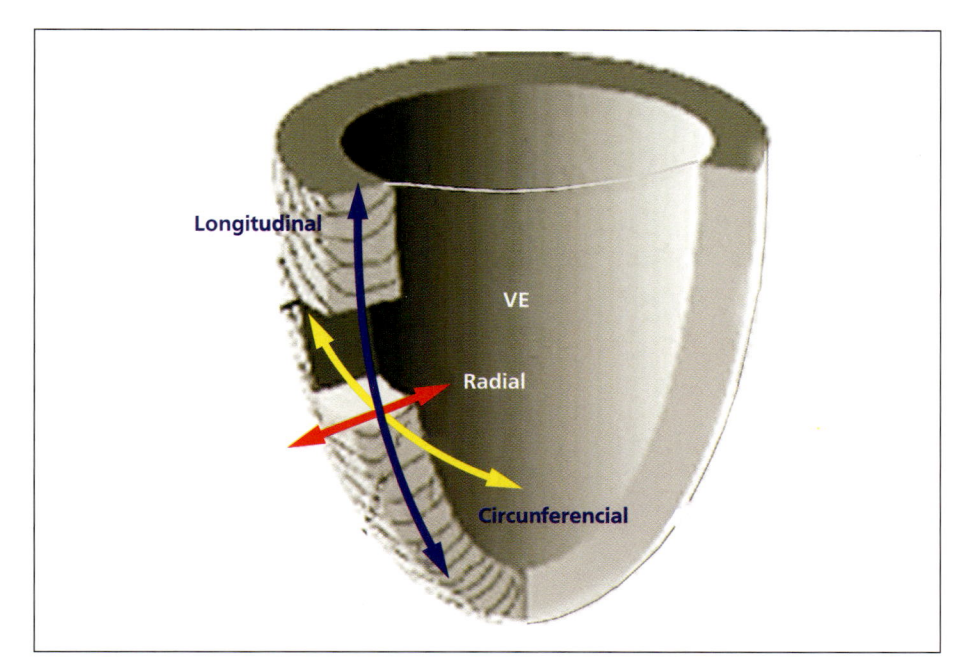

Fig. 2-14. Eixos ortogonais adaptados aos eixos anatômicos do ventrículo esquerdo. O eixo y corresponde ao plano longitudinal, o eixo x corresponde ao plano circunferencial, e o eixo z ao plano radial da cavidade ventricular.

---

*Existem, ao todo, seis planos de deformidade por cisalhamento dos quais são estudados dois: no sentido longitudinal da cavidade e no sentido circunferencial.

O septo interventricular direito faz parte anatômica do VD e apresenta disposição oblíqua das fibras musculares. A parede septal, de ambos os lados, apresenta esta disposição oblíqua, contribuindo, assim, para a contração helicoidal da cavidade esquerda, necessária à ejeção desta câmara de alta pressão.[31]

A deformidade tangencial *(shear strain)* pode ser mensurada pelo deslocamento angular entre as fibras subendocárdicas e subepicárdicas. Pode ser aferido no eixo longitudinal, denominado *shear strain* longitudinal radial e no eixo circunferencial, tangencial à parede, denominado *shear strain* circunferencial radial.[32] A denominação radial presente nos dois tipos de deformidade é porque esta deformidade deve ser normalizada à espessura do miocárdio.

Este tipo de deformidade é responsável por mais de 50% da ejeção ventricular e só é possível pelo deslizamento das camadas do miocárdio em seus planos de clivagem.[33]

Mede-se a deformidade por cisalhamento calculando-se a tangente do ângulo de deslocamento entre um ponto no endocárdio e outro no epicárdio ou, ainda, pela tangente do deslocamento entre os pontos dividido pela espessura da parede.

A Figura 2-15 demonstra este tipo de deformidade.

Graças a este deslizamento a base roda em sentido horário durante a sístole, e a região apical roda em sentido anti-horário. Isto faz com que o ventrículo "torça" durante a sístole, conferindo grande eficiência mecânica ao músculo cardíaco.

Deve-se levar em consideração que o endocárdio roda em sentido horário, e o epicárdio, anti-horário durante a sístole ventricular na região médio-apical do VE. Como a rotação do epicárdio é predominante, em virtude do maior momento do epicárdio com relação ao endocárdio, o epicárdio transmite sua rotação ao restante do ventrículo. Deve-se lembrar, entretanto, que sempre endocárdio e epicárdio rodam em sentidos opostos na espessura da parede.

Estes movimentos de rotação decorrentes do cisalhamento produzem, como dissemos anteriormente, movimento de torção entre ponta e base. A diferença angular entre a rotação apical e basal denomina-se *twisting*. Quando esta diferença angular é dividida (normalizada) pelo eixo longitudinal da cavidade recebe o nome de "torção apical". Para mensurar o *twisting* e a torção utiliza-se a rotação média (média das rotações endocárdica e epicárdica) da base e do ápex.

A análise da deformidade miocárdica não teria sentido se não fosse a representação mais acurada da contratilidade e relaxamento do miocárdio, de grande utilidade clínica.

Avaliação da deformidade

As primeiras evidências ecocardiográficas de deformidade *(strain)* datam da década de 1970, quando Miguel Quiñones publicou um trabalho falando sobre taxa de deformidade *(strain rate)* utilizando o modo M.[34]

Deformidade miocárdica *(strain)* é a mudança de forma que sofre o músculo durante o ciclo cardíaco. Ao modo M corresponde ao aumento de espessura sistólica

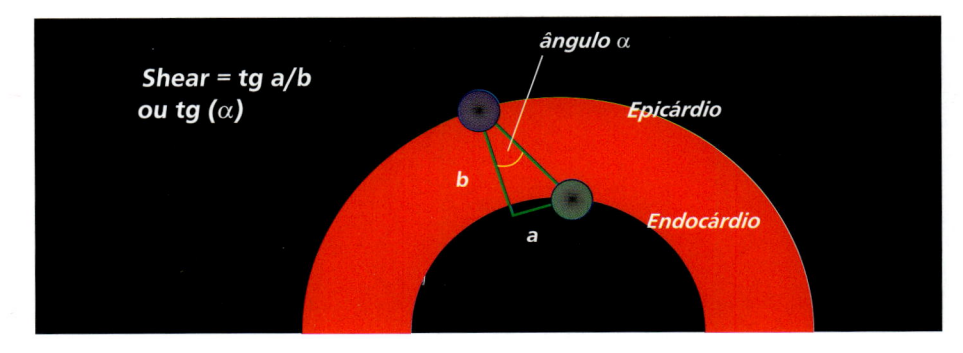

Fig. 2-15. A deformidade por cisalhamento *(shear strain)* mede-se calculando a tangente do ângulo gerado pela rotação em sentido contrário às camadas subendocárdica e subepicárdica.

das paredes. O tempo que demora em produzir-se a deformidade denomina-se taxa de deformidade *(strain rate)*. O eco modo M, entretanto, é um método muito grosseiro para analisar a deformidade, desse modo não é utilizado na prática clínica.

Outra forma de aferir a deformidade miocárdica foi a implantação, em animais de experimentação, de marcas radiopacas no músculo cardíaco.[35] A análise da posição destas marcas por meio da angiografia permite verificar a deformidade. O inconveniente deste método é estar limitado a estudos experimentais.

A ressonância magnética (RM) foi o método que permitiu a análise da deformidade miocárdica na prática clínica.[36] Através da metodologia de pontos magneticamente ionizados, denominados TAGs, é possível avaliar a deformidade das paredes do miocárdio durante as fases do ciclo cardíaco (Fig. 2-16). Outro método foi recentemente introduzido, denominado SENC *(strain encoded)* melhorando a acurácia da RM.[37] O inconveniente desta metodologia é a baixa resolução temporal, decorrente da baixa frequência de aquisição dos quadros de imagem (nos melhores equipamentos, por volta de 35 quadros por segundo). De qualquer maneira, foi a RM que permitiu a obtenção de valores normais e patológicos, considerados padrão ouro até hoje. A RM deu um grande impulso ao estudo da deformidade, validando outros métodos, estudando os movimentos de torção e estabelecendo valores de referência.

Rotação, *twisting* e torção

A disposição helicoidal do músculo cardíaco determina a formação de duas bandas (tensores): descendente e ascendente. Estes tensores fazem com que a região basal rode em sentido horário, e a região apical em sentido anti-horário durante a sístole ventricular.[38]

De fato, a torção apical aumenta a eficiência mecânica, tanto da contração como do relaxamento, visto que 20-25% de encurtamento longitudinal determina 50-60% de espessamento radial.[39]

Deve-se levar em consideração que a rotação das diversas regiões corresponde à rotação da região subepicárdica, que predomina sobre a rotação subendocárdica que roda no sentido oposto, conforme explicado anteriormente.

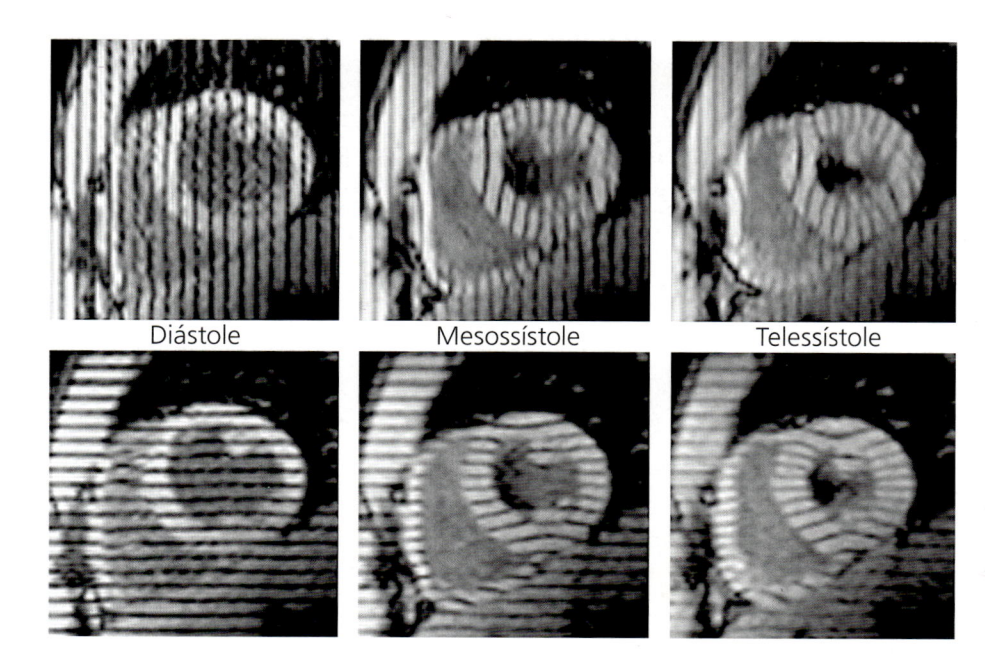

Fig. 2-16. Ressonância magnética do ventrículo esquerdo mostrando a grade de ionização em dois planos de observação. A deformação das regiões magneticamente ionizadas *(tags)* permite estimar a deformidade miocárdica durante as fases do ciclo cardíaco.

Define-se a *rotação* como o deslocamento angular com relação ao eixo do VE, em graus. *Velocidade de rotação* é o tempo em que a rotação ocorre, e mede-se em graus/s. *Twisting* é a diferença angular entre a rotação da base e do ápex, em graus. *Torção* é a diferença angular da rotação entre a base e o ápex, em graus, dividido pelo eixo longitudinal da cavidade, em graus/cm. *Velocidade de twisting e torção* é o tempo em que estes fenômenos ocorrem, medidos em graus/s e graus/cm/s.[40]

Desde a década de 1990, trabalhos com RM avaliam a torção apical medindo a movimentação de *tags* (alvos com magnetização alterada). Observou-se que a torção aumenta de forma não linear em direção ao ápex e é maior na região subendocárdica.[41]

Aferição da rotação

A rotação pode ser aferida analisando-se a deformidade circunferencial obtida em diversos níveis da cavidade ventricular (região da valva mitral, dos músculos papilares e apical) pela abordagem paraesternal transversal.[42]

Velocidade de deformidade circunferencial bidimensional obtida pelo *speckletracking*, onde verificamos:

- *Base:* velocidade de deformidade circunferencial horária na sístole e anti-horária na diástole.
- *Ápex:* velocidade de deformidade circunferencial anti-horária na sístole e horária na diástole.

Pela análise de velocidade de vetores subendocárdicos e subepicárdicos (como aferido pelo sistema VVI® ou pelo sistema X-*Strain*®) (Fig. 2-17).

O tempo entre o QRS e o pico do *strain* circunferencial pode representar o tempo que demora a rotação apical (Fig. 2-18).[43]

A Figura 2-19 mostra a aferição da rotação basal e da rotação apical. Estas rotações, obtidas em graus, podem ser transferidas para uma planilha de cálculo (Excel™, por exemplo) de forma a estimar a diferença algébrica entre estas rotações, o que causará o *twisting*.

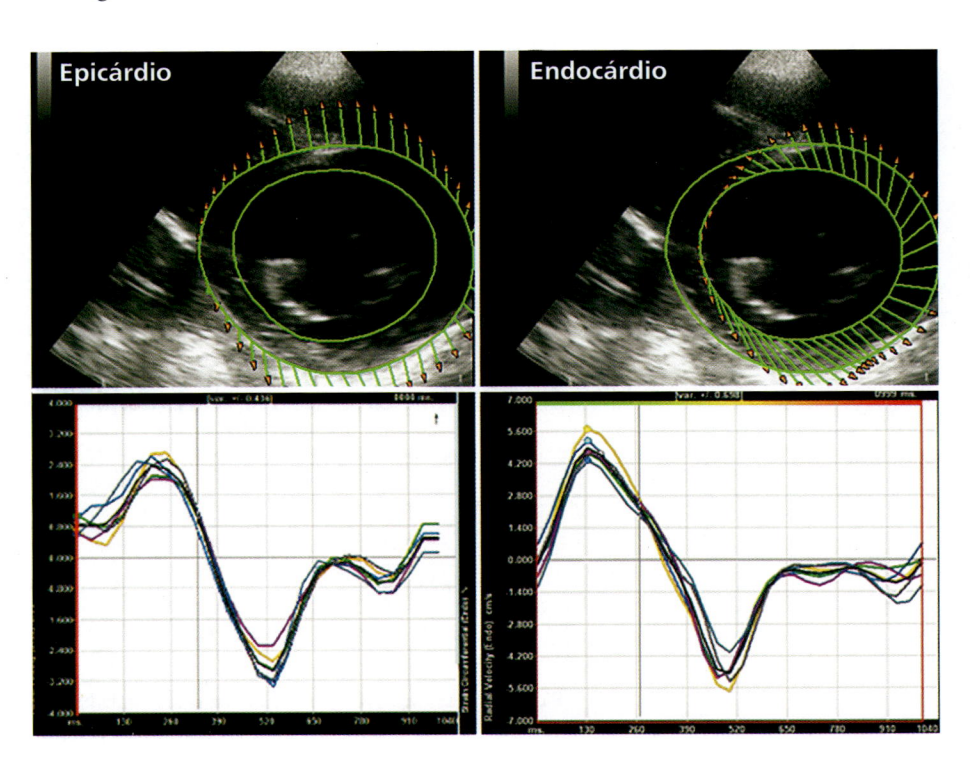

Fig. 2-17. Obtenção de traçados de velocidade subepicárdica *(à esquerda)* e subendocárdica *(à direita)* pela análise dos vetores de velocidade circunferencial no corte transversal do ventrículo esquerdo.

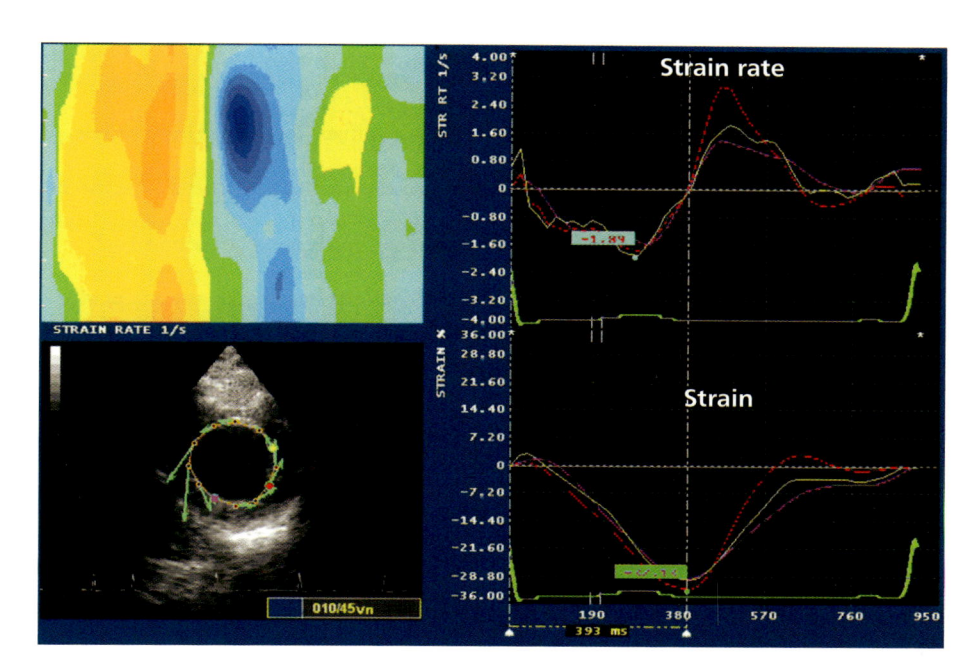

Fig. 2-18. *Strain* e *strain rate* circunferencial do ventrículo esquerdo. O tempo entre a onda R do ECG e o pico do *strain* representa o período de rotação parietal observado no corte transversal da cavidade.

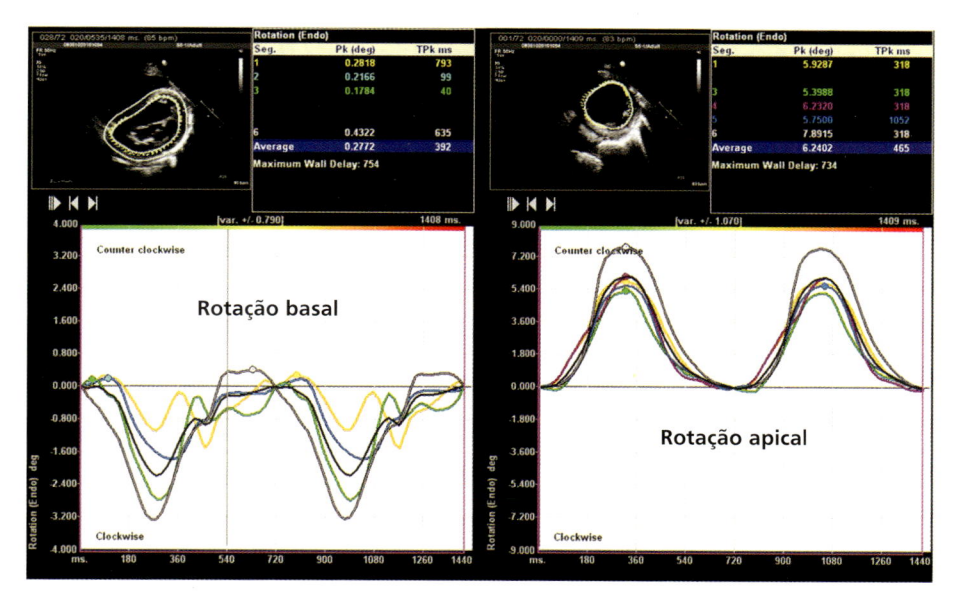

Fig. 2-19. Rotação basal abaixo da linha de base *(sentido horário)* e rotação apical acima da linha de base *(sentido anti-horário)* obtidas pelo deslocamento angular da região subendocárdica do ventrículo esquerdo no seu eixo transversal. Com estes dados é possível calcular o *twisting*, que expressa a torção ventricular.

Por convenção, quando a rotação é horária, o traçado inscreve-se abaixo da linha de base. Quando a rotação é anti-horária, o traçado é registrado acima da linha de base.

REFERÊNCIAS BIBLIOGRÁFICAS

1. Hooke R. The potentia restitutiva. London 1678. Disponível em: <www.upv.es/bin3/caches/thepotentiarestitutiva>
2. Young TH. An essay of the co-hesion of fluids. *Phil Trans Roy Soc London* 1805;95:65-87. Disponível em: <www.thoracic.org/retrospectroscope/articles/resources/27-PrematureScienceandImmatureLungsPartI.pdf>
3. Lubenskyand TC, Stenull O. Lagrange elasticity theory of liquid crystal elastomers. Cross-linked liquid crystalline systems. *CRC Press* 2011;13:381.

Outra forma é utilizar o gradiente de velocidades entre dois volumes-amostra do Doppler pulsátil separadas por uma pequena distância (em geral de 9 mm) (Fig. 3-7).[8]

O Doppler colorido também pode ser utilizado para este propósito, escolhendo uma área de interesse onde se verifica o gradiente de velocidades (Fig. 3-8).

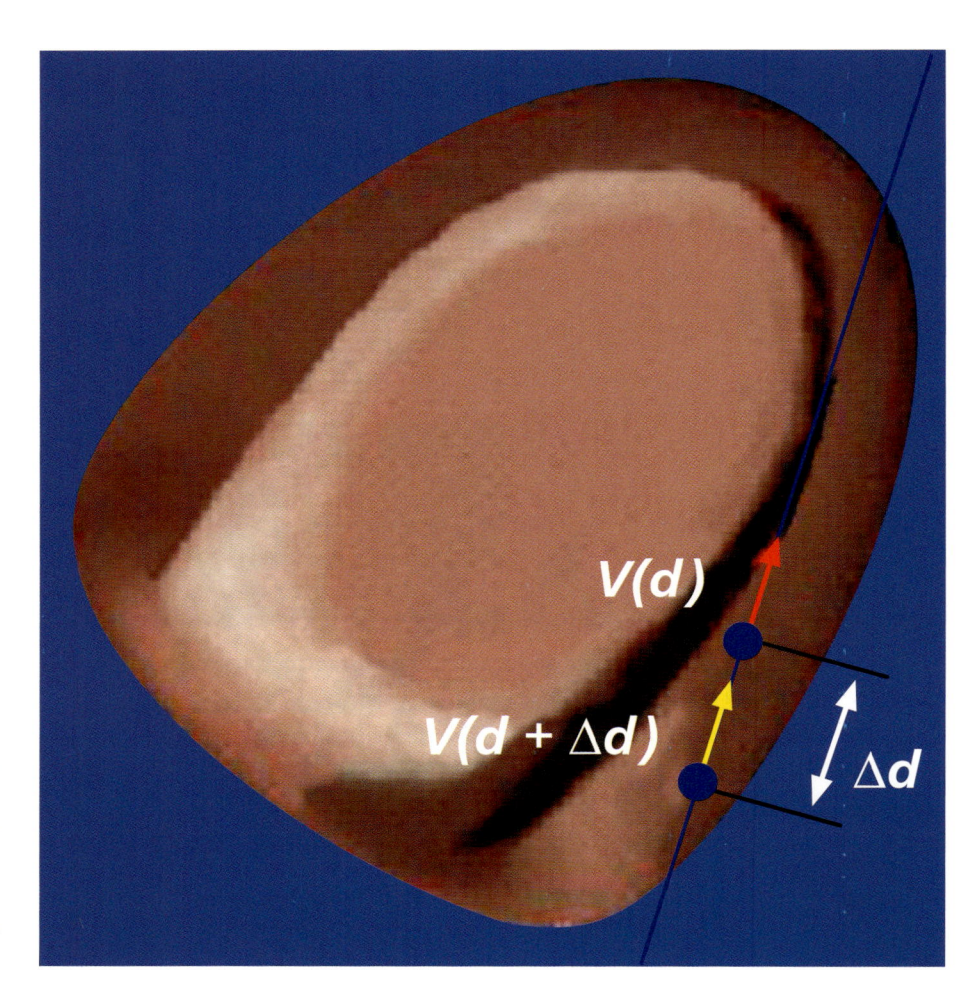

Fig. 3-7. Dois volumes-amostra do Doppler pulsátil separados por uma pequena distância permitem estimar o gradiente de velocidade a cada pulso de ultrassom. Dividindo a diferença de velocidades pela distância (Δd) que separa os volumes-amostra, obtém-se o *strain rate*.

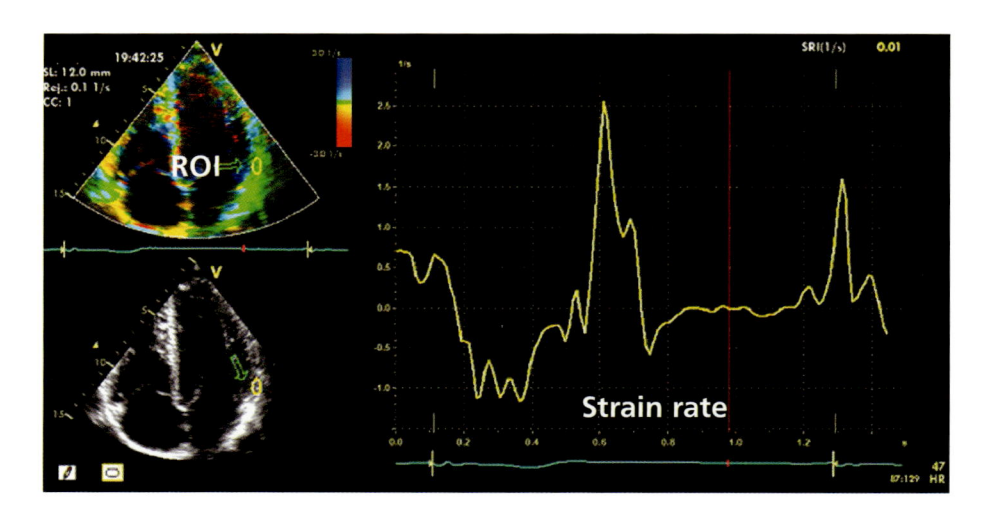

Fig. 3-8. Determinação, pelo Doppler tecidual em cores, de uma área de interesse (ROI) contendo volumes-amostra para determinação do *strain rate*.

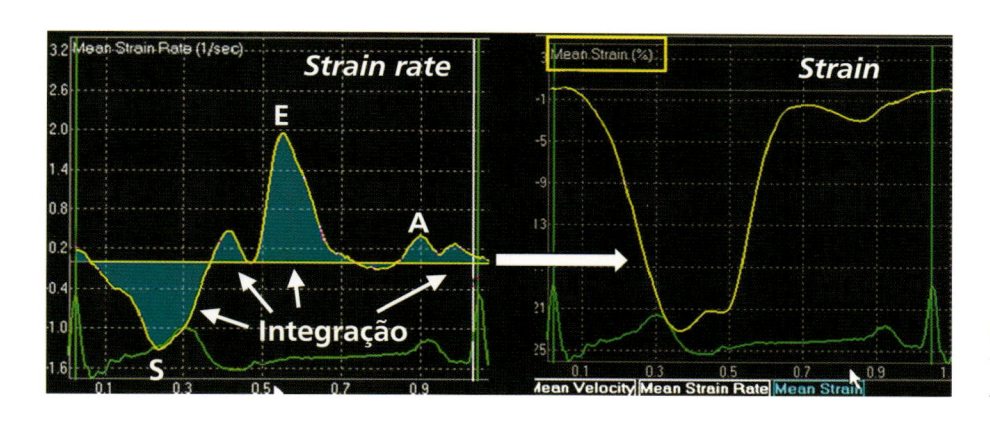

Fig. 3-9. A integração da velocidade em função do tempo do *strain rate* permite calcular o *strain*.

Uma vez calculado o *strain rate* para cada momento do ciclo cardíaco, pode-se obter o *strain* por integração do *strain rate*. Dessa forma, obtém-se deslocamento (Fig. 3-9).

A codificação em cores para o *strain* é, por convenção, vermelho para *strain* negativo e azul para *strain* positivo.

Por se tratar de Doppler, os sinais de velocidade e *strain* são afetados por ruídos, componentes térmicos e reverberações, ademais da dependência do ângulo.

As reverberações são provocadas por múltiplas reflexões dos tecidos adjacentes, em geral imóveis com relação à área de interesse. Estes ecos misturam-se com os sinais verdadeiros. Em Doppler espectral estas reverberações situam-se próximas à linha de base (Fig. 3-10). Em *strain rate* as reverberações podem causar grandes erros.

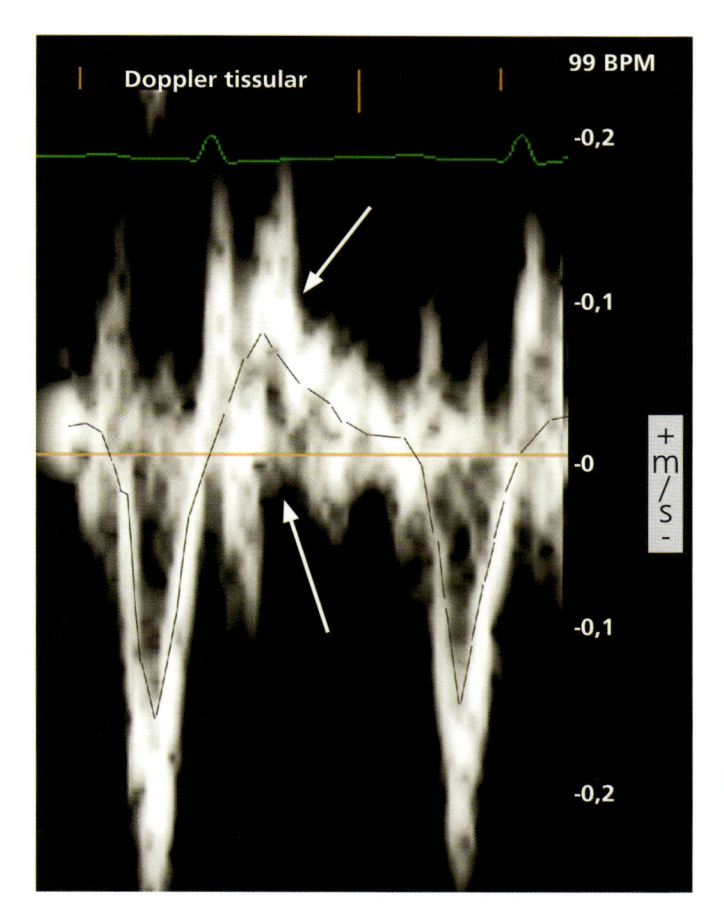

Fig. 3-10. Traçado de Doppler tecidual com reverberações próxima à linha de base *(setas)*. Estes artefatos afetam o cálculo do *strain rate*.

Pouco pode ser feito pelo operador com relação às reverberações, a não ser tentar melhorar a imagem ecocardiográfica. Ao analisar o *strain rate*, é importante saber reconhecer a presença das reverberações e evitar as áreas onde são produzidas.

Dependência do ângulo: como todo sistema Doppler, o sinal do Doppler tecidual depende do ângulo de incidência. Quanto maior o ângulo, menor a amplitude do sinal. Isto é particularmente crítico na região apical do VE.

Outro possível artefato ocorre quando a curva de *strain* não retorna à linha de base zero.[9] A curva seguinte apresentará um deslocamento que pode ser compensado subtraindo-se da mesma o deslocamento da linha de base (Fig. 3-11).

Tissue Doppler *Strain*

Com Doppler tecidual é possível calcular a deformidade miocárdica comparando as velocidades em dois pontos do miocárdio.

As velocidades do miocárdio podem ser aferidas pelo Doppler tecidual por meio da codificação em cores (color Doppler), sendo por convenção, vermelho quando se aproxima, e azul quando se afasta do transdutor (Fig. 3-12).

A partir destes sinais de Doppler em cores podem ser obtidas curvas espectrais de velocidade, posicionando-se o volume-amostra em diversos locais do miocárdio (Fig. 3-13).

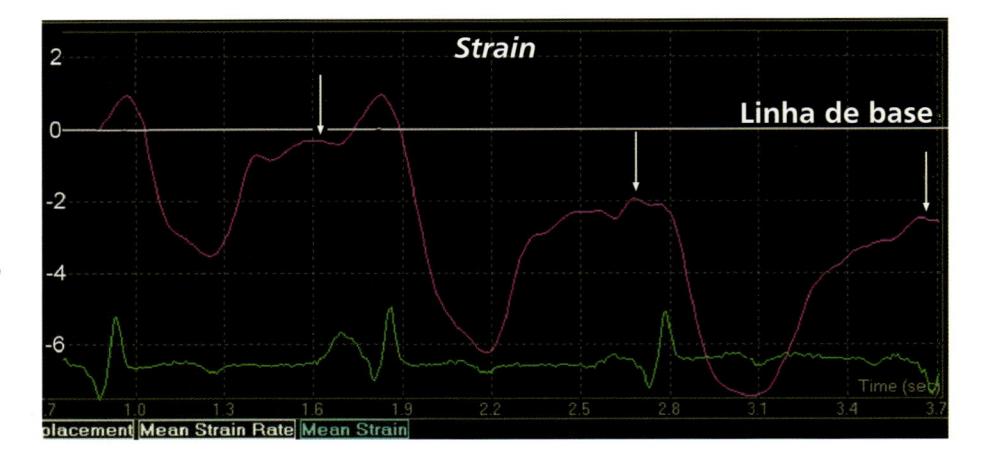

Fig. 3-11. Em ciclos cardíacos sucessivos, a linha de base do *strain* afasta-se gradativamente da linha de base *(setas)*. Este artefato pode ser parcialmente corrigido subtraindo-se, do valor do *strain*, o valor do deslocamento da linha de base.

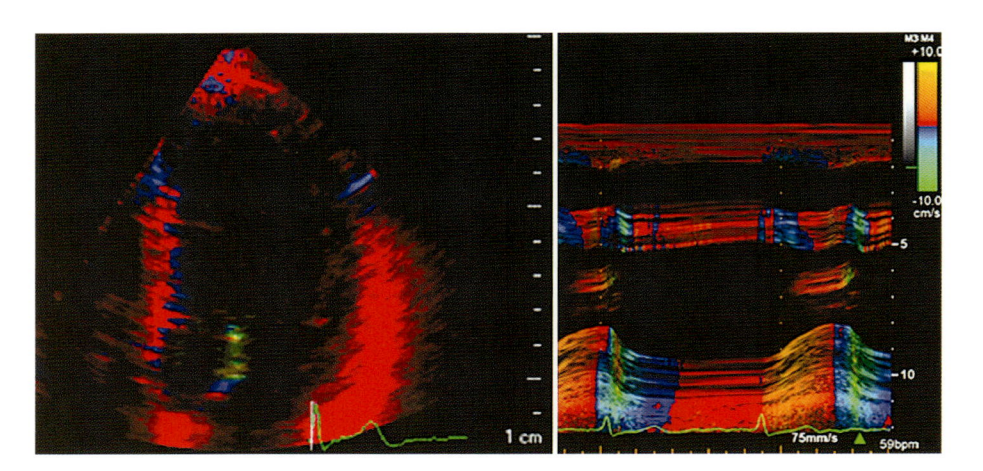

Fig. 3-12. Doppler tecidual das velocidades miocárdicas nas modalidades bidimensional e modo M. As cores são codificadas em vermelho, quando as velocidades se aproximam, e azul, quando se afastam.

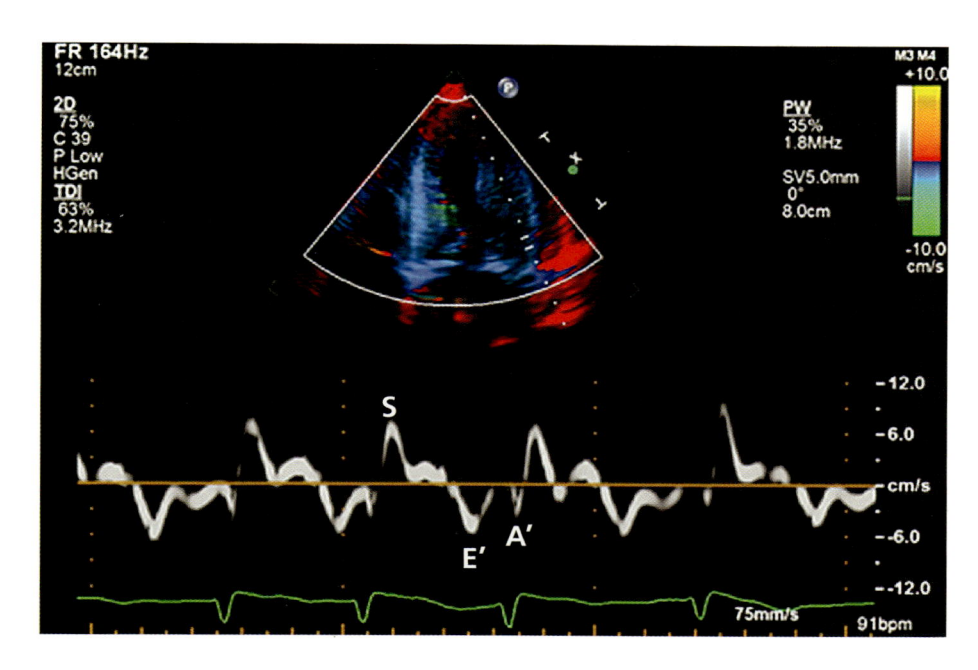

Fig. 3-13. Traçado espectral do Doppler tecidual obtido a partir do Doppler tecidual colorido, posicionando o volume-amostra em uma região do miocárdio, seguindo a nomenclatura convencional para os componentes sistólico (S), diastólico inicial (E') e diastólico final (A').

Com dois volumes-amostra localizados a aproximadamente 9 mm um do outro (por convenção), pode-se calcular o gradiente de velocidades entre estes pontos e dividi-los pela distância que os separa (quadro a quadro). A fórmula utilizada encontra-se na Figura 3-14 e corresponde à taxa de deformidade destes dois pontos, ou seja, ao *strain rate*.

Como durante a sístole, a distância entre os pontos diminui (encurtamento apical), e a velocidade de V2 é maior do que a velocidade de V1, a gradiente de velocidades é negativa, gerando um traçado abaixo da linha de base. Durante a diástole, quando a câmara relaxa rapidamente, a distância entre os pontos aumenta, e a velocidade de V1 > V2, inscrevendo um traçado positivo (Fig. 3-15).

Por analogia com a curva de velocidade, foi utilizada a mesma nomenclatura (ondas S, E e A).

Conforme o tipo de equipamento, o volume-amostra, formado por duas amostras do Doppler tecidual, pode ser representado por uma elipse ou por uma seta (Fig. 3-16). O equipamento calcula as velocidades relativas dos pontos do Doppler tecidual e fornece uma curva de *strain rate* com as características indicadas no parágrafo anterior.

As curvas de *strain rate* obtidas pelo Doppler tecidual apresentam irregularidades decorrentes de interferências derivadas da reverberação e do ruído (Fig. 3-17).[10]

Quando se integralizam as velocidades para obtenção do *strain*, estas curvas ficam mais uniformes (Fig. 3-18).

Strain rate = $V_1 - V_2 / d$

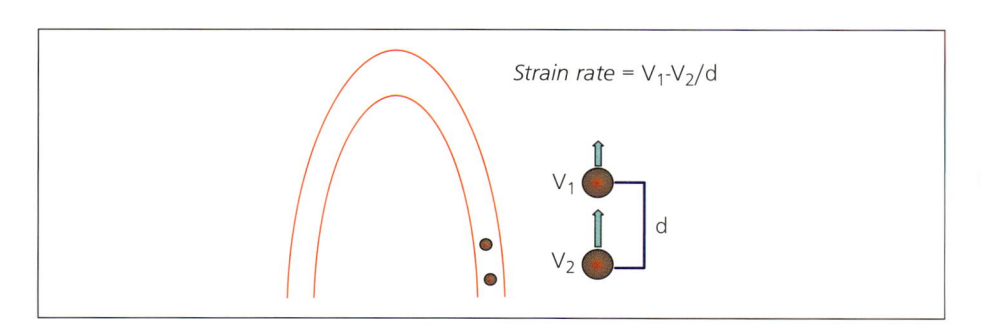

Fig. 3-14. *Strain rate* obtido a partir da diferença de velocidades entre dois pontos do miocárdio (gradiente de velocidades) dividido pela distância que separa os volumes-amostra.

Fig. 3-15. Traçado de *strain rate* longitudinal obtido ao longo da parede ventricular esquerda desde a posição apical. O encurtamento sistólico da cavidade gera um sinal sistólico negativo, situado abaixo da linha de base (S). A expansão diastólica, alongando a cavidade, gera dois sinais positivos, localizados acima da linha de base, a onda E (enchimento ventricular rápido) e a onda A (contração atrial).

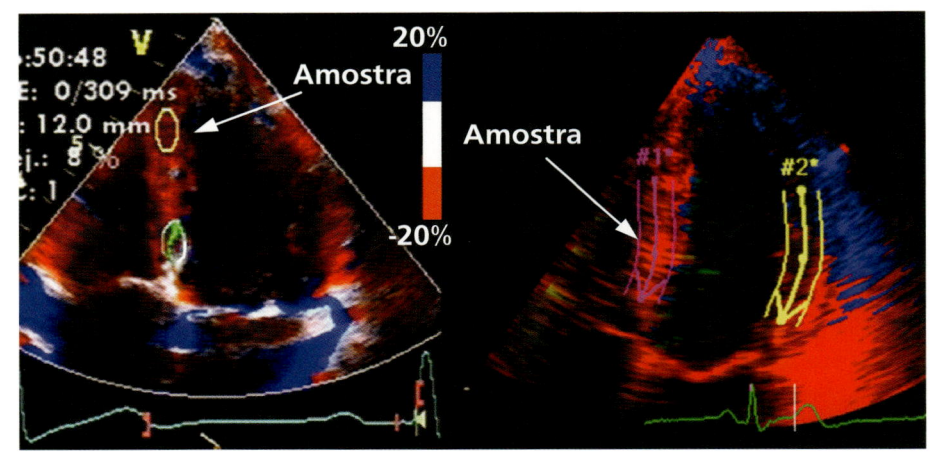

Fig. 3-16. A representação das regiões de interesse nas quais estão contidos os volumes-amostra para o cálculo do gradiente de velocidades pode ser na forma de uma elipse ou de um segmento terminado por uma seta.

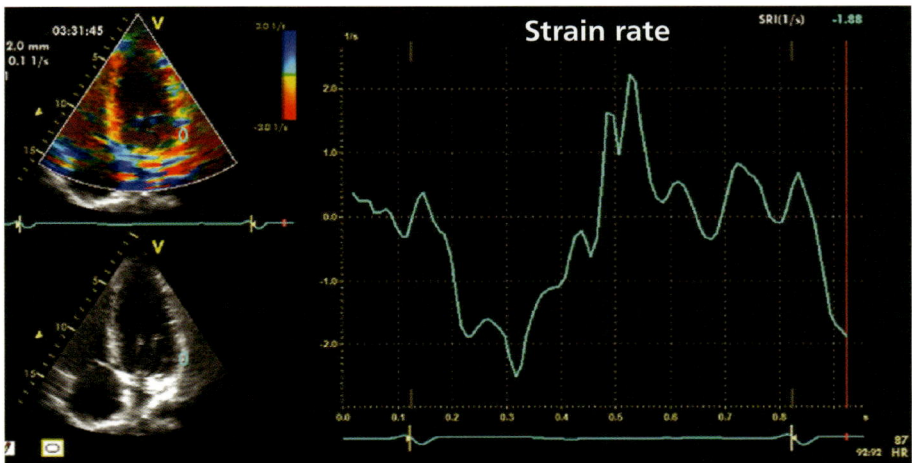

Fig. 3-17. Traçado de *strain rate* com irregularidades causadas por reverberações do sinal do Doppler tecidual.

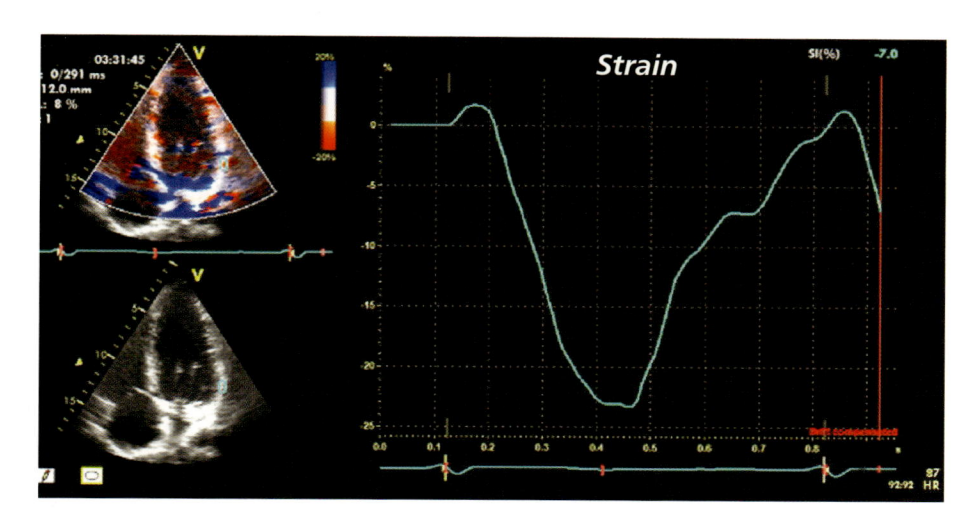

Fig. 3-18. Traçado de *strain* longitudinal obtido do traçado de *strain rate* anterior, evidenciando uma curva mais uniforme e regular.

O PROBLEMA DA ANGULAÇÃO

Uma das maiores limitações da aferição da deformidade miocárdica com Doppler tecidual é decorrente da dependência do ângulo, inerente ao método Doppler. Isto obriga a obter os diferentes tipos de deformidade, adaptando os planos ortogonais ao plano da imagem do eco Doppler.[11]

Quando avaliamos a deformidade longitudinal (*strain* longitudinal), ou seja, a deformidade no sentido ápex-base da cavidade ventricular, devemos utilizar a posição apical (quatro câmaras, duas câmaras e apical longitudinal) e alinhar o Doppler com as paredes do VE (Fig. 3-19A). Quando desejamos avaliar o *strain* radial, ou seja, o espessamento das paredes, utilizamos a projeção paraesternal transversal. Em razão do problema da angulação, estamos limitados a avaliar apenas as paredes anterosseptal e inferolateral do VE (Fig. 3-19B). O *strain* circunferencial é avaliado, também, pela abordagem paraesternal transversal, mas estudando as paredes inferosseptal e anterolateral, ou seja, na direção tangencial às paredes (Fig. 3-19C).

O plano das ordenadas do setor de imagem é sempre alinhado com a direção do desvio Doppler.

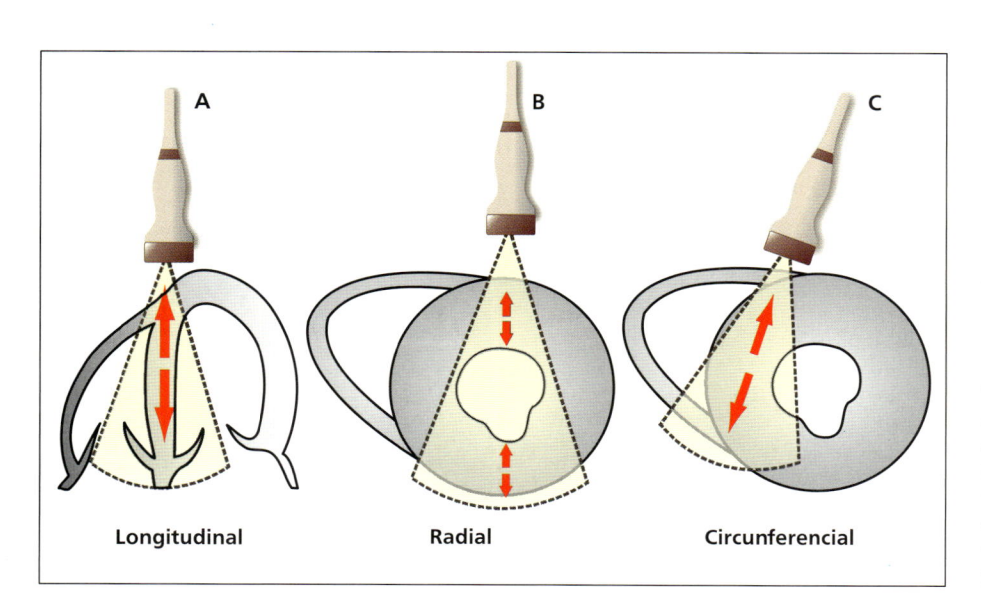

Fig. 3-19. Planos anatômicos para a obtenção do *strain rate* utilizando o Doppler tecidual. (**A**) Plano apical para obtenção do *strain rate* longitudinal. (**B**) Plano paraesternal transversal para obtenção do *strain rate* radial incidindo nas paredes anterosseptal e inferolateral. (**C**) Plano paraesternal transversal para obtenção do *strain rate* circunferencial, incidindo tangencialmente sobre as paredes inferosseptal e anterolateral.

Para o *strain* longitudinal, a maior dificuldade é avaliar a região apical do VE, pois durante a movimentação do miocárdio, a amostra do Doppler varia constantemente o ângulo com relação ao transdutor.

Para o *strain* radial e circunferencial o maior problema é a translação que sofre o coração durante a sístole. Esta translação é consequência da rotação miocárdica já descrita anteriormente.

CURVAS DE DEFORMIDADE

O *strain* longitudinal se inscreve abaixo da linha de base, pois o comprimento da cavidade no final da sístole é menor do que no início da mesma (Fig. 3-20).

O *strain* circunferencial também se inscreve abaixo da linha de base, pois a circunferência no final da sístole é menor do que a circunferência no início da mesma (Fig. 3-21).

O *strain* radial se inscreve acima da linha de base, pois a espessura parietal é maior no final da sístole (Fig. 3-22).

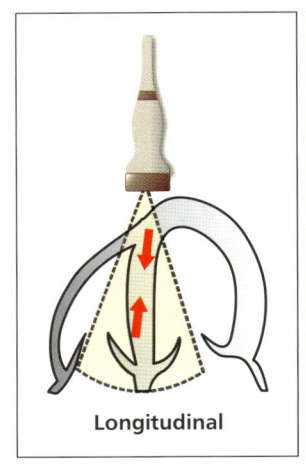

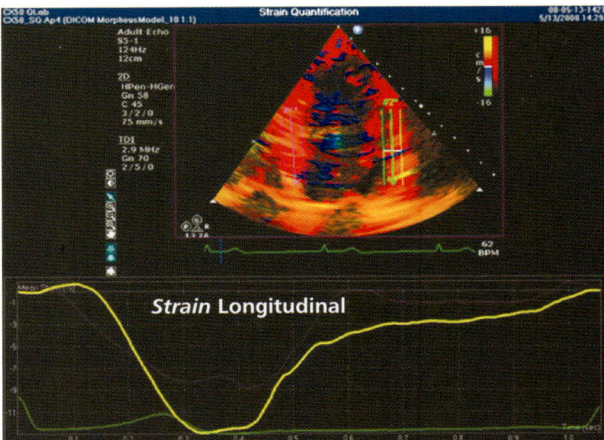

Fig. 3-20. O *strain* longitudinal inscreve-se abaixo da linha de base (comprimento menor no final da sístole).

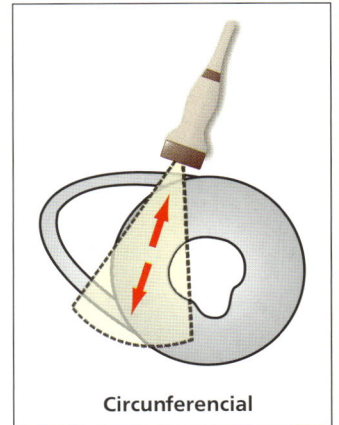

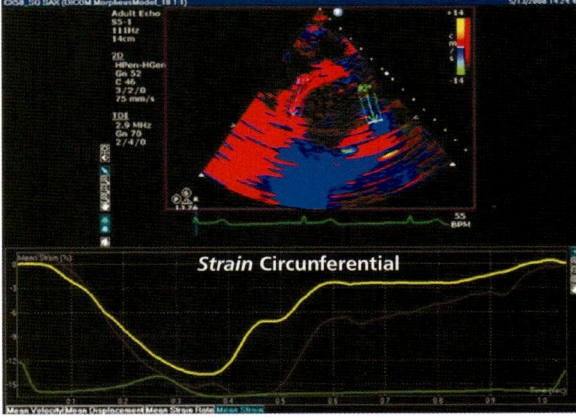

Fig. 3-21. O *strain* circunferencial inscreve-se abaixo da linha de base (circunferência menor no final da sístole).

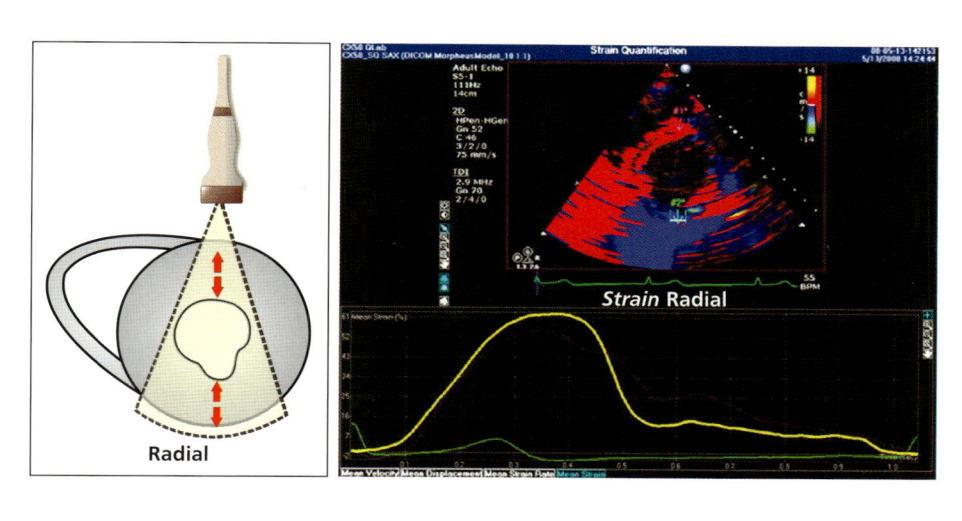

Fig. 3-22. O *strain* radial inscreve-se acima da linha de base (espessura das paredes maior no final da sístole).

MODO M CURVADO

Uma forma muito prática e útil de representar a deformidade é por meio dos traçados de modo M curvado. Este tipo de representação gráfica abrange uma grande parte da parede ventricular que está sendo estudada e, às vezes, todas as paredes simultaneamente. O eixo das ordenadas corresponde às diversas regiões da parede estudada. O eixo das abscissas corresponde ao tempo (Fig. 3-23).

Cada tipo de traçado tem uma codificação em cores diferente: para as velocidades utiliza-se a cor vermelha para indicar a sístole, e a cor azul para indicar a diástole (Fig. 3-24).

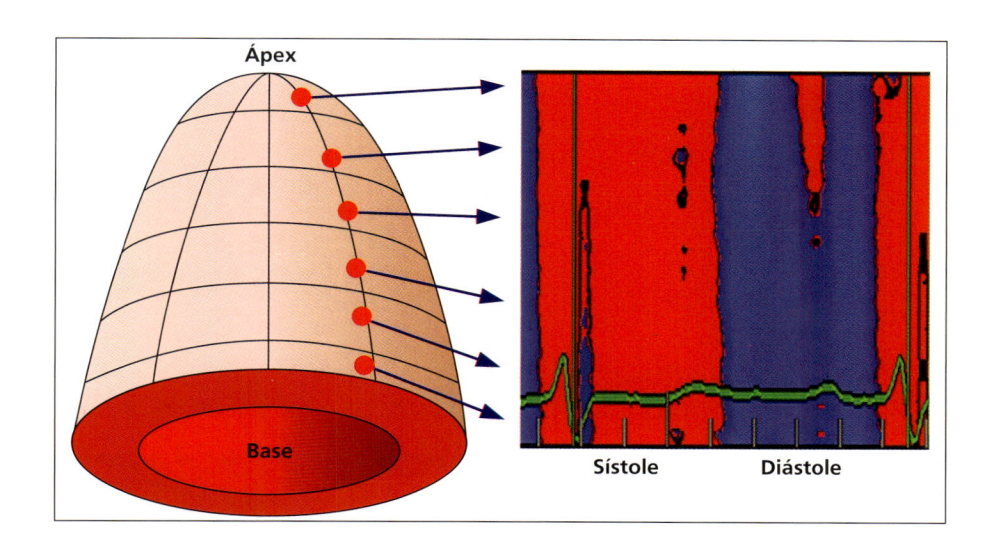

Fig. 3-23. Modo M curvado. Representação gráfica das alterações que ocorrem em uma grande área das paredes ventriculares em função do tempo.

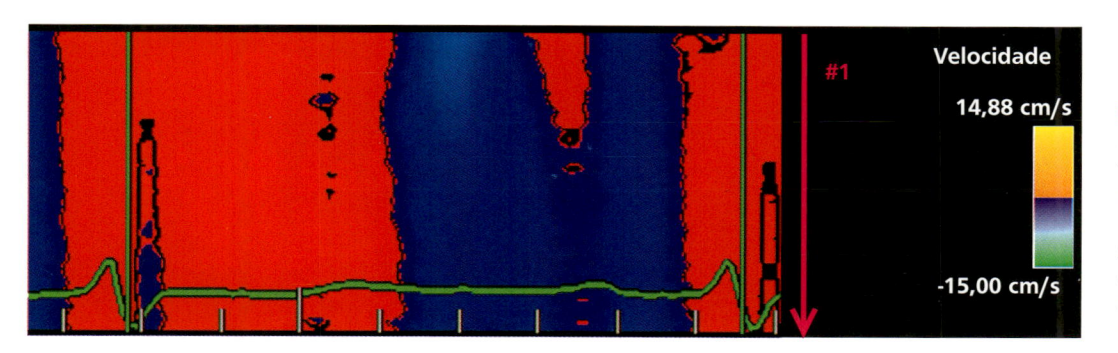

Fig. 3-24. Modo M curvado para velocidades miocárdicas, onde *vermelho* indica sístole, e *azul*, diástole (quando avaliado desde a posição apical).

Para o *strain rate* as cores são amarela para deformidade sistólica, azul para deformidade diastólica, e verde para ausência de deformidade (Fig. 3-25).

Para o *strain* as cores são amarela ou marrom para deformidade positiva, azul para a deformidade negativa e preta ou verde para ausência de deformidade (Fig. 3-26), mas estas cores dependem do equipamento, pois não há um padrão definido.

Os traçados de modo M curvado permitem uma visão rápida e global da deformidade ou da velocidade de distintos segmentos miocárdicos.

Outro importante parâmetro é a introdução, nas curvas de deformidade e velocidade, dos intervalos do ciclo cardíaco.[12] Estes intervalos podem ser determinados conhecendo-se os pontos de abertura e fechamento das valvas mitral e aórtica. Este tipo de determinação é facilmente realizado com eco-Doppler convencional (Fig. 3-27).

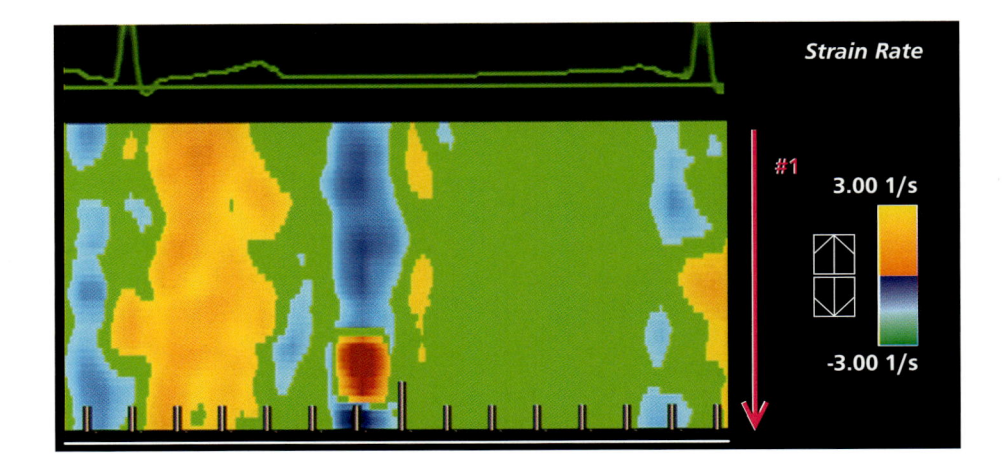

Fig. 3-25. Modo M curvado para *strain rate*. *Amarelo* indica deformidade sistólica, *azul* deformidade diastólica, e *verde* ausência de deformidade.

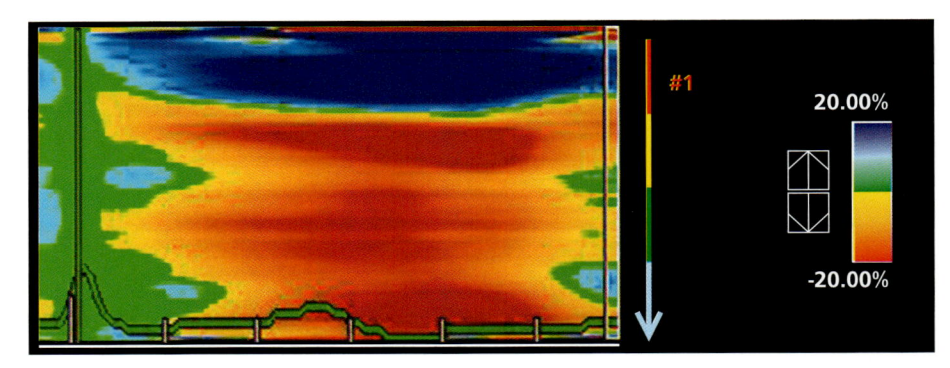

Fig. 3-26. Modo M curvado para *strain*. *Amarelo* ou *marrom* para deformidade positiva, *azul* para deformidade negativa, e *preto* ou verde para ausência de deformidade.

Fig. 3-27. Determinação dos intervalos de abertura e fechamento das valvas mitral e aórtica utilizando o Doppler espectral convencional.
FVM: tempo de fechamento da valva mitral; AVM: tempo de abertura da valva mitral; R-R: intervalo R-R do ECG; FVA: tempo de fechamento da valva aórtica; AVA: tempo de abertura da valva aórtica; VSVE: via de saída do ventrículo esquerdo.

Os dados podem ser introduzidos manualmente nos traçados de velocidade e deformidade (Fig. 3-28) ou de forma automatizada.

O resultado pode ser visto no traçado de velocidade miocárdica da Figura 3-29, onde estão indicados, com linhas verticais, os pontos de fechamento e abertura das valvas mitral e aórtica.

Cardiac Phases

Aortic Times (in ms)
- R to AVO: 63
- R to AVC: 394
- R-R: 1155

Mitral Times (in ms)
- R to MVO: 454
- R to MVC: 1011
- R-R: 1014

Events

Events	Time (ms)	Time (% of R-R)
IVC	136.50	12.6
Ejection	331.00	30.5
IVR	60.00	5.5
Filling	557.00	51.4
Avg R-R	1084.50	100.0

Reset | Refresh | OK | Cancel

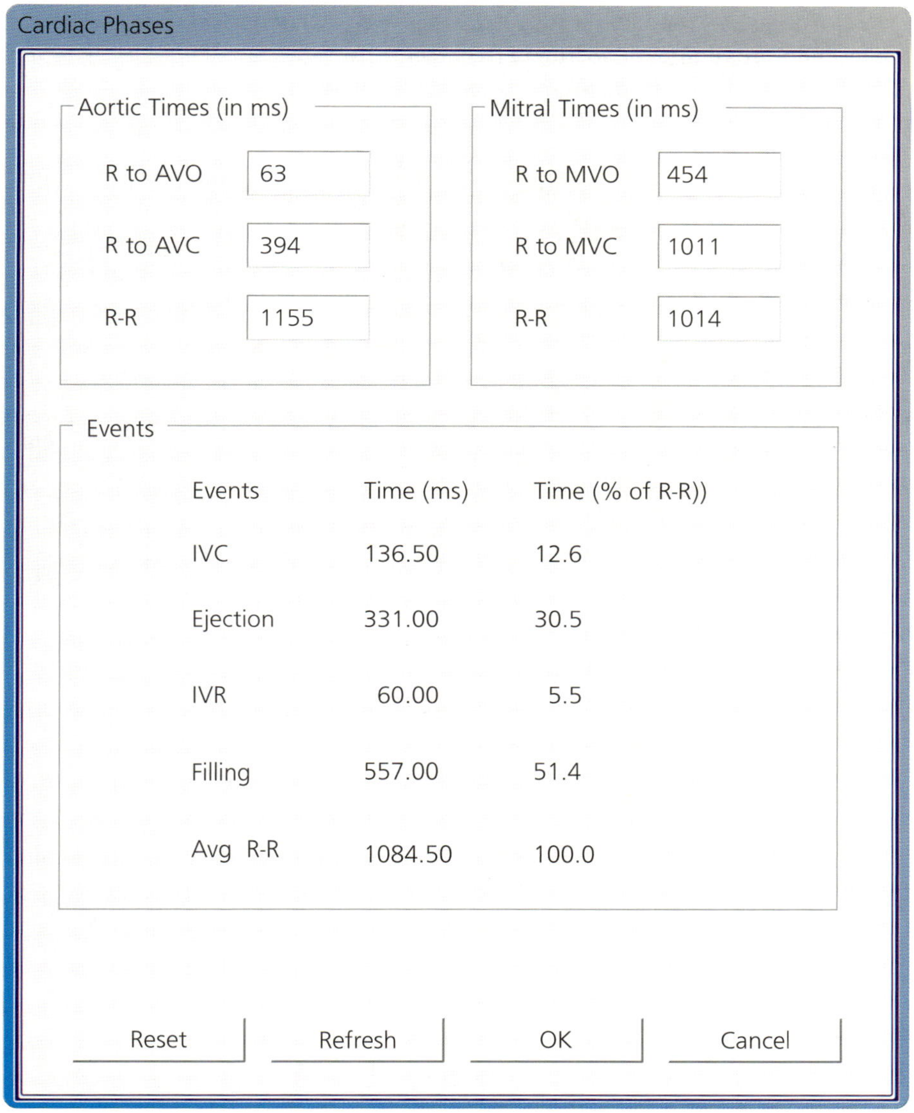

Fig. 3-28. Planilha para introdução manual dos tempos de fechamento e abertura das valvas mitral e aórtica. O sistema calcula os intervalos sistólicos. AVO: abertura da valva aórtica; AVC: fechamento da valva aórtica; R-R: intervalo R-R do ECG; MVO: abertura da valva mitral; MVC: fechamento da valva mitral; IVC: intervalo de contração isovolumétrica; *Ejection:* tempo de ejeção; IVR: intervalo de relaxamento isovolumétrico; *Filling:* intervalo de enchimento ventricular; Avg R-R: intervalo R-R médio.

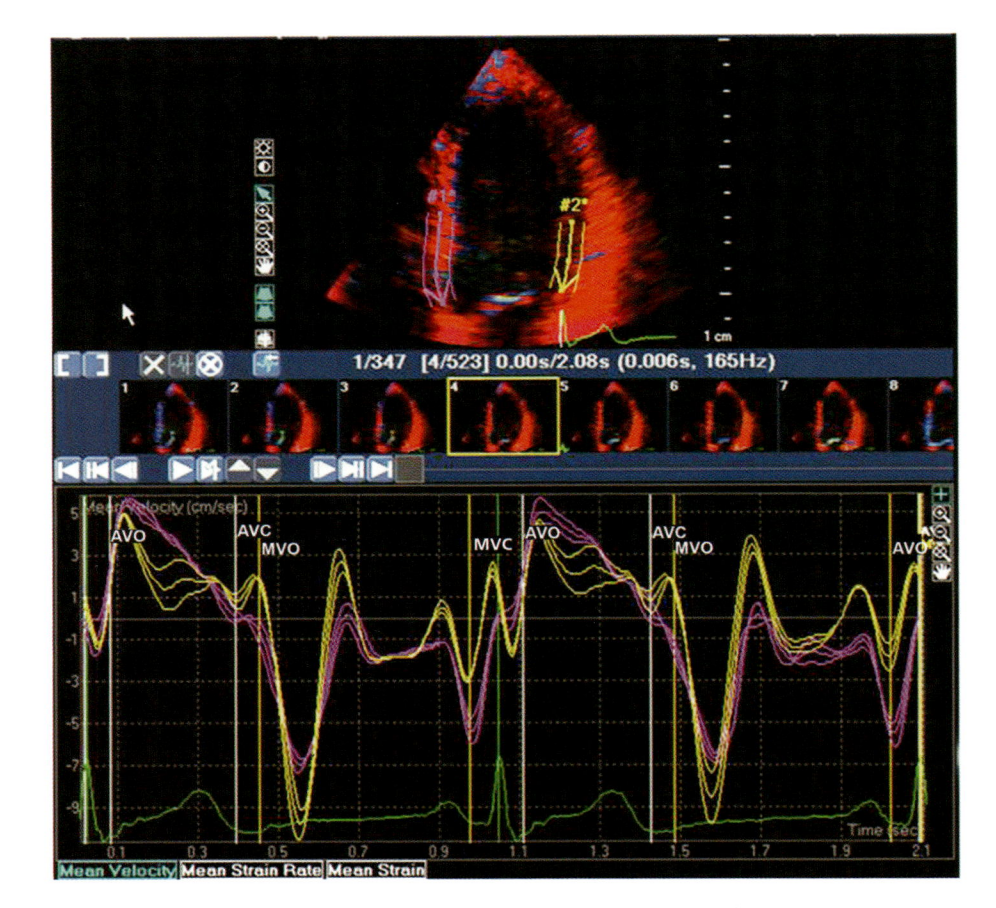

Fig. 3-29. Traçados de velocidade miocárdica obtidos nas paredes inferosseptal e anterolateral do ventrículo esquerdo, com tempos de abertura e fechamento das valvas mitral e aórtica.
AVO: abertura aórtica;
AVC: fechamento aórtico;
MVO: abertura mitral;
MVC: fechamento mitral.

APLICAÇÕES CLÍNICAS DO DOPPLER TECIDUAL

Várias são as aplicações clínicas da deformidade com Doppler tecidual.

Entre as mais importantes podemos destacar a diferenciação entre movimentação do miocárdio provocado pelo fenômeno de "arrastamento" das paredes isquêmicas por paredes vizinhas normocontráteis *(tethering)*.[13]

Uma parede isquêmica pode apresentar deslocamento durante o ciclo cardíaco se estiver próxima de outra parede com mobilidade normal. O Doppler tecidual mostrará que esta parede apresenta velocidade normal, mas o *strain* mostrará ausência ou diminuição da deformidade. Este fenômeno, conhecido como *tethering*, demonstrado pela aferição da deformidade, permite realizar o diagnóstico diferencial entre uma parede normal e uma parede isquêmica (Fig. 3-30).

Trabalho de um grupo norueguês sobre doença arterial coronária crônica[14] demonstrou que a deformidade longitudinal global e o deslocamento do anel mitral correlacionaram-se bem com a quantidade de massa infartada, podendo discriminar entre diferentes extensões do infarto. O *strain* longitudinal global tende a ser melhor que o deslocamento mitral para a identificação de pequenos infartos.

O mesmo grupo publicou outro trabalho sobre infarto agudo do miocárdio,[15] onde demonstrou que o *strain* longitudinal global é o melhor preditor diagnóstico para grandes infartos, quando comparado à fração de ejeção e é o mais reprodutível. Aferições do *strain* global após a revascularização evidenciaram vantagens sobre a fração de ejeção na avaliação do dano ventricular em pacientes com infarto com elevação do segmento ST.

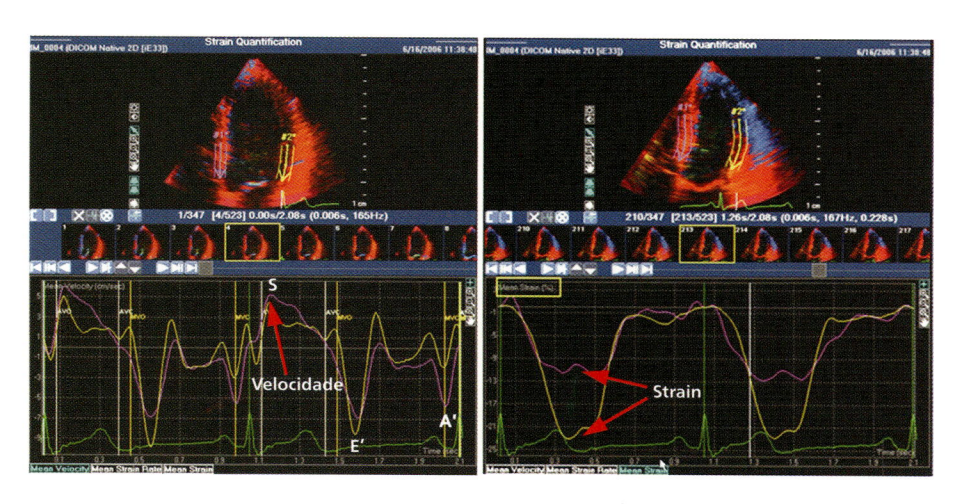

CAPÍTULO 3 ■ DOPPLER TECIDUAL APLICADO NA ANÁLISE DE DEFORMAÇÃO

Fig. 3-30. Paciente com isquemia da parede inferosseptal basal. Em razão do fenômeno de "arrastamento", o traçado de velocidade miocárdica não mostra diferença entre as paredes septal *(roxa)* e anterolateral *(amarela)*. O traçado de *strain*, entretanto, evidencia diminuição da deformidade septal.

Outra aplicação que aproveita as vantagens do elevado *frame rate* do Doppler tecidual é para aferir o sincronismo cardíaco.[16] Esta aferição geralmente é feita com os traçados de velocidade miocárdica, comparando paredes opostas (Fig. 3-31).

A metodologia de aferição é conhecida como *time to peak* e utiliza a abordagem apical de quatro e duas câmaras e apical longitudinal para avaliar as velocidades miocárdicas no eixo longitudinal.

Imagens bidimensionais de Doppler tecidual em cores são armazenadas digitalmente para análise *off-line*. Isto possibilita a comparação de vários segmentos miocárdicos de forma rápida e diminui o tempo de aquisição de imagens *on-line*. É de grande importância um traçado de ECG de boa qualidade, pois servirá como referência para todos os cálculos de sincronismo. Há várias metodologias para esta análise, sendo as

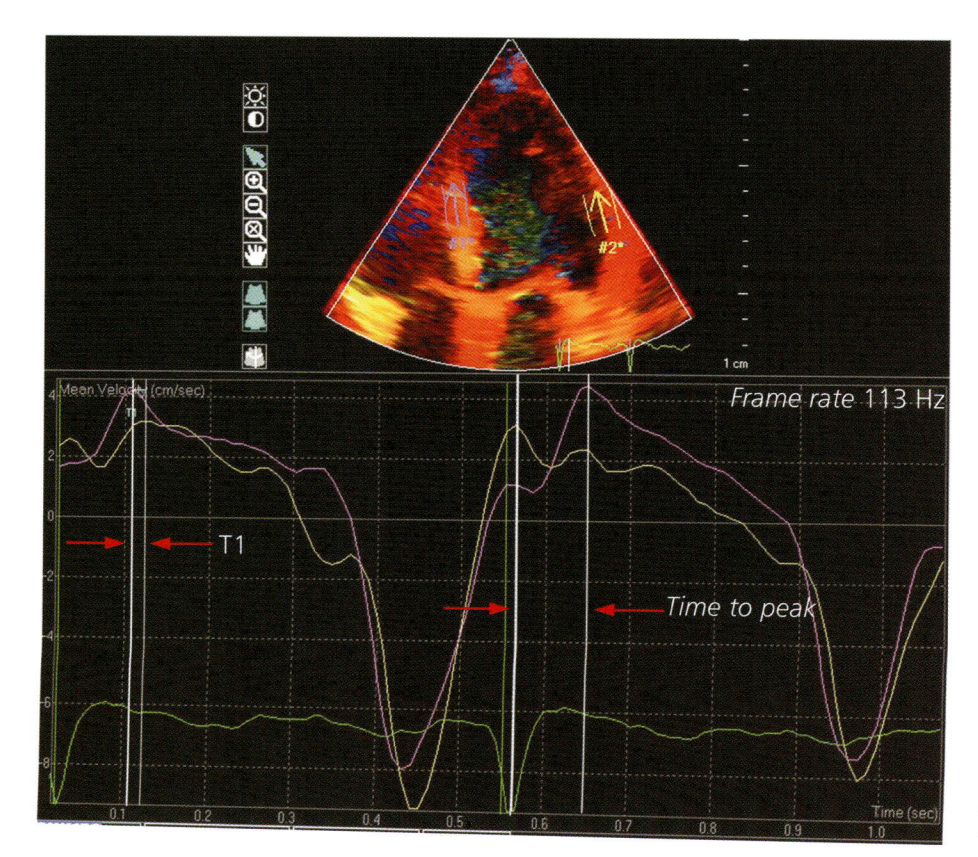

Fig. 3-31. Avaliação do sincronismo das paredes inferosseptal e anterolateral do ventrículo esquerdo com traçados de velocidade do Doppler tecidual.

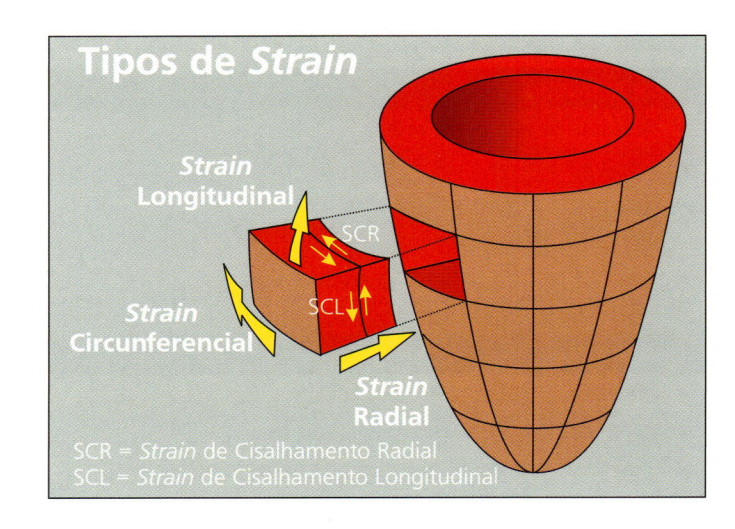

Fig. 4-6. Tipos de *strain*.

dos, apenas 44% apresentaram valores de *strain* semelhantes. Isso talvez seja decorrente do uso de técnicas e algoritmos diferentes e devemos tomar cuidado ao comparar valores de *strain* adquiridos em equipamentos de diferentes fabricantes.

Alguns cuidados iniciais devem ser tomados para que a aquisição do *strain* seja realizada com qualidade. Em primeiro lugar, é fundamental um sinal ideal do eletrocardiograma, com frequência cardíaca constante. Depois, é preciso que o *frame rate* esteja entre 40 e 90 quadros por segundo, e que os ajustes do equipamento estejam adequados à aquisição do *strain* de acordo com cada fabricante.[23]

Há várias maneiras de representar a deformidade miocárdica. Uma delas é através de curvas espectrais (Fig. 4-7). Outra é através da codificação em cores da deformidade em Modo M (Fig. 4-8). Neste caso, o valor de *strain rate* negativo, que indica contração no caso do *strain rate* longitudinal, é representado em amarelo, e o valor de *strain rate* positivo (relaxamento) é representado em azul. A ausência de deformidade é representada em verde (a mesma padronização utilizada na aquisição do *strain rate* pela técnica do Doppler tecidual).

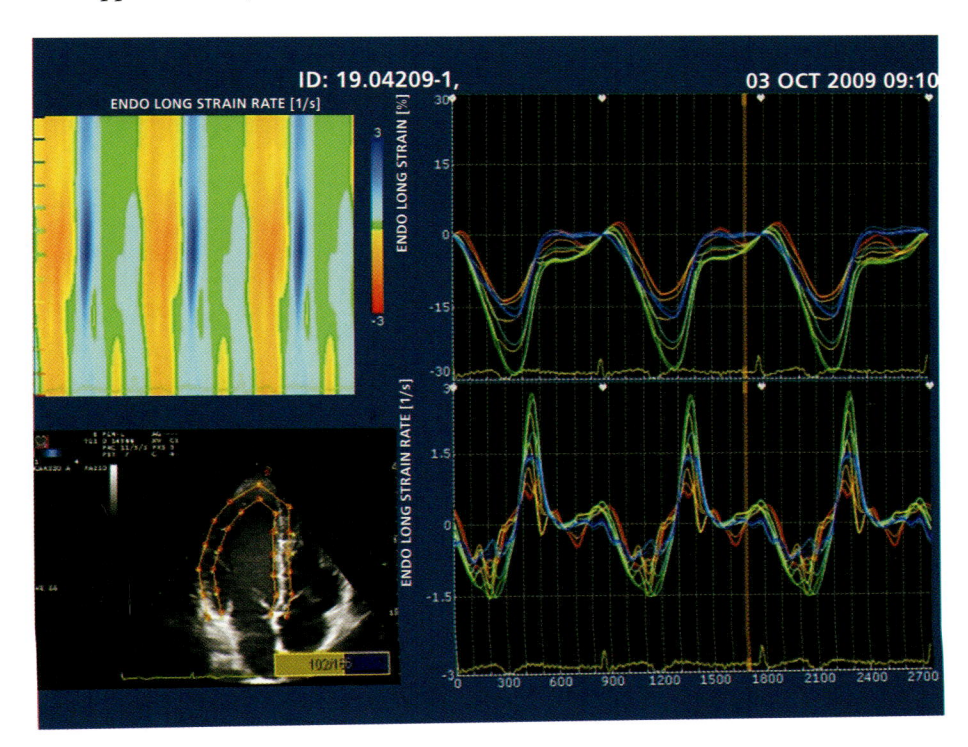

Fig. 4-7. Acima e à esquerda vemos o mapa de *strain rate* endocárdico longitudinal ao Modo M. Abaixo e à esquerda, o corte apical de 4 câmaras. À direita vemos as curvas de *strain* endocárdico longitudinal *(acima)* e de *strain rate* endocárdico longitudinal *(abaixo)*.

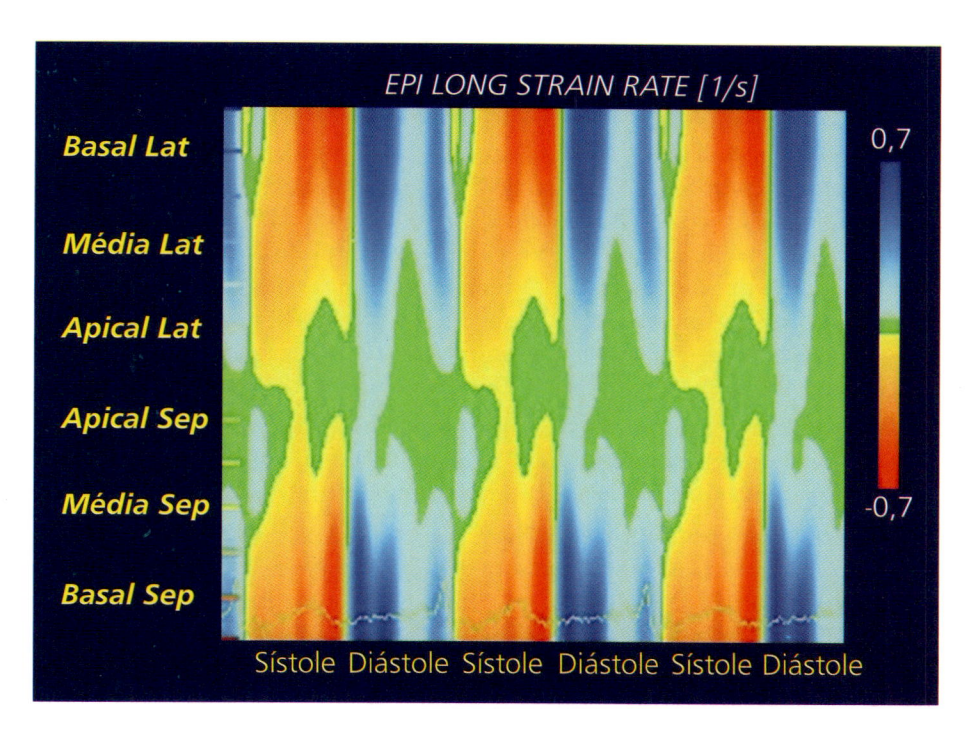

Fig. 4-8. Codificação em cores da deformidade em Modo M. Nesse caso, o valor de *strain rate* negativo, que indica contração no caso do *strain rate* longitudinal, é representado em *amarelo*, e o valor de *strain rate* positivo (relaxamento) é representado em *azul*. A ausência de deformidade é representada em *verde*. Nota-se a acinesia apical (representada pela cor *verde* na região central da imagem) em portador de infarto apical.

Além da deformidade miocárdica, a técnica do *speckle tracking* pode, também, medir o tempo que decorre do início do QRS ao pico sistólico da curva de velocidade do miocárdio. Da mesma forma com que ocorre com o Doppler tecidual, a medida deste intervalo de tempo pode ser utilizada para a avaliação do sincronismo cardíaco, já que simultaneamente às informações da deformidade obtemos os tempos até o pico sistólico de velocidade de movimentação do músculo em cada segmento miocárdico. Medindo a diferença entre esses tempos nos diversos segmentos, podemos calcular o atraso na contração das paredes e saber se há dessincronia intraventricular (Fig. 4-9).

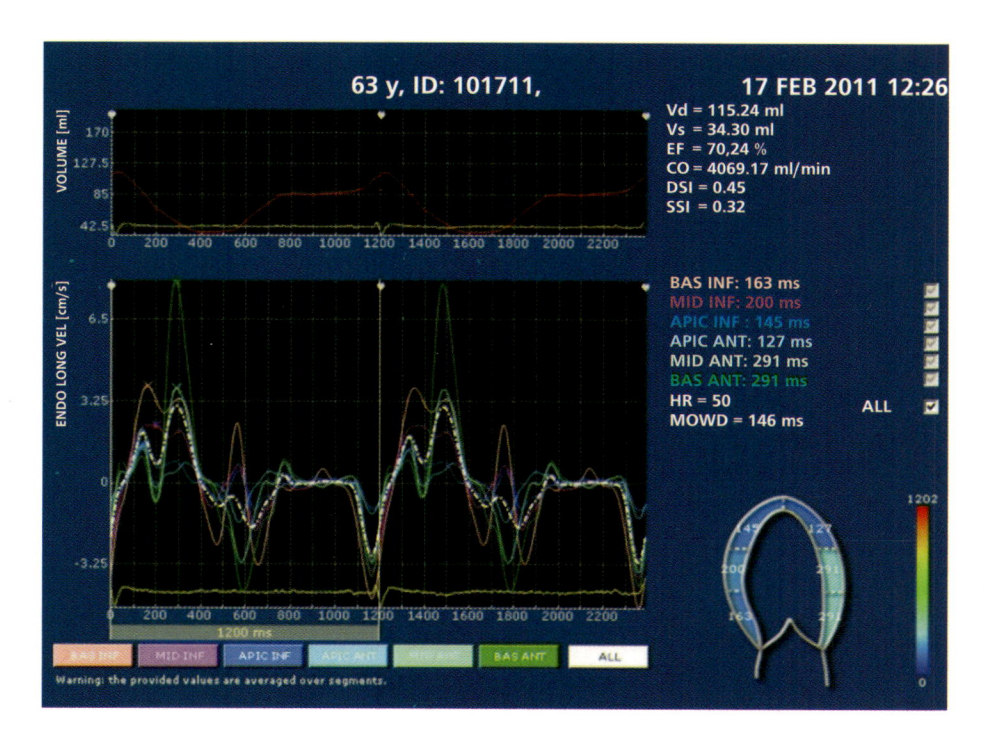

Fig. 4-9. No gráfico superior vemos a curva de volume ventricular. No gráfico inferior as curvas de velocidade longitudinal do endocárdio de cada segmento. No esquema do coração (neste caso um corte apical de duas câmaras) vemos, dentro de cada segmento, o tempo do início do QRS ao pico sistólico da curva de velocidade *(time-to-peak)*. Comparando esses tempos nos diversos segmentos de diversos cortes, podemos avaliar o sincronismo ventricular.

AVALIANDO A DEFORMIDADE

Quando analisada em conjunto, a deformação miocárdica reflete a distribuição anatômica das fibras musculares. A musculatura cardíaca é formada por uma banda única enrolada em si mesma, que se rebate na região do septo interventricular e é ancorada em seus extremos nos anéis aórtico e pulmonar. Essa banda pode ser dividida em três componentes: componente basal, que envolve a base dos ventrículos, com fibras principalmente de direção circular. Componente descendente, chamado de banda agonista, que envolve a região apical onde se reflete. Componente ascendente, também denominado antagonista. Estes dois últimos componentes apresentam, principalmente, fibras oblíquas e longitudinais.[24]

A despolarização sucessiva dos componentes da banda muscular provoca a contração isovolumétrica (componente basal), ejeção ventricular (componente descendente) e enchimento ventricular rápido (componente ascendente).[25]

As fibras que formam a espessura da parede muscular mudam gradativamente de direção entre o endocárdio (fibras paralelas à parede), a região central (fibras perpendiculares) e o epicárdio (fibras oblíquas). As fibras musculares estão dispostas em feixes separados por tecido conectivo que permite o deslizamento entre as camadas. Esta disposição é denominada laminar.[26] Dessa maneira, o *strain* longitudinal aumenta gradativamente em direção ao ápex, provavelmente pelo predomínio de fibras longitudinais e oblíquas nesta região, necessárias para promover o esvaziamento da cavidade. O mesmo ocorre com o *strain* circunferencial. Já o *strain* radial apresenta diminuição gradativa em direção ao ápex, pois as fibras de direção circular, necessárias ao aumento rápido da pressão intracavitária antes da abertura aórtica, encontram-se preferencialmente na região basal.[27] A deformação por cisalhamento *(shear strain)* apresenta diminuição em direção ao ápex, acompanhando a diminuição do *strain* radial.[28]

Alguns equipamentos conseguem medir o *strain* epicárdico e o endocárdico individualmente. Comparamos os valores de *strain* epicárdico e endocárdico em 32 pacientes hígidos, com idade média de 31,6 +/– 9,8 anos (18 homens). Medimos o *strain* nas camadas endocárdica e epicárdica aos cortes apicais de 2, 3 e 4 câmaras (segmentos basal, médio e apical das paredes septal, lateral, inferior, anterior, posterior e anterosseptal), totalizando 1.152 segmentos analisados. Observou-se diferença estatística entre os valores em todos os segmentos estudados, embora com comportamentos diferentes: nos segmentos basais e médios, o *strain* endocárdico foi significativamente menor que o *strain* epicárdico (–19,1 × –26,0% e –19,5 × –22,2%), ao contrário do observado na região apical, onde ocorreu o inverso (–23,1 × –15,9%), todos com p < 0,01 (Fig. 4-10). Esse resultado nos permitiu concluir que, em indivíduos normais, os valores de *strain* longitudinal são diferentes nas camadas endocárdica e epicárdica do ventrículo esquerdo. O fato de o *strain* epicárdico ser maior do que o *strain* endocárdico, nos segmentos basais e médios, deve justificar-se pelo arranjo das fibras miocárdicas que têm orientação mais longitudinal no epicárdio e mais transversal no endocárdio, assim como a inversão dos valores de *strain* na região apical deve-se, provavelmente, também, ao arranjo das fibras, talvez associado ao movimento de rotação miocárdica que é mais pronunciado nesta região.

STRAIN TRIDIMENSIONAL

Em recente aprimoramento da técnica, nova tecnologia foi desenvolvida para possibilitar a avaliação da deformidade miocárdica em imagens tridimensionais, por associação da aquisição destas imagens tridimensionais pelo ecocardiograma, conjuntamente com o *speckle tracking*, tornando possível a análise mais rápida do *strain* longitudinal, radial,

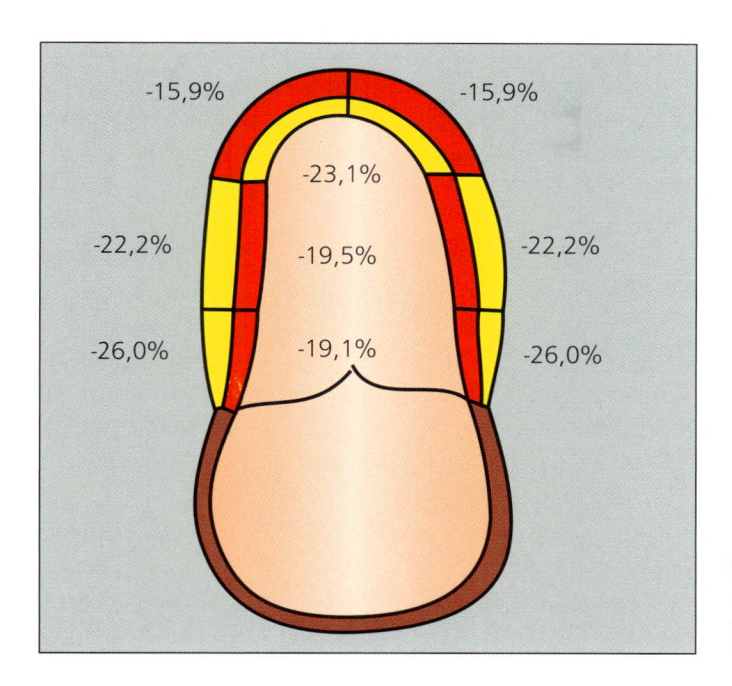

Fig. 4-10. Valores do *strain* epicárdico e endocárdico em indivíduos normais.

circunferencial, rotacional e o *twist*, de cada ciclo cardíaco (Fig. 4-11), assim como a avaliação acurada dos volumes ventriculares e a função ventricular esquerda.

Lançando mão da aquisição de apenas um bloco tridimensional, denominado *full volume*, conseguimos todas as informações necessárias à obtenção do *strain* e *strain rate*, seja ele longitudinal, radial ou circunferencial, além de possibilitar, extrair deste mesmo *looping* a avaliação do deslocamento do miocárdio (*displacement*), da velocidade de movimentação miocárdica (*tissue velocity*), da avaliação da sincronização miocárdica (*time-to-peak*), entre outros. A necessidade de apenas um corte ecocardiográfico, em vez de pelo menos 6 cortes para a obtenção das mesmas variáveis pelo método bidimensional, diminui sobremaneira o tempo de execução do método. Além disso, eliminando a limitação espacial do *strain*, esta metodologia desenvolvida com base em

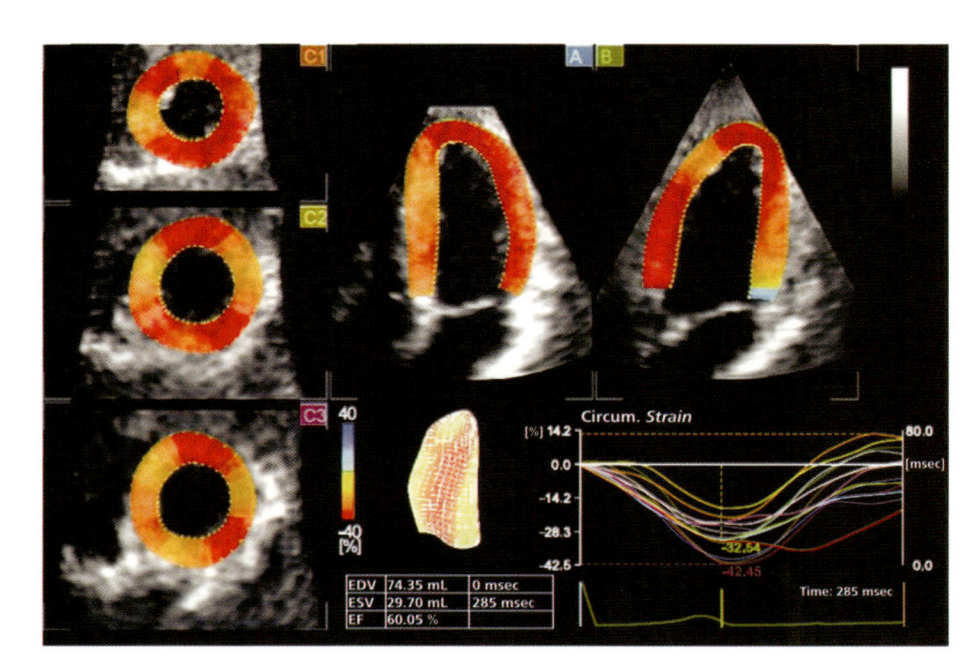

Fig. 4-11. Componentes do *strain* regional em combinação com função global de ventrículo esquerdo pelo ecocardiograma tridimensional.

modelos cúbicos e não mais biplanos, como no *strain* bidimensional, torna possível a análise da movimentação segmentar, em tempo real, de todo o coração,[29,30] uma vez que consegue mapear a movimentação dos marcadores dentro do volume ventricular, independente de sua direção.[31]

Isla *et al.*,[32] em estudo com 30 voluntários, comparando deformidade miocárdica obtida pelo *strain* bidimensional com aquela obtida pelo *strain* tridimensional, observaram não haver divergência significativa entre os valores de *strain* longitudinal e radial aferidos pelos dois métodos, bi e tridimensional. Porém, no que se refere ao tempo demandado para a aquisição e análise dos dados, o *speckle tracking* tridimensional se mostrou bastante superior ao bidimensional. O tempo de aquisição foi de, respectivamente, 1,7 minuto e 4,1 minutos para os métodos tridimensional e bidimensional, e o tempo de análise foi de 3,3 minutos e 9,9 minutos respectivamente, com um tempo total de exame do tridimensional quase 2/3 inferior ao bidimensional (5,1 minutos × 14 minutos).[32]

Neste mesmo estudo a porcentagem de segmentos analisados também foi superior pelo *speckle tracking* tridimensional (72,4%), quando comparado ao *speckle tracking* bidimensional (52%).[32] O estudo tridimensional também reduz a variação inter e intraobservador inerente ao modo M e método bidimensional, e evita a dependência do ângulo a que estão sujeitos o *strain* e *strain rate* derivados do Doppler tissular.[32]

Em recente estudo comparativo dos valores de *strain* obtidos pelos dois métodos, bi e tridimensional, em 46 voluntários sadios, o grupo de Saito observou valores de *strain* longitudinal tridimensional significativamente menores do que os do *strain* bidimensional, enquanto o comportamento inverso foi observado com relação ao *strain* circunferencial que se mostrou maior quando avaliado pelo método tridimensional do que pelo bidimensional.[33] Já o *strain* radial mostrou comportamento semelhante na análise pelos dois métodos propostos (bi e tridimensional). Os valores do *strain* longitudinal e circunferencial são maiores nos segmentos apicais, comparados aos médios e basais. Já o *strain* radial mostrou valores menores em região apical.[33] Entretanto, outro trabalho apresentado em recente congresso, avaliando o *strain* tridimensional em 20 indivíduos sãos,[34] demonstrou dados parcialmente discordantes quanto ao *strain* circunferencial, que mostrou valores homogêneos nos três segmentos estudados. Já o comportamento do *strain* radial (valores progressivamente menores em direção ao ápice) e longitudinal (valores maiores nos segmentos apicais) foi similar ao observado pelo Dr. Saito.

Comportamento distinto foi encontrado por nosso grupo em estudo com 47 voluntários hígidos, para avaliação do *strain* tridimensional. Encontramos valores semelhantes de *strain*, demonstrando comportamento homogêneo, nos segmentos basal, médio e apical, pelo longitudinal e circunferencial. Já o *strain* radial, de forma concordante aos demais trabalhos descritos, revelou valores decrescentes dos segmentos basais para os apicais, assim como valores absolutos significativamente maiores do que o *strain* longitudinal e circunferencial.[35]

Limitações do *speckle tracking* tridimensional existem, principalmente no que diz respeito à qualidade da imagem (em particular a definição da borda endocárdica) que deve ser ideal. A utilização de *frame rates* mais baixos, necessária à realização do método, potencializa a limitação da qualidade da imagem.

Em resumo, trata-se de nova e promissora ferramenta para avaliação da dinâmica miocárdica, incluindo-se a estimação de volumes e, por conseguinte, fração de ejeção do ventrículo esquerdo, com base em elementos tridimensionais, o que dispensa perigosas assunções geométricas e elimina dependência de ângulo dos métodos predecessores, além de abreviar seu tempo de execução. Entretanto, mais e maiores estudos necessitam ser realizados para a validação desta metodologia.

Concluindo, ainda temos muito que aprender sobre esta nova técnica ecocardiográfica, mas o *speckle tracking* (ou *strain* bidimensional e tridimensional) desponta como um dos grandes avanços da ecocardiografia dos últimos anos e parece ter se estabelecido de maneira sólida dentro do arsenal ecocardiográfico para a avaliação da função ventricular.

REFERÊNCIAS BIBLIOGRÁFICAS

1. Marwick TH. Measurement of strain and strain rate by echocardiography: ready for prime time? *J Am Coll Cardiol* 2006 Apr. 7;47(7):1313-27. Epub 2006 Mar 20.
2. Leitman M, Lysyansky P, Sidenko S *et al.* Two-dimensional strain–a novel software for real-time quantitative echocardiographic assessment of myocardial function. *J Am Soc Echocardiogr* 2004;17:1021-29.
3. Kaluzynski K, Chen X, Emelianov SY *et al.* Strain rate imaging using two-dimensional speckle tracking. *IEEE Trans Ultrason Ferroelectr Freq Control* 2001;48:1111–23.
4. Heimdal A, Stoylen A, Torp H *et al.* Real-time strain rate imaging of the left ventricle by ultrasound. *J Am Soc Echocardiogr* 1998;11:1013-19.
5. Notomi Y, Lysyansky P, Setser RM *et al.* Measurement of ventricular torsion by two-dimensional ultrasound speckle tracking imaging. *J Am Coll Cardiol* 2005;45:2034-41.
6. Andersen NH, Poulsen SH. Evaluation of the longitudinal contraction of the left ventricle in normal subjects by Doppler tissue tracking and strain rate. *J Am Soc Echocardiogr* 2003;16:716-23.
7. Nikitin NP, Witte KKA, Thackray SDR *et al.* Longitudinal ventricular function: normal values of atrioventricular annular and myocardial velocities measured with quantitative two-dimensional color Doppler tissue imaging. *J Am Soc Echocardiogr* 2003;16:906-21.
8. Andersen NH, Poulsen SH, Eiskjær H *et al.* Decreased left ventricular longitudinal contraction in normotensive and normoalbuminuric patients with Type II diabetes mellitus: a Doppler tissue tracking and strain rate echocardiography study. *Clinical Science* 2003;105:59-66.
9. Tischler M, Niggel J. Left Ventricular Systolic Torsion and Exercise in Normal Hearts. *J Am Soc Echocardiogr* 2003;16:670-74.
10. Notomi Y, Setser RM, Shiota T *et al.* Assessment of left ventricular torsional deformation by Doppler tissue imaging. Validation study with tagged magnetic resonance imaging. *Circulation* 2005;111:1141-47.
11. Helle-Valle T, Crosby J, Edvardsen T *et al.* New noninvasive method for assessment of left ventricular rotation. Speckle tracking echocardiography. *Circulation* 2005;112:3149-56.
12. Tibayan FA, Rodriguez F, Langer F *et al.* Alterations in left ventricular torsion and diastolic recoil after myocardial infarction with and without chronic ischemic mitral regurgitation. *Circulation* 2004;110(Suppl II):109-14.
13. D'hooge J. Principles and different techniques for speckle tracking. In: Marwick TH, Yu CM, Sun JP. *Myocardial imaging: tissue Doppler and Speckle Tracking.* Atlanta: Blackwell 2007.
14. Langeland S, D'hooge J, Torp H *et al.* Comparison of time-domain displacement estimators for two-dimensional RF tracking. *Ultrasound Med Biol* 2003;29:1177-86.
15. Horn B, Schunk B. Determining optical fl ow. *Artif Intell* 1981;17:185-203.
16. Mailloux G, Bleau A, Bertrand M *et al.* Computer analysis of heart motion from 2-dimensional echocardiograms. *IEEE Trans Biomed Eng* 1987;34:356-64.
17. Meunier J, Bertrand M, Mailloux G *et al. Local myocardial deformation computed from speckle motion.* Proceedings of the IEEE Meeting on Computers in Cardiology, Chicago (IL), 1988.
18. Suhling M, Arigovindan M, Jansen C *et al.* Myocardial motion analysis from B-mode echocardiograms. *IEEE Trans Image Process* 2005;14:525-36.
19. Behar V, Adam D, Lysyansky P *et al.* Improving motion estimation by accounting for local image distortion. *Ultrasonics* 2004;43:57-65.
20. Patil AV, Hossack JA. *Multi-resolution hybrid strain estimator for elastography.* Proceedings of the IEEE Ultrasonics Symposium. Vancouver, Canada, 2006.
21. Lopata RGP, Nillesen MM, Gerrits IH *et al. In vivo 3D cardiac and skeletal muscle strain estimation.* Proceedings of the IEEE Ultrasonics Symposium. Vancouver, Canada. 2006.
22. Caiado N, Cunha IF, Casagrande TP *et al.* Comparison between block-matching and optical flow techniques for myocardial strain quantification by two dimensional speckle tracking echocardiography. *J Am Soc Echocardiogr* 2011 May;24(5):B2-71.

23. Ha JS, Walker WF, Hossack JA. Determination of an optimal image frame interval for frame-to-frame ultrasound image motion tracking. *IEEE Trans Ultrason Ferroelectr Freq Control* 2005;52:386-96.
24. Torrent-Guasp F. La mecánica agonista-antagonista de los segmentos descendente y ascendente de la banda miocárdica ventricular. *Rev Esp Cardiol* 2001;54:1091-102.
25. Ballester-Rodés M, Flotats A, Torrent-Guasp F *et al.* The sequence of regional ventricular motion. *Eur J Cardiothorac Surg* 2006;29S:S139-44.
26. LeGrice IJ, Takayama Y, Covell JW. Transverse shear along myocardial cleavage plans provides a mechanism of normal systolic wall thickening. *Circ Res* 1995;77:182-93.
27. Del Castillo JM, Herszkowicz N. Strain bidimensional (X-strain): utilização do método para avaliação de cardiopatias. *Rev Bras Ecocardiogr* 2008;21:29-35.
28. Moore CC, Lugo-Olivieri CH, McVeigh ER *et al.* Three-dimensional systolic strain patterns in the normal human left ventricle: characterization with tagged MR imaging. *Radiology* 2000;214:453-66.
29. Medical Review (In Ultrasound), Toshibs corporatim, Disponível em: http://www.toshiba-medical.co.jp/tmd/english/library/pdf/artidawmt_new20080519.pdf.
30. Abraham TP, Dimaano VL, Liang HY. Role of tissue Doppler and strain echocardiography in current clinical practice. *Circulation* 2007;116:2597-609.
31. Nesser HJ, Mor-Avi V, Gorissen W *et al.* Quantification of left ventricular volumes using three-dimensional echocardiographic speckle tracking: comparision with MRI. *Eur Heart J* 2009;30:1565-73.
32. Isla LP, Balcones DV, Fernández-Golfin C *et al.* Three-dimensional-wall motion tracking: a new and faster tool for myocardial strain assessment: comparison with two-dimensional-wall motion tracking. *J Am Soc Echocardiogr* 2009;22:325-30.
33. Saito K, Okura H, Watanabe N *et al.* Comprehensive evaluation of left ventricular strain using speckle tracking echocardiography in normal adults: comparison of three-dimensional and two-dimensional approaches. *J Am Soc Echocardiogr* 2009 Sept.;22(9):1025-30.
34. Evangelista A, Nesser J, Castro E *et al.* Three-dimensional speckle tracking study of myocardial mechanics in normal humans: demosntration of regional and segmental heterogeneity in radial, circunferencial and longitudinal strain. *J Am Coll Cardiol* 2009;53(Suppl A):A246.
35. Ferreira LDC, Andrade JL, Campos-Filho O *et al.* Values of systolic strain derived from 3-dimensional speckle tracking in healthy volunteers. *Eur J Echocardigr Supplements* 2009;10:ii158-59.

5 Valores de Referência da Deformação Bidimensional

Cláudio Bussadori ▪ Stéfano Pedri ▪ Mário Carminati

INTRODUÇÃO

A introdução na imagem cardíaca de novas tecnologias, como a ecocardiografia digitalizada e a ressonância magnética cardíaca (RMC), deu ao cardiologista reais oportunidades para quantificação direta não invasiva da deformação das estruturas miocárdicas através das medidas do deslocamento e velocidade de pontos específicos, a deformação global e segmentar e a taxa de deformação (TD), assim como a torção ventricular esquerda. A viabilidade de uma ferramenta diagnóstica capaz de realizar medidas diretas, em vez de parâmetros dimensionais, p. ex., fração de ejeção, oferece uma quantificação mais precisa e menos dependente de carga da função miocárdica global e segmentar e fornece evidência adicional ao entendimento do complexo mecanismo de contração/relaxamento das câmaras cardíacas, corroborando o modelo Torrent Guasp[1] relacionando a motilidade miocárdica e a disposição espacial das fibras miocárdicas.

No passado, as únicas possibilidades de obter quantificação direta da função ventricular eram a implantação de microcristais[2,3] em experiências em animais e de marcadores intramiocárdicos[4] em humanos. Então, em tempos subsequentes, RMC com marcação[5] foi utilizada para coletar dados sobre a deformação, TD e medidas de torção em pacientes clínicos. Esta tecnologia de imagem não invasiva permite, pela primeira vez, que o cardiologista obtenha uma quantificação direta não invasiva da motilidade miocárdica e deformação em qualquer direção medindo velocidade, tensão de deslocamento, TD, rotação e torção.

A principal vantagem da RMC sobre a ecocardiografia é a capacidade da RMC de produzir imagens úteis para computar deformação e taxa de deformação (TD) independente da morfologia torácica, que pode influenciar e comprometer a qualidade dos clipes obtidos pela ecocardiografia transtorácica. Entretanto, esta promissora tecnologia falhou em ultrapassar a arena da pesquisa para a cardiologia diária por várias razões, entre as quais:

- Dificuldade, tanto da aquisição da imagem de RMC como no pós-processamento dos dados para obter dados de deformação.
- Viabilidade limitada de equipamentos muito caros.
- Baixa resolução temporal da RMC comparada à ecocardiografia.

O último é provavelmente a maior desvantagem desta tecnologia: com 30 quadros por segundo tanto os valores diastólicos quanto os sistólicos podem ser subestimados, quando a frequência cardíaca é superior a 80 bpm.[5,6]

Pelas razões listadas anteriormente, atualmente nos laboratórios de imagem clínica a deformação e TD são medidas por técnicas ecocardiográficas. A primeira introduzida foi a Imagem de Doppler Tecidual (TDI), que foi extensivamente aplicada na avaliação e quantificação da contratilidade miocárdica regional[7] e validada pela sonomicrometria e pela ressonância magnética cardíaca.[8] Com TDI o registro simultâneo das

das e contribuiu com a ampla difusão desta tecnologia em laboratórios clínicos de ecocardiografia. Não obstante, a tecnologia de *Strain* 2D pode criar algumas dificuldades naqueles ecocardiografistas acostumados a utilizar somente medidas volumétricas e dimensionais. De fato, a aplicabilidade do procedimento na ecocardiografia 2D é decidida pelo operador que é capaz de obter medidas das dimensões ventriculares, mesmo em um videoclipe registrado numa projeção imprecisa do ventrículo esquerdo: por exemplo, projeção 4 câmaras na qual durante o ciclo cardíaco aparece parte da via de saída do VE e da valva aórtica. Neste caso, para medir a dimensão VE o operador deve ajustar o traço do limite endocárdico, assumindo um limite arbitrário ou pode selecionar o quadro mais apropriado para que a medida seja realizada (Fig. 5-2).

Por outro lado, a aplicabilidade do *software* de *Strain* 2D depende de alguma forma de requisitos mínimos, relacionados com a qualidade da imagem: as imagens devem ser adquiridas com resoluções espacial e temporal adequadas. Com o objetivo de obter informação confiável e medidas reprodutíveis é, portanto, obrigatória a aplicação de uma técnica acurada de aquisição das sessões ecocardiográficas. Por exemplo, com relação à projeção de quatro câmaras apical, é importante sempre incluir o ápice "real" do ventrículo esquerdo, caso contrário, se parte do endocárdio não for incluída no registro do ciclo cardíaco, a varredura pode ser perdida. Também, ao realizar a projeção de eixo curto, é importante excluir da computação qualquer projeção oblíqua, especialmente quando os clipes são registrados ao nível da válvula mitral, para evitar qualquer sobreposição entre o folheto mitral posterior e o endocárdio da parede posterior do ventrículo esquerdo.

Por todas essas razões, o treinamento dos operadores deve incluir tanto a aquisição quanto a elaboração de videoclipes, uma vez que ambos constituem passos indispensáveis e indissolúveis da curva de aprendizado para esta tecnologia.

STI e FTI medem eventos diferentes da contração. O primeiro mede os valores transmurais médios para *Strain* e SR (Fig. 5-3), mas FTI pode diferenciar entre camadas distintas, oferecendo informação mais detalhada sobre a função subendocárdica e diferentes padrões de contração entre os lados direito e esquerdo do septo (Fig. 5-4).[18]

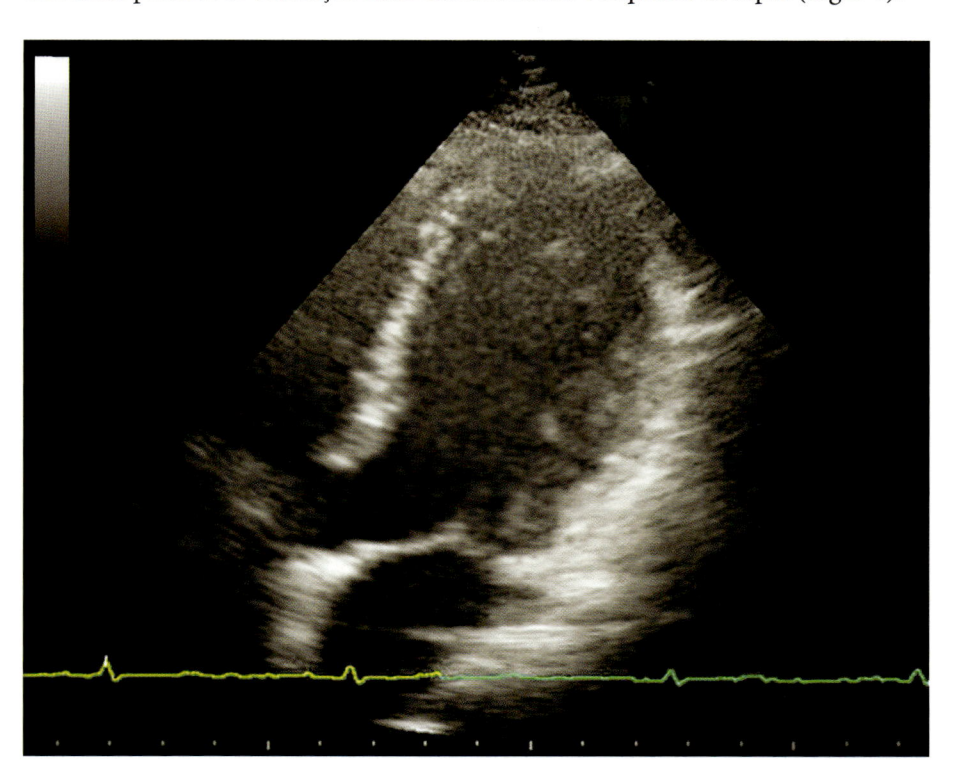

Fig. 5-2. Quadro sistólico obtido em corte oblíquo desde a posição de quatro câmaras apical, incluindo parte da VSVE. Em razão de o corte correto da posição apical de quatro câmaras não se manter em todos os quadros incluídos no videoclipe, o traçado manual para o cálculo da fração de ejeção ainda é possível com boa aproximação.
Nestes casos, os algoritmos de *Strain* 2D perdem o seguimento das bordas, o que resulta em severa redução da sua aplicabilidade.

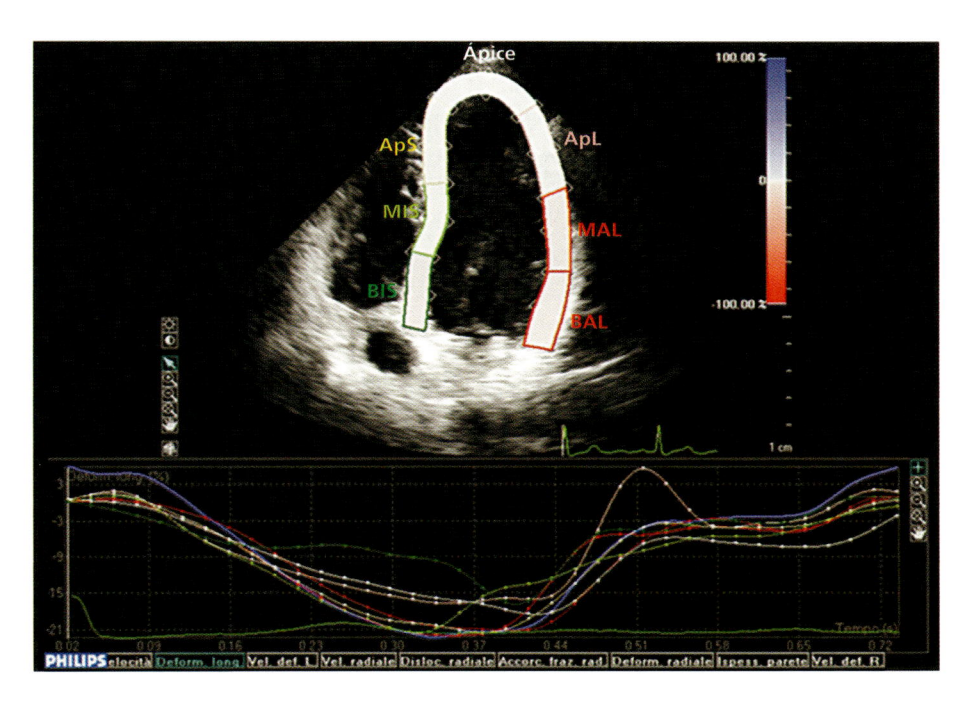

Fig. 5-3. Para cálculo do *Strain* longitudinal desde a posição apical de quatro câmaras com STI, a área de análise inclui toda a parede miocárdica. Com este sistema (Qlab Philips) é possível diminuir o tamanho da área de análise, dividindo-a longitudinalmente, de forma a selecionar valores subepicárdicos e subendocárdicos. Com este *software* o miocárdio é automaticamente dividido em 17 segmentos.

Uma vez que esta nova tecnologia ofereça informações mais específicas e detalhadas sobre a função cardíaca e sua alteração natural com a maturidade e a idade, a definição de valores de referência necessita de estudos específicos para melhor definir estes valores para os segmentos do miocárdio e idade.

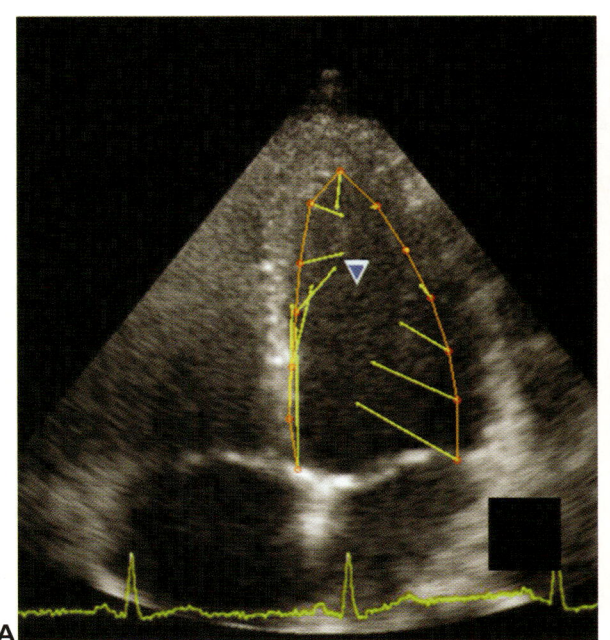

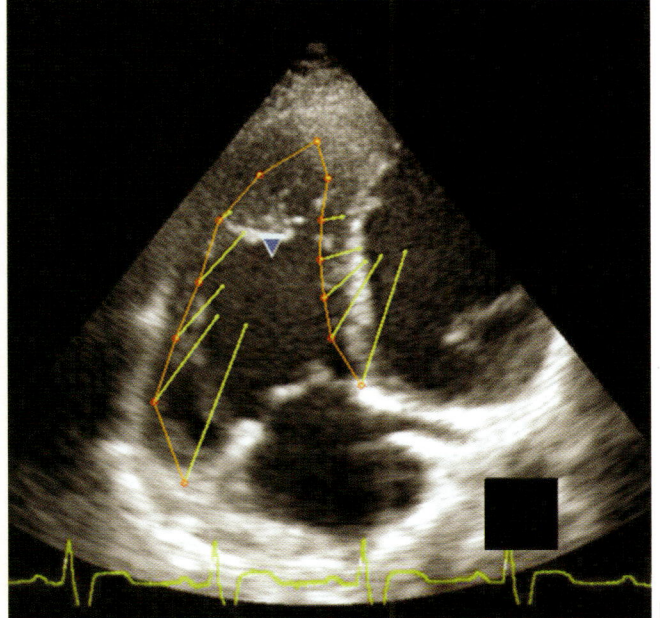

Fig. 5-4. Cálculo do *Strain* longitudinal com FTI. (**A**) Parede lateral do VE e borda esquerda do septo interventricular no corte apical de quatro câmaras. (**B**) Parede lateral do VD e borda direita do septo interventricular no corte apical de quatro câmaras otimizado para o VD. A segmentação automatizada (Automated Heart Segmentation, AHS) deste *software* subdivide a vista apical em 6 segmentos, traçando 13 pontos: para o VE, iniciar pela região septal do anel mitral, sendo capturados 3 pontos para cada segmento, com o primeiro ponto de cada segmento correspondendo ao último ponto do segmento anterior (exceto para o primeiro ponto do segmento basal septal). O mesmo esquema é adotado para o VD, selecionando o primeiro ponto na região lateral do anel tricúspide.

Alterações fisiológicas nos padrões de contração e relaxamento vão desde o nascimento até o envelhecimento, e são muito mais evidentes nos mecanismos de torção e distorção (recuperação da torção),[19,20] mas também em todas as três direções do *Strain*.[21,22] A rotação sistólica da base cardíaca, no primeiro período da vida, segue a direção da rotação do ápice e, portanto, em sentido contrário ao registrado no adulto. Neste estágio, o valor da torção, relacionado com a diferença angular, expressa em graus, entre a rotação apical e a basal é quase nulo. Nas crianças, a base do coração apresenta ausência de rotação sistólica horária, que se torna evidente somente com a maturação completa das fibras miocárdicas com a adolescência. Além disso, com o envelhecimento, a rotação apical aumenta consistentemente com o aumento do valor da torção. Isto é graças à redução da função das miofibras subendocárdicas, causadas por degeneração fibrosa do miocárdio, fibras que no jovem giram em sentido horário e contrabalançam a rotação anti-horária das fibras subepicárdicas. Esta mudança fisiológica paradoxalmente determina um aumento do valor da torção com a idade, comparado à população jovem. A degeneração fibrosa também reduz a elasticidade miocárdica e prejudica a função diastólica, reduzindo a velocidade diastólica inicial da distorção. Este padrão reproduz o observado na insuficiência cardíaca com fração de ejeção preservada.[23,24] A maturação e o envelhecimento do tecido miocárdico resultam em aumento dos valores do *Strain* longitudinal global, desde o nascimento até a segunda década de vida. Permanece quase constante no adulto jovem e começa definitivamente a diminuir na sexta década de vida.[14]

VALORES DE REFERÊNCIA DO *STRAIN* 2D

Em nosso laboratório de ecocardiografia, temos utilizado mais a Imagem de Varredura por Traços (FTI) *XStrain*™ (Esaote, Florence Italy), pois consideramos as peculiaridades deste sistema extremamente válidas para todas as condições em que a quantificação do *Strain* tem um valor adicional. De fato, a definição detalhada da função subendocárdica é necessária à identificação de estágios precoces da insuficiência cardíaca,[25] e informações dos dois componentes septais parecem ser promissoras para um melhor entendimento da fisiopatologia da disfunção ventricular. Em todas as idades, do recém-nascido ao adulto, identificamos um padrão fisiopatológico preciso da contração, específica para os ventrículos esquerdo e direito. O padrão mais evidente e repetido é representado pelo aumento dos valores de *Strain* da base ao ápice no lado esquerdo do septo. Este padrão específico é decorrente da orientação das fibras subendocárdicas do septo compostas pela curva interna descendente da banda miocárdica ventricular helicoidal (BMVH) que, no ápice, assume uma direção mais retilínea com relação à base. Maiores valores do índice de deformação no ápice com relação à base são identificados, também, no eixo curto, sendo o *Strain* circunferencial ventricular esquerdo significativamente maior ao nível apical em comparação à base. Valores de referência para o ventrículo esquerdo obtidos em nosso laboratório em neonatos e adultos estão resumidos nos Quadros 5-1 e 5-2.

VENTRÍCULO DIREITO

Uma avaliação completa da deformação ventricular direita deve não só incluir *Strain* longitudinal e SR da parede ventricular direita, mas também um estudo detalhado do septo ventricular direito.[18] Como demonstrado anteriormente, valores de *Strain* fisiológicos estão estritamente correlacionados com a disposição espacial das fibras miocárdicas. As fibras miocárdicas dos lados direito e esquerdo do septo interventricular estão dispostas com orientação diferente, uma vez que elas pertencem a diferentes componentes da Banda Miocárdica Ventricular Helicoidal (BMVH) (Fig. 5-5). Por esta razão,

Quadro 5-1. *Strain* sistólico longitudinal e SR. Apical de 4 câmaras

Strain (%)	Sept-bas	Sept-med	Sept-ap	Lat-ap	Lat-m	Lat-bas	Strain Longitudinal Global
Recém-nascidos	-17,96 ± 0,5	-18,60 ± 3,5	-25,68 ± 5,4	-19,40 ± 3,8	-16,16 ± 4	-17,36 ± 4,5	-19,9 ± 4,27
Crianças	-20,6 ± 4,4	-20,9 ± 3,9	-25,4 ± 6,1	-19,8 ± 5,8	-23,3 ± 4,2	-22,9 ± 3,4	-22,18 ± 3,06
Adultos	-15,8 ± 3,5	-17,7 ± 4,1	-24,0 ± 0,8	19,9 ± 4,8	-18,9 ± 4,9	-17,9 ± 5,2	-19,05 ± 3,05
SR (s⁻¹)	Sept-bas	Sept-med	Sept-ap	Lat-ap	Lat-m	Lat-bas	SR Longitudinal Global
Recém-nascido	1,59 ± 0,53	-1,50 ± 0,35	-2,02 ± 0,51	-1,43 ± 0,37	-1,28 ± 0,30	-1,49 ± 0,34	-1,55 ± 0,40
Crianças	-1,16 ± 0,29	-1,13 ± 0,22	-1,66 ± 0,40	-1,20 ± 0,38	-1,34 ± 0,33	-1,31 ± 0,33	-1,30 ± 0,20
Adultos	-0,82 ± 0,21	-0,94 ± 0,21	-1,44 ± 0,37	-1,20 ± 0,32	-1,03 ± 0,29	-1,01 ± 0,35	-1,07 ± 0,19

Quadro 5-2. *Strain* sistólico circunferencial e TD

Strain (%)	Mitral	Médio-Ventricular	Ápice	Strain Sistólico Circunferencial Global
Recém-Nascidos	-19,82 ± 4,66	*	-39,27 ± 7,90	-27,59 ± 5,95
Crianças	-22,02 ± 4,42	-23,96 ± 6,27	-32,33 ± 6,70	-25,60 ± 7,08
Adultos				
SR (s⁻¹)	Mitral	Médio-Ventricular	Ápice	SR Circunferencial Global
Recém-Nascidos	-1,97 ± 0,46	*	-3,75 ± 1,21	-2,68 ± 0,78
Crianças	-1,66 ± 0,35	-1,83 ± 0,49	-2,43 ± 0,69	-1,95 ± 0,60
Adultos	-1,55 ± 0,53	-1,49 ± 0,31	-1,89 ± 0,89	-1,67 ± 0,55

*Em razão da pequena dimensão longitudinal do ventrículo esquerdo no recém-nascido, a secção do eixo curto no nível médio não deve ser adquirida para computação.

os valores de *Strain* longitudinal e os padrões de *strain* de cada segmento são diferentes quando se medem nos dois lados do septo. Fibras do septo esquerdo têm orientação anteroposterior e oblíqua e cobrem toda a área do septo esquerdo.

A estrutura do septo direito é um pouco mais complexa: as fibras da parte posterior pertencem ao segmento ascendente da hélice interna da BMVH, mas a parte anterior é constituída pelo segmento ascendente, que, na base, se torna levemente mais oblíquo para constituir a parte septal do trato de saída ventricular direito. Mais simples, a parede ventricular direita, exceto a base onde existem algumas fibras externas circunferenciais, a maior parte da parede é composta por fibras orientadas longitudinalmente.[26] As características anatômicas desta estrutura fornecem uma explicação para os maiores valores de *Strain* longitudinal observados no lado direito do septo do que os valores medidos do lado esquerdo do septo, mas sem gradiente significativo da base para o ápice, como geralmente é encontrado no septo esquerdo.[27] Diferenças entre *strain* e SR nos dois lados do septo foram significativas nos segmentos basal e médio, mas não no ápice (Quadro 5-3).

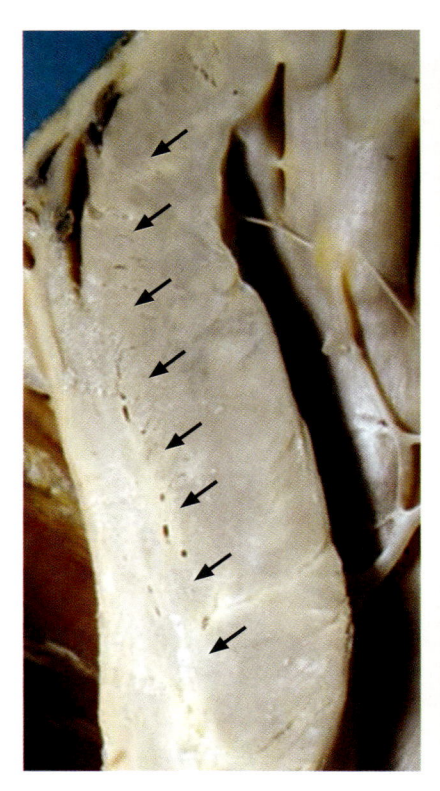

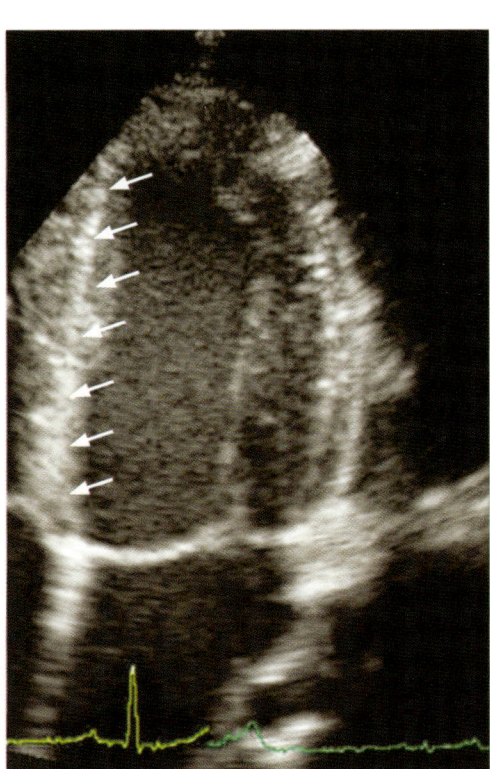

Fig. 5-5. As setas indicam o limite entre as fibras ascendentes e descendentes em um espécime patológico e na posição apical de quatro câmaras.

Na parede lateral direita, o *strain* longitudinal geralmente é maior do que na parede lateral esquerda. Em nosso laboratório obtivemos este valor em uma grande população de adultos normais (Quadro 5-4). Como os *softwares* de *Strain* 2D não incluem um modelo para o estudo do ventrículo direito, aplicamos o modelo para projeção apical de quatro câmaras do ventrículo esquerdo e dividimos, arbitrariamente, a parede lateral em segmentos basal, médio e apical (Fig. 5-6).

Strain longitudinal e TD descrevem acuradamente a função intrínseca, com menos influência para as condições de carga do que os parâmetros dimensionais, mas que, por serem mais precisos, podem também ter seus valores influenciados por características nativas do ventrículo e por remodelamento ventricular, tanto iatrogênico quanto decorrente de doenças. Sobrecarga crônica de pressão do ventrículo direito na

Quadro 5-3. Valores de referência para *strain* longitudinal e SR dos septos direito e esquerdo

Strain (%)	Septo Esquerdo	Septo Direito	P
Base	-15,8 ± 3,5	-23,2 ± 4,8	0,0001
Médio	-17,7 ± 4,1	-23,3 ± 6,1	0,0019
Ápice	-24,0 ± 5,8	-25,9 ± 4,7	ns
ANOVA	0,0001	ns	
SR (s^{-1})			
Base	-0,84 ± 0,25	-1,40 ± 0,58	0,0002
Médio	-0,94 ± 0,20	-1,43 ± 0,38	0,0001
Ápice	-1,44 ± 0,36	-1,43 ± 0,38	ns
ANOVA	0,0001	ns	

Quadro 5-4. Parede lateral VD, *strain* longitudinal e SR

Strain (%)	Normal	SR (s⁻¹)
Base	-31,8 ± 8,7	-1,92 ± 0,52
Médio	-27,8 ± 5,3	-1,70 ± 0,49
Ápice	-20,3 ± 5,8	-1,05 ± 0,44
ANOVA	0,001	0,0013

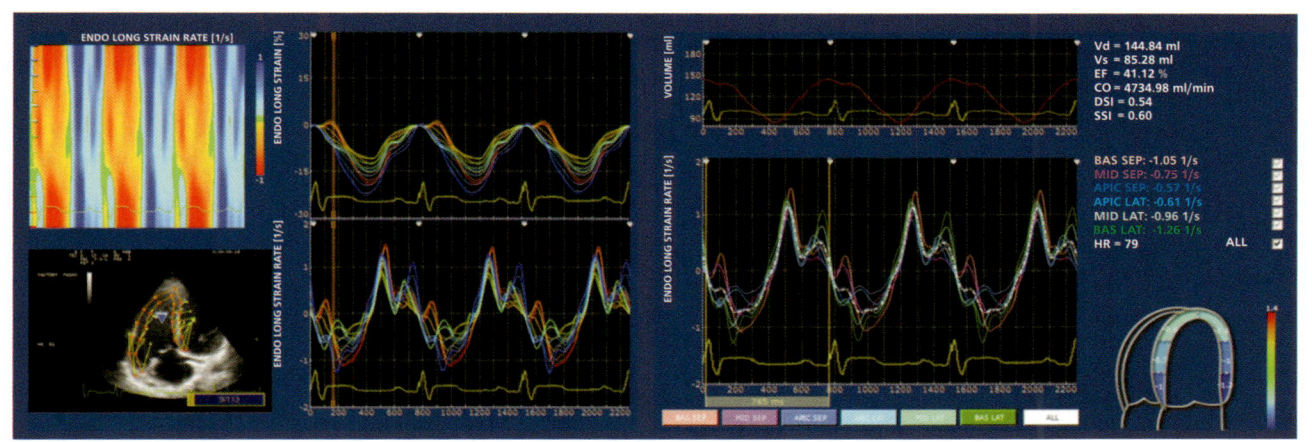

Fig. 5-6. Avaliação do *strain* e SR longitudinal do VD em paciente adulto operado de tetralogia de Fallot com disfunção sistólica do VD de grau moderado. Em razão de a análise do VD não corresponder à nomenclatura utilizada pelo *software*, os nomes dos segmentos devem ser reconsiderados: a parede lateral foi denominada septal e vice-versa.

infância resulta em uma acentuada hipertrofia e reorientação das fibras do VD que se tornam mais oblíquas e uma hipertrofia prevalente das fibras circunferenciais (Fig. 5-7).[28] Consequentemente, a função sistólica do VD hipertrofiado se expressa mais radial do que longitudinalmente, mas sem o mecanismo de torção, este peculiar ao ven-

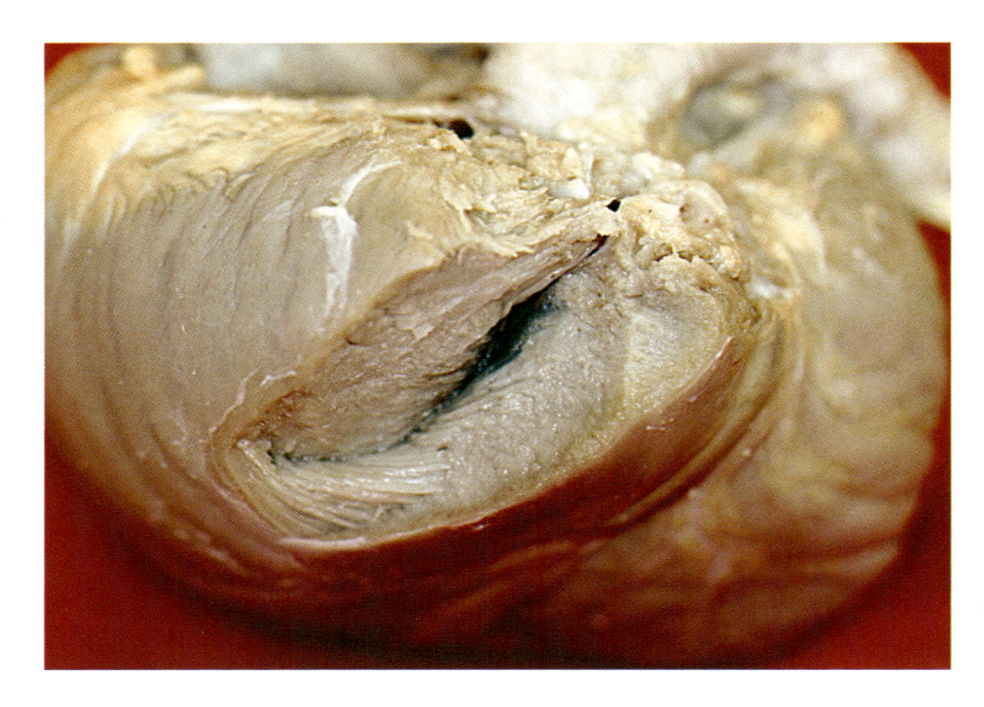

Fig. 5-7. Severa hipertrofia do VD com evidências de hipertrofia das fibras circunferenciais direitas.

trículo esquerdo.[29] Esta é a razão pela qual, nestes pacientes, além do *strain* longitudinal, o *strain* transversal ou radial deve ser cuidadosamente avaliado para um apropriado acompanhamento. Isto pode ser facilmente realizado na projeção apical de quatro câmaras otimizada para o ventrículo direito (Fig. 5-8). Por outro lado, a projeção de eixo curto do ventrículo direito é apropriada para aplicar o algoritmo de *strain* radial, mas esta imagem deve ser realizada somente em raros casos de hipertrofia severa (Fig. 5-9).

Em conclusão, a informação obtida sobre *strain*, TDI e torção é muito mais influenciada pela condição fisiológica e fisiopatológica do paciente com relação aos índices tradicionais de dimensão. Em algumas coortes de pacientes com alguma condição clínica específica, é possível se estabelecer valores globais de referência relacionados com sua situação ideal, que diferem dos valores de referência registrados na população normal.[30,31] Portanto, entende-se facilmente por que o uso de um *software* diferente pode levar a diferentes valores de *strain*, mesmo que se utilize o mesmo algoritmo e na presença de alta reprodutibilidade.[32,33] Sob condições ideais, mesmo que valores de referência tenham sido fornecidos, todo o laboratório de ecocardiografia deve definir seus próprios valores.

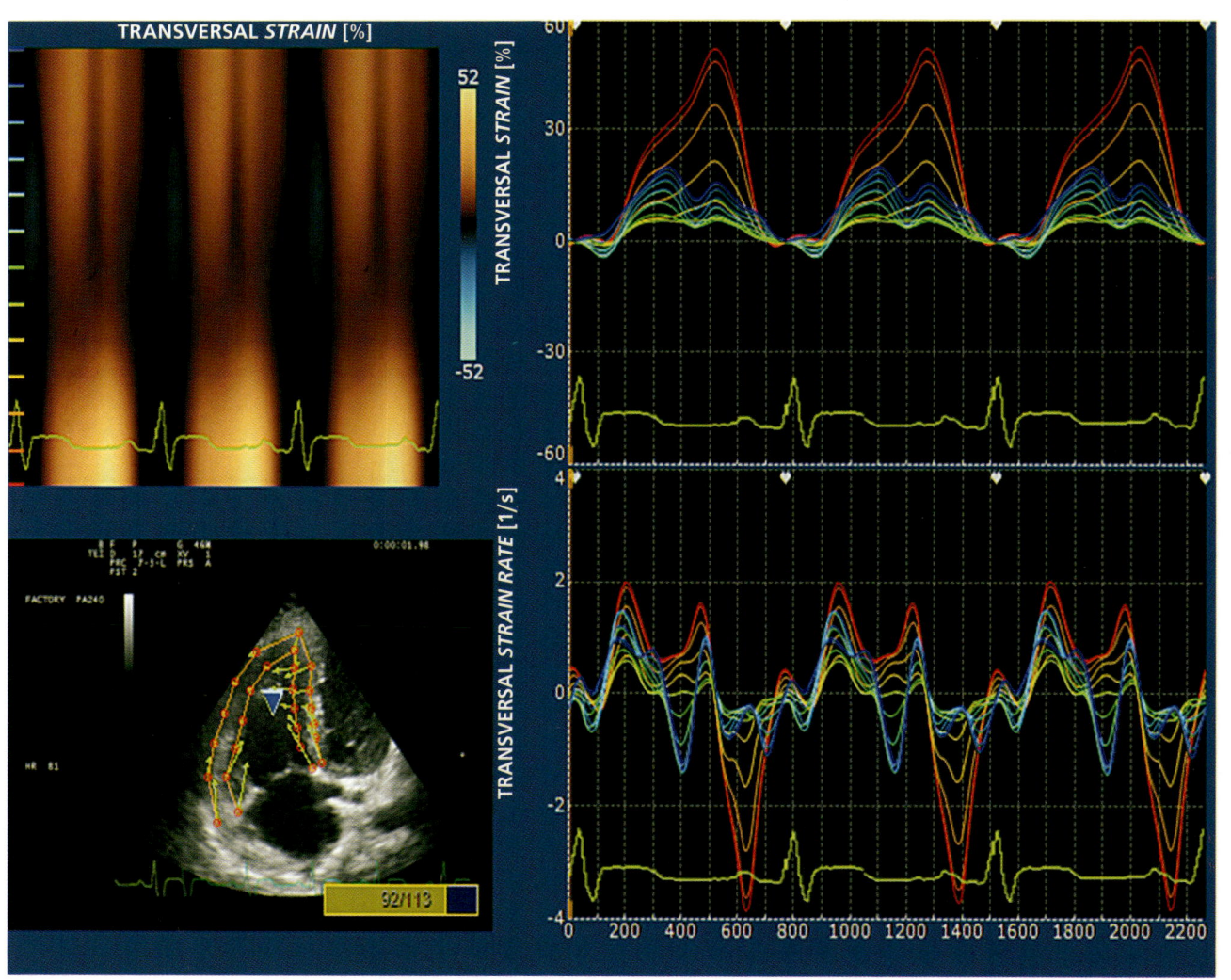

Fig. 5-8. *Strain* e SR transversal do VD em paciente adulto operado de tetralogia de Fallot. Os valores são mais elevados no segmento basal, onde as fibras circunferenciais estão mais desenvolvidas.

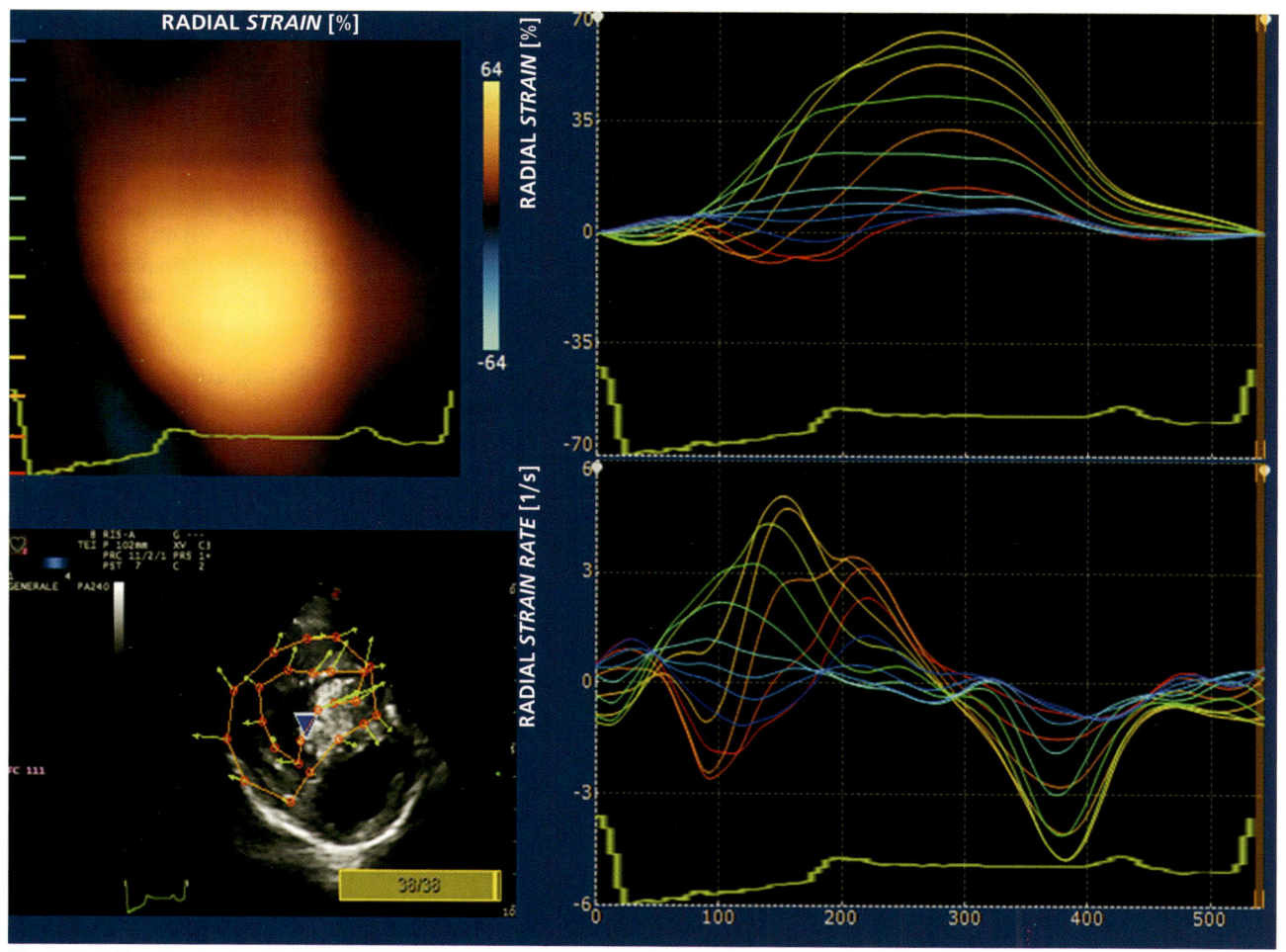

Fig. 5-9. Utilização do algoritmo para análise de eixo curto do VE na análise do *strain* e SR radial em VD restritivo que apresenta pressão sistólica suprassistêmica.

REFERÊNCIAS BIBLIOGRÁFICAS

1. Torrent Guasp F. Agonist-antagonist mechanics of the descendent and ascendent segments of the ventricular myocardial band. *Rev Esp Cardiol* 2001;54:1091-102.
2. Owen CH, Lewis CW, Zipprich DA *et al.* Regional geometry and function during myocardial ischemia and recovery. *J Surg Res* 1993;54:545-57.
3. Beyar R, Dong SJ, Smith ER *et al.* Ventricular interaction and septal deformation: A model compared with experimental data. *Am J Physiol* 1993;265:H2044-56.
4. Hansen DE, Daughters GT 2nd, Alderman EL *et al.* Torsional deformation of the left ventricular midwall in human hearts with intramyocardial markers: regional heterogeneity and sensitivity to the inotropic effects of abrupt rate changes. *Circ Res* 1988;62:941-52.
5. Moore CC, O'Dell WG, McVeigh ER *et al.* Calculation of three-dimensional left ventricular strains from biplanar tagged MR images. *J Magn Reson Imaging* 1992;2:165-75.
6. Weidemann F, Eyskens B, Jamal F *et al.* Quantification of regional left and right ventricular radial and longitudinal function in healthy children using ultrasound-based strain rate and strain imaging. *J Am Soc Echocardiogr* 2002;15:20-28.
7. Urheim S, Edvardsen T, Torp H *et al.* Myocardial strain by doppler echocardiography. Validation of a new method to quantify regional myocardial function. *Circulation* 2000;102:1158-64.
8. Edvardsen T, Gerber BL, Garot J *et al.* Quantitative assessment of intrinsic regional myocardial deformation by doppler strain rate echocardiography in humans: Validation against three-dimensional tagged magnetic resonance imaging. *Circulation* 2002;106:50-56.

7 Strain e Strain Rate das Cavidades Ventriculares e Atriais

José Maria Del Castillo

INTRODUÇÃO

Como visto nos capítulos iniciais, a distribuição da deformidade nas cavidades cardíacas não é uniforme, sofrendo variações conforme o plano de observação (longitudinal, circunferencial ou radial), a região analisada e a cavidade em questão.

No ventrículo esquerdo, em termos gerais, o *strain* longitudinal e o *strain* circunferencial aumentam em direção ao ápex, enquanto o *strain* radial diminui. Isto seria graças, em parte, à distribuição das fibras miocárdicas, mais abundante em fibras longitudinais e oblíquas na região apical e em fibras circulares na região basal.[1] O ventrículo direito apresenta predomínio de fibras longitudinais, e os átrios apresentam deformidade em sentido contrário ao dos ventrículos, mais acentuada nas paredes livres.

A aferição do *strain* e do *strain rate* também varia com a metodologia empregada. Quando é utilizado o Doppler tecidual, com maior taxa de aquisição de imagens (*frame rate*), mede-se o gradiente da velocidade de deslocamento de determinada região em função do tempo, ou seja, o *strain rate*. O Doppler tecidual afere a taxa de deformidade natural, também denominada espacial. A integração matemática do *strain rate* transforma a deformidade natural em deformidade material ou lagrangiana. O *speckle tracking* com base no ecocardiograma bidimensional, por outro lado, mede diretamente a deformidade material ou lagrangiana, onde o estado do miocárdio no final da diástole representa o material em repouso (comprimento inicial) que serve como referência para o restante do ciclo cardíaco.[2]

AVALIAÇÃO DA DEFORMIDADE DO VENTRÍCULO ESQUERDO

A análise da deformidade do ventrículo esquerdo é de grande importância para a detecção precoce das alterações da função ventricular. Quando há alteração da região subendocárdica (isquemia, por exemplo) e os parâmetros de função sistólica convencional (fração de ejeção) encontram-se normais, há diminuição da deformidade longitudinal, sem alteração importante das deformidades circunferencial e radial e da torção apical. Alterações predominantemente subepicárdicas manifestam-se por diminuição da deformidade circunferencial e da torção, com menor comprometimento das deformidades longitudinal e radial. Alterações transmurais produzem diminuição de todas as formas de deformidade e da torção apical. As alterações subendocárdicas e subepicárdicas costumam apresentar disfunção diastólica, mas não sistólica, enquanto a alteração transmural produz diminuição simultânea das funções sistólica e diastólica.[3]

O conhecimento dos padrões de deformidade nas camadas do miocárdio é importante para avaliar as diferentes alterações.[4] O *strain* longitudinal e circunferencial são maiores nas regiões subendocárdica e apical. Na região subepicárdica o *strain* longitudinal é mais homogêneo e, na região subendocárdica, aumenta em direção ao ápex.[5]

Velocidades miocárdicas: as velocidades miocárdicas, tanto sistólicas quanto diastólicas, diminuem gradativamente em direção ao ápex, como já foi demonstrado com Doppler tecidual.[6] Os valores de referência sistólicos e diastólicos encontram-se no Quadro 7-1.

Strain longitudinal: aumenta gradativamente da base do ventrículo esquerdo para o ápex com valores globais de -16,1 ± 3,0% na região basal, -18,3 ± 3,3% na região média e -22,0 ± 3,8% na região apical. Os valores para cada segmento miocárdico encontram-se no Quadro 7-2.

Strain circunferencial: aumenta gradativamente da base para o ápex do ventrículo esquerdo. Os valores globais são -22,1 ± 4,6% nos segmentos basais, -22,0 ± 4,6% nos segmentos médios e -26,5 ± 5,8% nos segmentos apicais. Os valores para cada segmento do ventrículo esquerdo encontram-se no Quadro 7-3.

Strain Radial

Este tipo de deformidade é maior na região basal do ventrículo esquerdo, diminuindo gradativamente em direção ao ápex. Os valores globais são 37,4 ± 8,7% na base, 33,0 ± 6,5% ao nível dos músculos papilares e 31,0 ± 3,5% na região apical. Os valores normais para cada segmento encontram-se no Quadro 7-4.

Quadro 7-1. Velocidades miocárdicas longitudinais sistólicas e diastólicas do ventrículo esquerdo

		Anel Mitral (cm/s)			Basal (cm/s)			Médio (cm/s)			Apical (cm/s)		
		S	E	A	S	E	A	S	E	A	S	E	A
Anterior	X	4,6	-5,6	-2,9	3,7	-4,7	-2,4	2,5	-3,1	-1,4	1,8	-2,2	-1,1
	sX	1,5	2,8	1,2	1,3	2,2	0,9	0,9	1,2	0,6	0,8	0,8	0,5
Anterolateral	X	5,0	-6,3	-3,4	3,9	-5,7	-2,3	2,8	-3,3	-1,9	1,6	-1,4	-0,9
	sX	1,0	1,7	1,6	1,5	1,3	1,3	0,8	1,1	1,0	0,6	0,7	0,6
Inferolateral	X	5,9	-5,7	-4,0	5,3	-4,8	-3,5	3,9	-3,6	-2,7	3,3	-3,2	-2,2
	sX	1,2	2,3	1,6	1,5	1,6	1,3	1,3	1,5	1,0	1,3	1,4	1,1
Inferior	X	5,1	-5,1	-3,6	4,4	-4,6	-3,2	2,8	-3,1	-2,4	2,3	-2,6	-1,7
	sX	1,3	2,1	1,6	1,1	1,8	1,4	0,8	1,1	0,8	0,8	0,9	1,0
Inferosseptal	X	5,0	-5,3	-3,9	4,4	-4,5	-3,4	2,7	-3,3	-2,2	1,5	-1,8	-1,3
	sX	1,1	1,5	1,7	1,1	1,2	1,5	1,4	1,0	0,9	0,7	0,7	0,8
Anterosseptal	X	5,5	-5,3	-3,8	4,5	-4,5	-3,3	3,1	-3,1	-2,2	2,5	-2,2	-1,7
	sX	1,1	1,7	1,4	0,8	1,3	1,2	0,6	0,8	0,6	0,8	0,7	0,6

S: velocidade sistólica; E: velocidade diastólica inicial; A: velocidade diastólica final; X: média; sX: desvio-padrão.

Quadro 7-2. *Strain* e *strain rate* longitudinal do ventrículo esquerdo

	Strain (%)			Strain Rate (1/s)		
	Basal	Médio	Apical	Basal	Médio	Apical
Anterior	-16,0 ± 3,2	-16,6 ± 3,1	-19,8 ± 3,4	-1,0 ± 0,3	-1,0 ± 0,3	-1,1 ± 0,3
Anterolateral	-15,9 ± 2,8	-17,1 ± 2,8	-20,0 ± 3,6	-1,1 ± 0,3	-0,9 ± 0,3	-1,1 ± 0,3
Inferolateral	-14,9 ± 3,5	-18,8 ± 4,1	-23,9 ± 4,5	-1,2 ± 0,4	-1,3 ± 0,5	-1,7 ± 0,6
Inferior	-17,3 ± 3,3	-17,7 ± 3,4	-20,5 ± 3,0	-1,0 ± 0,4	-1,0 ± 0,3	-1,2 ± 0,3
Inferosseptal	-14,8 ± 4,6	-16,9 ± 4,0	-19,4 ± 4,1	-0,9 ± 0,2	-0,9 ± 0,2	-1,1 ± 0,3
Anterosseptal	-14,9 ± 2,2	-19,4 ± 3,1	-23,0 ± 4,1	-1,1 ± 0,3	-1,3 ± 0,3	-1,6 ± 0,4

Quadro 7-3. *Strain* e *strain rate* circunferencial do ventrículo esquerdo

	Strain (%)			Strain Rate (1/s)		
	Basal	Médio	Apical	Basal	Médio	Apical
Anterior	-21,7 ± 3,4	-23,0 ± 4,3	-26,3 ± 4,7	-1,6 ± 0,3	-1,6 ± 0,4	-1,7 ± 0,3
Anterolateral	-21,9 ± 3,2	-20,8 ± 7,6	-26,2 ± 4,8	-1,5 ± 0,3	-1,6 ± 0,4	-1,7 ± 0,3
Inferolateral	-21,8 ± 3,3	-21,5 ± 3,5	–	-1,6 ± 0,3	-1,6 ± 0,5	–
Inferior	-22,7 ± 3,0	-22,0 ± 3,6	-27,0 ± 8,7	-1,6 ± 0,3	-1,6 ± 0,4	-1,8 ± 0,3
Inferosseptal	-22,6 ± 8,5	-23,1 ± 3,7	-26,6 ± 3,8	-1,6 ± 0,3	-1,6 ± 0,5	-1,7 ± 0,2
Anterosseptal	-21,6 ± 3,6	-21,7 ± 3,0	–	-1,5 ± 0,3	-1,6 ± 0,3	–

Quadro 7-4. *Strain* e *strain rate* radial do ventrículo esquerdo

	Strain (%)			Strain Rate (1/s)		
	Basal	Médio	Apical	Basal	Médio	Apical
Anterior	37,7 ± 9,7	32,6 ± 5,9	31,3 ± 3,6	2,2 ± 0,4	2,1 ± 0,5	2,1 ± 0,3
Anterolateral	37,4 ± 10,0	32,4 ± 6,5	30,1 ± 3,5	2,4 ± 0,6	2,1 ± 0,4	2,0 ± 0,3
Inferolateral	37,3 ± 10,7	32,5 ± 6,1	–	2,3 ± 0,5	2,0 ± 0,4	–
Inferior	37,5 ± 8,1	33,1 ± 6,5	31,3 ± 3,4	2,1 ± 0,4	2,0 ± 0,5	2,0 ± 0,3
Inferosseptal	37,4 ± 7,3	33,8 ± 8,0	31,3 ± 3,7	2,3 ± 0,4	2,1 ± 0,5	2,1 ± 0,4
Anterosseptal	37,1 ± 5,9	33,4 ± 5,7	–	2,3 ± 0,4	2,1 ± 0,4	–

Shear strain

A aferição da deformidade tangencial ou por cisalhamento encontra-se ainda na fase experimental, não estando disponível na maioria dos equipamentos de ecocardiografia com tecnologia *speckle tracking*. De forma preliminar, podemos verificar dois tipos de deformidade por cisalhamento, embora existam, ao todo, seis planos de deformidade tangencial (Fig. 7-1).[7]

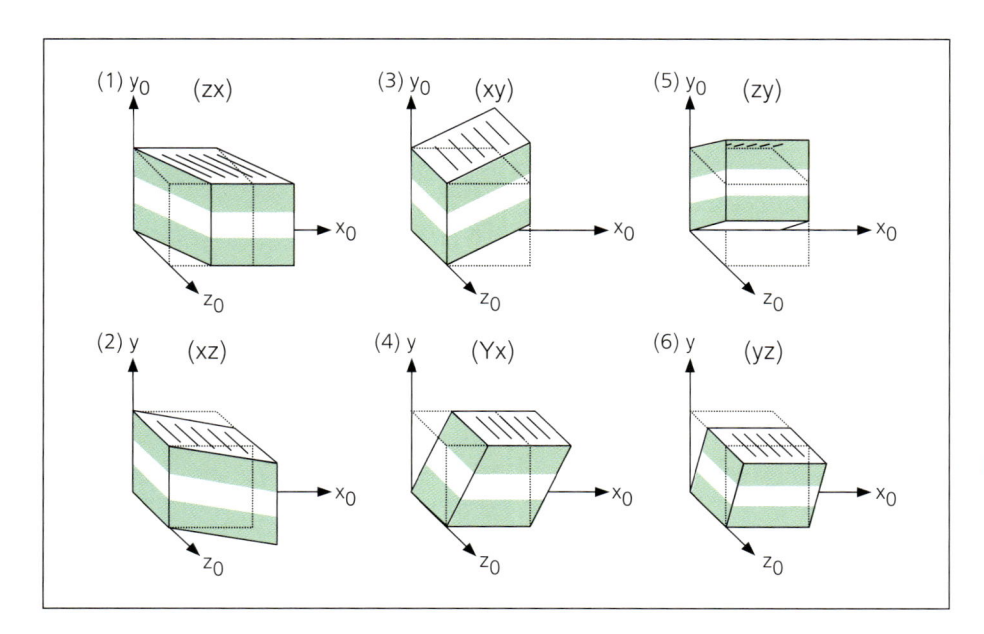

Fig. 7-1. Planos de cisalhamento aplicados a uma forma cúbica, referidos aos três eixos ortogonais. Adaptada de Holzapfel GA. *Phil Trans R Soc A* 2009; 367:3445-3475.

O *shear strain* longitudinal radial avalia o deslizamento entre as camadas endocárdicas e epicárdicas ao longo do eixo longitudinal do ventrículo esquerdo com relação à espessura da parede (Fig. 7-2). Este tipo de deformidade diminui em direção ao ápex, e os valores globais são 0,30 ± 0,19% para a região basal, 0,18 ± 0,13% na região média e 0,11 ± 0,08% na região apical. Os valores de referência para cada segmento miocárdico encontram-se no Quadro 7-5.

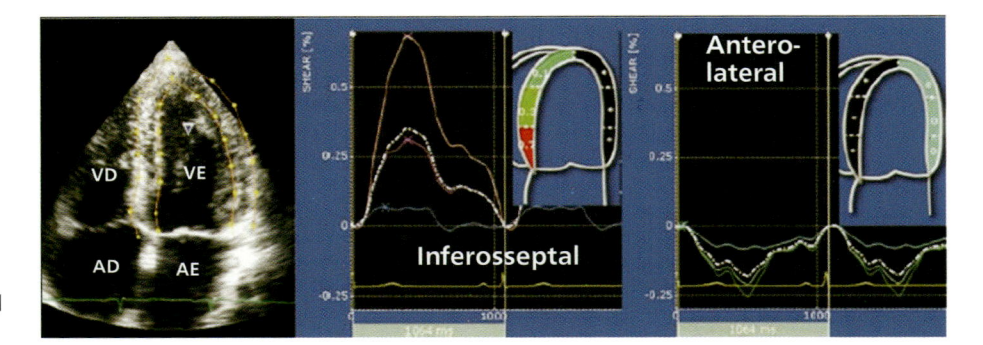

Fig. 7-2. *Shear strain* longitudinal radial das paredes inferosseptal e anterolateral do ventrículo esquerdo obtido pela posição apical de 4 câmaras.

Quadro 7-5. *Shear strain* longitudinal radial e circunferencial radial do ventrículo esquerdo

	Shear Strain Longitudinal Radial (%)			Shear Strain Circunferencial Radial (%)		
	Basal	Médio	Apical	Basal	Médio	Apical
Anterior	-0,22 ± 0,16	-0,13 ± 0,09	-0,08 ± 0,07	0,11 ± 0,11	-0,08 ± 0,07	-0,12 ± 0,12
Anterolateral	-0,21 ± 0,13	-0,13 ± 0,09	-0,10 ± 0,07	0,10 ± 0,09	0,09 ± 0,11	0,09 ± 0,06
Inferolateral	0,43 ± 0,17	0,30 ± 0,14	–	-0,09 ± 0,06	0,10 ± 0,13	–
Inferior	0,26 ± 0,22	0,14 ± 0,10	0,08 ± 0,06	-0,13 ± 0,07	0,08 ± 0,09	0,14 ± 0,07
Inferosseptal	0,39 ± 0,26	0,21 ± 0,16	–	-0,11 ± 0,05	-0,09 ± 0,10	–
Anterosseptal	-0,28 ± 0,12	-0,18 ± 0,08	-0,12 ± 0,06	0,09 ± 0,06	-0,11 ± 0,10	-0,10 ± 0,07

O *shear strain* circunferencial radial avalia o deslizamento das camadas endocárdicas e epicárdicas pelo eixo transversal da cavidade, observando-se seu menor valor na região média da cavidade ventricular (Fig. 7-3). Os valores globais são 0,11 ± 0,07% nos segmentos basais, 0,09 ± 0,10% ao nível dos músculos papilares e 0,11 ± 0,08% nos segmentos apicais. Os valores para cada segmento miocárdico encontram-se no Quadro 7-5.

Rotação, twisting e torção apical: estes parâmetros são considerados importantes indicadores da função ventricular esquerda, consequência da contração helicoidal do miocárdio e do deslizamento entre as camadas com despolarização sequencial da banda muscular única que forma o miocárdio.[8]

A despolarização miocárdica tem início na camada subendocárdica das regiões média e apical do septo interventricular. Estas fibras são as primeiras a se despolarizar, seguindo uma sequência de ativação no sentido do ápex para a base. O encurtamento das fibras subendocárdicas acompanha-se, na fase inicial, do alongamento das fibras subepicárdicas que ainda não se despolarizaram. Esta combinação de movimentos contribui para o breve período de rotação horária da ponta do VE na fase de contração isovolumétrica, enquanto a região basal apresenta rotação em sentido inverso. A seguir, a ativação elétrica espalha-se do subendocárdio para o subepicárdio, provocando o encurtamento das fibras miocárdicas. Embora a região subendocárdica rode em senti-

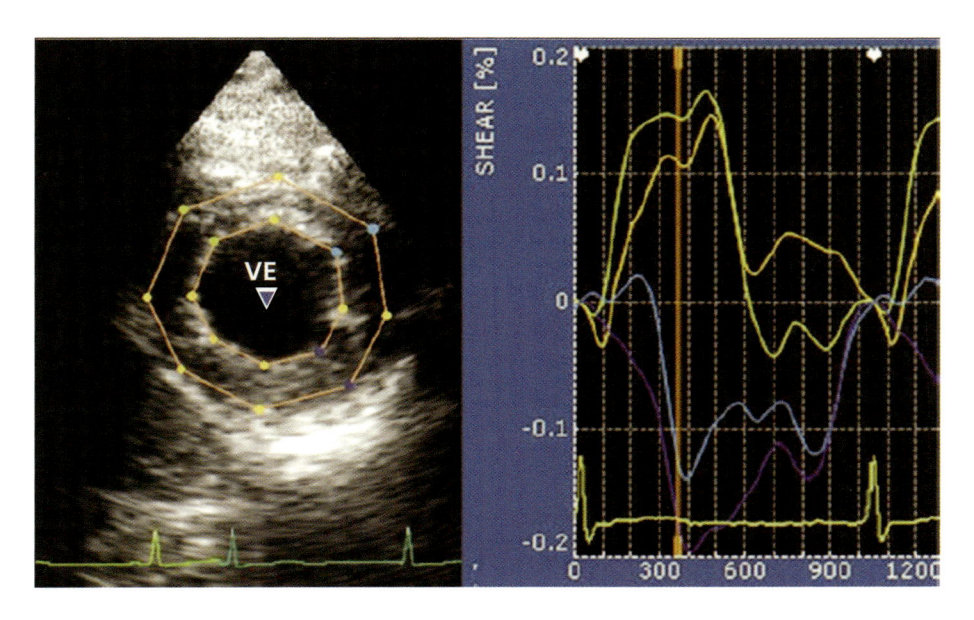

Fig. 7-3. *Shear strain* circunferencial radial da região apical do ventrículo esquerdo obtido pela posição paraesternal transversal. Nas paredes opostas o sentido da deformação é contrário.

do horário, o maior raio desde o centro da cavidade confere maior torque à região subepicárdica, que predomina e provoca rotação anti-horária no ápex e horária na base durante a fase de ejeção ventricular. Na região subepicárdica, a diferença angular entre as rotações basal e apical *(twisting)* ajuda a contração, que se realiza no mesmo sentido das fibras. Na camada média da espessura da parede ventricular, esta força aumenta o encurtamento das fibras no sentido circunferencial. Na região subendocárdica há reposicionamento por cisalhamento das miofibrilas, as quais apontam para o centro da cavidade, promovendo o espessamento sistólico da parede e o encurtamento longitudinal do ventrículo, deformidade resultante da incompressibilidade do miocárdio. Este movimento combinado de *twisting* e cisalhamento da região subendocárdica deforma a matriz miofibrilar durante a sístole, armazenando energia potencial que será usada na fase inicial da diástole, durante o recolhimento elástico do músculo cardíaco no período de relaxamento isovolumétrico e enchimento ventricular rápido. Os movimentos opostos das regiões subendocárdica e subepicárdica provocam a rotação parietal sem modificação do volume, como ocorre nas fases de contração e relaxamento isovolumétrico.[9]

Quando se compara o *twisting* à dimensão longitudinal da cavidade no final da sístole, obtém-se a rotação apical.[10]

Por convenção, a rotação em sentido horário escreve-se abaixo da linha de base, nos traçados, e tem sinal negativo (Fig. 7-4). A rotação anti-horária é positiva e escreve-se acima da linha de base (Fig. 7-5).

As aferições devem ser realizadas pela abordagem transversal basal, ao nível da valva mitral e na região apical, abaixo dos músculos papilares. A posição do transdutor é importante para não se obterem imagens distorcidas, principalmente da região apical.[11] Recomenda-se deslocar o transdutor caudalmente, um ou dois espaços intercostais, de forma a insonar a região apical o mais perpendicular possível ao eixo longitudinal da cavidade (Fig. 7-6).

A rotação basal global em indivíduos normais é de -4,2° ± 2,1° em sentido horário. A rotação apical global, anti-horária, é de 5,9° ± 4,1°. Os parâmetros correspondentes a cada parede encontram-se no Quadro 7-6.[12]

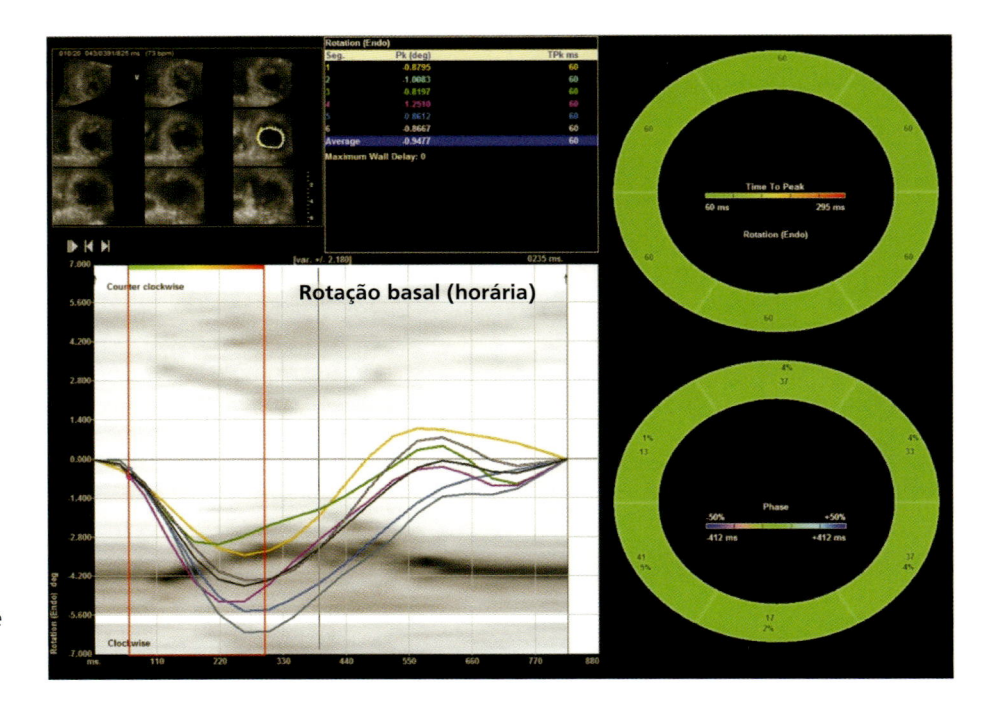

Fig. 7-4. Rotação da região basal do ventrículo esquerdo. Traçado de rotação horária, inscrito abaixo da linha de base.

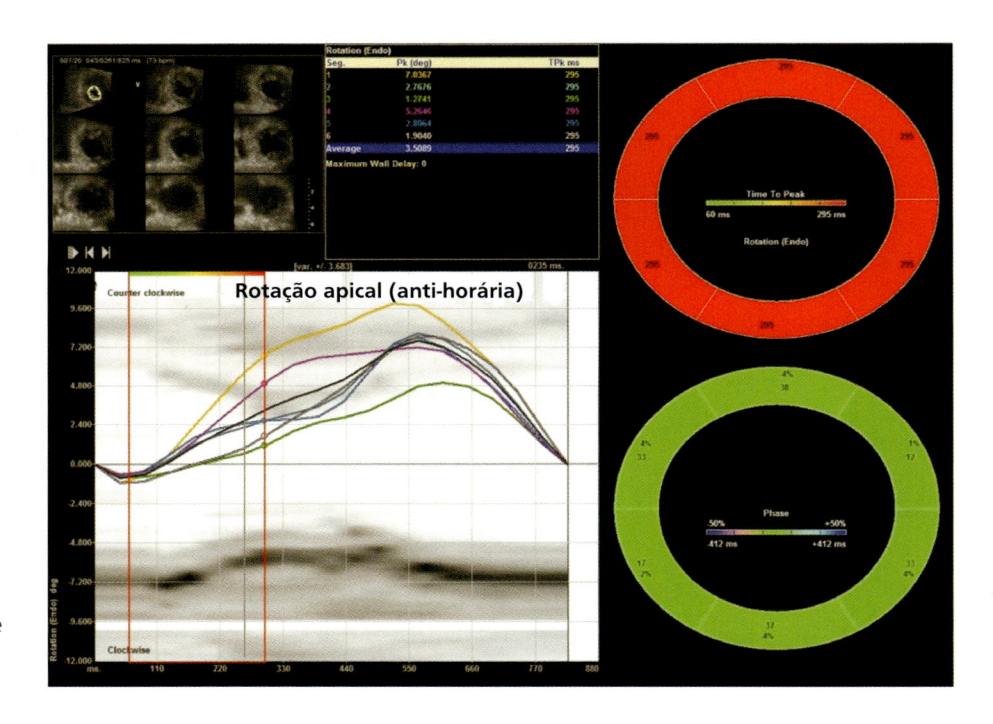

Fig. 7-5. Rotação da região apical do ventrículo esquerdo. Traçado de rotação anti-horária, inscrito acima da linha de base.

Twisting é a diferença angular entre as rotações basal e apical, expressa em graus. Alguns equipamentos permitem realizar as curvas de *twisting* de forma automática. Na maioria dos casos, entretanto, é necessário realizar o cálculo em uma planilha Windows Excel® ou outra planilha de cálculo (Fig. 7-7).

Os dados obtidos, colocados em um gráfico em função do tempo, permitem aferir as diversas fases das rotações basal e apical e do *twisting*. Dessa forma observa-se, na fase de contração isovolumétrica, breve rotação horária na ponta e anti-horária na base. Ao iniciar o período de ejeção ventricular, a região apical apresenta rotação anti-horária e a base da rotação horária, retornando rapidamente na fase de relaxamento isovolumétri-

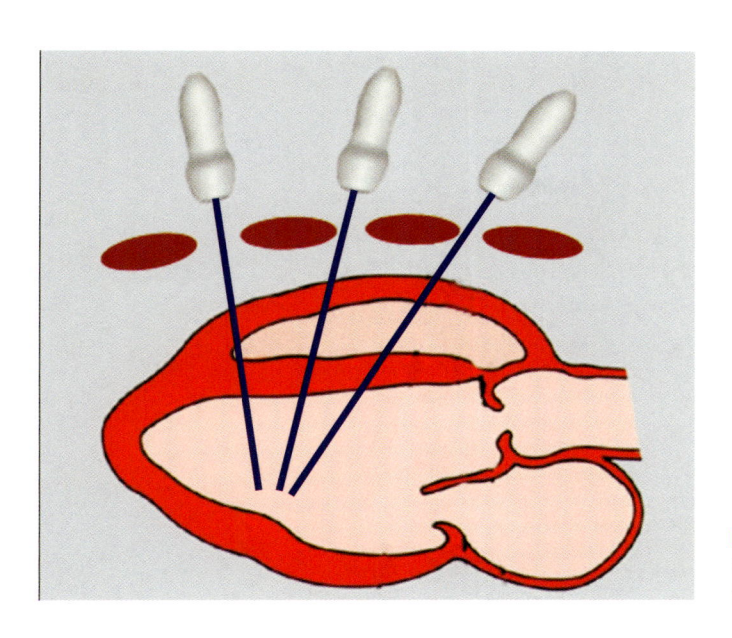

Fig. 7-6. Posição do transdutor para obter o corte transversal da posição apical. Quanto mais perpendicular à região apical, menor o erro na aferição da rotação.

Quadro 7-6. Rotação do ventrículo esquerdo em indivíduos normais*

Pico da Rotação	Anterosseptal	Anterior	Anterolateral	Inferolateral	Inferior	Inferosseptal
Região basal	-3,6° ± 2,9°	-3,0° ± 0,9°	-4,0° ± 1,4°	-3,1° ± 1,5°	-4,9° ± 2,2°	-4,8° ± 4,3°
Região média	-2,6° ± 1,2°	-3,9° ± 4,4°	-2,8° ± 1,4°	-3,4° ± 1,3°	-4,9° ± 6,3°	-3,6° ± 2,9°
Região apical	7,2° ± 4,0°	5,0° ± 4,0°	4,7° ± 4,7°	4,7° ± 4,9°	6,2° ± 4,2°	4,9° ± 4,3°

*Adaptado de Jin SM et al. J Korean Med Sci 2007;22:633-640.

co e, mais lentamente, na fase de enchimento ventricular. O *twisting* apresenta deslocamento horário inicial, na fase de contração isovolumétrica, e deslocamento anti-horário durante a fase de ejeção, retornando à condição inicial nas fases de relaxamento isovolumétrico e enchimento ventricular (Fig. 7-8).

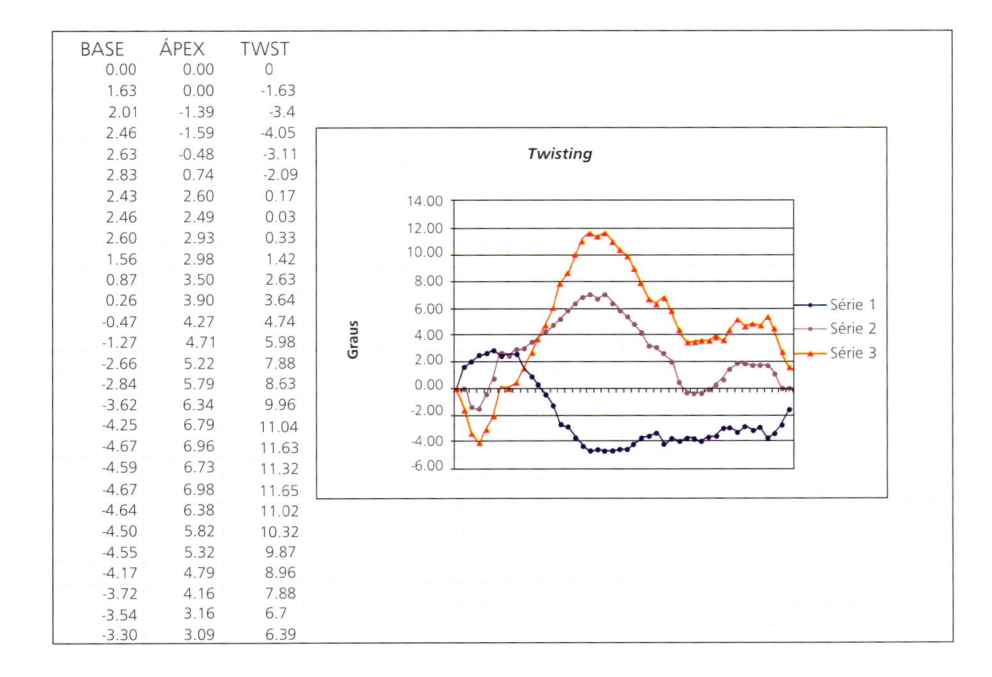

BASE	ÁPEX	TWST
0,00	0,00	0
1,63	0,00	-1,63
2,01	-1,39	-3,4
2,46	-1,59	-4,05
2,63	-0,48	-3,11
2,83	0,74	-2,09
2,43	2,60	0,17
2,46	2,49	0,03
2,60	2,93	0,33
1,56	2,98	1,42
0,87	3,50	2,63
0,26	3,90	3,64
-0,47	4,27	4,74
-1,27	4,71	5,98
-2,66	5,22	7,88
-2,84	5,79	8,63
-3,62	6,34	9,96
-4,25	6,79	11,04
-4,67	6,96	11,63
-4,59	6,73	11,32
-4,67	6,98	11,65
-4,64	6,38	11,02
-4,50	5,82	10,32
-4,55	5,32	9,87
-4,17	4,79	8,96
-3,72	4,16	7,88
-3,54	3,16	6,7
-3,30	3,09	6,39

Fig. 7-7. Planilha eletrônica de cálculo (Windows Excel®) mostrando o procedimento para obtenção do *twisting*. Na coluna da esquerda, rotação basal, em graus. Na coluna do centro, rotação apical, em graus. Na coluna da direita, soma algébrica das colunas anteriores, resultando no *twisting*, em graus. À direita, gráfico obtido com os dados das colunas (série 1: rotação basal, série 2: rotação apical, série 3: *twisting*).

Twisting Ventricular Esquerdo

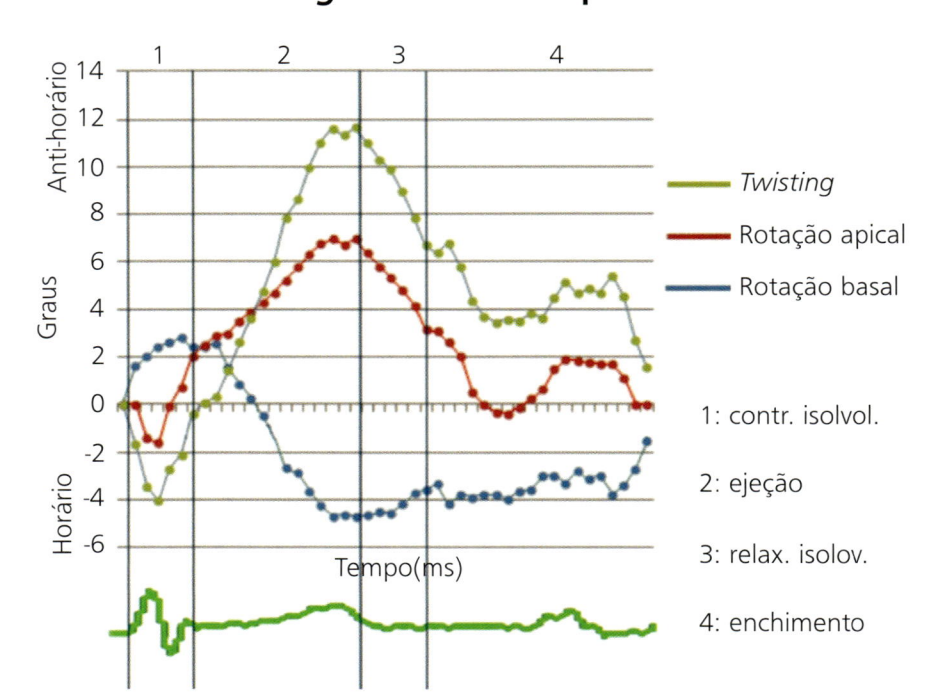

Fig. 7-8. Gráfico de rotação e *twisting* obtido de tabela de cálculo Microsoft Excel®. Durante a contração isovolumétrica, breve rotação anti-horária das regiões basal e horária da ponta. Na fase de ejeção a base roda no sentido horário e a ponta no sentido anti-horário. O *twisting* apresenta amplo deslocamento anti-horário na fase de ejeção precedido de pequeno período de deslocamento horário na fase de contração isovolumétrica.

1: contr. isolvol.
2: ejeção
3: relax. isolov.
4: enchimento

A torção apical pode ser definida como o *twisting* dividido pelo comprimento longitudinal da cavidade ventricular esquerda no final da sístole (Figs. 7-9 e 7-10). Os valores achados na literatura[10] são semelhantes aos encontrados preliminarmente pelo autor deste capítulo em análise de 50 indivíduos sem cardiopatia (Quadro 7-7).[13]

O *twisting* e a torção apical encontram-se diminuídos nas cardiomiopatias. Em trabalho realizado em pacientes portadores de cardiomiopatia chagásica, foram encontrados um valor de *twisting* de 6,31° ± 3,65° e uma torção apical estimada em 0,94°/cm ± 0,49°/cm. Pacientes com hipertrofia ventricular esquerda não genética mostram aumento do *twisting* e da torção apical, graças principalmente ao aumento da rotação apical. Os valores de *twisting* foram de 15,17° ± 3,81°, e os de torção apical de 2,04°/cm ± 0,67°/cm. A rotação apical no grupo de pacientes hipertróficos foi de 7,0° ± 1,56° e, no grupo de indivíduos não cardiopatas, foi de 4,84° ± 1,22°.

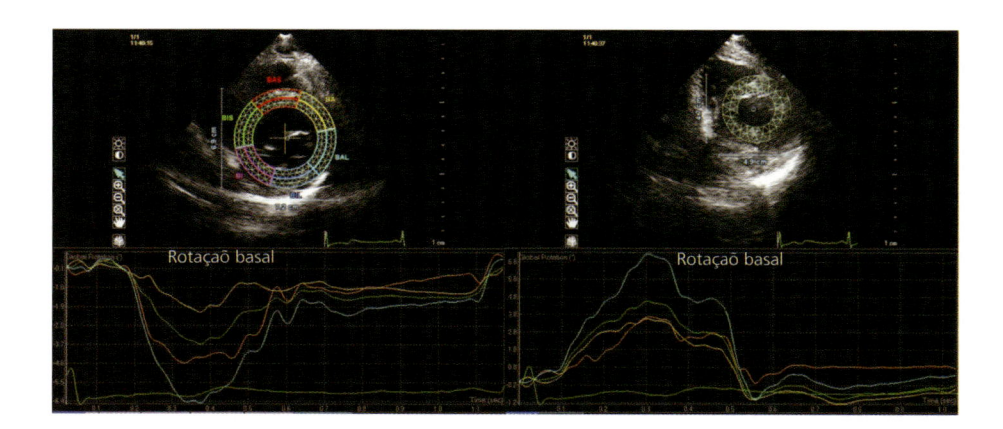

Fig. 7-9. Registro da rotação basal *(à esquerda)* e da rotação apical *(à direita)*. Estes parâmetros são utilizados para calcular o *twisting* do ventrículo esquerdo.

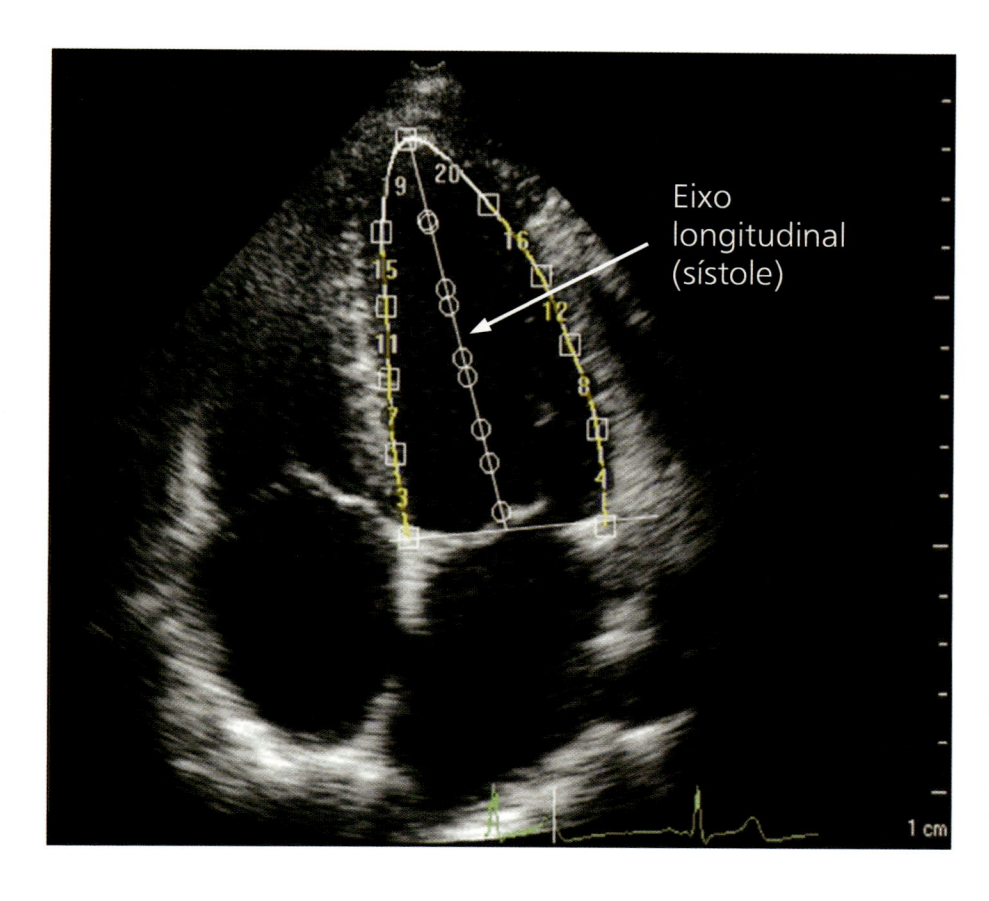

Fig. 7-10. Corte apical de quatro câmaras, no final da sístole, utilizado para aferir o eixo longitudinal da cavidade ventricular esquerda para cálculo da torção apical.

Quadro 7-7. *Twisting* e torção apical do ventrículo esquerdo em indivíduos normais

	Deng Y et al. (Eur J Echocardiogr 2010;11:424)	Del Castillo JM et al. (Rev Bras Ecocadiogr Imagem Cardiovasc 2012;25:206)
***Twisting* do VE (°)**	11,03 ± 4,09	9,85 ± 1,93
Torção apical do VE (°/cm)	1,35 ± 0,54	1,50 ± 0,29

X: média; sX: desvio-padrão.

AVALIAÇÃO DA DEFORMIDADE VENTRICULAR DIREITA

Parâmetros de deformidade do ventrículo direito podem ser usados para avaliar a função desta câmara, de forma semelhante à realizada no ventrículo esquerdo (Fig. 7-11). Poucos trabalhos, entretanto, existem sobre este assunto e há urgente necessidade do seu estudo pela importância da função do ventrículo direito nos casos de hipertensão pulmonar e sobrecargas desta cavidade.

Quando comparamos a deformidade sistólica do ventrículo direito e do ventrículo esquerdo, verificamos que os vetores do ventrículo direito se dirigem ao septo interventricular, acompanhando os vetores do ventrículo esquerdo (Fig. 7-12).

Enquanto no ventrículo esquerdo a deformidade longitudinal de 20 a 25% gera uma deformidade radial de 50 a 60%, no ventrículo direito a deformidade predominante é longitudinal, necessária para promover o esvaziamento sistólico desta câmara de baixa pressão (Fig. 7-13).

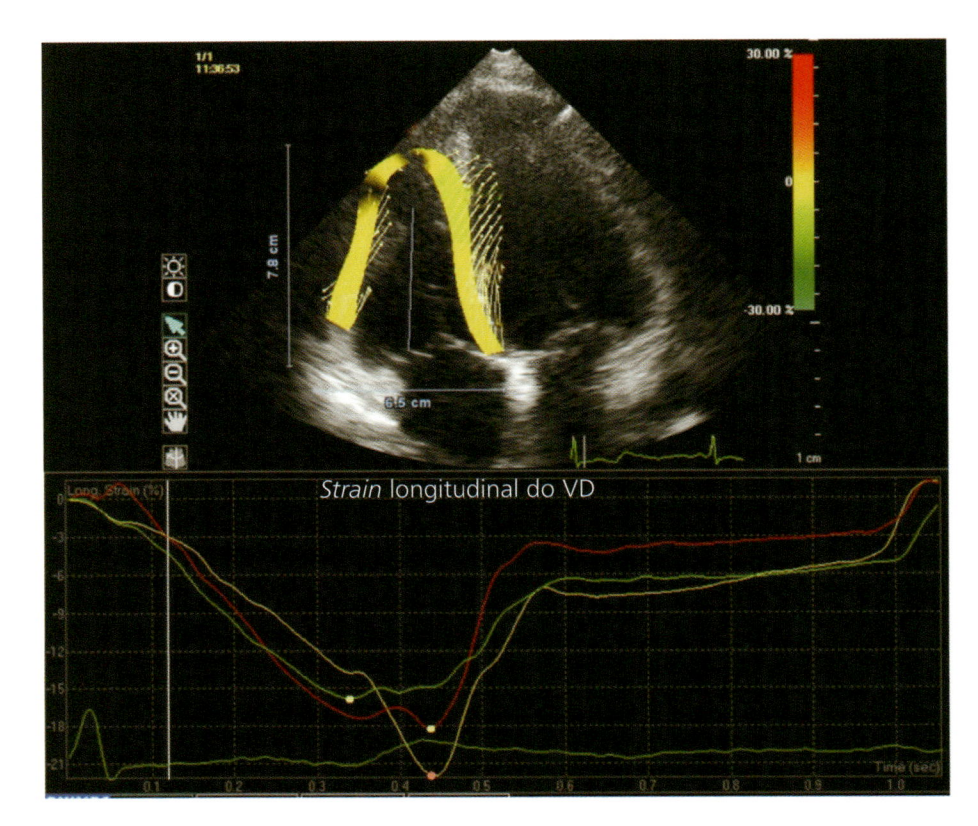

Fig. 7-11. *Strain* longitudinal do ventrículo direito obtido pela posição apical de quatro câmaras modificada. A deformidade da parede livre desta cavidade é maior que a deformidade da parede septal.

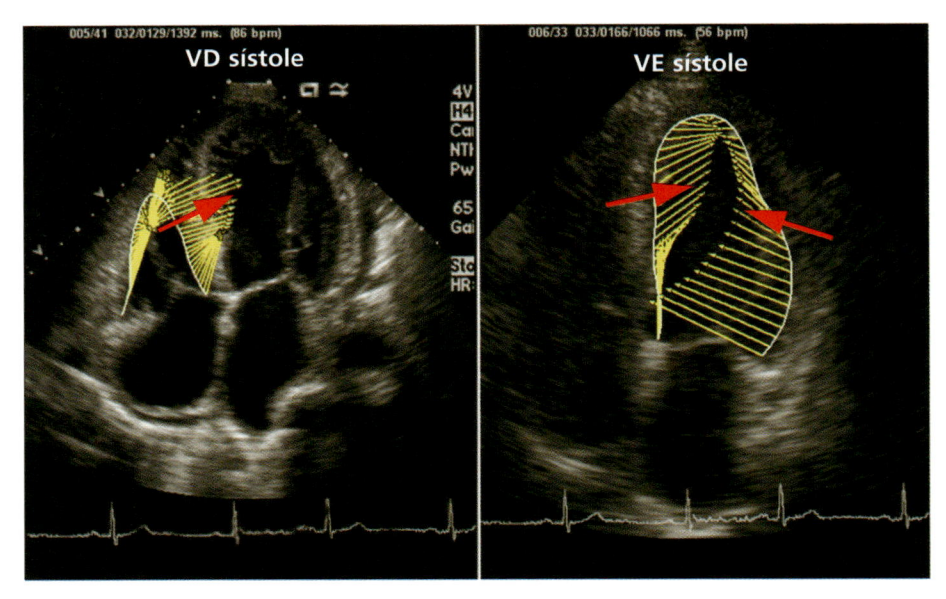

Fig. 7-12. Vetores de deformidade do ventrículo direito e do ventrículo esquerdo ao final da sístole. Tanto os vetores do ventrículo direito como os do ventrículo esquerdo dirigem-se ao centro da cavidade ventricular esquerda.

Fig. 7-13. *Strain* longitudinal *(à esquerda)* e transversal *(à direita)* do ventrículo direito em indivíduo sadio.

Quando submetido à sobrecarga pressórica, como nos casos de hipertensão pulmonar, o ventrículo direito apresenta diminuição da deformidade longitudinal, principalmente na parede lateral, sem diminuição significativa da deformidade transversal. A manutenção das fibras circulares, que geram maior pressão, seria necessária para vencer o aumento da resistência pulmonar. O predomínio destas fibras parece contribuir para a hipertrofia ventricular direita, observada em pacientes com hipertensão pulmonar importante, originada pela forma com *cor pulmonale* da esquistossomose mansônica.[14]

No Quadro 7-8 encontram-se os valores de referência para *strain* longitudinal encontrado na literatura.[15] No Quadro 7-9, os valores de *strain* longitudinal e transversal para as paredes lateral e septal do ventrículo direito obtidos pelo autor deste capítulo. O *strain* longitudinal do ventrículo direito deve ser aferido pela posição apical de 4 câmaras modificada, de maneira a centralizar a cavidade no setor de imagem.

Quadro 7-8. *Strain* longitudinal do ventrículo direito*

Região do Ventrículo Direito	*Strain* Longitudinal
Basal	22,8% ± 7,4%
Média	24,4% ± 7,7%
Ápical	27,6% ± 8,9%

*Adaptado de Teske AJ. *J Am Soc Echocardiogr* 2008;21:275-83.

Quadro 7-9. *Strain* longitudinal e transversal do ventrículo direito

Strain Longitudinal do VD		*Strain* Transversal do VD	
Parede Lateral (%)	Parede Septal (%)	Parede Lateral (%)	Parede Septal (%)
-34,33 ± 8,41	-18,61 ± 5,18	20,88 ± 4,90	17,22 ± 4,03

Del Castillo JM et al. XVII World Congress of Echocardiography and Allied Techniques. São Paulo, Brazil, 2012.

O *strain* e *strain rate* do ventrículo direito, assim como as velocidades, permitem determinar o sincronismo de contração das paredes (Fig. 7-14).

Trabalhos publicados recentemente sobre cardiopatias congênitas, onde o ventrículo direito é sistêmico, têm mostrado a adaptação desta cavidade à sobrecarga pressó-

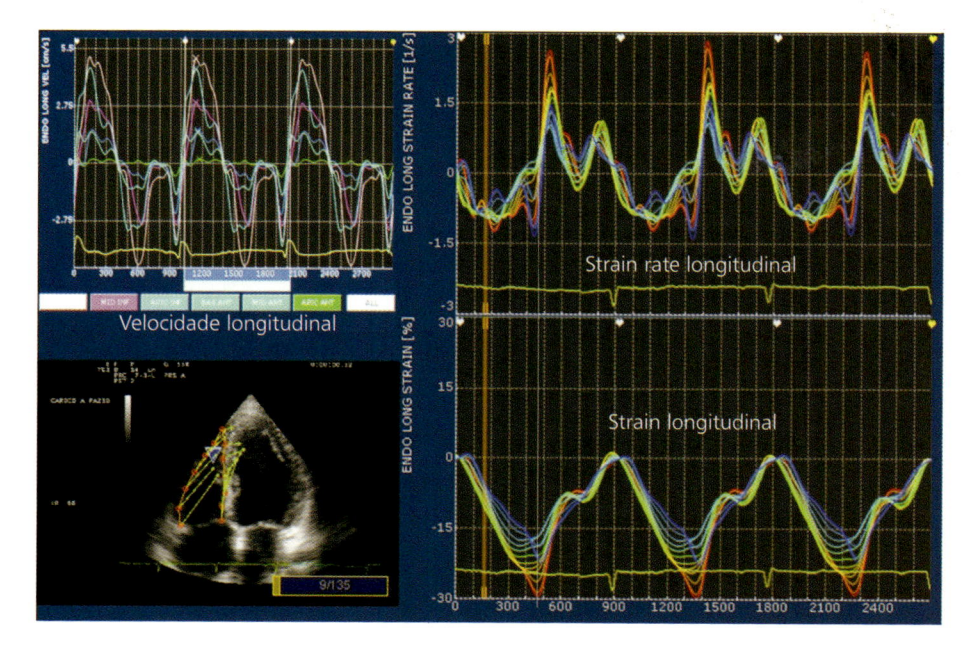

Fig. 7-14. *Strain, strain rate* e velocidade longitudinal do ventrículo direito. Estes parâmetros podem ser usados para avaliar o sincronismo de contração da cavidade, de forma semelhante à realizada no ventrículo esquerdo.

Em pacientes com cardiomiopatia hipertrófica o *strain* atrial de reservatório menor que 21% é preditor de desenvolvimento de fibrilação atrial em menos de 12 meses.[21]

A dilatação atrial reflete não apenas o remodelamento, como também o efeito do aumento da pressão. Pacientes que apresentam fibrilação atrial paroxística exibem átrios maiores e com pressão mais elevada, com diminuição do *strain* de reservatório.[22]

Na fibrilação atrial crônica, tratada com ablação por cateter, a diminuição do *strain* e do *strain rate* do átrio esquerdo está relacionada com a recorrência da arritmia.[23]

Outro preditor de fibrilação atrial é o dissincronismo intra-atrial, que pode ser demonstrado pelo *strain* na fase de reservatório (Fig. 7-17).

Pacientes com insuficiência cardíaca exibem forte correlação entre a diminuição do pico de *strain* longitudinal e a pressão capilar pulmonar em contraste com a pobre correlação, observada com a relação E/E' (onda E do fluxo mitral e onda E' do Doppler tecidual do anel mitral). Usando um valor de *strain* longitudinal global inferior a 15,1%, a acurácia diagnóstica foi estimada em 0,93 pela curva ROC, com sensibilidade de 100% e especificidade de 93% para predizer elevação da pressão capilar pulmonar maior ou igual a 18 mmHg.[24]

Pacientes com fibrilação atrial mostram diminuição do *strain* na fase de reservatório e de conduto e ausência de deformidade no final da diástole, onde deveria ocorrer a fase de bomba. O *strain* global encontra-se, significativamente, diminuído (Fig. 7-18).

Na estenose mitral há aumento da pressão e das dimensões do átrio esquerdo proporcionais ao grau de estenose. Neste caso a função de bomba pouco contribui para o enchimento ventricular, mesmo em pacientes em ritmo sinusal, pois a contração atrial não consegue vencer o obstáculo. Dessa forma, o *strain* atrial diminui, e o átrio se dilata (Fig. 7-19).

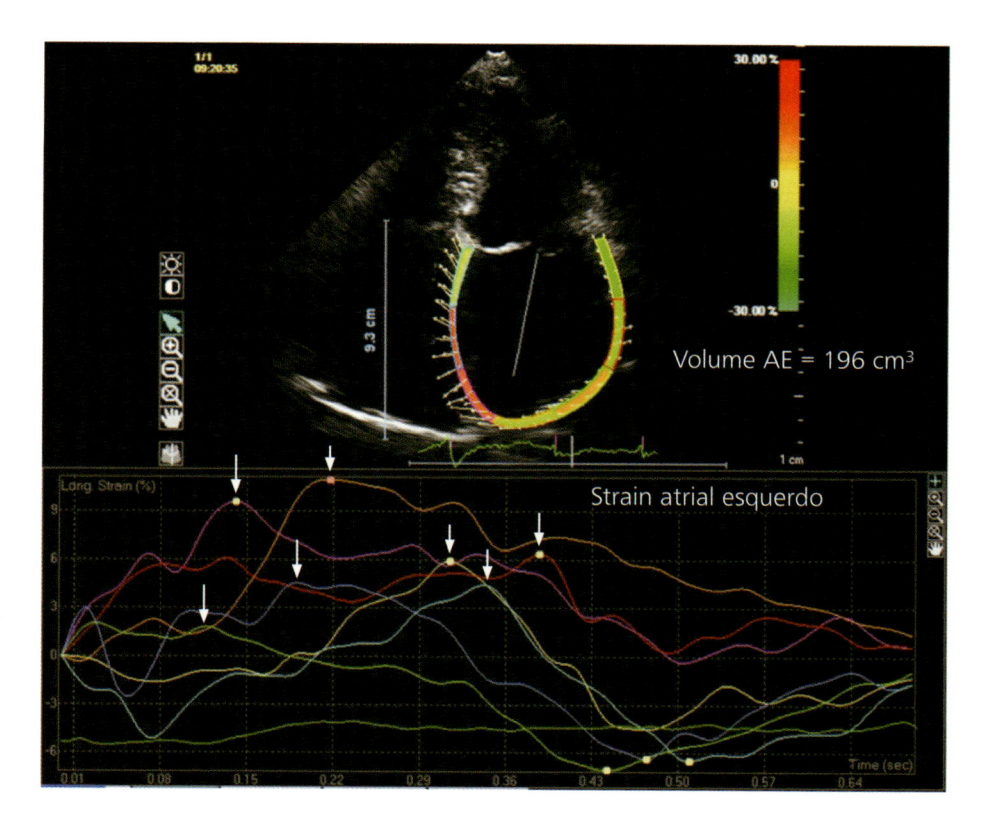

Fig. 7-17. *Strain* do átrio esquerdo em paciente portador de valvopatia mitral em ritmo sinusal. Grande dilatação da cavidade atrial e dissincronismo na fase de reservatório *(setas)* associado à diminuição do *strain* longitudinal global.

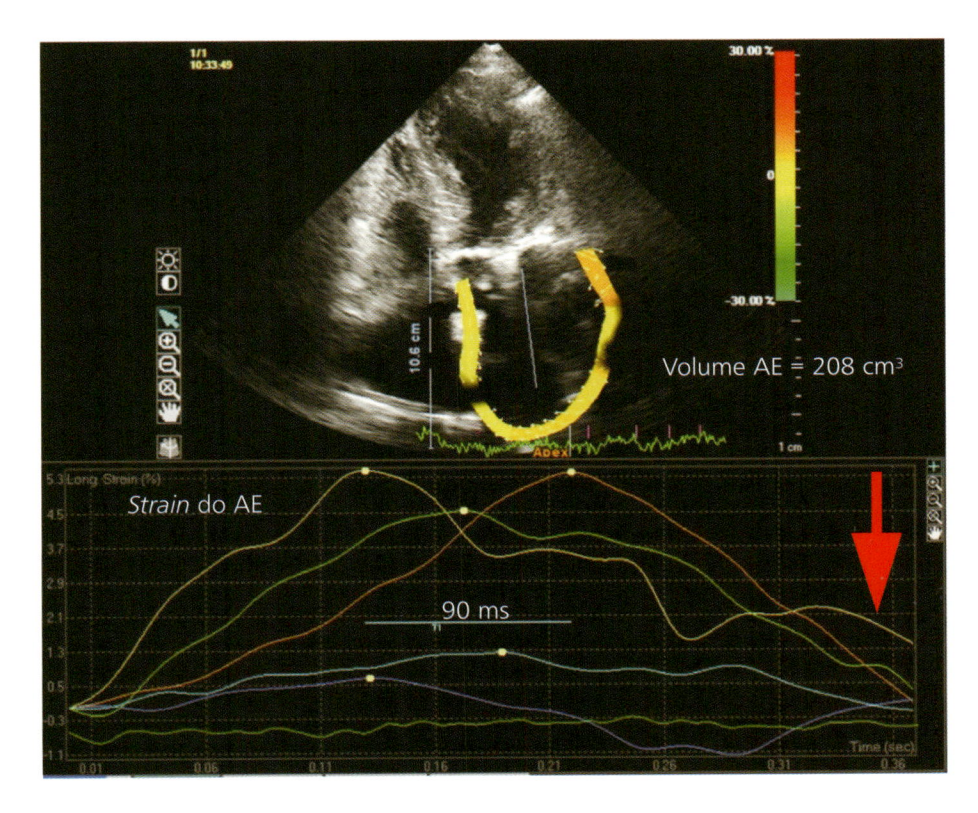

Fig. 7-18. *Strain* longitudinal do átrio esquerdo em paciente portador de prótese biológica mitral em ritmo de fibrilação atrial. Importante diminuição da deformidade, dissincronismo e ausência do componente de bomba *(seta)*.

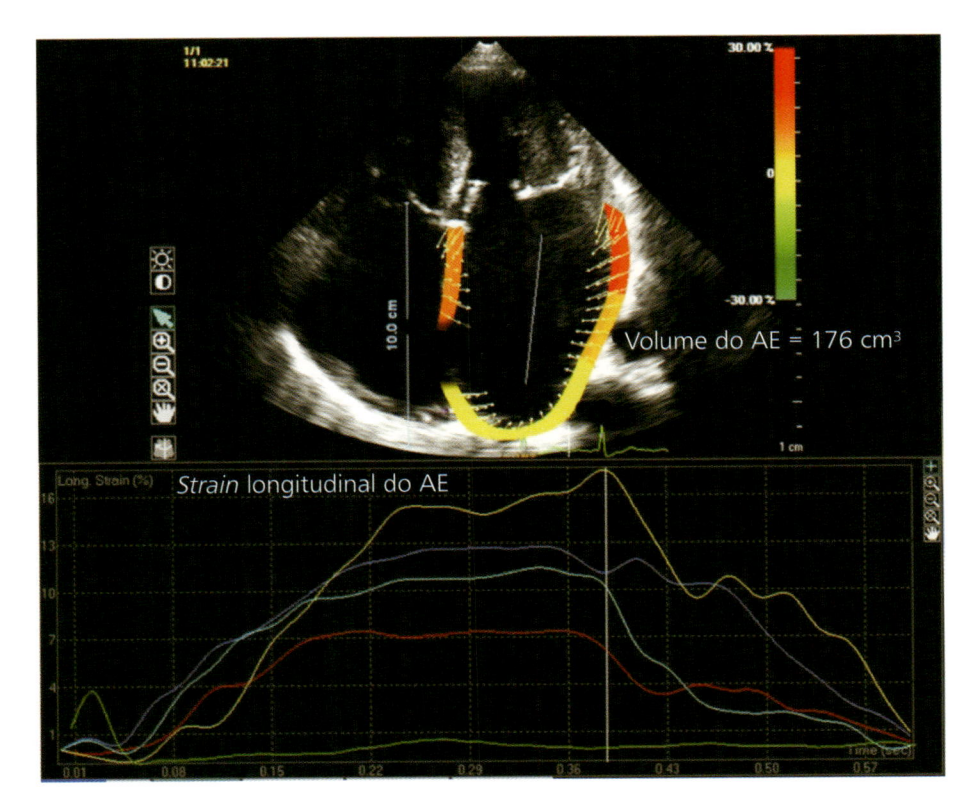

Fig. 7-19. *Strain* longitudinal do átrio esquerdo em paciente com estenose valvar mitral de grau importante e ritmo sinusal. Observam-se diminuição da deformidade e ausência do componente de bomba.

AVALIAÇÃO DA DEFORMIDADE ATRIAL DIREITA

Algumas considerações sobre deformidade atrial esquerda também podem ser aplicadas ao átrio direito e são importantes na avaliação da hipertensão pulmonar.

Alguns valores de deformidade atrial direita podem ser encontrados na literatura,[25] mas ainda existe pouca informação a respeito. Os dados encontram-se no Quadro 7-11.

Quadro 7-11. *Strain* longitudinal do átrio direito*

	Pico de *Strain* Longitudinal Global (%)	*Time-to-Peak* do *Strain* Global (ms)
Strain do átrio direito	49,00 ± 13,00	363 ± 50

*Adaptado de Padeletti M et al. Echocardiography 2012;29:147-152.

Em grupo de indivíduos sadios achamos valores de *strain* longitudinal do átrio direito semelhantes aos da literatura.[26] Os dados encontram-se no Quadro 7-12.

Quadro 7-12. *Strain* longitudinal do átrio direito*

	Parede Lateral	Parede Septal	Teto atrial
Strain Longitudinal (%)	46,95 ± 26,00	36,59 ± 10,98	-4,09 ± 9,86
Time-to-Peak Strain (ms)	385 ± 80	408 ± 56	385 ± 73

*Del Castillo JM et al. Rev Bras Ecocardiogr Imagem Cardiovasc (prelo).

As curvas de deformidade longitudinal do átrio direito apresentam as mesmas características que as observadas no átrio esquerdo, permitindo distinguir as fases de bomba, reservatório e conduto (Fig. 7-20).

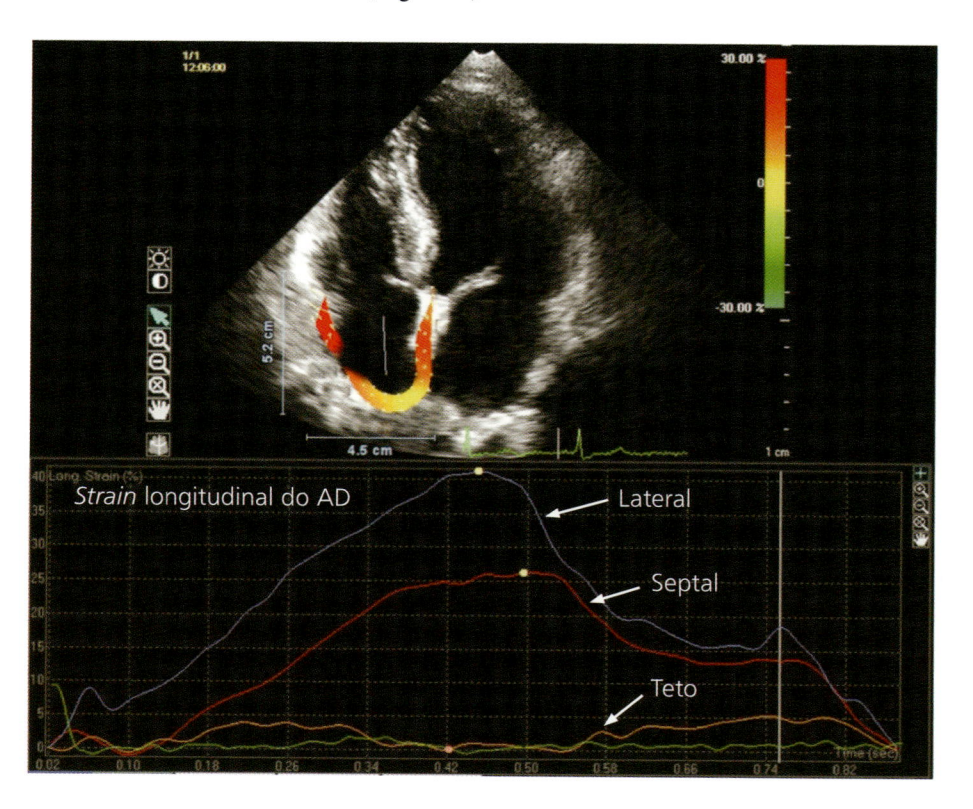

Fig. 7-20. *Strain* longitudinal do átrio direito em indivíduo sadio com predomínio da deformidade da parede lateral.

Em pacientes com hipertensão pulmonar importante, de origem esquistossomótica em ritmo sinusal e com função ventricular direita preservada, observamos manutenção da deformidade das paredes do átrio direito na fase de reservatório e aumento da deformidade na fase de bomba (Fig. 7-21). Quando há diminuição da função ventricular direita, a deformidade atrial direita encontra-se diminuída em todas as fases (Fig. 7-22).

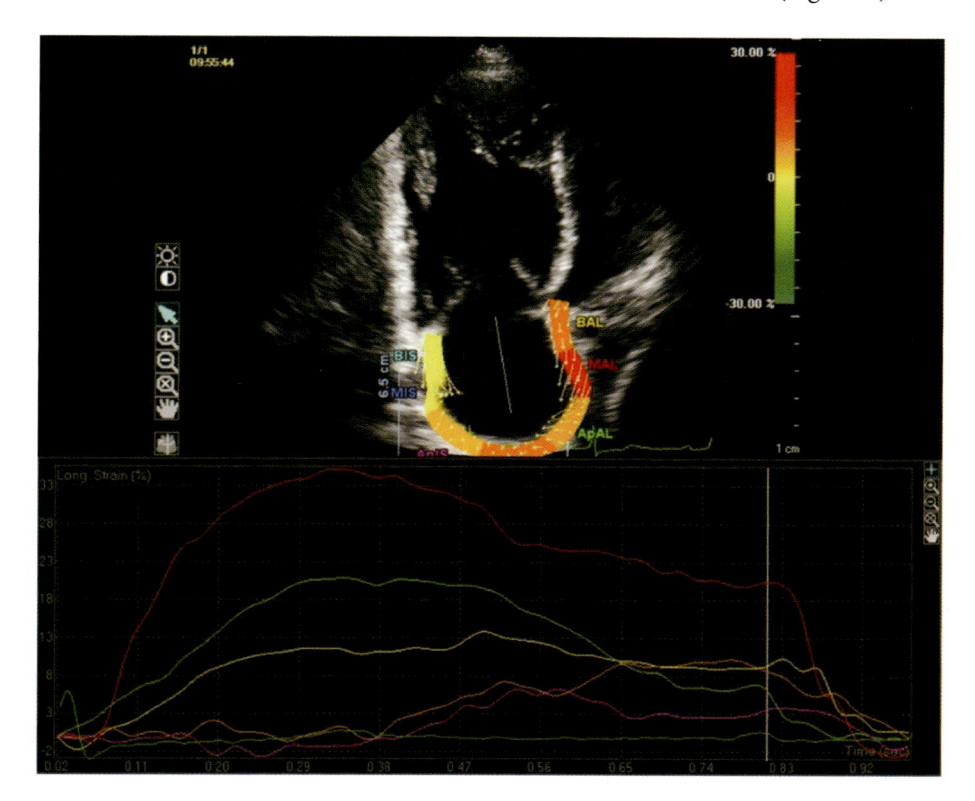

Fig. 7-21. *Strain* longitudinal do átrio direito em paciente com hipertensão pulmonar importante e função ventricular direita preservada.

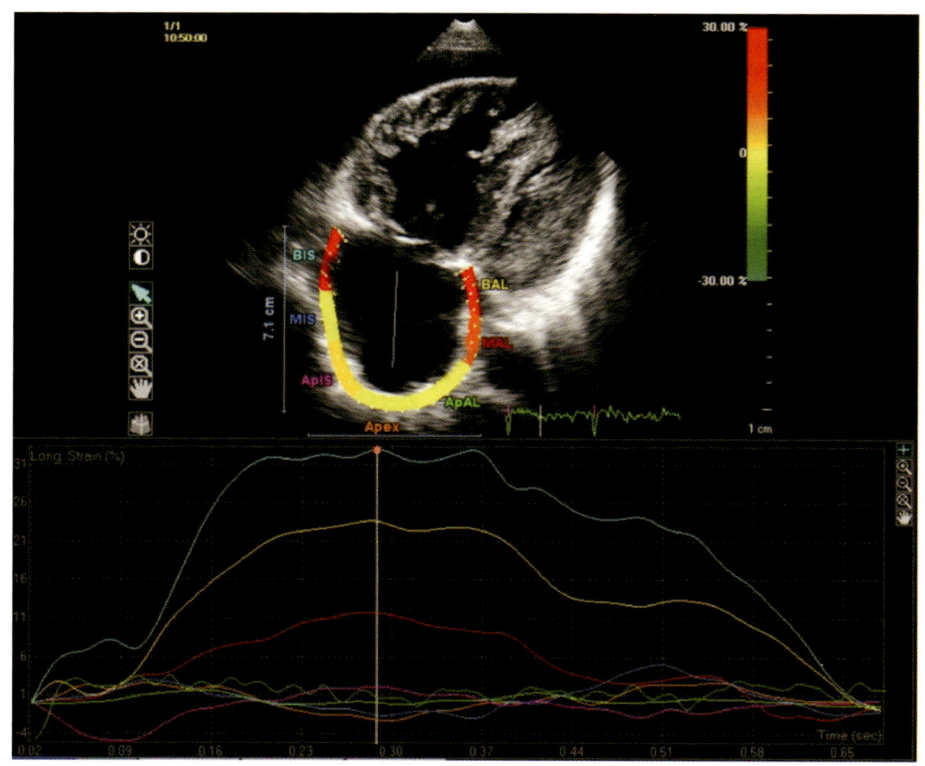

Fig. 7-22. *Strain* longitudinal do átrio direito em paciente portador de hipertensão pulmonar grave com comprometimento da função ventricular direita.

8 *Strain* nas Valvopatias

Oscar Francisco Sanchez Osella

INTRODUÇÃO

Na análise das valvopatias, a ecocardiografia oferece numerosas ferramentas que estão amplamente validadas. Além das imagens transtorácicas e transesofágicas, com seus parâmetros estruturais bidimensionais e a análise de fluxo com Doppler, da avaliação em repouso ou dinâmica sob estresse, seja este físico ou farmacológico, contamos também com as imagens tridimensionais e, mais recentemente, a ecocardiografia tridimensional transesofágica.[1]

Essa técnica nos brinda com imagens de elevada definição, com uma visão anatômica desde ângulos ilimitados, que oferecem novas informações com total precisão, seja na avaliação anatômica, medidas de área, ou na visualização e localização de jatos e fluxos anormais com Doppler em cores. Dessa forma foram ultrapassadas limitações da técnica derivadas de janelas difíceis, e superado o uso de modelos matemáticos pressupostos, utilizados como referência, que passaram a ser substituídos por dados reais e objetivos. Um exemplo é a determinação tridimensional da área de isovelocidade, habitualmente denominada pela sigla em Inglês PISA-3D *(Proximal Isovelocity Surface Area)*, que deixa de lado a suposição de um orifício circular, para considerar, no cálculo, sua forma real, medindo a área do orifício regurgitante com elevada precisão.[2]

Contudo, persiste um desafio ainda não totalmente superado na avaliação das valvopatias, qual seja a detecção da disfunção ventricular precoce. A contratilidade ventricular é um fenômeno complexo e, como já apontado, a disposição espacial das fibras miocárdicas faz com que o ventrículo esquerdo modifique sua forma em todos os planos do espaço, culminando com a torção ventricular. No caso das valvopatias, a presença de sobrecarga pressórica e/ou de volume modifica o comportamento dinâmico das câmaras cardíacas de tal forma que, já na vigência de comprometimento miocárdico, os parâmetros habituais de função sistólica, como fração de ejeção e contratilidade segmentar, podem permanecer dentro dos limites da normalidade, inclusive até estágios avançados de disfunção valvar. Por outro lado, sabemos que a função sistólica tem implicações prognósticas, condicionando os resultados do tratamento clínico e das condutas intervencionistas. Portanto, é relevante a detecção precoce da disfunção ventricular. A avaliação dinâmica com eco estresse tem permitido quantificar a reserva miocárdica, contribuindo para a detecção do comprometimento miocárdico não evidenciado em repouso, porém, não de forma suficientemente precoce. Pesquisas recentes indicam que a avaliação da deformação miocárdica ou *strain* contribui significativamente na detecção de lesões, com maior sensibilidade e de forma mais precoce, quando comparada aos demais parâmetros. A técnica permite dividir a parede miocárdica em duas ou três camadas, analisando separadamente cada uma delas, ou seja, diferenciando epicárdio, endocárdio e a região intermédia.[3]

Este recurso possibilita detectar, por exemplo, dano miocárdico subendocárdico, evidenciado, principalmente, pelo *strain* longitudinal, e reconhecer o incremento do *strain* radial e/ou circunferencial, correspondente às camadas subepicárdica e média, quando aumentam sua contratilidade em forma compensatória. Dessa forma, a contratilidade da parede como um todo está aparentemente preservada, quando avaliada pela análise segmentar, mascarando o dano subjacente não detectável pelas outras técnicas. A seguir será descrita a contribuição da análise do *strain* nas diferentes valvopatias.

INSUFICIÊNCIA MITRAL

Esta valvopatia é caracterizada pelo aumento da pré-carga com diminuição da pós-carga. Nas formas avançadas cursa com dilatação importante das câmaras esquerdas, com espessura miocárdica normal.

Quando a função ventricular está preservada, o *strain* global (longitudinal e circunferencial) está aumentado.

Lancelotti *et al.*[4] avaliaram o *strain* para determinar a reserva miocárdica, utilizando ecocardiografia de estresse com exercício, numa série de 71 pacientes com insuficiência mitral importante. Nesse trabalho, o *strain* longitudinal mostrou-se superior à fração de ejeção para detecção de comprometimento miocárdico, com valor preditivo para disfunção ventricular no pós-operatório.

Os achados são semelhantes aos descritos por Mascle *et al.*, numa série de 88 pacientes avaliados com ecocardiografia de estresse durante o exercício. Os autores demostraram que o *strain* teve valor preditivo, sendo a variável que apresentou melhor correlação com a fração de ejeção avaliada 6 meses após a cirurgia.[5]

Em pacientes a serem submetidos à valvoplastia, a avaliação em repouso do *strain* longitudinal global mostrou valor preditivo para disfunção ventricular a longo prazo, com valor de corte de -19,9%, prévio à cirurgia.[6]

No pós-operatório imediato observa-se diminuição da fração de ejeção e do *strain* global, quando comparado aos valores prévios. Estes achados são decorrentes da falta de adaptação à nova condição hemodinâmica, sendo constatada a melhora dos parâmetros no pós-operatório tardio.[7]

Marciniak *et al.*, numa série de 62 pacientes com insuficiência mitral severa, submetidos à valvoplastia mitral, analisaram as mudanças no *strain* longitudinal, radial, e na velocidade de deformação ou *strain rate*. Nesse trabalho, o *strain rate* foi superior aos demais parâmetros para detectar disfunção ventricular no pré-operatório, correlacionando-se com a fração de ejeção determinada um ano após a cirurgia.[8]

Após valvoplastia reparadora, alguns pacientes evoluem desfavoravelmente, com recorrência da disfunção valvar avaliada 6 meses após a cirurgia. Pandis *et al.*[9] utilizaram *speckle tracking* no acompanhamento do remodelamento reverso de um grupo de pacientes submetidos à cirurgia reparadora e troca valvar. Os autores identificaram que o *strain* radial da parede lateral e anormalidades regionais diastólicas do septo têm valor preditivo independente para disfunção valvar no pós-operatório tardio, sugerindo que a análise desses parâmetros pode contribuir significativamente para definir o momento ideal da intervenção cirúrgica.

Na progressão da disfunção ventricular, o comprometimento do *strain* longitudinal precede às alterações do *strain* radial e circunferencial. A perda de desempenho nas três formas do *strain* indica o acometimento de todas as camadas miocárdicas. A dilatação ventricular acentuada e a consequente disfunção sistólica acompanham-se da redução da torção ventricular. Dois fatos contribuem para esse fenômeno. Por um lado, o dano de todas as camadas miocárdicas, visto que a torção é determinada, principalmente, pelas fibras subepicárdicas, com antagonismo das fibras subendocárdicas. Por outro lado, graças à dilatação ventricular acentuada, perde-se a angulação entre os feixes descendente e ascendente do helicoide ventricular, que se tornam progressivamente paralelos. Essa disposição espacial anômala, além de reduzir a torção, pode provocar o movimento em sentido contrário, todo o coração girando no sentido horário, ou invertido, em que a base gira anormalmente no sentido anti-horário, e o ápex no sentido horário.[10,11]

A contratorção ou *untwisting* também se altera, retardando seu início e diminuindo sua velocidade. Em condições normais, estima-se que 40% de toda a contratorção acontece no período isovolumétrico pós-ejeção. Quando ocorre o retardo desse fenômeno, diminui o gradiente de baixa pressão intraventricular entre a base e o ápex, o qual é gerado pela contratorção. Esse gradiente determina a sucção ventricular, e sua diminuição compromete a fase de enchimento rápido e a função diastólica como um todo.[12]

Embora o número de publicações ainda seja pequeno, todas as evidências são coincidentes em indicar que o *strain* longitudinal é o parâmetro que mais precocemente detecta comprometimento da função sistólica na insuficiência mitral. A Diretriz Brasileira de Valvopatias – SBC 2011 e I Diretriz Interamericana de Valvopatias ainda não incluem o *strain* como critério de avaliação nesta patologia.[13]

ESTENOSE AÓRTICA

Esta valvopatia é caracterizada pelo acentuado aumento da pós-carga. O mecanismo de adaptação miocárdica à sobrecarga pressórica é o remodelamento ventricular, caracterizado pela hipertrofia ventricular. Esta alteração envolve todos os componentes da parede e se acompanha de graus variáveis de fibrose intersticial. O aumento do estresse parietal ao longo do tempo acaba levando à falha dos mecanismos de adaptação, comprometendo progressivamente a função sistólica.[14]

A fração de ejeção habitualmente é normal, inclusive em formas severas de estenose aórtica, não sendo um parâmetro indicador da disfunção miocárdica. Por outro lado, a detecção do comprometimento miocárdico é importante pelo valor prognóstico, e como referência na determinação do momento ideal da indicação cirúrgica. Nesse contexto, as técnicas de análise da deformação miocárdica adquirem relevância, porque permitem a detecção de anormalidades não evidenciadas pelos critérios habituais de avaliação da contratilidade. As alterações são proporcionais à gravidade da estenose e têm valor prognóstico. O primeiro parâmetro a evidenciar o comprometimento miocárdico é o déficit do *strain* longitudinal, sendo que pacientes com maior acometimento na região basal apresentam mais eventos no acompanhamento clínico.[15-17]

Ao nível septal, o comprometimento do *strain* é proporcional ao nível de fibrose intersticial. Hita *et al.*, em pacientes com estenose aórtica grave, encontraram uma correlação significativa entre o déficit de *strain* septal e o volume de colágeno, sem correlação com a área miocitária, ambos definidos por biópsias intraoperatórias.[14]

Pacientes que apresentam estenose aórtica importante com baixo fluxo, baixo gradiente e fração de ejeção normal revelam comprometimento significativo do *strain* longitudinal. O fato ressalta a importância deste parâmetro e sua contribuição neste grupo de pacientes de difícil avaliação.[18]

Após a substituição valvar, os parâmetros de *strain* se modificam lentamente. Em avaliação realizada com 6 meses de pós-operatório, foi constada redução da massa miocárdica com melhora dos parâmetros de *strain* e das funções sistólica e diastólica.[19,20]

A torção ventricular está aumentada em pacientes com estenose aórtica. Em condições normais, a torção é determinada, principalmente, pelas fibras subepicárdicas, que imprimem rotação no sentido anti-horário. As fibras subendocárdicas se contraem em forma antagônica no sentido horário. Nesta patologia a lesão do subendocárdio faz com que perca sua função antagônica, liberando as fibras sinérgicas subepicárdicas, o que se traduz em aumento da torção. Portanto, o aumento da torção é uma condição pseudonormal, que indica dano subendocárdico, que, por outro lado, se evidencia no déficit do *strain* longitudinal. Estes achados ecocardiográficos têm sido confirmados com RM. As alterações tendem à normalidade tardiamente após a cirurgia, exceto o subendocárdio, que se recupera parcialmente.[21]

As anormalidades da torção ventricular pelo dano subendocárdico levam ao comprometimento da contratorção ou *untwisting*, retardando seu início e diminuindo sua velocidade. As alterações se correlacionam com o *strain* longitudinal e os parâmetros de disfunção diastólica.[22,23]

De acordo com Kearney *et al.*,[24] o *strain* longitudinal é um forte preditor independente de mortalidade por todas as causas em portadores de estenose aórtica.

Os autores detectaram alta incidência de disfunção sistólica subclínica em pacientes com estenose aórtica moderada ou severa. Igualmente, observaram correlação significativa entre o *strain* longitudinal e a severidade da estenose, massa miocárdica, função ventricular sistólica e diastólica, condição clínica, classe funcional e insuficiência cardíaca. Os achados, mais do que sugerir, indicam que a estratificação da estenose aórtica com base em dados de gradiente, área valvar e fração de ejeção não é suficiente, e que a análise da deformação miocárdica e, principalmente, do *strain* longitudinal aporta informações relevantes na detecção da disfunção ventricular.

A Diretriz Brasileira de Valvopatias – SBC 2011 e I Diretriz Interamericana de Valvopatias,[13] inclui o *strain* como critério de avaliação nesta patologia, embora não como recomendação, justificando o fato pelo número insuficiente de estudos no momento da elaboração da mesma.

INSUFICIÊNCIA AÓRTICA

A insuficiência aórtica se caracteriza pela sobrecarga de volume do ventrículo esquerdo. Nas formas graves, a sobrecarga volumétrica torna-se mista, ou seja, de volume e pressão. O aumento do volume diastólico depende da intensidade do refluxo, enquanto a sobrecarga pressórica resulta do aumento do volume sistólico a ser ejetado na artéria aorta.

A forma crônica em geral é bem tolerada por longos anos, porém, a progressiva dilatação do ventrículo esquerdo pode levar à insuficiência cardíaca. Por mecanismos compensatórios de adaptação, a fração de ejeção pode permanecer dentro da normalidade até estágios avançados, na vigência de lesão miocárdica subclínica. A disfunção ventricular tem valor prognóstico, pelo que a detecção precoce é importante para determinar o momento ideal para a intervenção cirúrgica. As técnicas de análise do *strain* permitem a detecção de anormalidades não demostráveis pelos critérios habituais de avaliação da contratilidade, como será evidenciado a seguir.

O *strain* longitudinal se compromete precocemente, o que foi constatado por numerosas pesquisas, apresentando valor preditivo na evolução a longo prazo, seja no manejo clínico ou cirúrgico.[25-28]

O mesmo padrão de comprometimento miocárdico é observado em pacientes adolescentes com insuficiência aórtica importante.[29]

Na avaliação do *strain* intramural com *speckle tracking*, analisando separadamente as camadas subendocárdica, média e epicárdica, Iida N *et al.*[30] constataram que a disfunção subendocárdica se associa ao aumento do espessamento do subepicárdio, configurando um mecanismo compensatório de adaptação para preservar a fração de ejeção.

Mizarienë et al.,[31] na avaliação de pacientes com insuficiência aórtica moderada, assintomáticos, com fração de ejeção normal e dilatação ventricular, constataram comprometimento do *strain* longitudinal, associado a aumento da rotação apical. Sinais de disfunção diastólica estiveram relacionados com anormalidades na mecânica sistólica, com fração de ejeção normal. De acordo com os autores, o comprometimento do *strain* longitudinal pode ser ocasionado pelo comprometimento do subendocárdio, secundário à isquemia frequente na insuficiência aórtica. Por outro lado, essa alteração levaria ao aumento da torção apical, pelo mesmo mecanismo descrito na estenose aórtica, ou seja, a perda do antagonismo das fibras subendocárdicas, favorecendo o agonismo das fibras subepicárdicas que promovem a rotação e torção anti-horária.

Em pacientes com insuficiência aórtica importante, com falência ventricular e diminuição da fração de ejeção, além do comprometimento do *strain* longitudinal, os mesmos autores[31] constataram déficit no *strain* radial e diminuição da torção basal.

Achados semelhantes foram observados na insuficiência aórtica aguda.[32]

O padrão de lesão miocárdica em pacientes com falência ventricular é heterogêneo, com maior comprometimento do septo e da região basal posterior. Esses achados têm sido confirmados por RM (Fig. 8-1).[33]

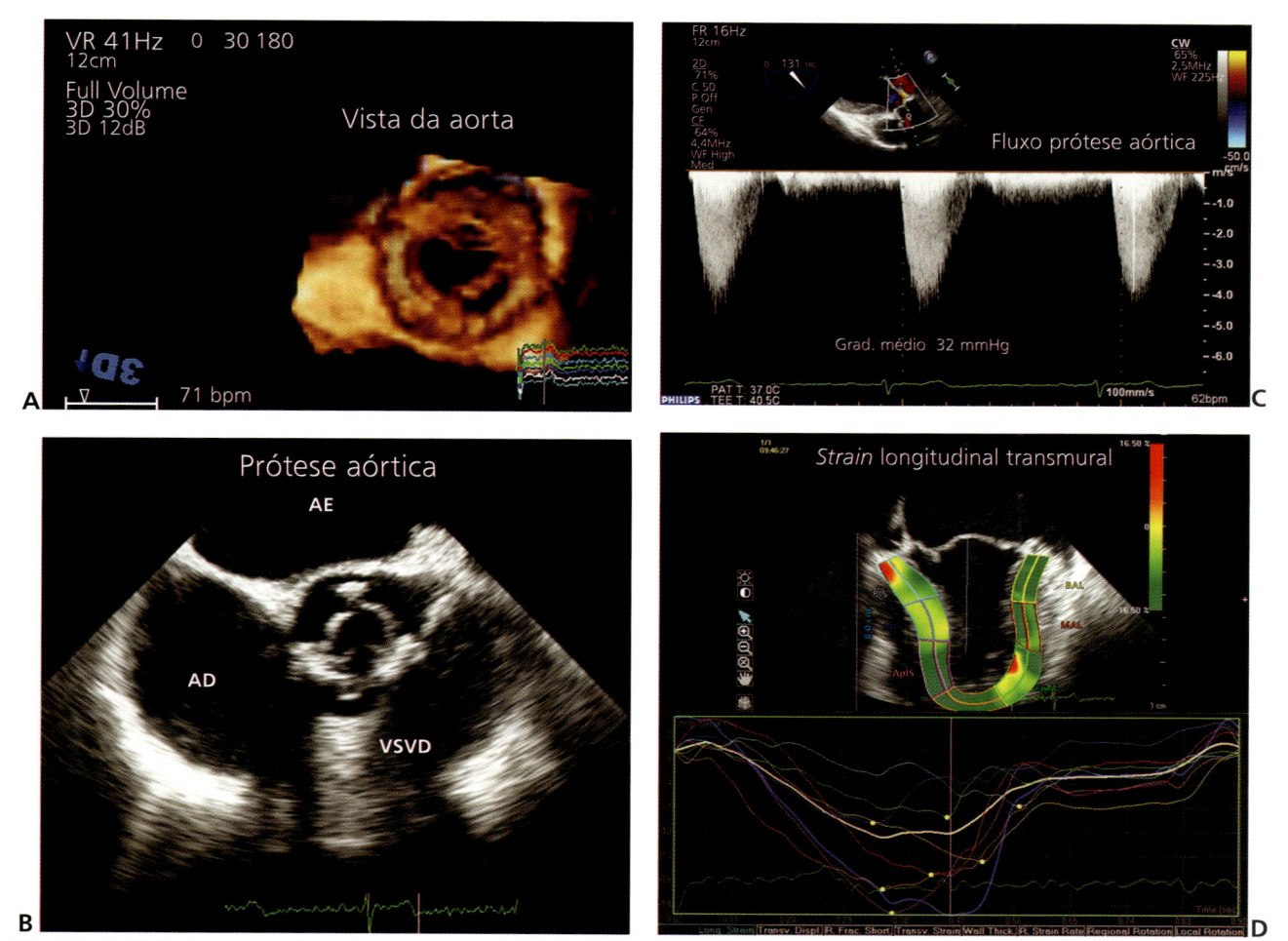

Fig. 8-1. (**A-D**) Paciente masculino, 43 anos, em pós-operatório recente de troca valvar aórtica por insuficiência, evidencia fração de ejeção de 52%, e *strain* longitudinal com padrão de contratilidade em mosaico, com significativa variação entre os diferentes segmentos. (Cortesia de Dr. JM Del Castillo.)

9 Novas Técnicas Ecocardiográficas na Avaliação da Doença de Chagas

Carlos Eduardo Suaide Silva

INTRODUÇÃO

A doença de Chagas, descoberta pelo grande cientista brasileiro Carlos Chagas, em 1909,[1] é uma infecção causada pelo protozoário *Trypanosoma cruzi*, que pode se apresentar sob inúmeras formas no tocante ao comprometimento cardíaco. Estima-se que ainda existam entre 12 e 14 milhões de infectados na América Latina, 5 milhões deles no Brasil, com mais de 60 milhões de pessoas sob risco de transmissão, em cerca de 18 países endêmicos.[2]

Diferentes mecanismos têm sido preconizados na patogênese da doença de Chagas, como a destruição tecidual permanente pelo *Trypanosoma cruzi*, anormalidades autonômicas, mecanismos autoimunes e, mais recentemente o acometimento da microcirculação, onde se tem observado presença de agregados plaquetários e trombose na microvasculatura coronariana associados a evidências histológicas de focos de hipóxia tecidual, além de achados de constrição vascular focal, microaneurismas, dilatação e proliferação da microcirculação, sendo alterações precocemente encontradas na evolução da doença de Chagas experimental.[3]

O acometimento do coração é responsável pela elevada morbimortalidade desta doença, podendo determinar a morte por arritmia, insuficiência cardíaca ou por fenômenos tromboembólicos.[4]

Esse acometimento pode dar-se de várias formas, assumindo um amplo espectro que se apresenta desde pequenas alterações (como na forma indeterminada) até comprometimento segmentar ou difuso acentuados do ventrículo esquerdo. Cerca de 50% dos pacientes infectados em áreas endêmicas encontram-se na forma indeterminada e, embora a característica principal destes pacientes seja a ausência de anormalidades clínicas, eletrocardiográficas e radiológicas significativas, têm-se observado alterações morfofuncionais cardíacas quando se utilizam métodos complementares mais sofisticados, como ergometria, eletrocardiografia dinâmica, provas autonômicas não invasivas, ventriculografia radioisotópica e ecocardiografia (Figs. 9-1 e 9-2).[5-13]

Além disso, há frequente acometimento do tecido de condução, responsável por bloqueios e arritmias, fazendo desses pacientes potenciais candidatos a implante de marca-passo e cardiodesfibrilador.

Dentre os métodos propedêuticos disponíveis, a ecocardiografia com Doppler permite uma abordagem morfofuncional do coração de forma não invasiva e sem efeitos nocivos ao organismo.

Com o aparecimento das novas técnicas ecocardiográficas de *strain* bidimensional (*speckle tracking*) está sendo possível avaliar de forma mais detalhada a deformidade miocárdica, e novas informações estão surgindo com relação à contratilidade segmentar nos pacientes chagásicos.[14]

Fig. 9-1. Medida do *strain* miocárdico nas paredes septal e posterior em portador da forma indeterminada da doença de Chagas. Observa-se contratilidade diminuída na região média da parede posterior, a despeito da ausência de alterações contráteis ao ecocardiograma bidimensional. AE: átrio esquerdo; Ao: aorta; VD: ventrículo direito; VE: ventrículo esquerdo.

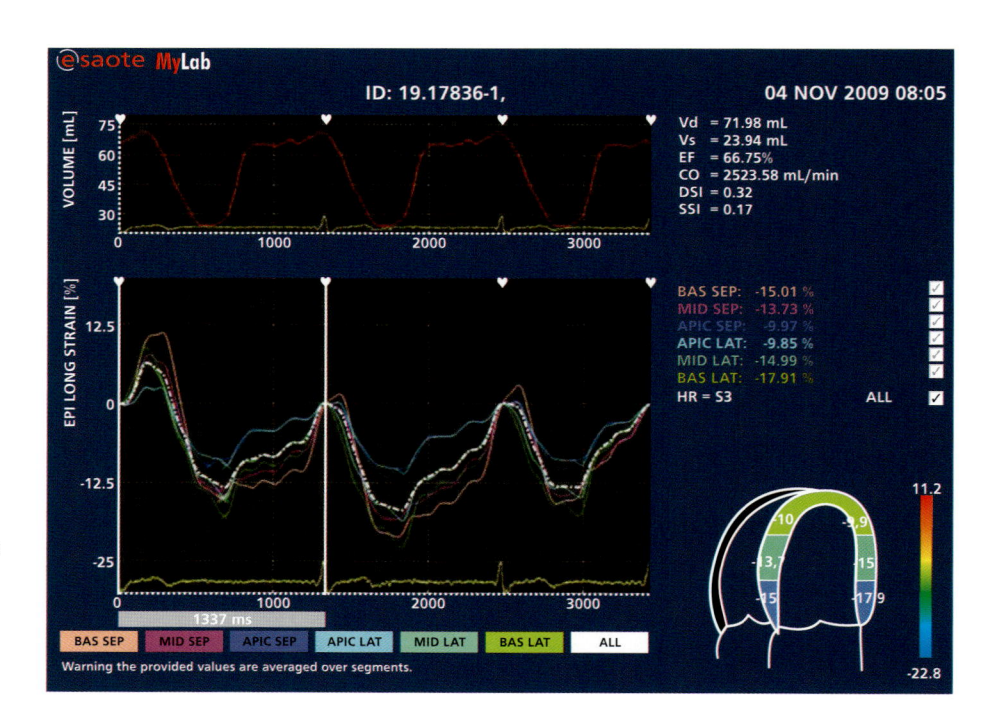

Fig. 9-2. Portador de doença de Chagas, forma indeterminada, sem alterações da contratilidade ao ecocardiograma bidimensional, evidenciando *strain* diminuído na região apical do ventrículo esquerdo.

Estas novas técnicas, associadas aos mapas em modo M (imagens paramétricas) graças à sua alta resolução temporal, permitem-nos enxergar detalhes da contratilidade regional impossíveis de serem vistos ao eco-bidimensional.

Quando o comprometimento miocárdico está definitivamente instalado, o que observamos, na grande maioria dos casos, é um padrão de hipocontratilidade difusa com dilatação ventricular. Nesses casos observamos valores de *strain* bastante diminuídos, difusamente, como os observados na Figura 9-3. Entretanto, não é infrequente encontrarmos um comprometimento do tipo segmentar, que geralmente acomete mais as regiões posteroinferior e apical do ventrículo esquerdo, que podem se apresentar

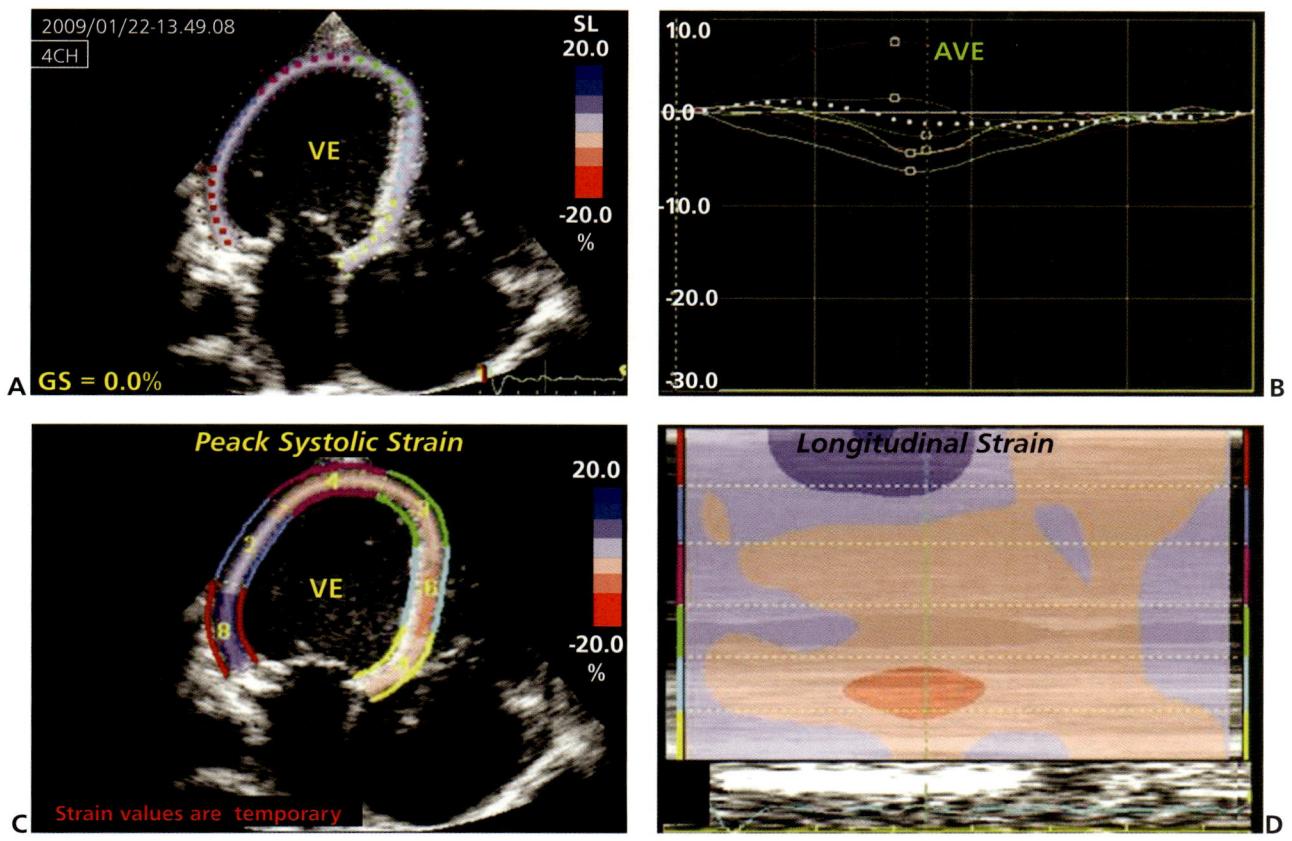

Fig. 9-3. (**A**) Corte apical de 4 câmaras com dilatação difusa. (**B**) Curvas de *strain* mostrando deformidade bastante diminuída. (**C**) Valores do *strain* em cada segmento do ventrículo esquerdo. (**D**) Mapa em Modo M do *strain* miocárdico.

hipocinéticas, acinéticas ou discinéticas (Fig. 9-4). Eventualmente, encontramos pacientes com padrões de comprometimento da contratilidade pouco habituais como no caso da Figura 9-5 onde observamos discinesia anterosseptal e posterior com a região apical preservada.

O que o estudo realizado com as novas técnicas tem propiciado é uma visão mais aprofundada da contratilidade miocárdica, principalmente com os mapas de *strain* associado ao modo M, que, por apresentar alta resolução temporal, permitem observar eventos impossíveis de serem verificados ao olho humano pelo modo bidimensional. Um exemplo é o paciente da Figura 9-6 que apresentava um aneurisma apical. Ao exame bidimensional só é possível observar a presença da discinesia apical, porém, ao realizar o estudo com *strain*, é possível observar a presença de contração pós-sistólica na região apical. A interpretação desse fenômeno ainda é discutível. Alguns autores acreditam que possa representar atividade contrátil e, no caso de pacientes isquêmicos, poderia corresponder a um sinal de viabilidade miocárdica. Outros acreditam que possa ser apenas um *recoil* ou reposicionamento elástico passivo das fibras miocárdicas.[15-19] O fato é que, sem essa nova ferramenta, não era possível detectar essas alterações sutis da contratilidade, e isso está abrindo uma nova linha de pesquisa no campo da deformidade miocárdica.

Outra grande utilidade das novas técnicas ecocardiográficas nos portadores de cardiomiopatia chagásica é o estudo do sincronismo ventricular realizado com as técnicas de TSI *(Tissue Synchronization Imaging)* e do *Speckle Tracking (strain* bidimensional). Esses pacientes, muitas vezes, são fortes candidatos à terapia de ressincronização ventricular (TRC), e a ecocardiografia pode auxiliar na detecção de dessincronia (intra-

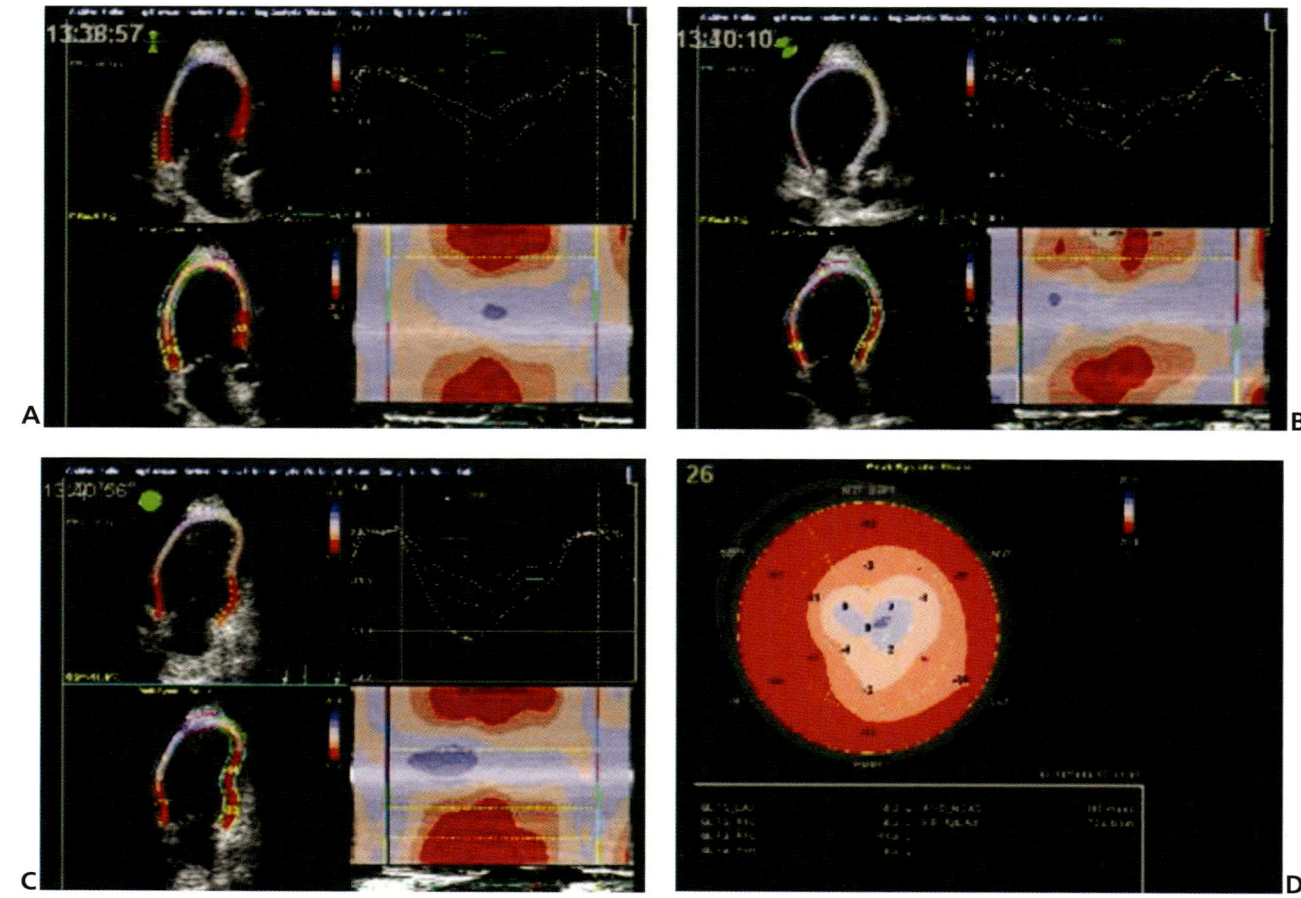

Fig. 9-4. (**A-C**) Cortes apicais de 3, 2 e 4 câmaras, respectivamente, mostrando os mapas de *strain* em Modo M, evidenciando discinesia apical *(em azul)*. (**D**) Observa-se mapa em formato de *Bull's Eye* com os valores do *strain* dentro de cada segmento. Esse é o padrão mais habitualmente encontrado nos pacientes com doença de Chagas.

ventricular, interventricular e atrioventricular) além de identificar áreas de fibrose que possam diminuir a resposta à terapia.

Sabe-se que o melhor lugar para implantar o eletrodo (onde haverá melhor resposta em termos de aumento da fração de ejeção) é onde há o maior atraso do pico sistólico ao Doppler tecidual. Suffoletto *et al.* estudaram 74 pacientes (64 com insuficiência cardíaca e 10 controles) e verificaram que, após a terapia de ressincronização, aqueles que tiveram o eletrodo do marca-passo implantado próximo ao local de maior atraso da contração tiveram aumento na fração de ejeção até 15% maior do que aqueles que tiveram o implante do eletrodo distante do local de maior atraso.[20,21] Entretanto, só isso não é suficiente; é preciso que esse local apresente músculo com capacidade de se contrair. Se o segmento muscular onde há o maior atraso for fibrótico, não há perspectiva de boa resposta à terapia de ressincronização. Norisada *et al.*[22] mostraram que a identificação de atividade contrátil do miocárdio no local do implante do eletrodo do marca-passo é um excelente preditor de resposta à TRC. Analisando 40 indivíduos antes e, 4 a 6 meses, após a terapia de ressincronização obtiveram boa resposta em 75% dos casos. Entretanto, considerando-se apenas os pacientes onde o valor do *strain* miocárdico no local do implante do eletrodo foi melhor que -7,8%, a taxa de sucesso subiu para 92%, ou seja, a resposta à TRC foi melhor naqueles indivíduos onde houve uma coincidência entre posicionamento do eletrodo no local de maior atraso de condução e a presença de função contrátil satisfatória detectada pelo *speckle tracking* (*strain*). Assim, é

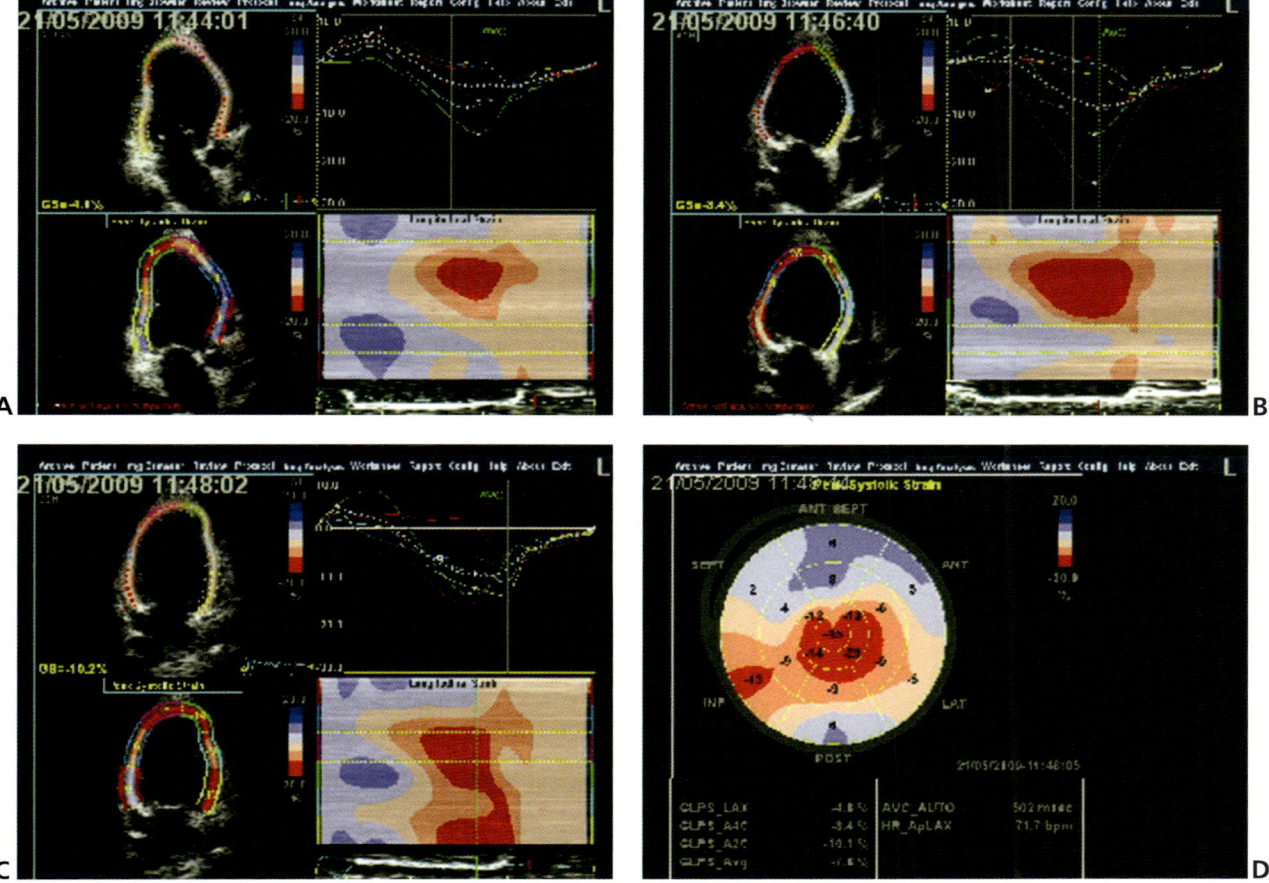

Fig. 9-5. Portador de doença de Chagas com padrão de contratilidade pouco habitual. Observa-se que apenas a região apical apresenta contratilidade satisfatória *(vermelho)*, as demais regiões, principalmente anerosseptal e posterior, mostram-se discinéticas *(azul)*.

importante que a ecocardiografia identifique e passe ao clínico e ao eletrofisiologista essas duas informações: o segmento onde há maior atraso e se o músculo apresenta atividade contrátil nesse local.

Em resumo, a ecocardiografia tem-se mostrado um dos exames mais informativos na avaliação de portadores da doença de Chagas, e a utilização das novas técnicas para o estudo da deformidade e do sincronismo cardíacos tem contribuído com novas e importantes informações no manuseio desses pacientes.

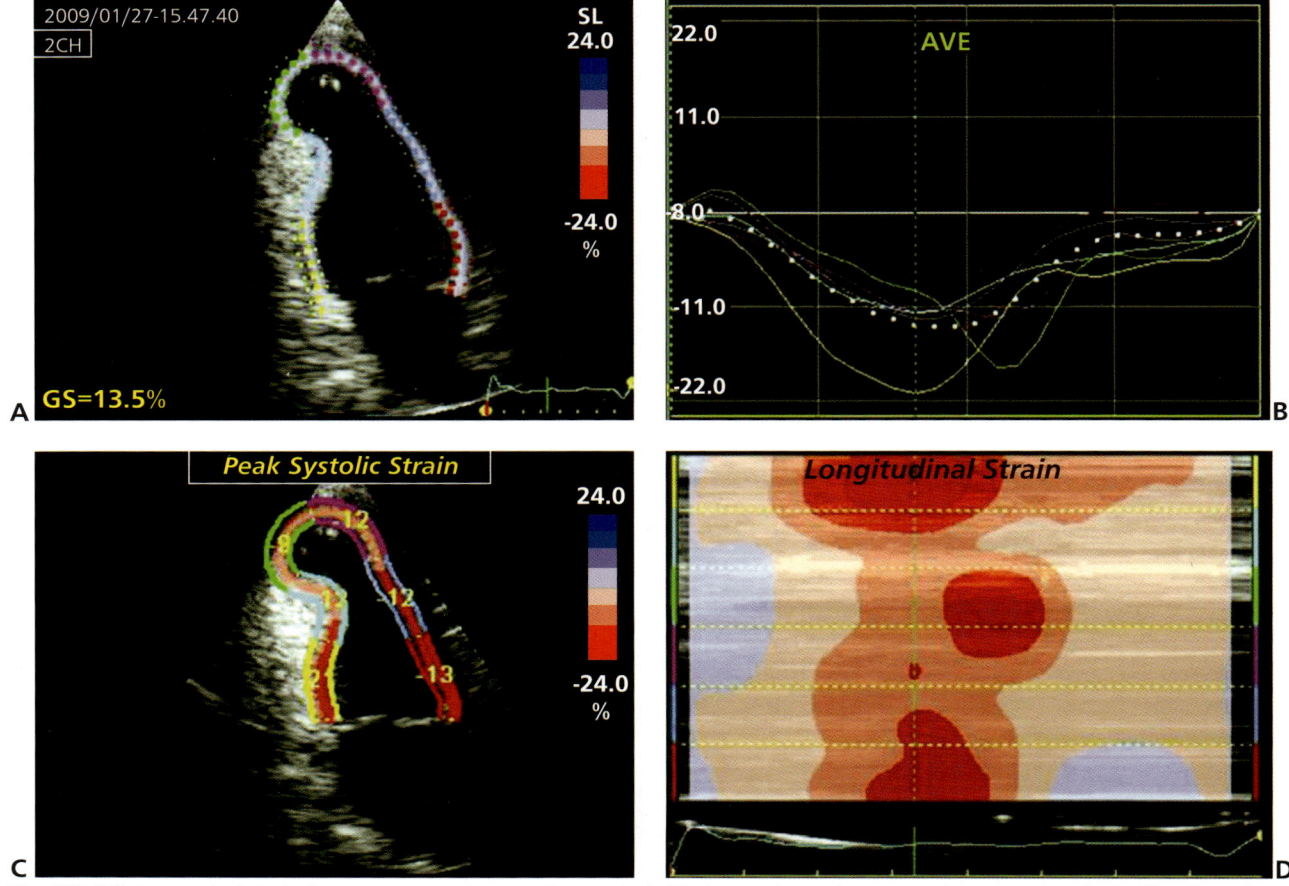

Fig. 9-6. (**A**) Corte apical de 4 câmaras mostrando aneurisma apical. (**B**) Curvas de *strain* mostrando contração pós-sistólica da região apical. (**C**) Imagem paramétrica com os valores do *strain* em cada segmento do ventrículo esquerdo. (**D**) Mapa do *strain* associado ao Modo M, mostrando a contração tardia *(em vermelho)* na região do aneurisma apical.

REFERÊNCIAS BIBLIOGRÁFICAS

1. Chagas C. Nova tripanosomíase humana. *Mem Inst Oswaldo Cruz* 1909;1:159-218.
2. World Health Organization. Control of Chagas disease. Geneva: World Health Organization, 2002. (Technical Report Series, 905).
3. Machado FS, Barros MVL. O Ecocardiograma na Doença de Chagas. In: Silva CES. *O ecocardiograma princípios e aplicações clínicas*. Rio de Janeiro: Revinter, 2012. p. 741-52.
4. Santos-Buch CA, Acosta AM. Pathology of Chagas' disease. In: Tizard I. (Ed.). *Imunology and pathogenesis of trypanosomiasis*. Boca Raton, Fla: CRC, 1985. p. 145-84.
5. Gallo Jr L, Neto JA, Manco JC et al. Abnormal heart rate responses during exercise in patients with Chagas' disease. *Cardiology* 1975;60:147-62.
6. Almeida JWR, Shikanai Yasuda MA, Amato Neto V et al. Estudo da forma indeterminada da doença de Chagas através da eletrocardiografia dinâmica. *Rev Inst Med Trop Sao Paulo* 1982;24:222-28.
7. Ribeiro ALP, Rocha MOC, Torres RM et al. Disfunção autonômica detectada através do teste da arritmia sinusal respiratória em chagásicos sem cardiopatia aparente. *Arq Bras Cardiol* 1994;63:88.
8. Arreaza N, Puigbo JJ, Acquatella H et al. Radionuclide evaluation of left-ventricular function in chronic Chagas' cardiomyopathy. *J Nucl Med* 1983;24:563-67.
9. Acquatella H, Schiller NB, Puigbo JJ et al. M-mode and two-dimensional echocardiography in chronic Chages' heart disease. A clinical and pathologic study. *Circulation* 1980;62:787-99.
10. Maciel BC, Filho OCA, Schmidt A et al. Mild segmental dissinergy reflects more extensive myocardial involvement as compared to isolated conduction abnormalities in chronic Chagas' disease. *J Am Coll Cardiol* 1998;31(5):339C.

11. Filho OCA, Filho AMS, Furuta LF *et al.* Prognostic implications of minor segmental wall motion abnormalities in patients with Chagas' disease. *J Am Coll Cardiol* 1998;31(5):339C.
12. Barros MVL, Rocha MOC, Ribeiro ALP *et al.* Doppler Tissue Imaging to evaluate early myocardium damage in patients with undetermined form of Chagas' disease and normal echocardiogram. *Echocardiography* 2001;18:131-36.
13. Silva CES, Ferreira LDC, Peixoto LB *et al.* Avaliação da contratilidade segmentar na doença de Chagas utilizando a integral do gradiente intramiocárdico de velocidade (*Strain* Miocárdico) obtida pela ecocardiografia com Doppler tecidual. *Arq Bras Cardiol* 2005;84:285-91.
14. Citro R, Bossone E, Kuersten B *et al.* Tissue Doppler and strain imaging: anything left in the echo-lab? *Cardiovascular Ultrasound* 2008;6:54.
15. Skulstad H, Edvardsen T, Urheim S *et al.* Postsystolic shortening in ischemic myocardium. Active contraction or passive recoil? *Circulation* 2002;106:718-24.
16. Lim P, Pasquet A, Gerber B *et al.* Is postsystolic shortening a marker of viability in chronic left ventricular ischemic dysfunction? Comparison with late enhancement contrast magnetic resonance imaging. *J Am Soc Echocardiogr* 2008;21(5):452-57.
17. Brown MA, Norris RM, Takayama M *et al.* Post-systolic shortening: a marker of potential for early recovery of acutely ischemic myocardium in the dog. *Cardiovasc Res* 1987;21:703-16.
18. Kukulski T, Jamal F, Herbots L *et al.* Identification of acutely ischemic myocardium using ultrasonic strain measurements: a clinical study in patients undergoing coronary angioplasty. *J Am Coll Cardiol* 2003;41:810-19.
19. Wong CK, Freedman SB, Bautovich G *et al.* Correlation between post-ejection shortening and improvement in regional wall motion after revascularization in patients with coronary artery disease. *Int J Cardiol* 1996;54:61-67.
20. Suffoletto MS, Dohi K, Cannesson M *et al.* Novel speckle-tracking radial strain from routine black-and-white echocardiographic images to quantify dyssynchrony and predict response to cardiac resynchronization therapy. *Circulation* 2006;113:960-68.
21. Ansalone G, Giannantoni P, Ricci R *et al.* Doppler myocardial imaging to evaluate the effectiveness of pacing sites in patients receiving biventricular pacing. *J Am Coll Cardiol* 2002;39:489-99.
22. Norisada K, Kawai H, Tatsumi K *et al.* Myocardial contractile function in the region of the left ventricular pacing lead predicts the response to cardiac resynchronization therapy assessed by two-dimensional speckle tracking echocardiography. *J Am Soc Echocardiogr* 2010;23:181-89.

10 Aplicações Clínicas – Doença Arterial Coronariana

Ronaldo Campos Rodrigues

INTRODUÇÃO

A avaliação da função sistólica do ventrículo esquerdo é um dos elementos mais importantes na avaliação de pacientes com doenças cardiovasculares (DCV). A baixa fração de ejeção do VE (FEVE) é uma variável hemodinâmica importante e independente de eventos cardiovasculares. Tradicionalmente, a ecocardiografia caracteriza a função sistólica do ventrículo esquerdo pela estimativa da FEVE com o uso do Método de Simpson e pela Fração de Encurtamento (FE), obtida pelo Modo M da cavidade ventricular esquerda. O *strain* e/ou *strain rate* obtidos por técnica bidimensional (*strain* 2D ou *speckle tracking*) é um novo método de imagem que estuda a deformação miocárdica, podendo obter, assim, a deformação longitudinal, radial e circunferencial.[1]

DESAFIOS DA ECOCARDIOGRAFIA

A avaliação da função sistólica regional do VE é um grande desafio para a ecocardiografia, pois se baseia na avaliação visual subjetiva do movimento concêntrico e espessamento de segmentos individuais do ventrículo esquerdo, necessitando de um bom treinamento na visualização da contratilidade dos diversos segmentos do VE. Para avaliar a contratilidade segmentar de maneira mais objetiva, foi criado o Escore Contrátil Segmentar (ECS), que funciona como um modelo semiquantitativo, pontuando cada um dos 17 segmentos do ventrículo esquerdo com relação ao seu espessamento sistólico. É também chamado de Indice de Motilidade Segmentar (IMS). O valor da pontuação média para todos os segmentos corresponde ao ECS.

A fração de ejeção do ventrículo esquerdo é uma das variáveis ecocardiográficas mais importantes para inferir o prognóstico de pacientes com doença arterial coronariana, insuficiência cardíaca crônica e outras doenças cardiovasculares.[2] No entanto, a FEVE não é uma medida simples para avaliar o real desempenho sistólico do ventrículo esquerdo. A fração de ejeção é influenciada pelo volume do VE, pré-carga, pós-carga, alterações anatômicas das valvas cardíacas[3] e alterações contráteis regionais nas crises anginosas e no infarto agudo do miocárdio.[4] Além disso, a reprodutibilidade dos métodos de medição da fração de ejeção nem sempre é satisfatória.

O parâmetro de maior sensibilidade na avaliação de disfunção sistólica regional é o Índice de Motilidade Segmentar (IMS). De acordo com alguns autores, O IMS é um parâmetro de maior valor prognóstico do que a FEVE.[5] Uma limitação do IMS é o aspecto subjetivo e semiquantitativo do método na avaliação da função sistólica regional, exigindo alta competência do observador e de imagens de alta qualidade, podendo, assim, ser capaz de identificar pequenas disfunções regionais.

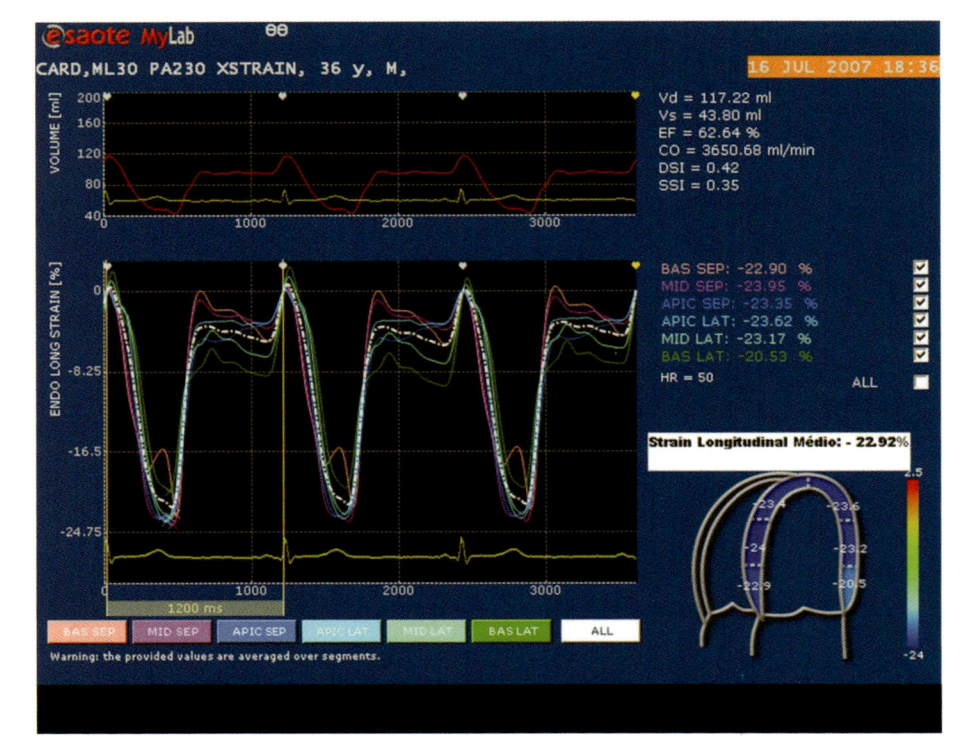

Fig. 10-1. Estudo da deformação do eixo longitudinal de um paciente sadio, estudo este realizado a partir de um corte apical de 4 câmaras. Paciente saudável. Observe os parâmetros obtidos: volume diastólico final de 117,22 mL, volume sistólico final de 43,80 mL, fração de ejeção do VE de 62,64% e débito cardíaco de 3,65 L/min. O *strain* longitudinal médio foi de -22.92% (valores normais acima de -20%).

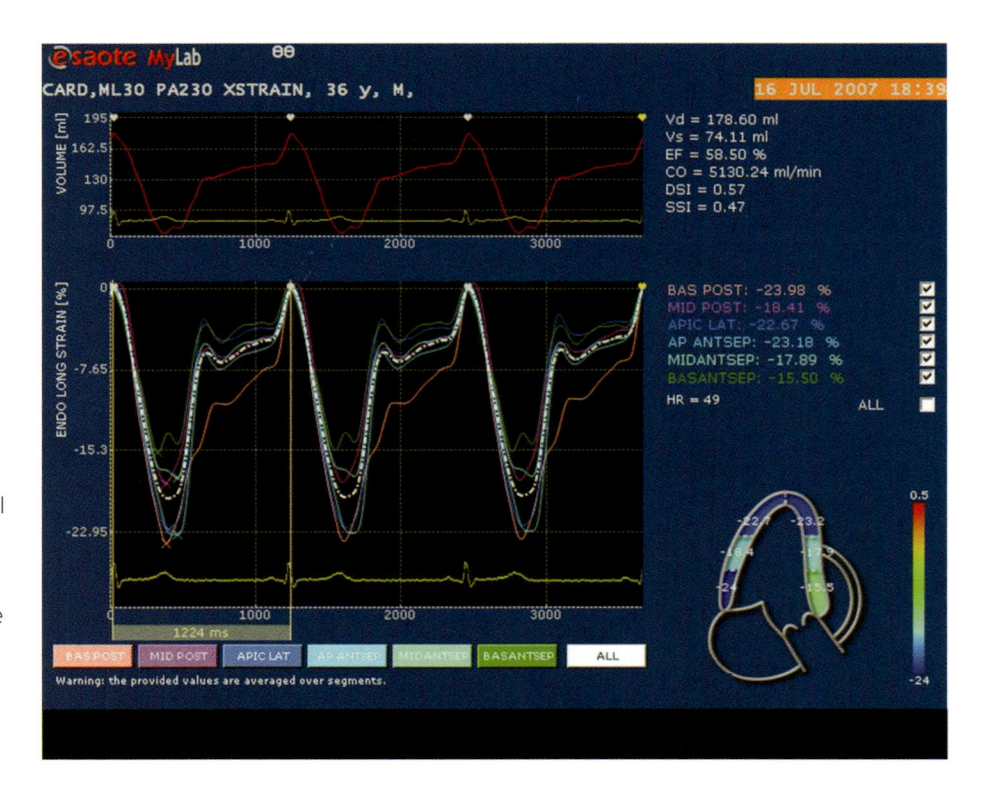

Fig. 10-2. Estudo da deformação do eixo longitudinal *(strain)* de um paciente sadio, estudo este realizado a partir de um corte apical longitudinal. Paciente saudável. Observe os parâmetros obtidos: volume diastólico final de 178,60 mL, volume sistólico final de 74,11 mL, fração de ejeção do VE de 58,50% e débito cardíaco de 5,13 L/min.
O *strain* longitudinal médio foi de -20,2%.

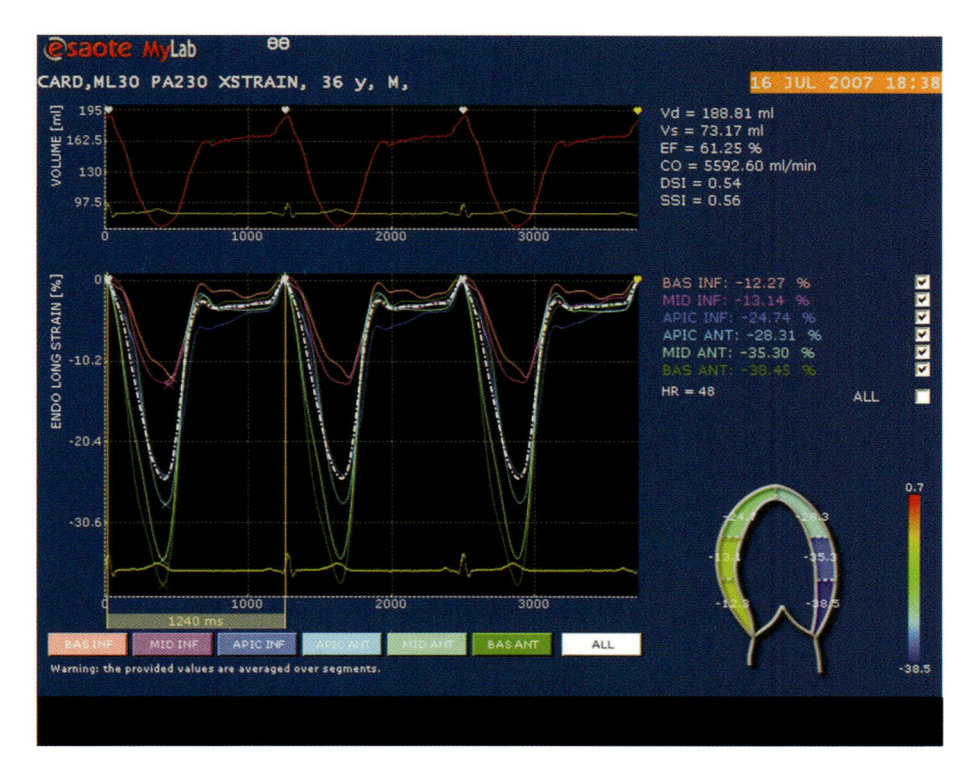

Fig. 10-3. Estudo da deformação do eixo longitudinal de um paciente assintomático, estudo este realizado a partir de um corte apical de 2 câmaras. Observe os parâmetros obtidos: volume diastólico final de 188,81 mL, volume sistólico final de 73,17 mL, fração de ejeção do VE de 61,25% e débito cardíaco de 5,59 L/min. O *strain* longitudinal médio foi de -25,3%. Observe que, apesar de o valor médio do *strain* longitudinal encontrar-se dentro dos padrões do normal, evidenciaram-se taxas reduzidas nos segmentos médio e basal da parede inferior do VE (- 12,27 e -13,14%, respectivamente).

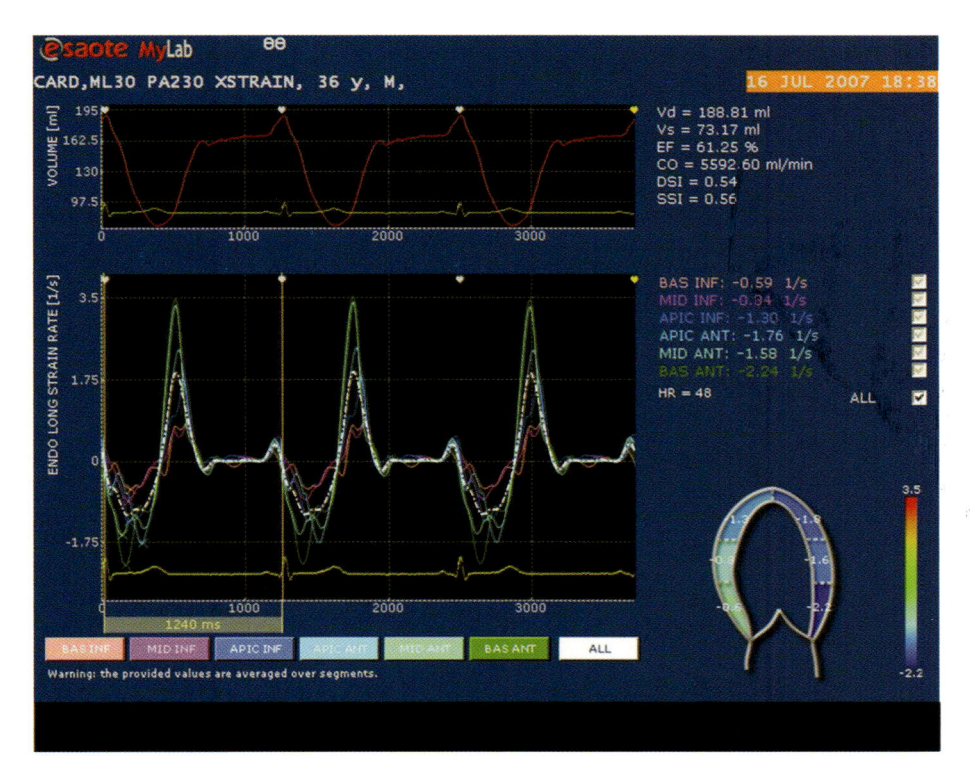

Fig. 10-4. Estudo da taxa de deformação do eixo longitudinal de um paciente assintomático, estudo este realizado a partir de um corte apical de 2 câmaras. Observe os parâmetros obtidos: volume diastólico final de 188,81 mL, volume sistólico final de 73,17 mL, fração de ejeção do VE de 61,25% e débito cardíaco de 5,59 L/min. O *strain rate* longitudinal médio foi de -1,38 1/s. Observe que, apesar de o valor médio do *strain rate* longitudinal encontrar-se dentro dos padrões do normal, evidenciaram-se taxas de deformação reduzidas nos segmentos médio e basal da parede inferior do VE (- 0,59 1/s e -0,84 1/s respectivamente).

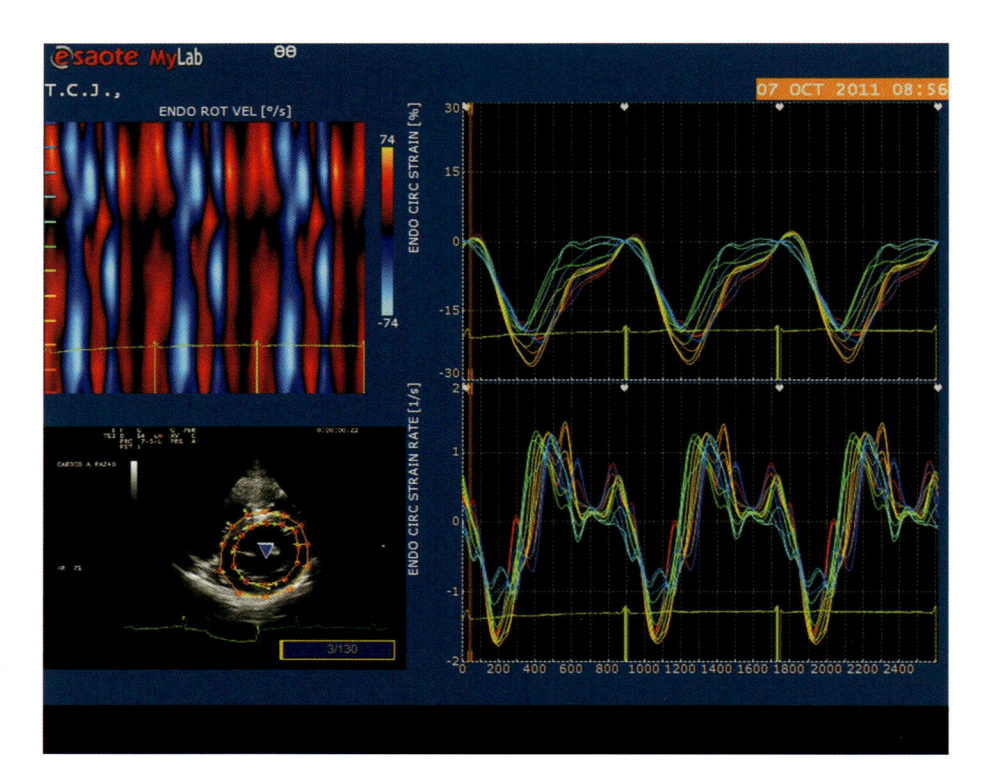

Fig. 10-5. Estudo do grau de deformação *(strain)* e da taxa de deformação *(strain rate)* do eixo circunferencial de um paciente assintomático, estudo este realizado a partir de um corte transversal ao nível da valva mitral. Observe que todos os segmentos apresentam *strain* de valores negativos, observando em todos os segmentos basais do VE valores acima de -20% de *strain* circunferencial.

Na Figura 10-6 temos um exemplo de deformação circunferencial *(strain)* normal nos segmentos basais do VE, obtido pelo corte transverso ao nível da valva mitral.

Na Figura 10-7 temos um exemplo de taxa de deformação circunferencial *(strain rate)* normal em um paciente diabético, com dor precordial atípica. Obtido o *strain* circunferencial médio, resultado da média dos segmentos médios do VE, pelo corte transverso ao nível dos músculos papilares.

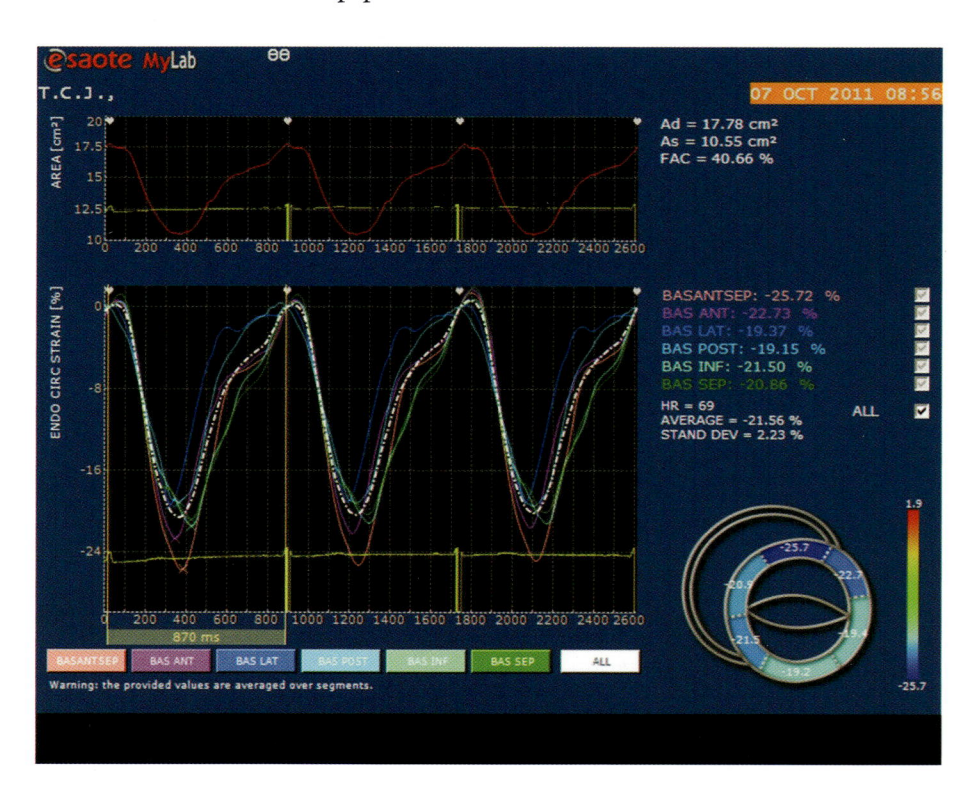

Fig. 10-6. Estudo do grau de deformação *(strain)* do eixo circunferencial de um paciente assintomático, estudo este realizado a partir de um corte transversal ao nível da valva mitral. Observe que todos os segmentos apresentam *strain* de valores negativos, observando um *strain* circunferencial médio de -21,55% (valores normais > -20%).

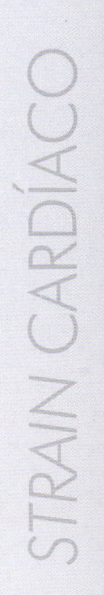

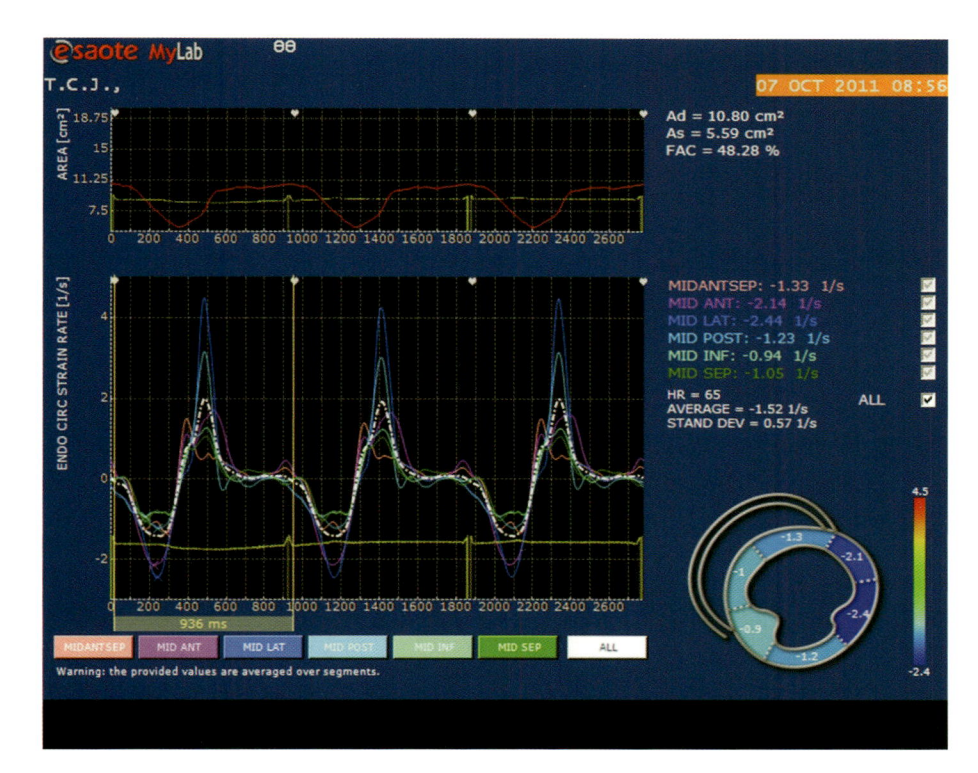

Fig. 10-7. Estudo da taxa de deformação *(strain rate)* do eixo circunferencial de um paciente diabético, com dor precordial atípica, estudo este realizado a partir de um corte transversal ao nível dos músculos papilares. Observe que todos os segmentos apresentam *strain rate* de valores negativos, observando um *strain rate* circunferencial médio de -1,52 1/s.

O *strain* e *strain rate* obtido pelo *speckle tracking* é de muita importância no estudo da Doença Arterial Coronariana (DAC). Os valores de *strain* (deformação) e *strain rate* (taxa de deformação) são homogeneamente distribuídos entre os diversos segmentos do ventrículo esquerdo, e a detecção de mudanças sutis nos valores obtidos podem sugerir disfunção do miocárdio. Apesar de o *speckle tracking* ter um papel fundamental em qualquer doença que afete o miocárdio, sem nenhuma dúvida, seu maior potencial está na detecção de doença isquêmica do coração.

Os valores de *strain* e *strain rate* obtido tanto pelo Doppler como pela imagem bidimensional *(Speckle Tracking)* podem ser usados no estudo da doença isquêmica miocárdica, pois sabemos que na região subendocárdica há um predomínio de fibras longitudinais, e ambos os métodos analisam com boa acurácia o componente longitudinal de deformação.

O *speckle tracking* é capaz de identificar regiões isquêmicas, que se apresentaram normocinéticas ao ecocardiograma convencional, identificando valores de *strain* longitudinal e *strain rate* longitudinal anormais, sugerindo a presença de doença coronariana obstrutiva (lesão estenótica > 70%).[21] Williams *et al.* evidenciaram que o Doppler tecidual, estudando as velocidades miocárdicas sistólicas e diastólicas, foi capaz de identificar disfunção regional pós-isquêmica, mesmo após 1 hora de término do esforço e já com ECG e *strain rate* normais, podendo ser utilizado no estudo daquele grupo de pacientes que apresentam dor torácica com ECG normal.[22] Nucifora *et al.*, ao estudarem um grupo de pacientes com fração de ejeção normal, porém com vários fatores de risco para doença aterosclerótica, evidenciaram a diminuição do *strain* global e do *strain rate*, correlacionando este achado com o aumento da severidade da doença coronária, confirmando esta piora da doença aterosclerótica com a Tomografia Computadorizada.[23,24] Estes e outros estudos apoiam a utilização do estudo da deformação longitudinal para identificar e estratificar o risco de doença coronariana aterosclerótica, com boa precisão e reprodutibilidade.

Deformação longitudinal

Observe, na Figura 10-8, o exemplo de um paciente que deu entrada em um serviço de dor torácica, com um quadro sugestivo de doença arterial coronariana. Realizado o estudo da deformação miocárdica pelo *strain* bidimensional que evidenciou taxas deprimidas de *strain* longitudinal (valores < -20%) nos segmentos basais, médio e apical das paredes septal inferior e anterolateral. Encaminhado ao cateterismo cardíaco que evidenciou a presença de lesões estenóticas de 80 e 90% na artéria coronária direita e descendente anterior, respectivamente.

Deformação circunferencial

Observe, na Figura 10-9, o estudo da deformação circunferencial em paciente portador de diabetes melito do tipo 2, com queixa de falta de ar aos médios esforços e dor epigástrica. Observam-se valores de deformação circunferencial patológicos (< -20%) dos segmentos médios das paredes inferior, inferolateral e anterolateral.

Deformação radial

Observe, na Figura 10-10, o estudo da deformação miocárdica de um paciente com história de infarto inferior e inferolateral. Estudada a deformação radial dos segmentos médios a partir de um corte transverso do VE ao nível dos músculos papilares. Observamos valores muito baixos de deformação radial nos segmentos médios da parede septal inferior, paredes inferior e inferolateral (+5,6%, +3,6% e +5,9%, respectivamente). Identificaram-se também valores de *strain* radial patológicos nos demais segmentos médios do VE.

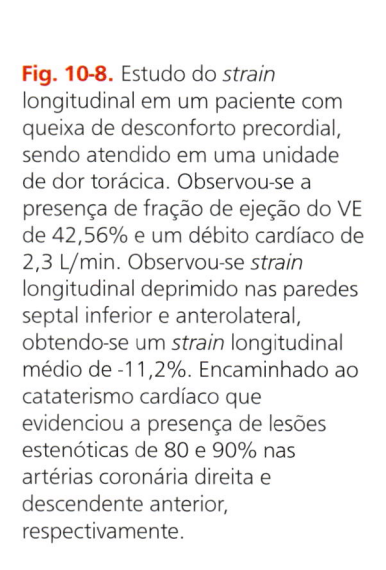

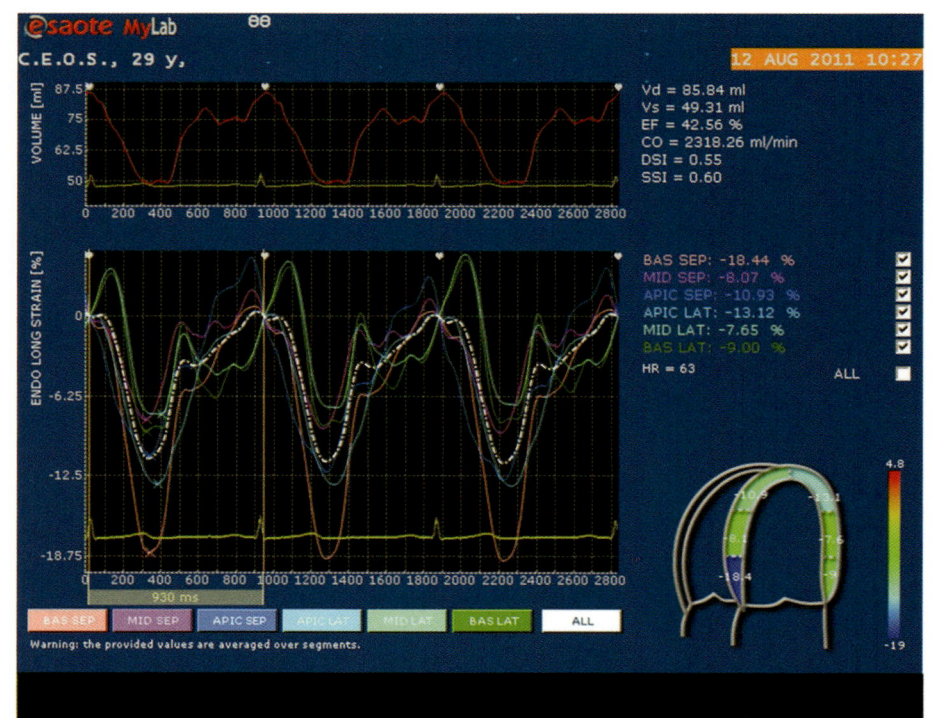

Fig. 10-8. Estudo do *strain* longitudinal em um paciente com queixa de desconforto precordial, sendo atendido em uma unidade de dor torácica. Observou-se a presença de fração de ejeção do VE de 42,56% e um débito cardíaco de 2,3 L/min. Observou-se *strain* longitudinal deprimido nas paredes septal inferior e anterolateral, obtendo-se um *strain* longitudinal médio de -11,2%. Encaminhado ao cateterismo cardíaco que evidenciou a presença de lesões estenóticas de 80 e 90% nas artérias coronária direita e descendente anterior, respectivamente.

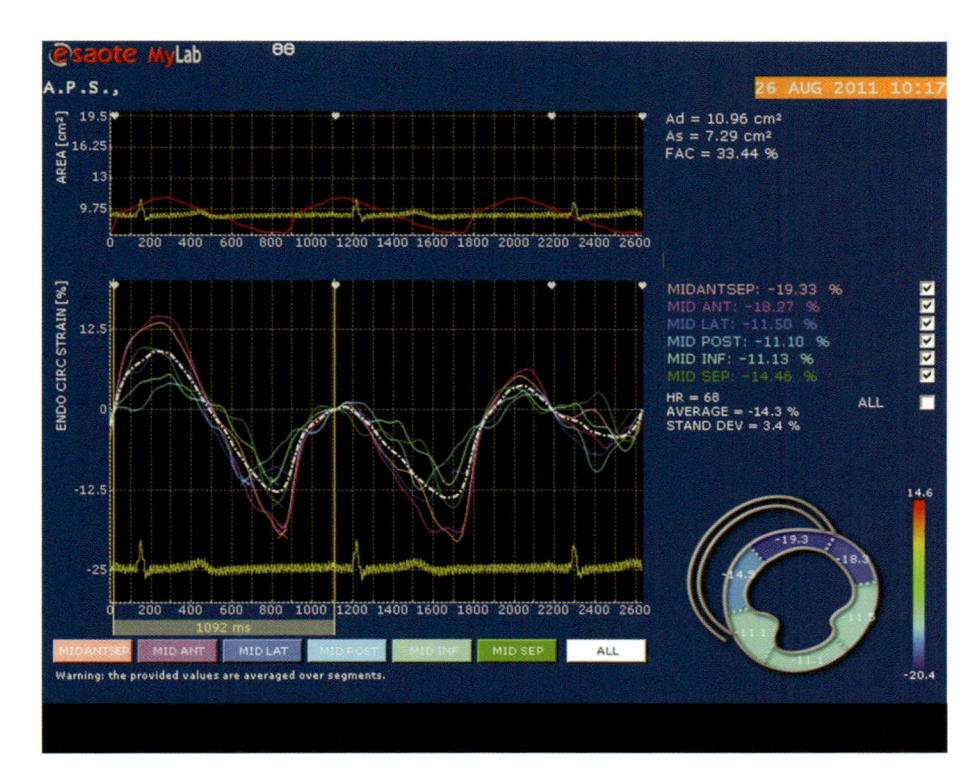

Fig. 10-9. Estudo da deformação circunferencial em paciente portador de diabetes melito do tipo 2, com queixa de falta de ar aos médios esforços e dor epigástrica. Observam-se valores de deformação circunferencial patológicos (< -20%) dos segmentos médios das paredes septal inferior (-14,5%), inferior (- 11,1%), inferolateral (11,11%) e anterolateral (-11,5%). Valor de *strain* circunferencial médio de -14,3%.

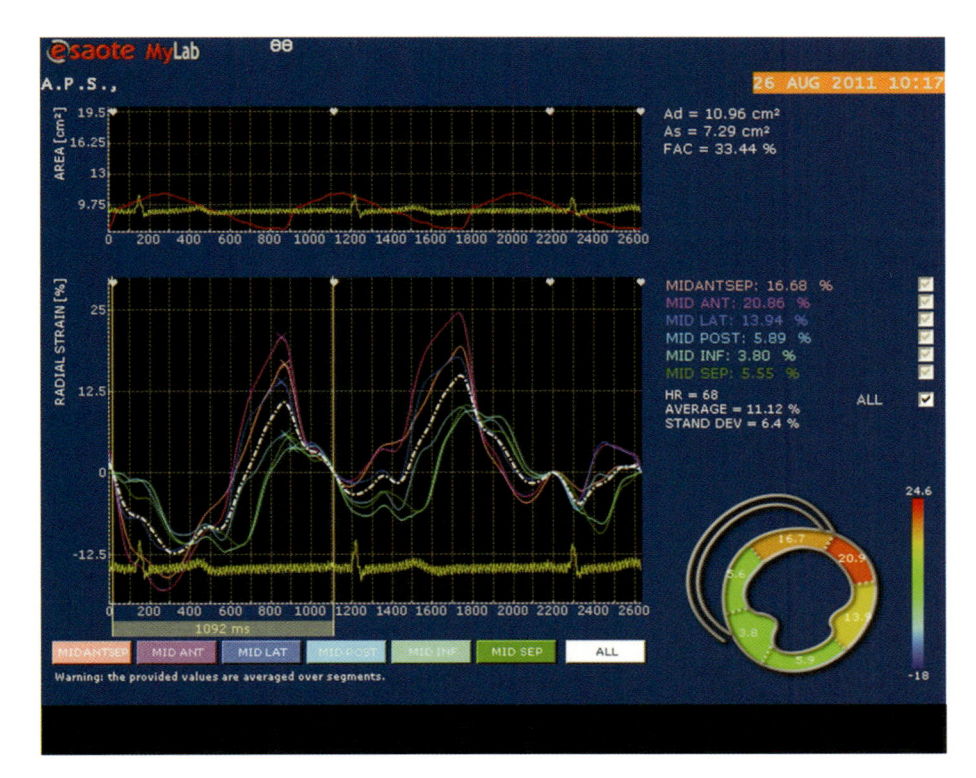

Fig. 10-10. Estudo da deformação miocárdica de um paciente com história de infartos inferior e inferolateral. Estudada a deformação radial dos segmentos médios a partir de um corte transverso do VE ao nível dos músculos papilares. Observamos valores muito baixos de deformação radial nos segmentos médios da parede septal inferior (+5,6%), parede inferior (+3,8%) e inferolateral (+5,9%). Identificaram-se também valores de *strain* radial patológicos nos demais segmentos médios do VE. *Strain* radial médio de +11,12% (valores normais de *strain radial* > +47%).

AVALIAÇÃO DA DOENÇA ARTERIAL CORONARIANA AGUDA

A avaliação do estudo da deformação miocárdica no infarto agudo do miocárdio permite determinar com precisão a diminuição da deformação nas regiões isquêmicas e, principalmente, detectar a denominada contração pós-sistólica. Este fenômeno ocorre após o fechamento da valva aórtica, ou seja, durante a fase de relaxamento isovolumétrico. Este fenômeno é produzido pelo aumento de fluxo de sangue no miocárdio no momento em que diminui a tensão do músculo sobre a microcirculação. Este aumento do fluxo sanguineo provocaria a contração do músculo que se encontrava hipoperfundido durante a sístole.

Os traçados de Modo M curvado são utilizados para detectar de forma rápida a ocorrência, duração e extensão da contração pós-sistólica. Este tipo de alteração se acompanha de ausência de deformação da parede afetada durante a sístole. Na Figura 10-11 identificamos, numa curva de *strain rate*, a presença de uma contração pós-sistólica nos segmentos médio e basal da parede anterior do ventrículo esquerdo, identificando uma região isquêmica.

AVALIAÇÃO DA DOENÇA ARTERIAL CORONARIANA CRÔNICA

Uma vez que o infarto estabelecido, observar-se-á a presença de diminuição do *strain* nos segmentos afetados. A diminuição do *strain* global (média do *strain* de todos os segmentos) correlaciona-se com a extensão do infarto. Há queda do *strain* longitudinal, radial e circunferencial. Nos casos onde existe a presença de dilatação aneurismática pós-infarto, observamos uma diminuição gradativa do *strain* em direção à área isquêmica, com diminuição também em paredes distantes na isquemia, sugerindo que o remodelamento ventricular tenha efeito prejudicial sobre o desempenho global do VE (alteração da geometria do VE). Observe, na Figura 10-12, um paciente que apresentava um quadro eletrocardiográfico sugestivo de IAM anterior e que, ao realizar o *strain* bidimensional, evidenciou baixos valores de *strain* longitudinal nos segmentos basal, médio e apical da parede anterior (-4,2, -2,2 e -5,5%, respectivamente).

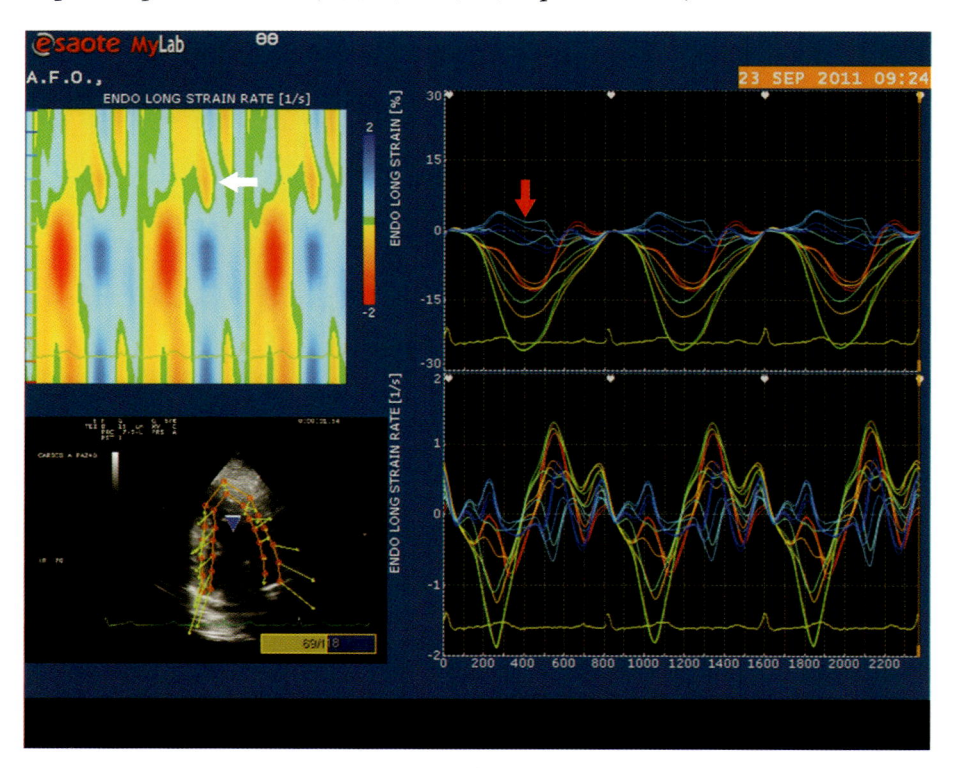

Fig. 10-11. Em uma curva de *strain rate*, identificamos fenômenos sistólicos mapeados em amarelo, e eventos diastólicos mapeados em azul. Observamos um atraso do evento sistólico nos segmentos basal e médio da parede anterior, evento este chamado de contração pós-sistólica (assinalado com uma *seta branca*). Observe também alguns segmentos com baixos valores de *strain* longitudinal, alguns até com valores positivos (assinalado com uma *seta vermelha*).

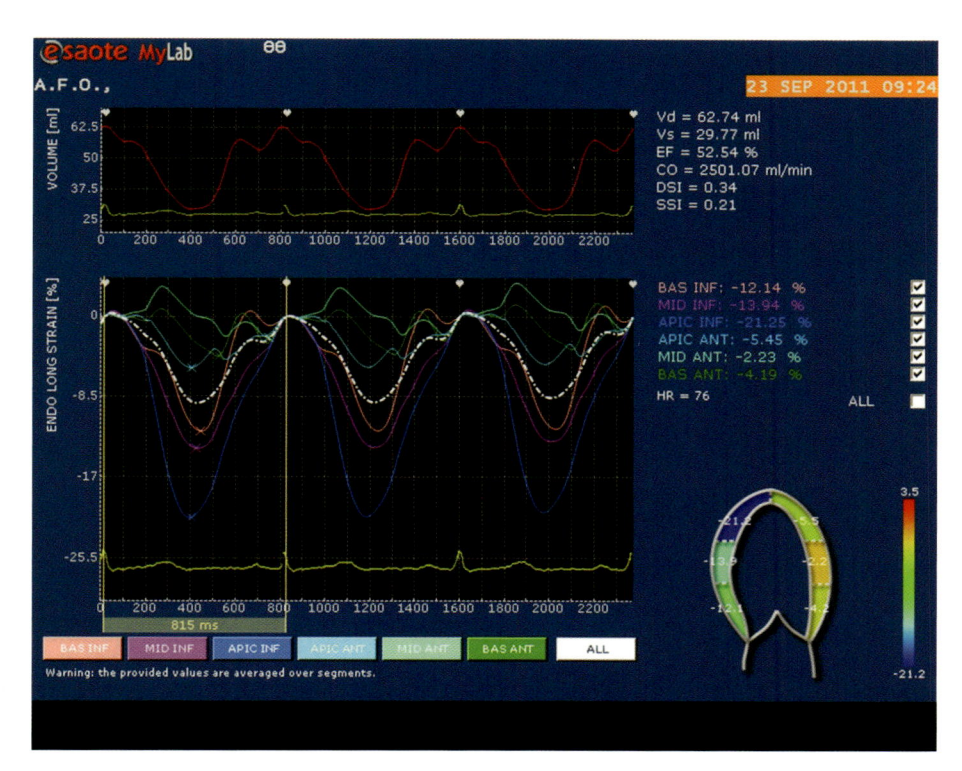

Fig. 10-12. Estudo da deformação longitudinal, utilizando um corte apical de 2 câmaras. Paciente apresentava um quadro eletrocardiográfico sugestivo de IAM anterior e que, ao realizar o *strain* bidimensional, evidenciou baixos valores de *strain* longitudinal nos segmentos basal, médio e apical da parede anterior (-4.2, -2,2 e -5,4%, respectivamente). *Strain* longitudinal médio de –9,86%. Evidenciaram-se uma fração de ejeção do VE de 52,54% e um débito cardíaco de 2,5 L/min.

STRAIN E *STRAIN RATE* NO ESTRESSE FARMACOLÓGICO

Sabemos da grande acurácia no diagnóstico da doença arterial coronariana com o ecocardiograma sob estresse com dobutamina. A necessidade de uma boa qualidade de imagem, o aspecto subjetivo da avaliação contrátil segmentar e a variabilidade dos limiares de interpretação são limitações importantes.

O valor da associação entre o estudo da deformação miocárdica e o eco sob estresse no diagnóstico da doença arterial coronariana tem sido testado em vários trabalhos científicos. Yip *et al.*, estudando modelos de estenose coronariana não oclusiva em porcos (angioplastia com insuflação do balão), evidenciaram a presença da diminuição dos valores de *strain* radial sistólico, sugerindo uma sensibilidade e especificidade de 81 e 91%, respectivamente, na ausência de qualquer alteração hemodinâmica.[25] Na associação entre o estudo da deformação miocárdica e o eco sob estresse com dobutamina, observou-se um aumento na sensibilidade e na especificidade, variando de 81 e 82% para 86 e 90%, respectivamente. Este estudo também sugeriu que a contração pós-sistólica pode ser usada como um marcador objetivo para isquemia miocárdica regional. Tanaka *et al.* observaram que nas regiões que se apresentavam isquêmicas após a infusão de dobutamina, evidenciou-se a queda dos valores de *strain* longitudinal, *strain* radial e *strain* circunferencial.[26] Análise automatizada do *strain rate* durante estresse com dobutamina mostrou-se viável e com uma precisão superior ao aspecto subjetivo do ecocardiografista na análise da contratilidade regional.

Ao estudar pacientes com cardiopatia isquêmica, Reant *et al.* observaram que as deformações longitudinal e circunferencial são alteradas anteriormente com relação à deformação radial, na cascata isquêmica.[27]

23. Liang HY, Cauduro S, Pellikka P et al. Usefulness of two-dimensional speckle strain for evaluation of left ventricular diastolic deformation in patients with coronary artery disease. *Am J Cardiol* 2006 Dec. 15;98(12):1581-86.
24. Nucifora G, Schuijf JD, Delgado V et al. Incremental value of subclinical left ventricular systolic dysfunction for the identification of patients with obstructive coronary artery disease. *Am Heart J* 2010;159:148-57.
25. Yip G, Khandheria B, Belohlavek M et al. Strain echocardiography tracks dobutamine induced decrease in regional myocardial perfusion in nonocclusive coronary stenosis. *J Am Coll Cardiol* 2004;44:1664-71.
26. Tanaka H, Oishi Y, Mizuguchi Y et al. Three-dimensional evaluation of dobutamine induced changes in regional myocardial deformation in ischemic myocardium using ultrasonic strain measurements: the role of circumferential myocardial shortening. *J Am Soc Echocardiogr* 2007;20:1294-99.
27. Reant P, Labrousse L, Lafitte S et al. Experimental validation of circumferential, longitudinal, and radial 2-dimensional strain during dobutamine stress echocardiography in ischemic conditions. *J Am Coll Cardiol* 2008;51:149-57.
28. Jurcut R, Pappas CJ, Masci PG et al. Detection of regional myocardial dysfunction in patients with acute myocardial infarction using velocity vector imaging. *J Am Soc Echocardiogr* 2008;21:879-86.
29. Gjesdal O, Hopp E, Vartdal T et al. Global longitudinal strain measured by twodimensional speckle tracking echocardiography is closely related to myocardial infarct size in chronic ischaemic heart disease. *Clin Sci (Lond)* 2007;113:287-96.
30. Delgado V, Mollema SA, Ypenburg C et al. Relation between global left ventricular longitudinal strain assessed with novel automated function imaging and biplane left ventricular ejection fraction in patients with coronary artery disease. *J Am Soc Echocardiogr* 2008;21:1244-50.
31. Park YH, Kang SJ, Song JK et al. Prognostic value of longitudinal strain after primary reperfusion therapy in patients with anterior-wall acute myocardial infarction. *J Am Soc Echocardiogr* 2008;21:262-67.
32. Korosoglou G, Haars A, Humpert PM et al. Evaluation of myocardial perfusion and deformation in patients with acute myocardial infarction treated with primary angioplasty and stent placement. *Coron Artery Dis* 2008;19:497-506.
33. Esmaeilzadeh M, Khaledifar A, Maleki M et al. Evaluation of left ventricular systolic and diastolic regional function after enhanced external counter pulsation therapy using strain rate imaging. *Eur J Echocardiogr* 2009;10:120-26.
34. Jamal F, Strotmann J, Weidemann F et al. Noninvasive quantification of the contractile reserve of stunned myocardium by ultrasonic strain rate and strain. *Circulation* 2001;104:1059-65.
35. Hoffmann R, Altiok E, Nowak B et al. Strain rate measurement by Doppler echocardiography allows improved assessment of myocardial viability in patients with depressed left ventricular function. *J Am Coll Cardiol* 2002;39:443-49.
36. Hanekom L, Jenkins C, Jeffries L et al. Incremental value of strain rate analysis as an adjunct to wall-motion scoring for assessment of myocardial viability by dobutamine echocardiography: a follow-up study after revascularization. *Circulation* 2005;112:3892-900.
37. Weidemann FDC, Bijnens B, Claus P et al. Defining the transmurality of a chronic myocardial infarction by ultrasonic strain rate imaging implications for identifying intramural viability: an experimental study. *Circulation* 2003;107:883-88.

11 Aplicações Clínicas – Hipertensão Arterial Sistêmica

Ronaldo Campos Rodrigues

SPECKLE TRACKING NA HIPERTENSÃO ARTERIAL SISTÊMICA E NA HIPERTROFIA VENTRICULAR ESQUERDA

INTRODUÇÃO

Sabemos da grande importância da Hipertensão Arterial Sistêmica (HAS) no contexto mundial das doenças cardiovasculares. Sabemos que a HAS pode produzir sobrecarga pressórica na cavidade ventricular esquerda, gerando assim, paredes ventriculares hipertrofiadas e com aumento da massa ventricular esquerda. O mecanismo de adaptação do ventrículo esquerdo às condições de pós-carga aumentada poderá levar a alterações na geometria do ventrículo esquerdo ou alterações da massa ventricular esquerda. Existem 3 tipos de adaptação do ventrículo esquerdo às condições de pós-carga:

1. **Remodelamento concêntrico:** ventrículo esquerdo que aumenta a espessura relativa parietal, mas não aumenta a massa do ventrículo esquerdo.
2. **HVE concêntrica:** ventrículo esquerdo que aumentou a espessura relativa parietal e também aumentou a massa do ventrículo esquerdo.
3. **HVE excêntrica:** ventrículo esquerdo que manteve a espessura relativa parietal normal, porém aumentou a massa do ventrículo esquerdo. Sabemos que tanto o remodelamento concêntrico, como a HVE concêntrica e a HVE excêntrica são condições que podem levar à disfunção sistólica e diastólica do ventrículo esquerdo. Portanto, é de muita importância identificar com precisão as alterações da geometria ventricular esquerda para identificarmos aquele grupo de hipertensos que apresentaram, na sua evolução, melhor ou pior evolução.

HIPERTROFIA VENTRICULAR ESQUERDA

Sabemos que a hipertrofia ventricular esquerda cursa com alterações na função diastólica do ventrículo esquerdo, mantendo, nos estágios iniciais da disfunção diastólica, uma função sistólica global e regional normais. Apenas os estágios mais avançados de disfunção diastólica do VE é que apresentaram, concomitantemente, disfunção sistólica global ou regional.[1,2] A ecocardiografia transtorácica avalia com muita propriedade a fase de enchimento diastólico do ventrículo esquerdo, utilizando-se parâmetros do modo unidimensional, como a velocidade da Rampa EF. O Doppler do fluxo mitral, estudando a relação entre a velocidade do sangue no início da diástole (onda E) e a velocidade do sangue no final da diástole (onda A), assim como o tempo de desaceleração da onda E do fluxo mitral. Também realizamos o estudo Doppler das veias pulmonares, identificando a relação entre as ondas sistólica e diastólica, assim como a velocidade e a duração da onda A reversa. O Doppler Tecidual também participa com muita importância nesta análise, identificando as velocidades miocárdicas (onda E') no anel mitral septal e no anel mitral lateral. Identificamos a presença ou não de pressões elevadas de enchimento do ventrículo esquerdo (relação E/E').[3,4]

HIPERTENSÃO ARTERIAL E INSUFICIÊNCIA CARDÍACA

Sabemos que hipertensão arterial e insuficiência cardíaca estão intimamente relacionadas. A maioria dos pacientes com insuficiência cardíaca tem história pregressa de hipertensão arterial. Ensaios clínicos mostram que a incidência de insuficiência cardíaca entre hipertensos é de 1 a 2% por ano.

Logo, é de grande valor o estudo da função sistólica do ventrículo esquerdo no grupo de pacientes portadores de hipertensão arterial com ou sem hipertrofia. Importante também identificar o tipo de hipertrofia, se do tipo excêntrica ou concêntrica.

Em torno de 25% dos pacientes portadores de hipertensão arterial apresentam algum grau de remodelamento ventricular, sendo mais comum o remodelamento concêntrico, seguido da hipertrofia concêntrica e hipertrofia excêntrica.

SPECKLE TRACKING – ESTUDO DA DEFORMAÇÃO MIOCÁRDICA

A análise da deformação cardíaca pelo *strain* bidimensional *(speckle tracking)* é de grande importância na análise da deformação miocárdica nos 3 eixos ortogonais, o eixo longitudinal, o eixo circunferencial e o eixo radial.

1. **Deformação longitudinal:** sabemos que a deformação longitudinal apresenta valores negativos que correspondem ao encurtamento sistólico da fibra miocárdica. Com o evento da sístole ventricular, há um deslocamento anterior (em direção à ponta) de todos os segmentos ventriculares, retornando ao seu ponto de saída no final da diástole (Fig. 11-1). Nos gráficos que demonstram o comportamento do *strain* longitudinal veremos curvas abaixo da linha de base (Fig. 11-2).
2. **Deformação circunferencial:** da mesma forma que a deformação longitudinal, a deformação circunferencial se apresentará com valores negativos, mostrando que no final da sístole a circunferência obtida é menor do que a circunferência no fim da diástole. Nos gráficos que demonstram o comportamento do *strain* circunferencial vemos curvas abaixo da linha de base (Figs. 11-3 e 11-4).

STRAIN LONGITUDINAL

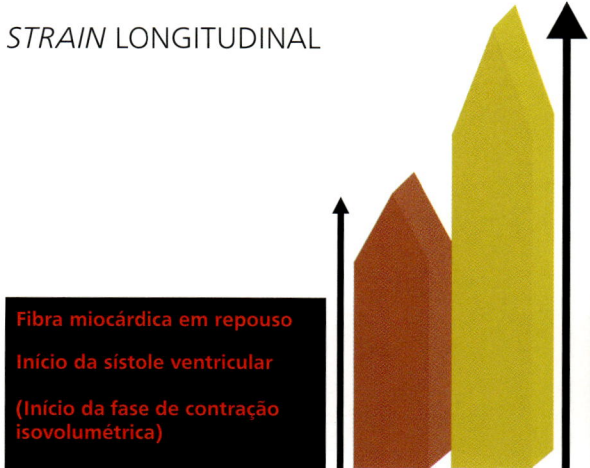

Fig. 11-1. Esquema das modificações da forma que ocorrem no miocárdio durante o ciclo cardíaco.

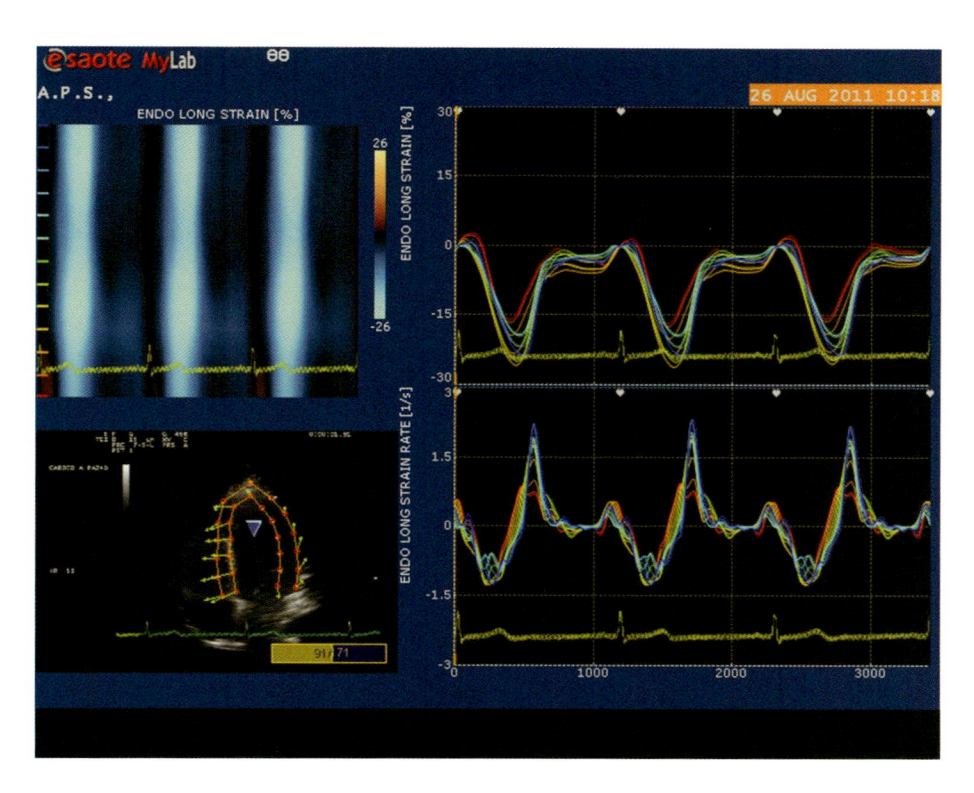

Fig. 11-2. Observe o comportamento da deformação longitudinal das paredes septal inferior e anterolateral do VE. Observe que o gráfico superior e à direita demonstra as diversas curvas de deformação longitudinal dos segmentos basais, médios e apicais, todos são desenhados abaixo da linha de base, ou seja, apresentam valores de deformação longitudinal negativos. Observe a presença de sincronismo das paredes, todas apresentando o *strain* longitudinal de pico praticamente no mesmo instante. No gráfico abaixo e à direita, as curvas de *strain rate* dos segmentos basais, médios e apicais das paredes septal inferior e anterolateral. Observe dois componentes da curva com valores positivos (período diastólico) e um componente negativo (período sistólico).

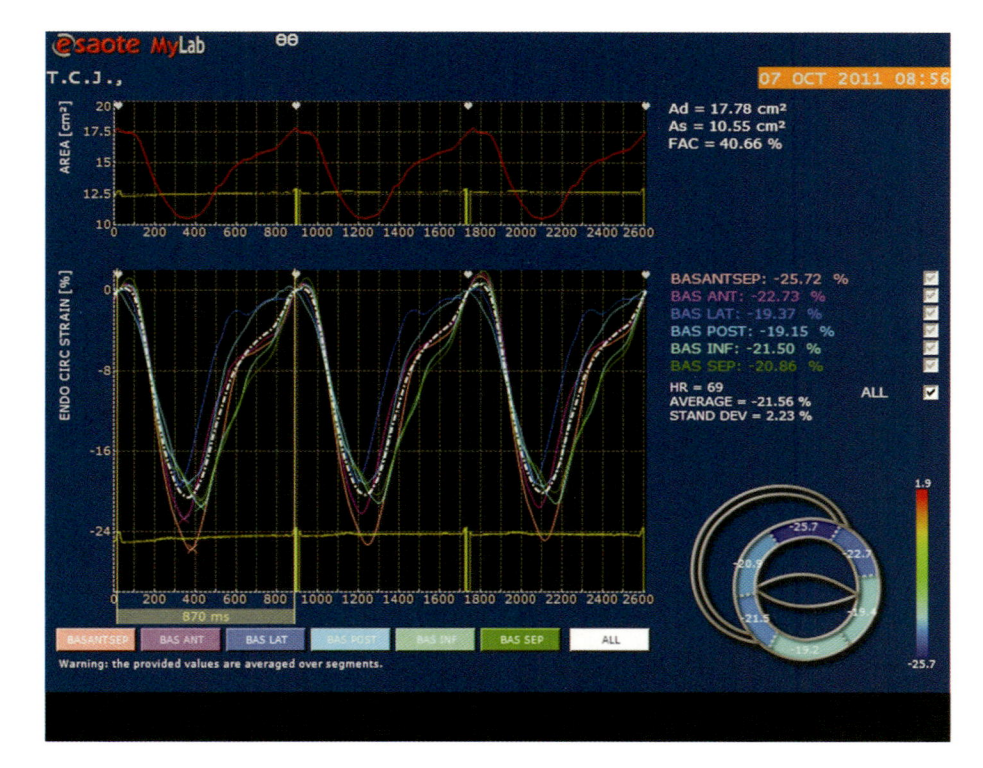

Fig. 11-3. Observe o comportamento da deformação circunferencial nos segmentos médios das paredes anterior, septal anterior, septal inferior, inferior, inferolateral e anterolateral do VE. O *strain* circunferencial médio foi de -21,55%. Observe que todas as regiões estudadas obtiveram valores de *strain* circunferencial de valores negativos.

Fig. 11-4. Observe o comportamento da deformação circunferencial nos segmentos médios das paredes anterior, septal anterior, septal inferior, inferior, inferolateral e anterolateral do VE. Observe que no gráfico localizado acima e à direita tem a demonstração gráfica do *strain* circunferencial em todos os segmentos médios do VE. Todas as regiões estudadas obtiveram valores de *strain* circunferencial de valores negativos (abaixo da linha de base).

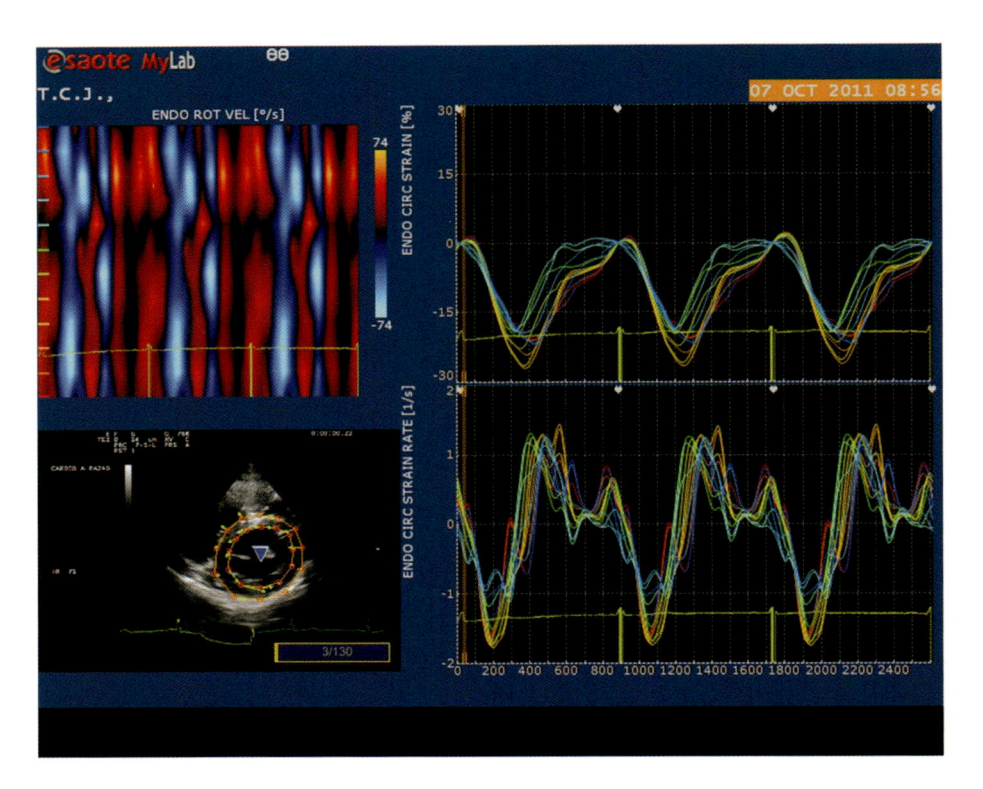

3. **Deformação radial:** a deformação radial se apresentará com valores positivos, evidenciando que o espessamento do segmento ventricular na diástole é menor do que o espessamento do segmento ventricular no pico da sístole. Nos gráficos que demonstram o comportamento do *strain* radial veremos curvas acima da linha de base (Fig. 11-5).

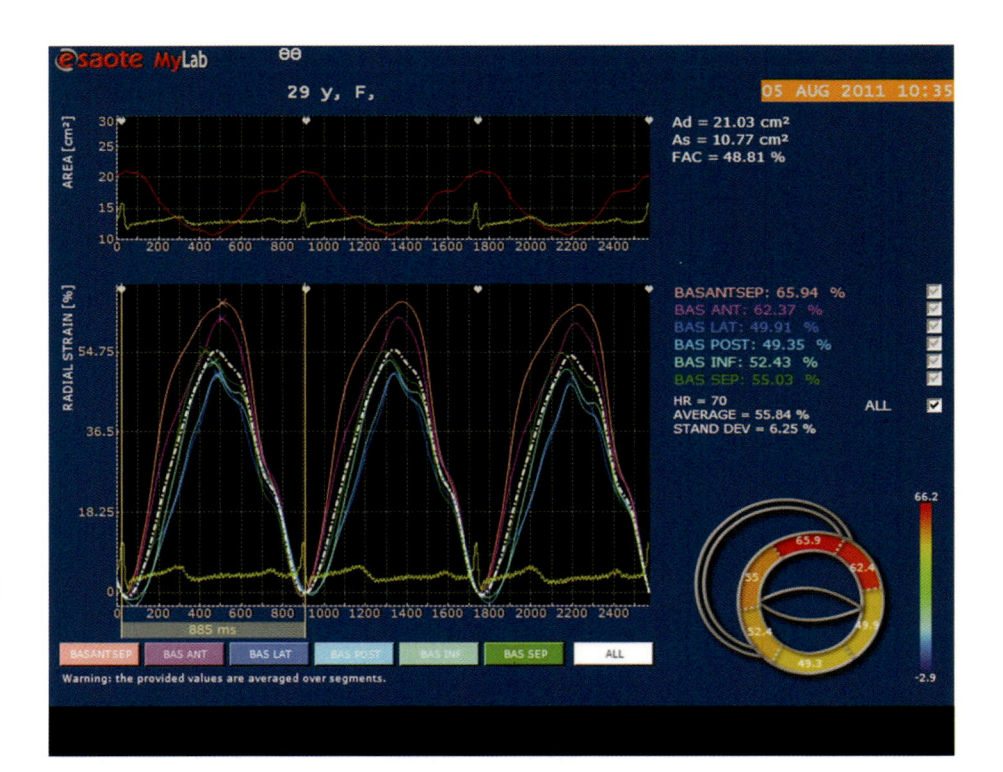

Fig. 11-5. Observe o comportamento da deformação radial nos segmentos médios das paredes anterior, septal anterior, septal inferior, inferior, inferolateral e anterolateral do VE. O *strain* radial médio foi de +55,84%. Observe que todas as regiões estudadas obtiveram valores de *strain* circunferencial de valores positivos.

SPECKLE TRACKING – HIPERTENSÃO ARTERIAL

Quando realizamos o estudo da deformação miocárdica utilizando o *strain* bidimensional *(speckle tracking)*, observamos que o paciente portador de hipertensão arterial sistêmica já exibe algumas alterações na deformação miocárdica.

A) **Strain longitudinal:** ao estudar o componente longitudinal da deformação miocárdica de pacientes portadores de HAS sem aumento da massa ventricular esquerda (índice de massa do VE < 95 g/m^2 na mulher ou índice de massa do VE < 115 g/m^2 no homem) não se evidenciaram alterações com relação aos valores de *strain* longitudinal obtido de pacientes saudáveis (Fig. 11-6). Porém, ao realizar o estudo do componente longitudinal da deformação miocárdica de pacientes portadores de massa ventricular esquerda aumentada e/ou espessura relativa parietal > 0,47, identificou-se diminuição dos valores de *strain* longitudinal (Fig. 11-7).

B) **Strain circunferencial:** ao estudar o componente circunferencial da deformação miocárdica de pacientes portadores de HAS com ou sem aumento da massa ventricular esquerda, não foram identificadas alterações no grau de deformação circunferencial (*strain* circunferencial com valores acima de -20%) (Fig. 11-8).

C) **Strain radial:** ao estudar o componente radial da deformação miocárdica de pacientes portadores de HAS com aumento da massa ventricular esquerda, assim como em pacientes com estenose da valva aórtica, observou-se aumento do *strain* radial, possivelmente à custa do predomínio das fibras circulares da cavidade ventricular esquerda, necessárias para aumentar a pressão na câmara esquerda, enfrentando, assim, maior resistência vascular (HAS) ou barreira valvar (EAO) (Fig. 11-9).

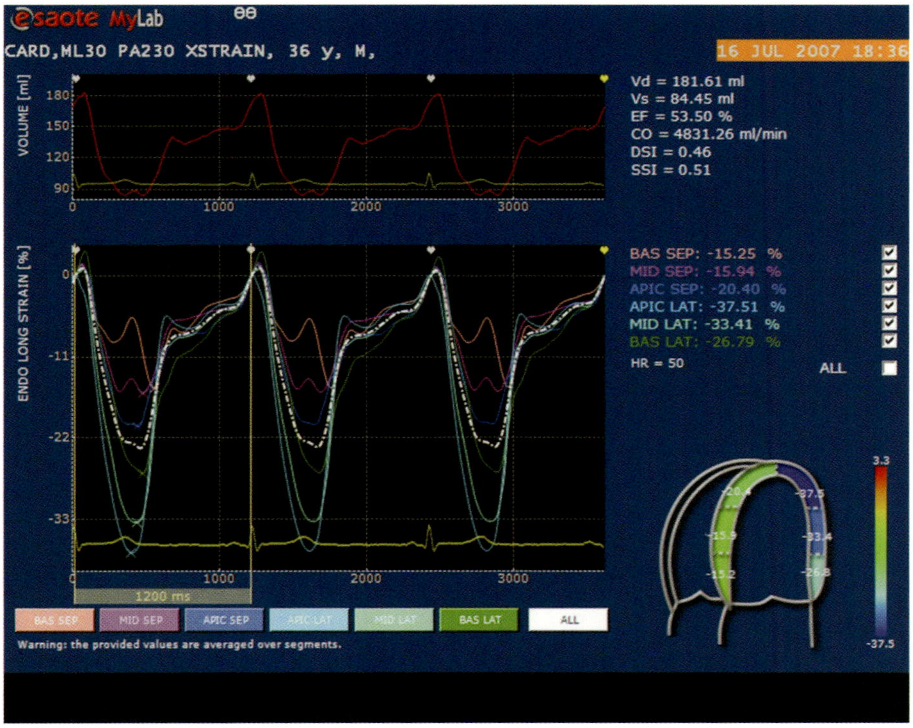

Fig. 11-6. Paciente de 36 anos, portadora de HAS, não sendo identificada a presença de HVE no estudo eletrocardiográfico e no estudo ecocardiográfico em condições de repouso. O valor de *strain* longitudinal médio foi de -24,88%. Observe que a presença de HAS sem HVE não diminui os valores de deformação longitudinal do VE, quando comparado a pacientes normais.

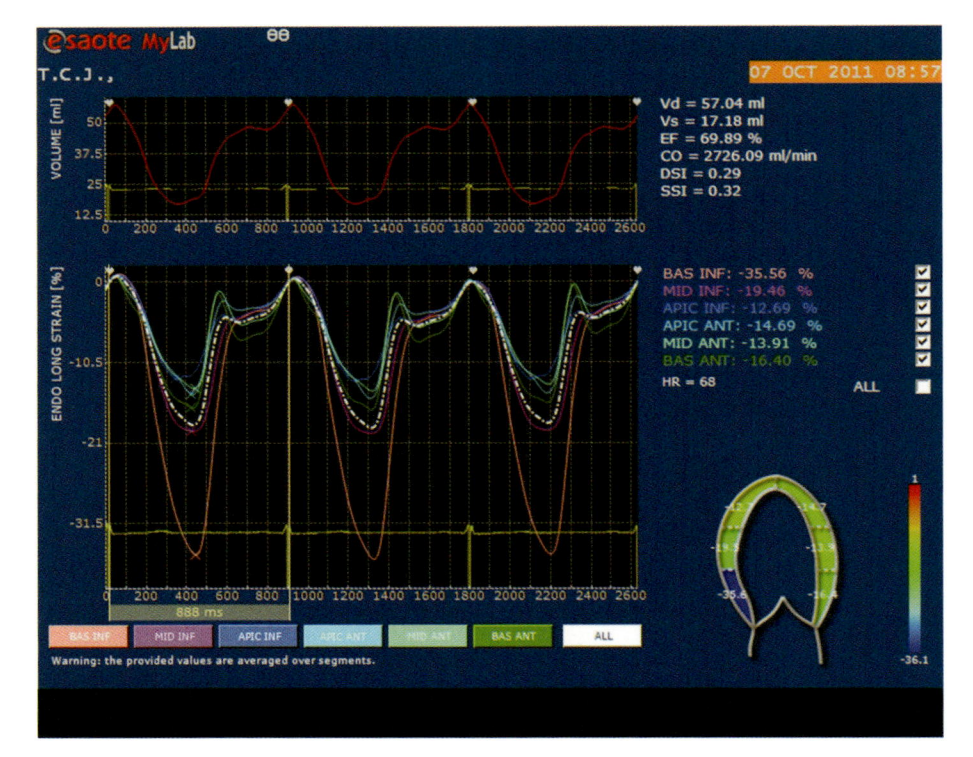

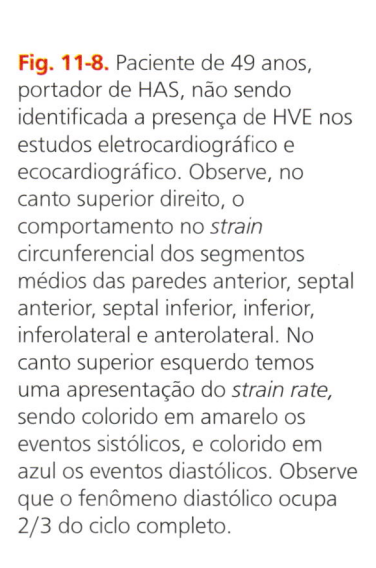

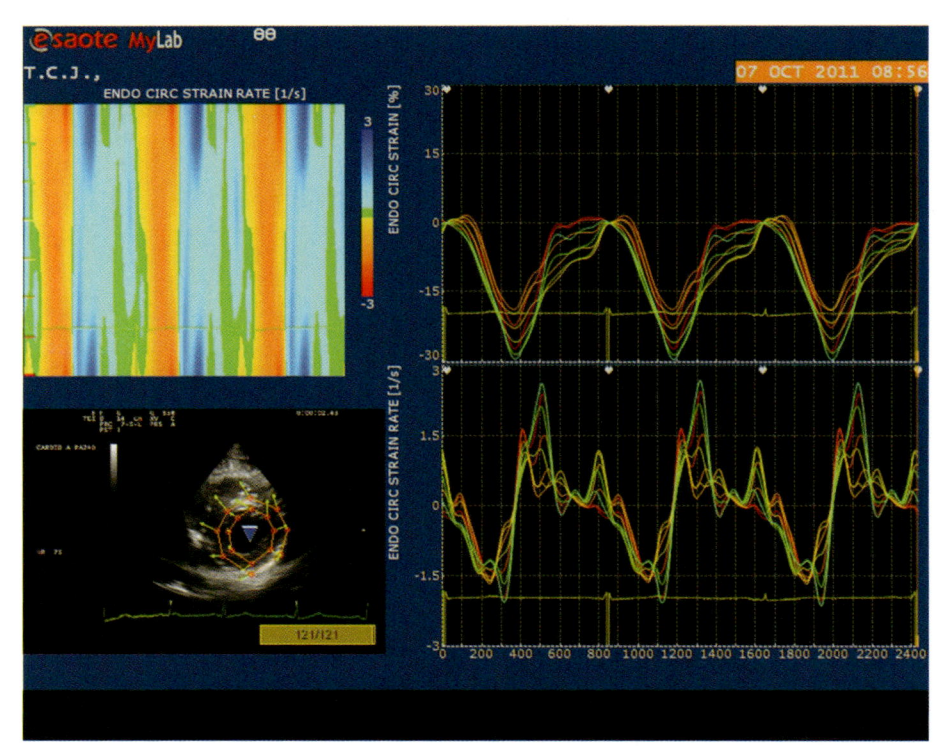

Fig. 11-7. Paciente de 52 anos, portador de HAS, sendo identificada a presença de HVE nos estudos eletrocardiográfico e no estudo ecocardiográfico. Volume diastólico final de 57,04 mL e volume sistólico final de 17,18 mL. Fração de ejeção do VE de 69,89% e débito cardíaco de 2,7 L/min. O valor de *strain* longitudinal médio foi de -18,78%. Observe que a presença de HAS com HVE leva a valores médios de deformação longitudinal do VE menores que -20%.

Fig. 11-8. Paciente de 49 anos, portador de HAS, não sendo identificada a presença de HVE nos estudos eletrocardiográfico e ecocardiográfico. Observe, no canto superior direito, o comportamento no *strain* circunferencial dos segmentos médios das paredes anterior, septal anterior, septal inferior, inferior, inferolateral e anterolateral. No canto superior esquerdo temos uma apresentação do *strain rate*, sendo colorido em amarelo os eventos sistólicos, e colorido em azul os eventos diastólicos. Observe que o fenômeno diastólico ocupa 2/3 do ciclo completo.

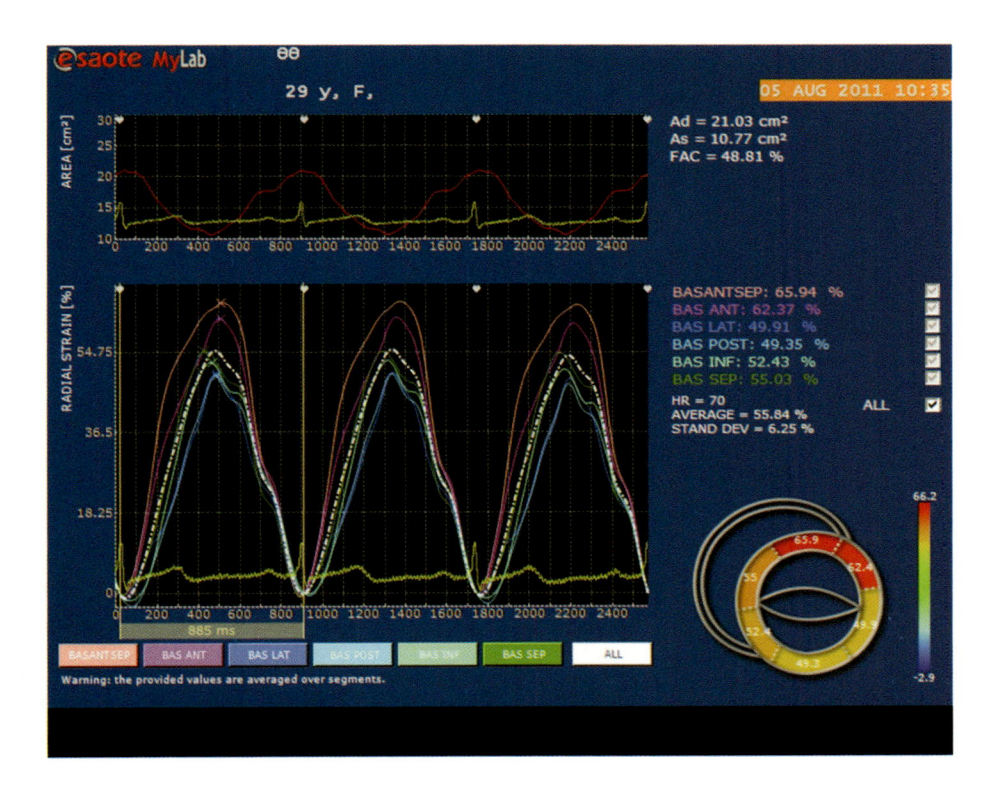

Fig. 11-9. Paciente de 29 anos, portador de HAS, sendo identificada a presença de HVE no estudo eletrocardiográfico e no estudo ecocardiográfico. Portadora de estenose severa da artéria renal. Níveis pressóricos descontrolados. Uso irregular de medicação. Observe os altos valores de *strain* radial no segmento médio das paredes septal anterior e anterior do VE (+65,9 e + 62,4%, respectivamente), mostrando que níveis elevados de resistência vascular sistêmica geram aumento do componente radial da deformação.

HVE FISIOLÓGICA × HVE PATOLÓGICA

Sabemos que o coração de atletas de elite, dependendo do tipo de treino predominante, apresenta algumas alterações estruturais, alterações estas muito bem identificadas pela ecocardiografia. Os atletas que fazem um treinamento físico, onde os exercícios estáticos predominam (treinamento isométrico, treinamento de força ou treinamento anaeróbio), apresentam, no estudo ecocardiográfico, uma cavidade ventricular esquerda normal (diâmetro diastólico do VE indexado pela ASC < 31 mm/m² no homem e < 32 mm/m² na mulher) com paredes com espessura aumentada (septo interventricular e parede inferolateral ao modo M com valores maiores do que 11 mm). Os atletas que fazem um treinamento físico onde os exercícios dinâmicos predominam (treinamento isotônico, treinamento de resistência ou treinamento aeróbico) apresentam no estudo ecocardiográfico uma cavidade ventricular esquerda aumentada (diâmetro diastólico do VE indexado pela ASC > 31 mm/m² no homem e > 32 mm/m² na mulher), com volumes ventriculares aumentados e com valores limítrofes de espessura parietal. Tanto nos atletas que se dedicam a um treinamento isométrico ou isotônico, os valores indexados de massa ventricular esquerda (IMVE) estão aumentados (> 95 g/m² na mulher e > 115 g/m² no homem).[5]

No Quadro 11-1 são mostradas as características hemodinâmicas e ecocardiográficas de atletas que fazem treinamento com base em exercícios isométrico e isotônico.[6]

Importante lembrar que estas alterações encontradas no coração dos atletas não são resultado de disfunção diastólica do ventrículo esquerdo ou dano miocárdico contrátil regional secundário à doença hipertensiva e/ou doença arterial coronariana. Logo, estas alterações anatômicas e funcionais, causadas pelo treinamento físico, serão denominadas "hipertrofia fisiológica", de evolução benigna.

Se interrompermos o treinamento de um atleta por um período de 3 a 6 meses, já observamos a regressão da hipertrofia ventricular esquerda.[7]

Quadro 11-1. Treinamento com base em exercícios isométrico e isotônico

Tipo de Treino Físico	Variáveis Hemodinâmicas
Trabalho Isotônico Velocistas Maratonistas Nadadores	• Aumento discreto da frequência cardíaca • Aumento do volume sistólico • Redução da resistência vascular sistêmica • Aumento do volume-minuto • Aumento da PAS • Sobrecarga volumétrica do VE • Remodelamento do tipo HVE excêntrica • Aumento leve do IMVE • Menor aumento da espessura parietal
Trabalho Isométrico Levantadores de peso Lançadores de martelo	• Aumento discreto da frequência cardíaca • Aumento leve do volume sistólico • Aumento da resistência vascular sistêmica • Aumento leve do volume-minuto • Aumento importante da PAS • Sobrecarga pressórica do VE • Remodelamento do tipo HVE concêntrica • Maior aumento da espessura parietal
Trabalho Misto Ciclistas Remadores	• Importante aumento da massa do VE • Importante aumento do volume do VE • Maior aumento da espessura parietal

USO RACIONAL DAS NOVAS METODOLOGIAS

Podemos utilizar as novas metodologias em ecocardiografia, principalmente o Doppler tecidual e o *strain* bidimensional *(speckle tracking)* para tentar identificar se a hipertrofia ventricular esquerda é fisiológica ou patológica.

Doppler tecidual

As velocidades de relaxamento e velocidades de contração do músculo cardíaco são de grande valia neste tipo de diferenciação.

Aumentando os filtros de velocidades altas (velocidades do sangue) e diminuindo os filtros de velocidades baixas (velocidades do músculo cardíaco), podemos, com o Doppler tecidual, realizar o estudo regional das velocidades miocárdicas.

Na HVE fisiológica o Doppler tecidual evidencia ondas de contração miocárdica (onda S') e ondas de relaxamento miocárdico (onda E') de velocidades normais (onda E' > 8 cm/s no anel mitral septal e onda E' > 12 cm/s no anel mitral lateral e ondas S' > 9 cm/s). Na HVE patológica geralmente a E' e S' podem estar normais ou reduzidas.[8] Velocidade sistólica tem uma sensibilidade de 87%, e uma especificidade de 97% para identificar pacientes com hipertrofia do tipo "patológica" (Fig. 11-10).[9]

A velocidade de relaxamento (onda E') e a velocidade de contração miocárdica (onda S') do anel mitral, aferida pelo Doppler tecidual, aumentam com o exercício físico. Já na cardiomiopatia hipertrófica as velocidades de E' e S' permanecem inalteradas (redução da reserva longitudinal sistólica e diastólica).[10]

As velocidades miocárdicas, obtidas pelo Doppler tecidual, decrescem da base para a ponta do VE, sendo que, na cardiomiopatia hipertrófica, as velocidades miocárdicas nos segmentos médio e basal estão homogêneas (Fig. 11-14).[11]

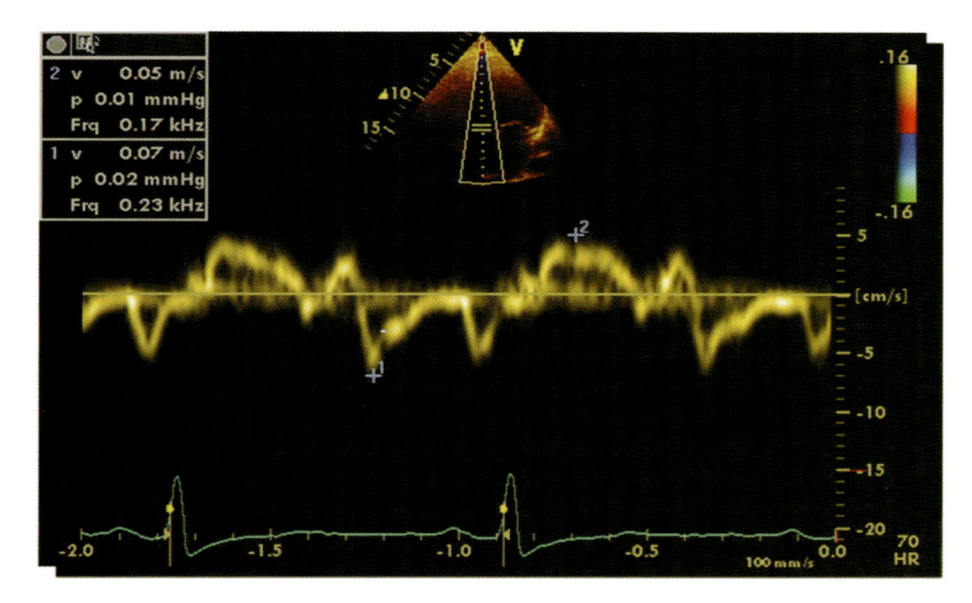

Fig. 11-10. Paciente portador de HAS com discreta hipertrofia ventricular esquerda do tipo excêntrica (índice de massa do VE de 156 g/m² e espessura relativa parietal de 0,29). Realizado estudo Doppler Tecidual no anel mitral septal, visando medir as velocidades da onda E' (velocidade de relaxamento) e onda S' (velocidade de contração). Foram evidenciadas velocidades de E' e S' diminuídas (valor referência de onda E' no anel mitral septal > 8 cm/s e valor de referência de onda S' no anel mitral septal ou lateral > 8,5 cm/s). Logo, a presença de HAS acompanhada de alterações na geometria do VE pode causar queda nas velocidades miocárdicas de relaxamento e de contração. Observe que já evidenciamos a presença de disfunção sistólica do VE (onda S' de 5 cm/s).

Portanto, se realizarmos um estudo ecocardiográfico em um atleta de elite e identificarmos uma hipertrofia ventricular esquerda, com ondas E' (velocidade de relaxamento) e S' (velocidade de contração) normais, havendo uma queda das velocidades miocárdicas em direção à ponta, estaremos de frente de uma HVE fisiológica.

Speckle tracking

Ao realizarmos um exame de ecocardiograma com o intuito de estudarmos a deformação miocárdica de um atleta de elite com a técnica do *strain* bidimensional *(speckle tracking)*, em condições de repouso, observaremos uma discreta queda do *strain* longitudinal e aumento do *strain* radial, transversal e circunferencial, em comparação a indivíduos normais.[12] Observe na Figura 11-11 um estudo da deformação longitudinal de um coração de um atleta de maratona, sendo evidenciada a presença de *strain* longitudinal levemente diminuído nas paredes septal inferior e anterolateral.

Após intenso treinamento físico, identifica-se valor de *strain* global longitudinal superior aos valores obtidos em repouso. Evidenciam-se aumento do *strain* longitudinal e radial e uma diminuição do *strain* circunferencial ao nível do septo interventricular.[13]

Nos casos de HVE patológica, observam-se valores de deformação miocárdica bidimensional menores, quando comparados a indivíduos saudáveis. Taxas baixas de deformação longitudinal são encontradas em pacientes com HVE do tipo patológico.

Sabemos que um valor de *strain* global longitudinal abaixo de -10% tem uma sensibilidade de 85% e uma especificidade de 100% para identificar uma cardiomiopatia hipertrófica. Se somarmos uma relação SIV/PP > 1,3 com *strain* global longitudinal < -10%, identificamos uma cardiomiopatia hipertrófica com um valor preditivo de 96,1%.

O estudo da deformação bidimensional se mostrou ser uma excelente ferramenta para o diagnóstico diferencial entre uma HVE fisiológica e patológica (Figs. 11-12 a 11-14).

Fig. 11-11. Estudo da Deformação Longitudinal de um atleta de elite (maratonista). Estudo gráfico do comportamento do *strain* longitudinal nos segmentos basais, médios e apicais das paredes septal inferior e anterolateral. Observe que a deformação longitudinal nos fornece valores negativos (abaixo da linha de base). Apenas algumas regiões obtiveram valores de *strain* longitudinal > -20%. Observe à esquerda e abaixo o comportamento dos vetores longitudinais do VE no período diastólico (vetores se deslocam posteriormente, nos mostrando o comportamento vetorial na fase de enchimento do ventrículo esquerdo). Acima e à esquerda, o Modo M curvado evidencia a deformação longitudinal: no centro a deformação longitudinal da região apical, abaixo a deformação longitudinal da região septal inferior e acima a deformação longitudinal da região anterolateral.

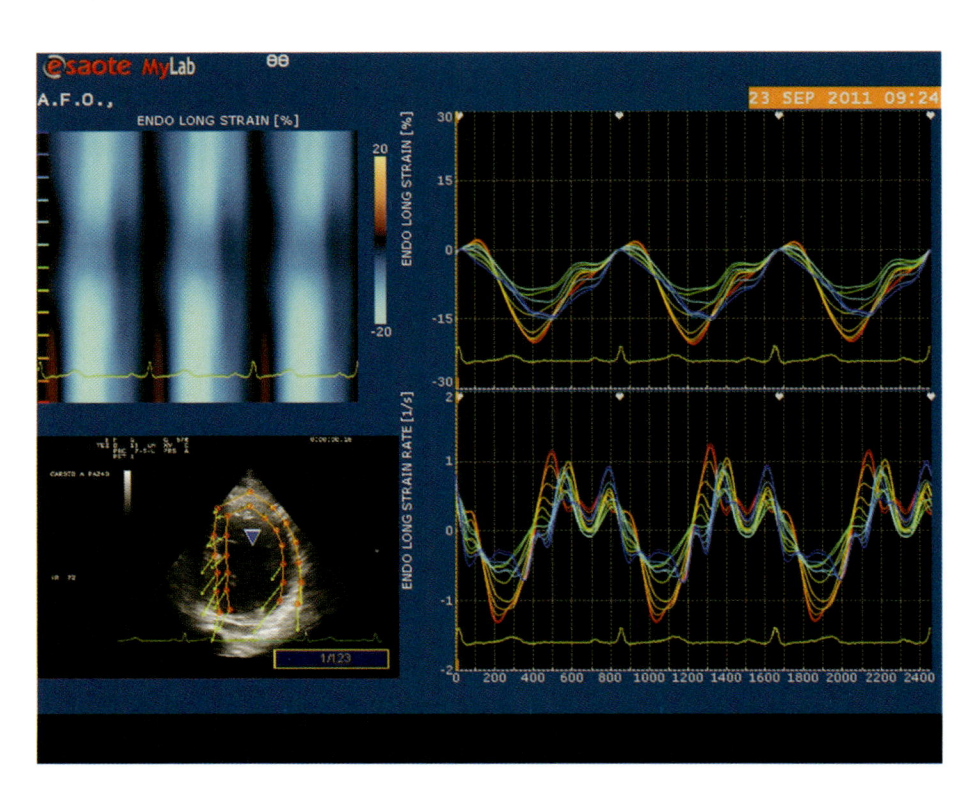

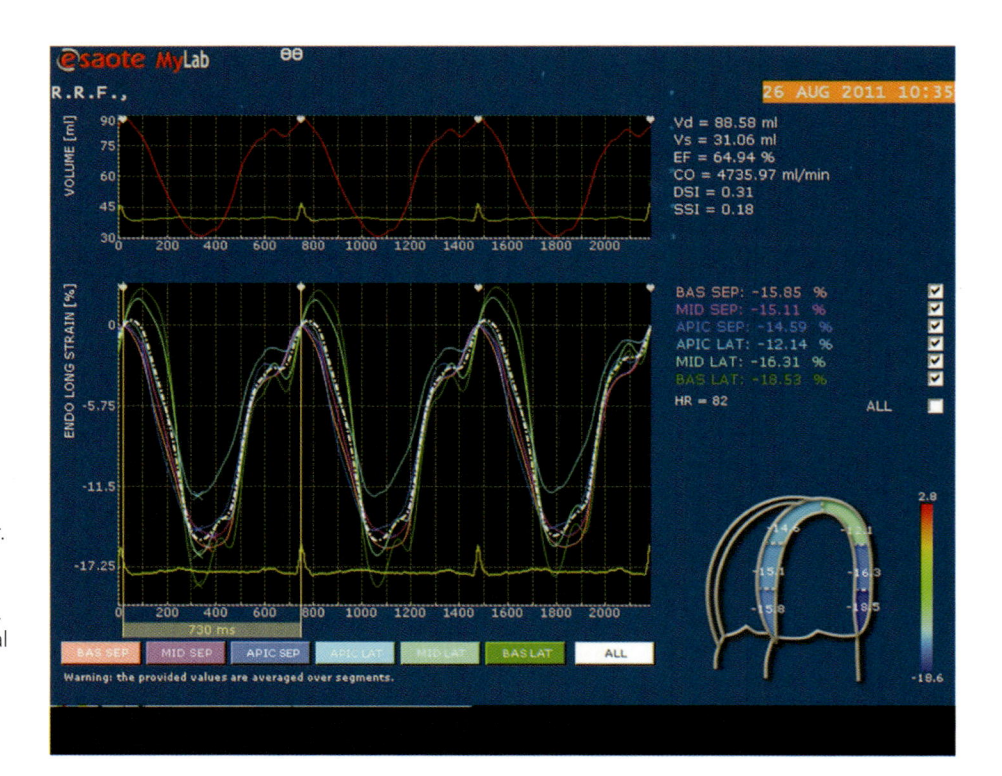

Fig. 11-12. Paciente portador de Cardiomiopatia Hipertrófica com relação SIV/PP de 1,3, sem gradiente dinâmico intraventricular. Observamos, no canto inferior direito, os valores do *strain* longitudinal dos segmentos basais, médios e apicais das paredes septal inferior e anterolateral. Observe que nenhum dos segmentos estudados apresentou valores de *strain* longitudinal acima de -20%.

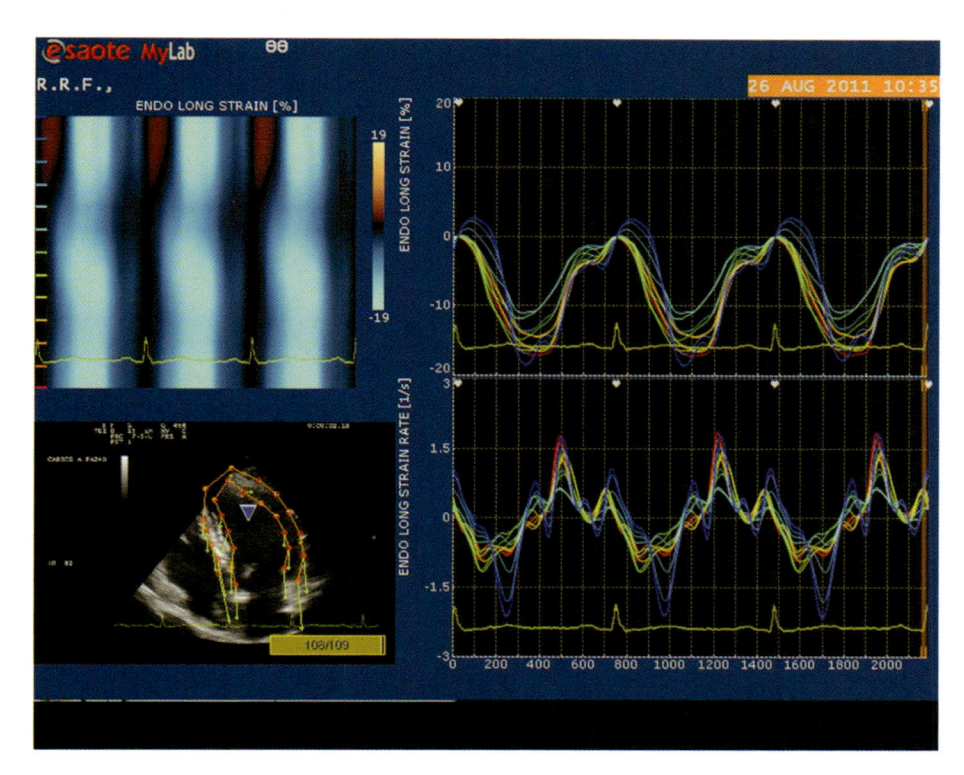

Fig. 11-13. Paciente portador de cardiomiopatia hipertrófica com relação SIV/PP de 1,3, sem gradiente dinâmico intraventricular. Observamos, no canto superior direito, a representação gráfica do *strain* longitudinal dos segmentos basais, médios e apicais das paredes septal inferior e anterolateral. Observe que nenhum dos segmentos estudados apresentou valores de *strain* longitudinal acima de -20%.

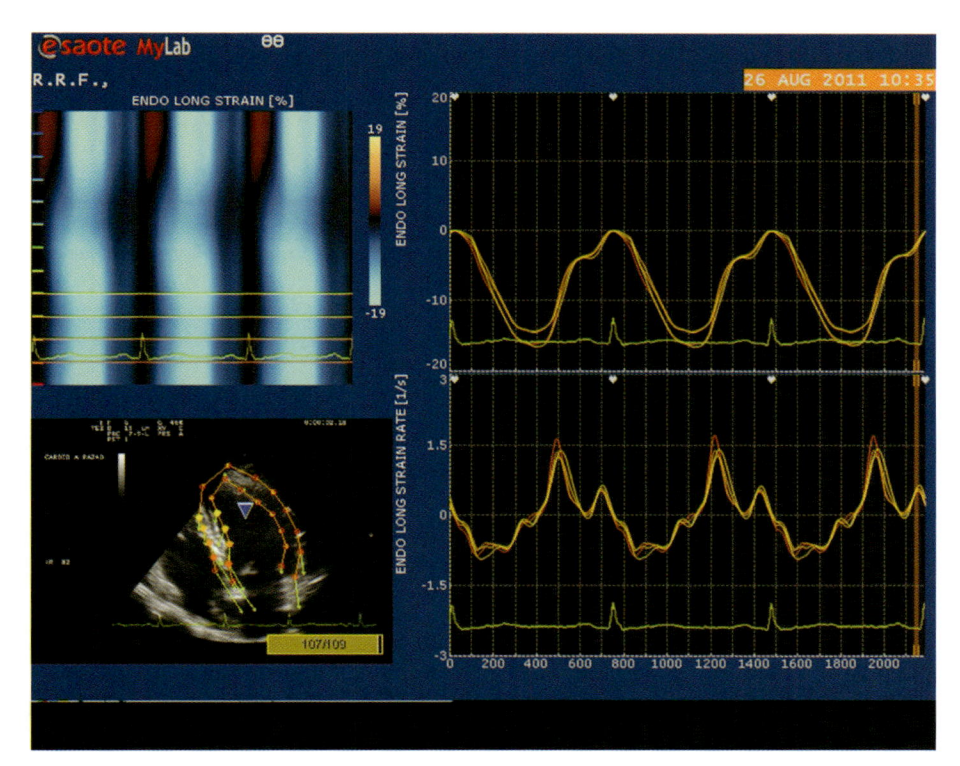

Fig. 11-14. Paciente portador de cardiomiopatia hipertrófica com relação SIV/PP de 1,3. Observamos a homogeneidade das taxas de deformação longitudinal nos segmentos médios e basais da parede septal inferior. Observe, no canto superior direito, que as taxas de deformação de 3 pontos localizados nas porções média e basal do septo apresentaram valores de *strain* longitudinal muito similares, aspecto este muito característico da cardiomiopatia hipertrófica.

Ao estudarmos a deformação longitudinal da cavidade atrial esquerda utilizando-se o *speckle tracking*, observamos que a deformação atrial total foi significativamente menor nos pacientes com HVE patológica.[14]

REFERÊNCIAS BIBLIOGRÁFICAS

1. Lorell BH, Carabello BA. Left ventricular hypertrophy: pathogenesis, detection, and prognosis. *Circulation* 2000;102:470-79.
2. Edvardsen T, Rosen BD, Pan L *et al.* Regional diastolic dysfunction in individuals with left ventricular hypertrophy measured by tagged magnetic resonance imaging – the Multi-Ethnic Study of Atherosclerosis (MESA). *Am Heart J* 2006;151:109-14.
3. Maurer MS, Spevack D, Burkhoff D *et al.* Diastolic dysfunction: can it be diagnosed by Doppler echocardiography? *J Am Coll Cardiol* 2004;44:1543-49.
4. Oh JK, Hatle L, Tajik AJ *et al.* Diastolic heart failure can be diagnosed by comprehensive two-dimensional and Doppler echocardiography. *J Am Coll Cardiol* 2006;47:500-6.
5. Morganroth J, Maron BJ, Henry WL *et al.* Comparative left ventricular diminsions in trained athletes. *Ann Intern Med* 1975;82:521-24.
6. Fagard R. Athlete's heart. *Heart* 2003;89:1455-61.
7. Maron BJ, Pellicia A, Spataro A *et al.* Reduction in left ventricular wall thickness after deconditioning in highly trained Olympic athletes. *Br Heart J* 1993;69:125-28.
8. Maron BJ, Pellicia A, Spirito P. Cardiac disease in young trained athletes: insights into methods for distinguishing athlete's heart from structural heart disease, with particular emphasis on hypertrophic cardiomyopathy. *Circulation* 1995;91:1596-601.
9. Vinereanu D, Florescu N, Sculthorpe N *et al.* Differentiation between pathologic and physiologic left ventricular hypertrophy by tissue Doppler assessment of long-axis function in patients with hypertrophic cardiomyopathy or systemic hypertension and in athletes. *Am J Cardiol* 2001;88:53-58.
10. Nagueh SF, Bachinski LL, Meyer D *et al.* Tissue Doppler ilaging consistently detects myocardial abnormalities in patients with hypertrophic cardiomiopathy and provides a novel means for an early diagnosis before and independently of hypertrophy. *Circulation* 2001;102:128-30.
11. Ha JW, Ahn JA, Kim JM *et al.* Abnormal longitudinal myocardial functional reserve assessed by exercise tissue Doppler echocardiography in patients with hypertrophic cardiomyopathy. *J Am Soc Echocardiogr* 2006;19:1314-19.
12. Richand V, Lafitte S, Reant P *et al.* An ultrasound speckle tracking (two-dimensional strain)analysis of myocardial deformation in professional soccer players compared with healthy subjects and hypertrophic cardiomyopathy. *Am J Cardiol* 2007;100:128-32.
13. Baggish AL, Yared K, Wang F *et al.* The impact of endurance exercise training on left ventricular systolic mechanics. *Am J Physiol Heart Circ Physiol* 2008;295:1109-16.
14. D'Andrea A, De Corato G, Scarafile R *et al.* Left atrial myocardial function in either physiological or pathological left ventricular hypertrophy: a two-dimensional speckle strain study. *Br J Sports Med* 2008;42:696-702.

12 Análise do Sincronismo Cardíaco

Adelino Parro Jr.

INTRODUÇÃO

A ecocardiografia tem ganhado crescente reconhecimento como um importante método na avaliação da dessincronia. O termo dessincronia refere-se ao movimento descoordenado do coração, comumente do ventrículo esquerdo, podendo ocorrer durante a contração ventricular, sendo mais extensivamente abordada na literatura (dessincronia sistólica), ou durante o relaxamento (dessincronia diastólica). A dessincronia sistólica pode ser definida como uma descoordenação do tempo de contração entre diferentes segmentos do miocárdio, podendo ser classificada em dessincronia intraventricular (entre os diversos segmentos do ventrículo esquerdo) e interventricular (entre ambos os ventrículos). A dessincronia sistólica tem sido exaustivamente investigada nos últimos anos em pacientes com insuficiência cardíaca, após o desenvolvimento da terapia de estimulação miocárdica, conhecida como terapia de ressincronização cardíaca (TRC).

Esta dessincronia, entretanto, também pode ser observada em outras patologias cardíacas, e vários métodos de imagem têm sido propostos para sua avaliação, como a ventriculografia radioisotópica, a ressonância magnética, as técnicas invasivas, como mensuração das alterações das curvas volumétricas regionais e o mapeamento eletroanatômico.

Adicionalmente, a ecocardiografia é a ferramenta mais comumente usada para tal fim por sua natureza não invasiva, inócua, de ampla disponibilidade, e de destaque na avaliação da função regional.

Este capítulo abordará o papel das novas tecnologias ecocardiográficas na análise da dessincronia cardíaca em diversas cardiopatias e sua aplicação no manejo do paciente.

MÉTODOS DE AVALIAÇÃO DA DESSINCRONIA CARDÍACA PELA IMAGEM MIOCÁRDICA

Várias técnicas derivadas da ecocardiografia permitem a avaliação de dessincronias sistólica e diastólica, como o Doppler tecidual, o Doppler tecidual colorido, o *tissue tracking*, o encurtamento pós-sistólico, o *strain* e o *strain rate*, o *tissue synchronization imaging* e, mais recentemente, o *speckle tracking* (Quadro 12-1).

Doppler tecidual

O Doppler tecidual (DT) é uma metodologia com base no Doppler para detectar a velocidade de contração e relaxamento do miocárdio, e a curva de velocidade miocárdica pode ser obtida *on-line* pela curva do Doppler espectral, ou reconstituída *off-line* a partir do DT bidimensional colorido. Para avaliar a função cardíaca e a dessincronia, o DT

Quadro 12-1. Resumo dos parâmetros ecocardiográficos para avaliação da dessincronia

Técnica Ecocardiográfica	Método de Avaliação	Via	Método de Avaliação da Dessincronia Sistólica	Vantagens	Limitações
Doppler tecidual pulsado[4]	Ts (fase de ejeção)	Apical	Diferença entre dois ou vários segmentos	Predição da resposta à TRC	Análise demorada durante avaliação *on-line* do paciente
Doppler tecidual colorido[9,80,89]	Ts (fase de ejeção)	Apical	DP do Ts (6, 8 ou 12 segmentos); máxima diferença entre os Ts (6, 8 ou 12 segmentos); diferença entre os Ts de paredes opostas (S-LL, p. ex)	Predição da resposta à TRC; permite análise *off-line*; facilita análise de vários segmentos; boa reprodutibilidade; origina outras imagens no pós-processamento	Curva de aprendizado; ângulo-dependente
Tissue tracking[92]	Ilustra deslocamento sistólico em código de cores	Apical	Não disponível	Correlaciona com ganho na função sistólica pós-TRC	Semiquantitativo; não distingue contração isovolumétrica; movimento como prerrogativa de dessincronia; ângulo-dependente
Deslocamento[12,13,91]	Td	Apical	Td entre os diversos segmentos ou DP do Td		Fraco preditor para a resposta à TRC; ângulo-dependente
Retardo na contração longitudinal[92]/Encurtamento pós-sistólico	Tss ou Tsst	Apical	Número de segmentos com encurtamento pós-sistólico	Correlação com melhora da função sistólica pós-TRC	Semiquantitativo; falta de padronização; ângulo-dependente
Strain[12,90,91,94]	Tst	Apical	Tst entre os diversos segmentos ou DP do Ts entre os segmentos	Alterações no pico do *strain* podem refletir mudança na sincronia	Papel incerto do Tst; ampla variabilidade; curva de aprendizado; demanda muita técnica; ângulo-dependente
Strain rate[12,94]	Tsr	Apical	Tsr entre os diversos segmentos ou DP do Tsr entre os segmentos	Discerne movimentos de translação cardíacos	Papel incerto do Tsr; ampla variabilidade; curva de aprendizado; demanda muita técnica; ângulo-dependente
Tissue sincronization imaging (TSI)[14,15]	Ts determinado automaticamente	Apical	Similar ao do DTC para análise *off-line*	Rápida avaliação visual da dessincronia regional; avaliação qualitativa e quantitativa; menor tempo que o DT	Delimitação do início e final do TSI é crítico; problemas intrínsecos da amostragem automática do PV; curva de aprendizado; demanda muita técnica; ângulo-dependente

DTC triplanar[33,85]	Ts	Apical	Ts de 12 segmentos simultâneos	Ângulo-dependente; tempo para o PV; posicionamento da amostragem; somente avalia movimento longitudinal
Speckle tracking[17-19,24]	Tst	Apical e eixo curto	Diferença entre dois ou vários segmentos	Requer excelente imagem bidimensional; necessita de amostragem de ampla área de interesse
3-D[29,31]	Tv	Apical	DP do Tv de 12 ou 16 segmentos expressos como porcentagem do ciclo cardíaco	Alguns equipamentos requerem aquisição de 4 ciclos; baixo *frame rate*; curvas de volume dependem do ponto central de referência; ambíguo para segmentos acinéticos; diferentes valores dependendo do equipamento

Ts: intervalo de tempo entre QRS e o pico de velocidade; Tst: intervalo de tempo entre o QRS e o pico do *strain*; Tsr: intervalo de tempo entre o QRS e o pico do *strain rate*; Td: intervalo de tempo entre QRS e o pico do deslocamento; Tss: intervalo de tempo entre o fechamento valvar aórtico e o pico de velocidade pós-sistólico; Tsst: intervalo de tempo entre o fechamento valvar aórtico e o pico do *strain* pós-sistólico; Tv: intervalo de tempo entre o QRS e o mínimo volume ao eco tridimensional; S-L: septolateral; DP: desvio-padrão; PV: pico de velocidade; TRC: terapia de ressincronização cardíaca; FC: frequência cardíaca; VE: ventrículo esquerdo.

pode ser obtido a partir dos cortes de apicais de 4 câmaras, 2 câmaras e 3 câmaras (ou apical de longo eixo) para analisar o movimento do eixo longo do coração ou, alternativamente, pelo eixo curto paraesternal para análise da função das fibras circunferenciais.

É importante a análise do movimento longitudinal por causa da arquitetura anatômica do ventrículo, onde as fibras miocárdicas, principalmente as do endocárdio e epicárdio, estão alinhadas de uma forma oblíqua, contribuindo para o desempenho ventricular no eixo longo.[1] O elegante trabalho de Torrent-Guasp *et al.* ilustrou, em uma dissecção humana, que o ventrículo é composto de uma banda muscular única, contínua, disposta de uma forma oblíqua, formando uma estrutura helicoidal (Fig. 12-1).[2,3]

Como resultado, o eixo principal da contração do coração é no sentido longitudinal, porém, em caso de insuficiência cardíaca com dilatação ventricular esquerda, a disposição da banda vai se dispor de uma maneira mais horizontal. Este fato ressalta a importância de se examinar também a função circunferencial do ventrículo esquerdo.

Doppler tecidual espectral

O Doppler pulsado tecidual espectral tem boa resolução temporal, com sinal muito robusto,[4] e as curvas de velocidade são obtidas *on-line*, sendo possível somente a avaliação de um segmento por vez. Portanto, a comparação simultânea de múltiplos locais não pode ser realizada, não sendo possível refazer a curva *off-line* (Fig. 12-2).

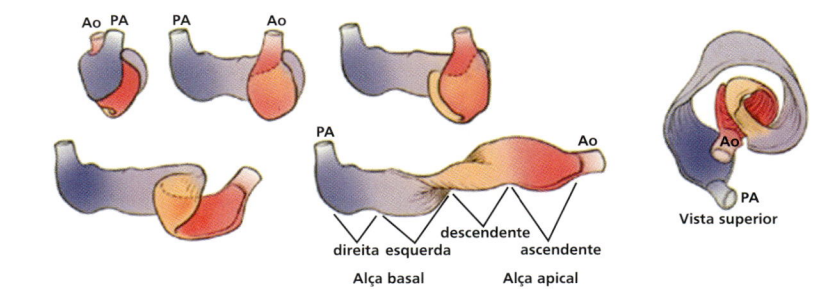

Fig. 12-1. Ilustração demonstrando o feixe muscular único que compõe o ventrículo, descrito por Torrent-Guasp.

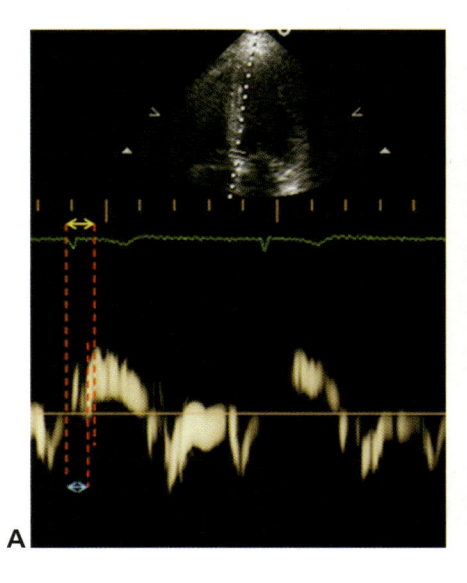

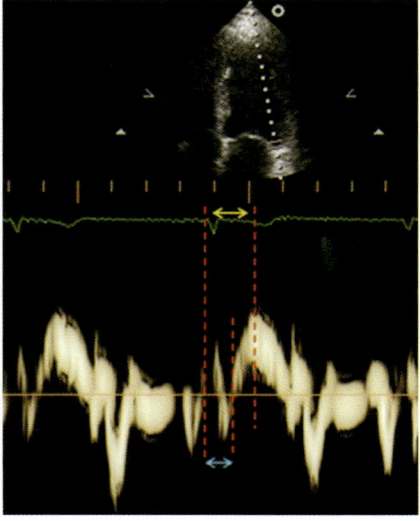

Fig. 12-2. Doppler tecidual espectral obtido na parede septal. (**A**) Lateral. (**B**) Mostrando o intervalo de tempo entre o início do QRS e o pico de velocidade *(setas amarelas)* e entre o QRS e o início da onda sistólica das duas paredes *(setas azuis)*.

Doppler tecidual colorido

O Doppler tecidual colorido (DTC) pode ser armazenado digitalmente para análise *off-line*, e permite a comparação de múltiplos segmentos simultaneamente, abreviando o tempo para a análise da sincronicidade miocárdica e para aquisição de imagens *on-line* (Fig. 12-3). Uma análise *off-line* permite comparações de forma cega entre diversas mensurações por pessoas diferentes. Para ambos os métodos, Doppler tecidual espectral pulsado e DTC, o complexo QRS muitas vezes é referenciado quando se avalia a dessincronia sistólica mecânica.

Modo M colorido do Doppler tecidual

O Modo M colorido pode ser construído a partir da imagem bidimensional do DTC. Embora este método tenha sido utilizado para identificar a dessincronia regional,[5,6] é uma avaliação de caráter qualitativa e, em geral, complementada por métodos quantitativos a partir da análise das curvas de velocidade do miocárdio (Fig. 12-4).

Índices de dessincronia sistólica ao DT

Vários índices de dessincronia sistólica com base no DT têm sido propostos na literatura, principalmente para a avaliação da dessincronia intraventricular. No entanto, a avaliação de dessincronia interventricular também é possível, e os seguintes métodos de avaliação quantitativos de dessincronia sistólica podem ser considerados (Fig. 12-5):

- Tempo entre o início do complexo QRS e o início da curva de velocidade sistólica (Ti).
- Tempo entre o início do complexo QRS e o pico de velocidade sistólica na fase de ejeção (Ts).
- Tempo entre o início do complexo QRS e o pico de velocidade pós-sistólico (Tsp).

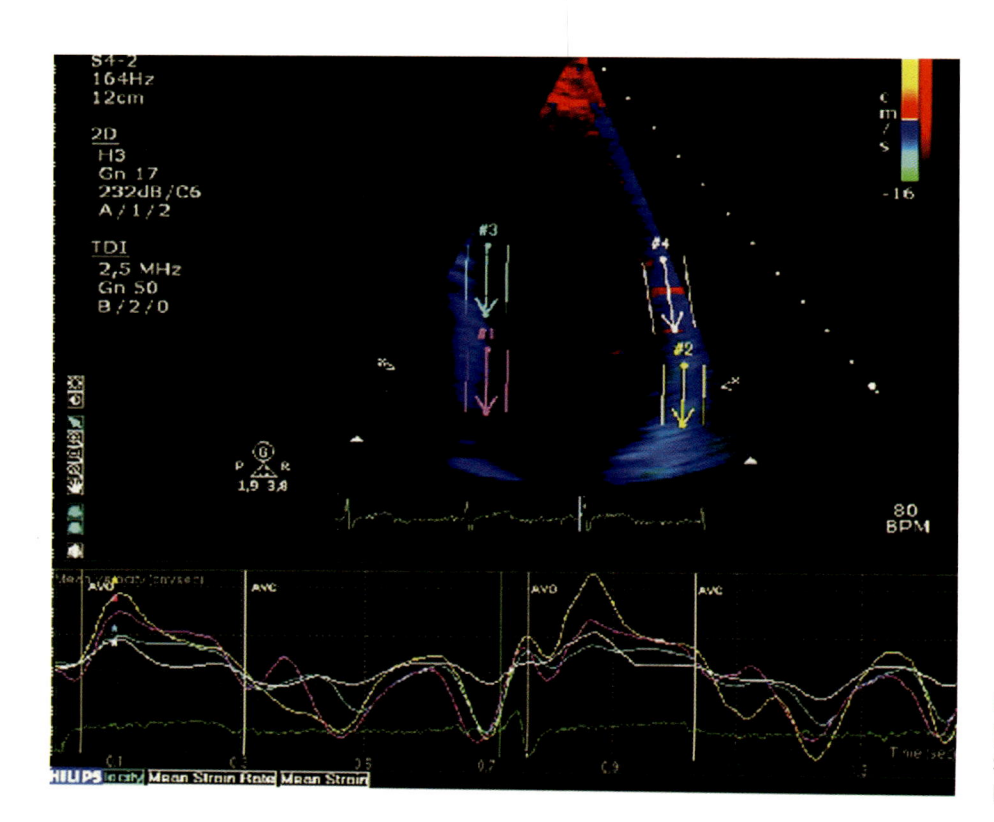

Fig. 12-3. DTC com as curvas processadas da velocidade nos segmentos basal e médio das paredes septal e lateral.

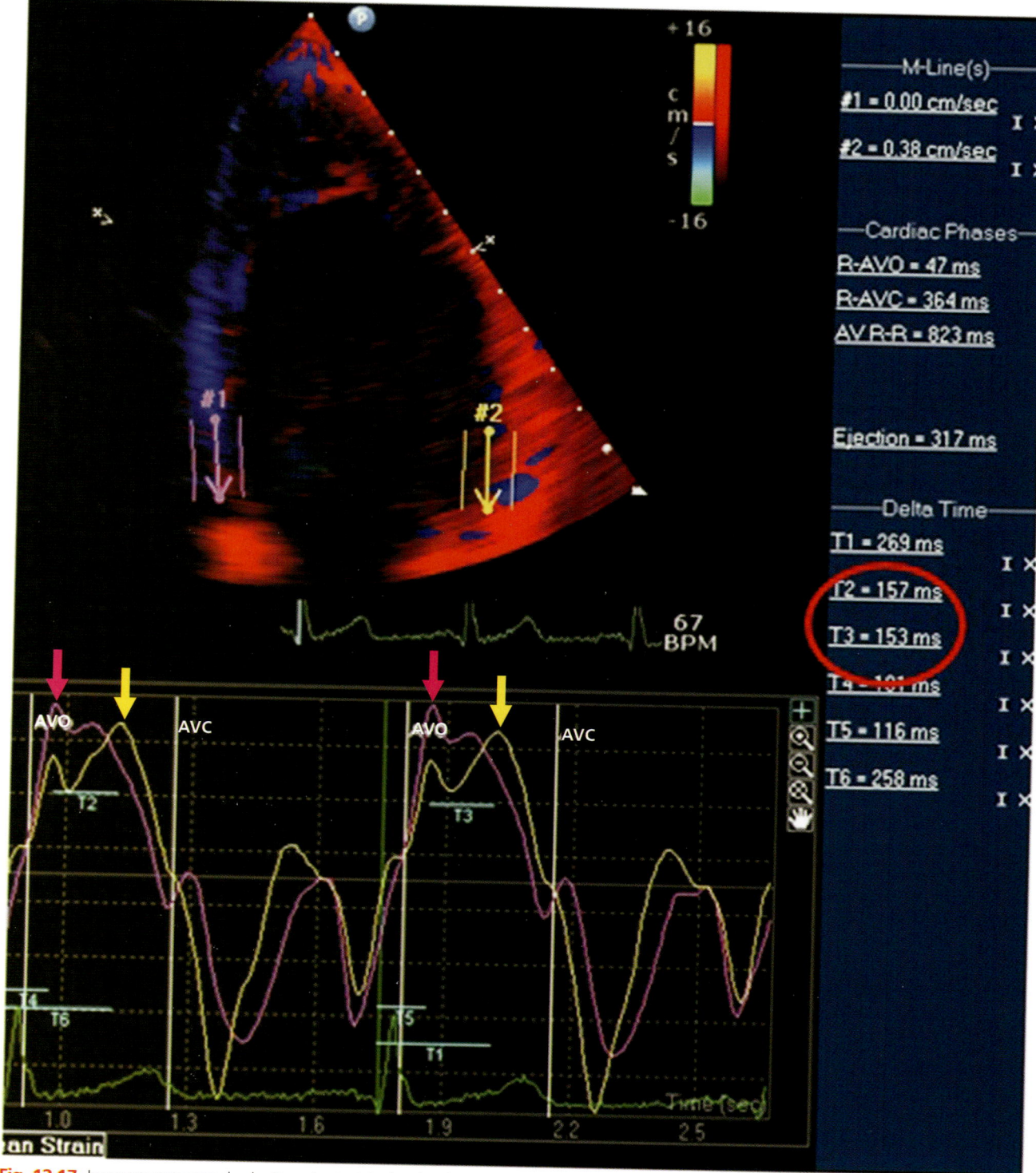

Fig. 12-17. Imagem processada do Doppler tecidual colorido mostrando prolongado intervalo de tempo (155 ms) entre as paredes septal e lateral basal em paciente com QRS estreito (VN < 65 ms).

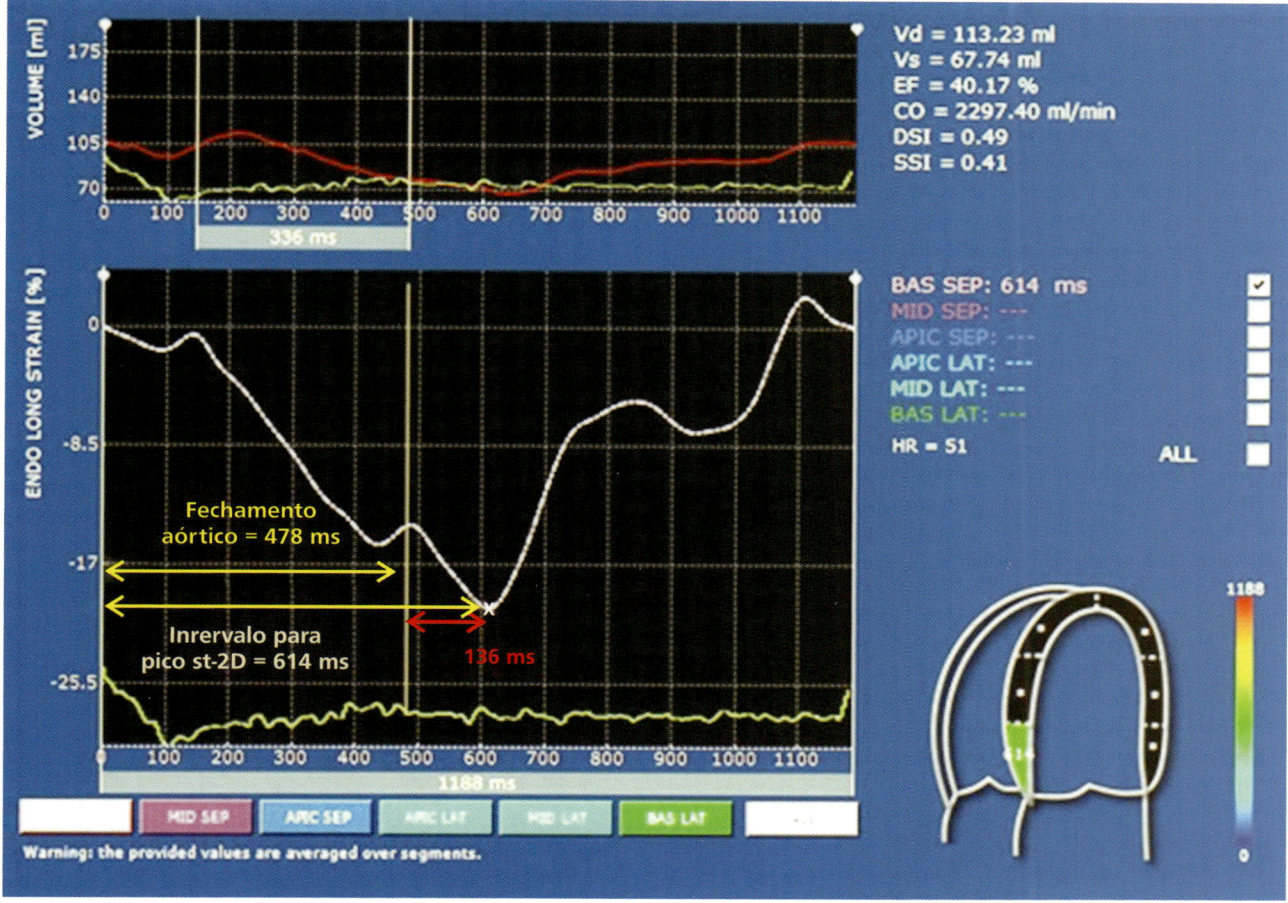

Fig. 12-18. Demonstração do cálculo do tempo excedente ao fechamento valvar aórtico do *strain* longitudinal: o pico do *strain* miocárdico foi obtido nos 18 segmentos miocárdicos, a partir dos 3 cortes apicais do VE, durante um ciclo cardíaco estável. Subtraindo-se o intervalo de tempo entre o QRS e o pico do *strain* do intervalo de tempo entre o QRS e o fechamento aórtico, obteve-se o tempo excedente para o pico do *strain* no segmento basal septal do VE (136 ms). O resultado final derivou da somatória do tempo excedente para o pico do *strain* em cada um dos 18 segmentos.

Nos pacientes com ICC sistólica, a dessincronia exerce um importante papel na progressão da doença. A dessincronia interventricular, especialmente na presença de movimento paradoxal do septo em sístole, pode afetar adversamente a função do ventrículo direito (VD), o que impede o retorno venoso para o ventrículo esquerdo. A dessincronia intraventricular resultará em um perfil fragmentado da contração, que se torna ineficaz, com prolongamento da contração isovolumétrica e do tempo de relaxamento. As alterações regionais, em vez de promoverem adequada ejeção sanguínea do ventrículo esquerdo, resultam em agravamento da tensão parietal e da regurgitação mitral. Esses fatores, juntamente com a ativação das vias de citocinas pró-inflamatórias e neuro-hormonais, irão acelerar a dilatação cardíaca, resultando em remodelamento cardíaco (Fig. 12-20).

A capacidade funcional pode estar reduzida, com intolerância ao esforço em pacientes com ICC em presença de dessincronia.[44]

Tfao-st = 475 ms **Tfao-st = 1617 ms**

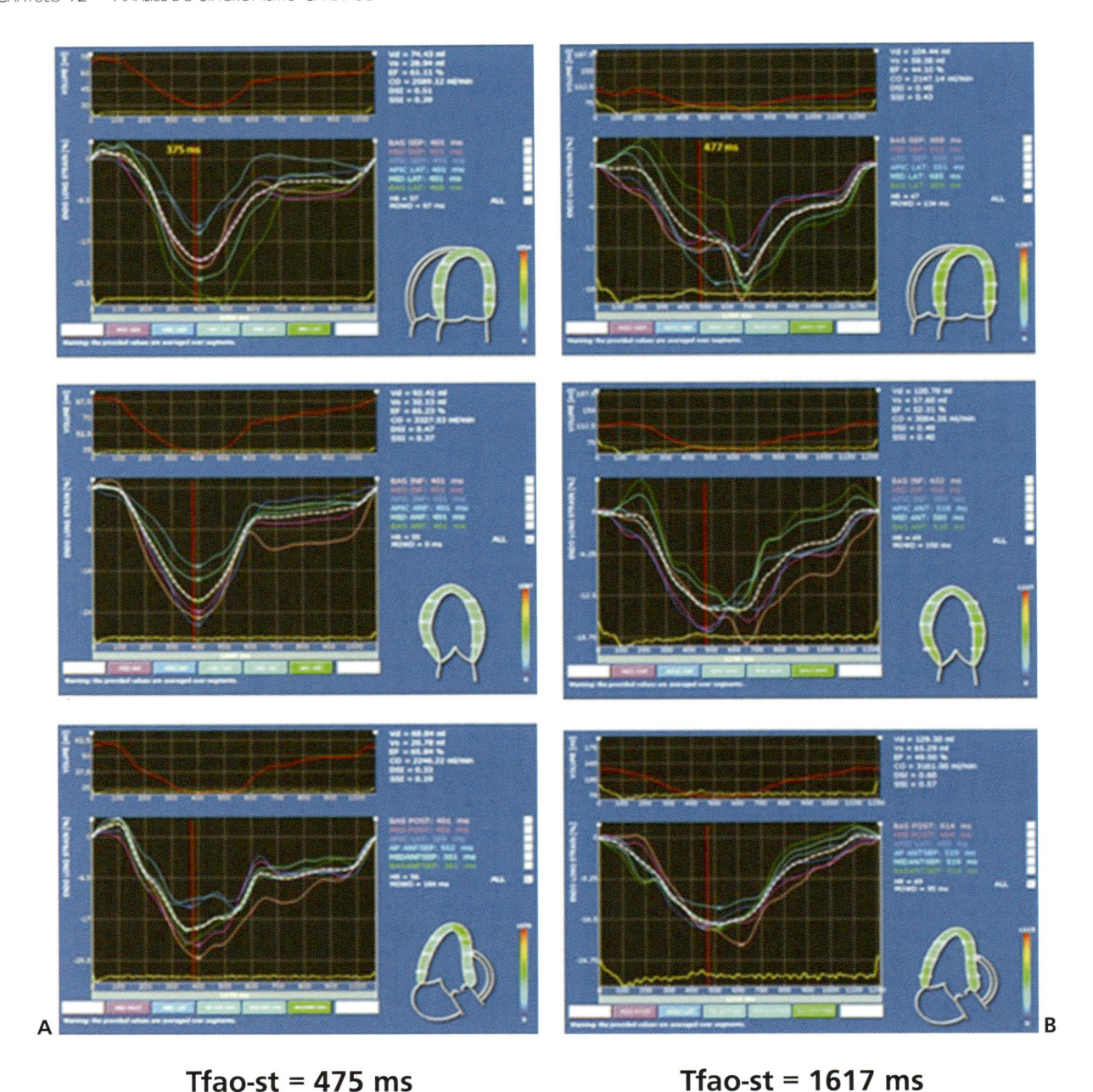

Fig. 12-19. Exemplo de pacientes com função sistólica ventricular esquerda. (**A**) Preservada. (**B**) Reduzida, mostrando maior distorção temporal do pico do *strain* em vários segmentos neste último, com maior valor calculado para o tempo excedente para o pico do *strain* longitudinal (Tfao-st). A *linha vermelha vertical* em cada ilustração representa o tempo de fechamento aórtico.

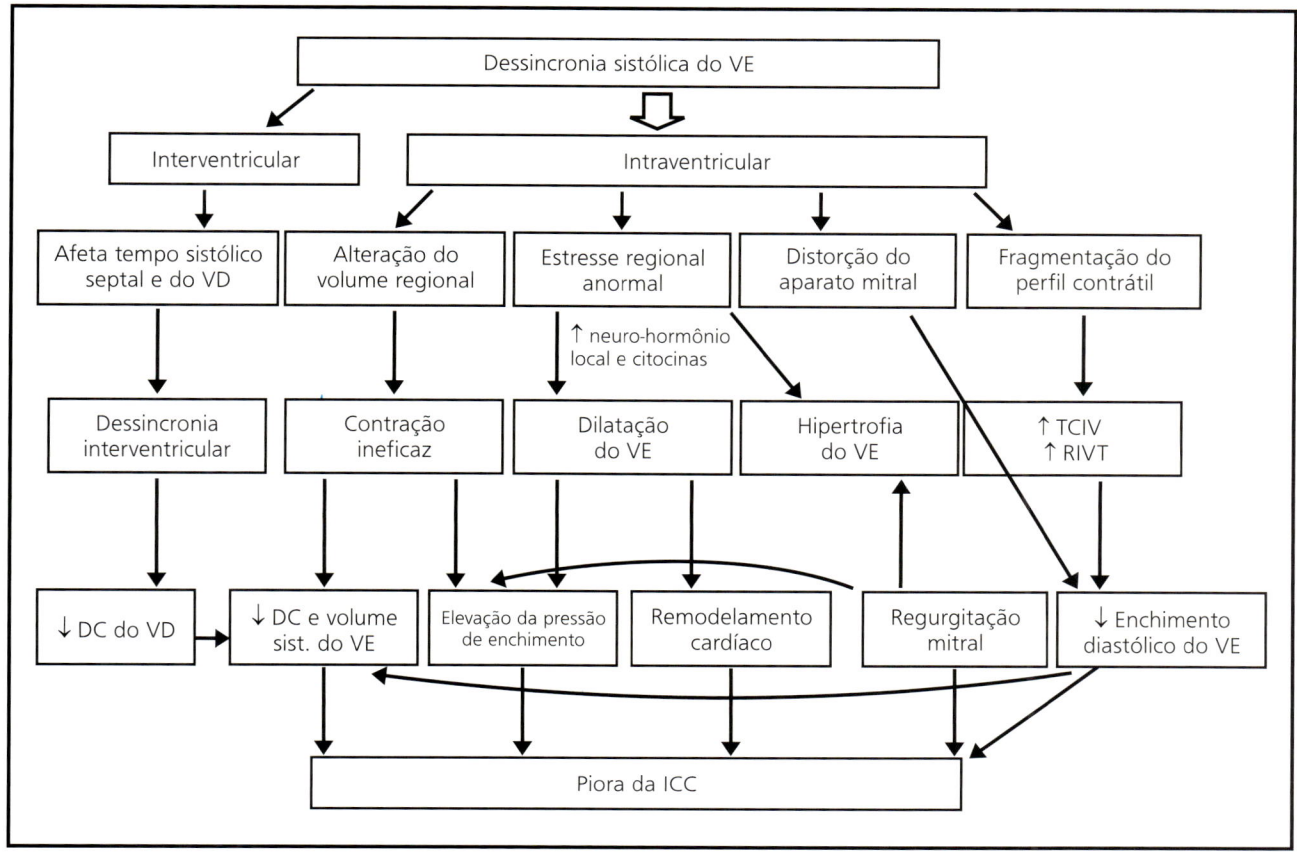

Fig. 12-20. Mecanismo fisiopatológico da dessincronia sistólica no remodelamento e piora da insuficiência cardíaca.

Insuficiência cardíaca com fração de ejeção ventricular esquerda preservada

Ao menos 1/3 dos pacientes internados por insuficiência cardíaca tem função sistólica preservada ou insuficiência cardíaca diastólica, sendo esta forma menos grave da doença, visto que o prognóstico, em geral, é mais favorável do que o da insuficiência cardíaca sistólica. Na insuficiência cardíaca diastólica, considera-se como função sistólica preservada uma fração de ejeção > 45% e evidência de disfunção diastólica. Ainda é incerto se a dessincronia pode ocorrer nestes pacientes, embora alguns estudos recentes tenham demonstrado que as dessincronias sistólica e diastólica sejam prevalentes nesta entidade.[45,46] Yu et al.[45] avaliaram 373 pacientes com insuficiência cardíaca, incluindo 281 sistólica, e 92 diastólica, e 100 indivíduos normais, sendo as dessincronias sistólica e diastólica avaliadas pelo desvio-padrão do pico de velocidade sistólica (DP-Ts) e do pico da onda diastólica inicial (DP-Te) dos 12 segmentos do VE, utilizando o DTC. Observou-se uma sincronia normal em 39% dos casos, constatando-se dessincronia sistólica isolada em 25%, dessincronia diastólica isolada em 22% e dessincronias sistólica e diastólica combinadas em 14% dos pacientes com ICC diastólica, sendo estas taxas de 26, 31, 17 e 26%, respectivamente, em pacientes com insuficiência cardíaca sistólica ($x^2 = 10,01$; p = 0,019). Além disso, a correlação entre as dessincronias sistólica e diastólica, bem como entre as velocidades miocárdicas e a correspondente dessincronia mecânica foi fraca.

Outro estudo, realizado por Wang et al.,[46] examinou 60 pacientes com insuficiência cardíaca diastólica, 60 com insuficiência cardíaca sistólica, e 35 indivíduos normais. A dessincronia sistólica e diastólica foi definida pela diferença máxima no tempo do início ou do pico de velocidade sistólica dos segmentos basais a partir do corte apical de 4 e 2 câmaras. A prevalência de uma sincronia normal, de dessincronia diastólica isolada e sistólica combinada foi de 42, 25 e 33% respectivamente, na população com ICC diastólica, e de 42, 20, e 40%, respectivamente, na ICC sistólica. Adicionalmente, os autores também registram uma redução do retardo intraventricular diastólico após terapia na ICC diastólica (39 ± 23 vs. 28 ± 20 ms; p = 0,02). Portanto, fica claro que as dessincronias sistólica e diastólica coexistem frequentemente na ICC diastólica, embora sua implicação clínica mereça maiores investigações.

Dessincronia induzida por marca-passo (MP)

Pacientes com bloqueio do ramo esquerdo (BRE), mesmo sem disfunção sistólica do VE, exibem dessincronia sistólica intraventricular independentemente da interventricular,[47] sendo este fato também constatado por estudos com DT.[48,49] Mais comumente, o BRE pode ser iatrogenicamente provocado, pelo implante de marca-passo (MP) em ventrículo direito por bloqueio AV completo ou disfunção do nó sinusal. Há um crescente reconhecimento que o MP em ventrículo direito seja potencialmente deletério,[50] bem como o risco de ICC ou de remodelamento aumente, quando o comando cumulativo do MP excede 40%.[51] Neste contexto, o DT pode contribuir na identificação da dessincronia passível de induzir ICC. Um estudo de Kang et al.[52] examinou a gravidade da dessincronia em 29 pacientes com MP, 13 com BRE e fração de ejeção < 50%, 22 pacientes com BRE e fração de ejeção < 35%, e 27 indivíduos normais, sendo a avaliação das dessincronias sistólica e diastólica realizada pelo coeficiente de variação do tempo para o pico de velocidade sistólica de quatro segmentos médios e quatro basais pela via apical de 4C e 2C. O índice de dessincronia foi elevado em todos os pacientes, particularmente nos grupos com MP e BRE com baixa fração de ejeção. A dessincronia diastólica foi mais destacada naqueles com BRE e baixa fração de ejeção, seguido pelos com BRE e fração de ejeção normal e por aqueles com MP. Adicionalmente, a dessincronia diastólica se correlacionou com a fração de ejeção na análise global.

A análise da dessincronia foi comparável entre o DTC e o *speckle tracking* em estudo experimental com cachorros submetidos a implante de marca-passo (r = 0,96), mostrando o potencial deste último na aplicação do diagnóstico de dessincronia nesta população (Fig. 12-21).[53]

Hipertrofia ventricular esquerda

A hipertensão é a doença cardiovascular mais comum, e a hipertrofia (HVE) é uma sequela frequente, que está associada a aumento da morbimortalidade. São limitados os dados sobre a prevalência e gravidade da dessincronia na HVE, embora seja provável que seja a primeira patologia que tenha sido investigada para detecção de dessincronia pelo TDI. Pai e Gill examinaram 18 pacientes com HVE e 20 indivíduos normais pelo DT, mensurando-se o tempo para o inicio do pico de velocidade sistólica nos segmentos basal, médio e apical pelo 4C e 2C.[54] Evidenciou-se dessincronia pelo prolongado coeficiente de variação no domínio do tempo em pacientes com HVE (14 ± 9 vs. 6 ± 4 ms; p < 0,01), embora a diferença na dessincronia diastólica fosse limítrofe (20 ± 10 vs. 15 ± 7 ms; p = 0,06). Tal achado foi corroborado por outros autores,[55,56] notando-se prevalência elevada de dessincronia nestes pacientes (47,6%), estando associada a massa ventricular esquerda, volume atrial esquerdo e índice de esfericidade em estudo de Chang et al.[55] Ao lado da hipertrofia, outros fatores, como idade e reduzida pefusão miocárdica, podem relacionar-se com a presença de dessincronia.[57]

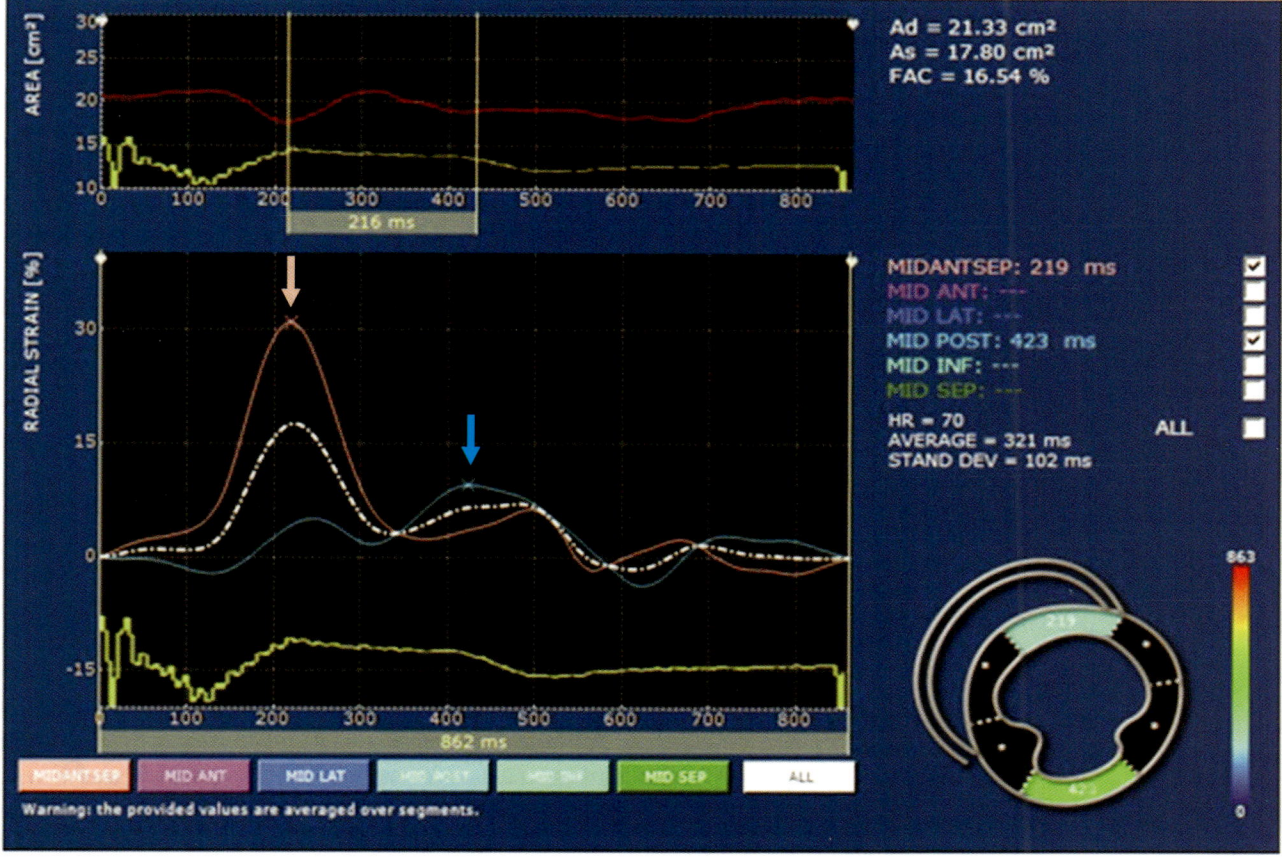

Fig. 12-21. Curva processada do *speckle tracking* no eixo transversal de paciente com marca-passo convencional, mostrando diferença importante entre o tempo do pico do *strain* radial das paredes anterosseptal *(seta rosa)* e posterior *(seta azul)* do VE (216 ms; VN < 130 ms).

A dessincronia pode manifestar-se mais frequentemente durante um teste sob estresse em pacientes com hipertrofia e com insuficiência cardíaca com fração de ejeção do VE preservada. A dessincronia sistólica pelo DTC aumentou de 36,2 para 85,1% nos pacientes com insuficiência cardíaca com fração de ejeção preservada, e de 38,2 para 52,9% naqueles com hipertrofia ventricular esquerda após teste de estresse farmacológico, em trabalho de Lee et al.[58]

Implicação prognóstica da dessincronia cardíaca na ICC

A importância prognóstica da dessincronia sistólica na ICC foi inicialmente reportada por Bader et al., que examinaram 104 pacientes com FE < 35% (média de 31%).[59] Os pacientes tinham um QRS amplo, e a dessincronia intraventricular foi analisada pelo Doppler espectral tecidual, medindo-se o tempo para o início da onda sistólica de velocidade, calculando-se a maior diferença entre os segmentos basais pela via apical de 4 e 2 C. A dessincronia interventricular foi mensurada pela diferença no período de pré-ejeção dos fluxos aórtico e pulmonar. No acompanhamento de 1 ano, não houve mortalidade, mas 83% dos pacientes foram admitidos por piora da ICC, e a dessincronia intraventricular foi o preditor independente mais significativo deste evento pela análise multivariada de Cox (b = 1,47; p < 0,001).

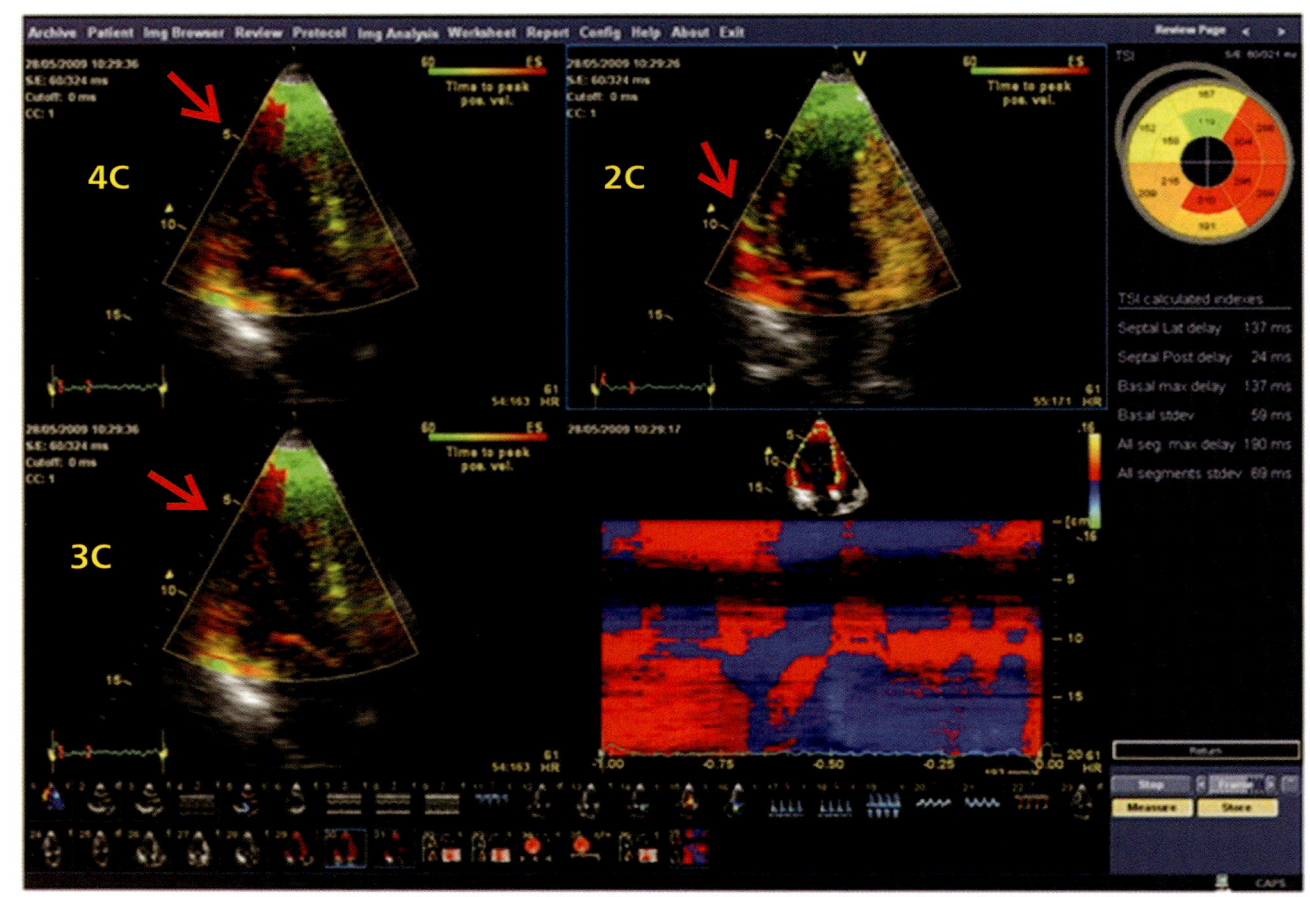

Fig. 12-22. Imagem demonstrando atraso do pico de velocidade pelo TSI *(tissue synchronization imaging)* representada pela coloração avermelhada nas paredes lateral, anterior e inferolateral *(setas vermelhas)* nos cortes apicais de 4C, 2C e 3C, sendo este atraso ilustrado no gráfico *Bull's Eye* à direita, onde dentro de cada segmento está registrado o tempo para o pico de velocidade. (Cortesia do Dr. Carlos ES Silva.)

Outro estudo recente, realizado por Yu et al.,[91] comparou a velocidade tecidual, o *strain* e o deslocamento para predizer o remodelamento reverso do VE e o ganho na fração de ejeção em 55 pacientes que receberam TRC por 3 meses. O coeficiente de correlação e a curva ROC foram comparados para diferentes modelos de dessincronia sistólica, incluindo DP-Ts de 12 e 6 segmentos basais do VE, atraso septolateral e septal-posterior. O DP-Ts de 12 segmentos teve o melhor desempenho na previsão de remodelamento reverso do VE (r = - 0,76; p < 0,001) e no ganho na fração de ejeção (r = 0,65, p < 0,001) em comparação a todos os outros parâmetros derivados do DTC. Um parâmetro derivado do deslocamento teve um poder preditivo muito menor para ambos os desfechos: remodelamento reverso (r = -0,36, p < 0,05) e fração de ejeção (r = 0,28, p < 0,05), enquanto nenhum dos parâmetros do *strain* previu uma resposta favorável a TRC (Fig. 12-23 com melhora do DP-Ts após TRC).

Utilizando como índice de dessincronia a soma do intervalo de tempo entre o pico do *strain* longitudinal pós-sistólico e o fechamento valvar aórtico de 12 segmentos basais do ventrículo esquerdo, Porciani et al.[43] demonstraram que um valor acima de 760 ms foi capaz de predizer uma resposta favorável à TRC com sensibilidade de 94% e especificidade de 83%.

Portanto, mais estudos são necessários para determinar o papel do *strain* na identificação da dessincronia e para prever a resposta à TRC.

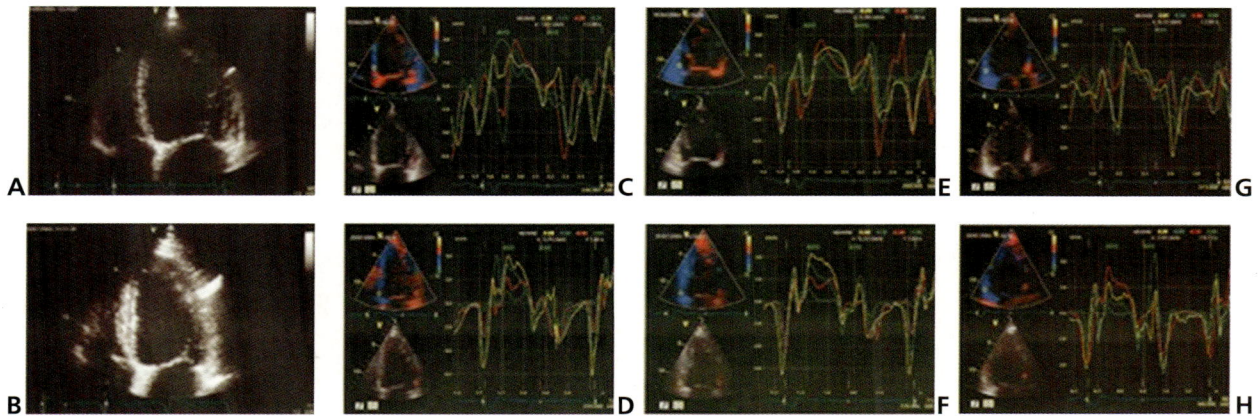

Fig. 12-23. Exemplo de um paciente responsivo à terapia de ressincronização cardíaca (TRC), mostrando remodelamento reverso do ventrículo esquerdo, com redução do volume sistólico final do VE de 131 mL (**A**) para 78 mL (**B**) 3 meses após a TRC. Nota-se assincronia sistólica importante, com índice de assincronia (DP-Ts) de 41,0 ms no estudo inicial como o Doppler tecidual, mostrando grandes variações de tempo do pico de velocidade sistólica com atrasos na parede lateral pela via apical de quatro câmaras (**C**), na parede inferior pela via apical de duas câmaras (**E**), e na parede posterior pela via apical de eixo longo (**G**); o atraso foi reduzido após 3 meses da TRC (**D**, **F** e **H**). O índice de assincronia foi normalizado para 21,4 ms.[124]

Deslocamento

Tem sido sugerido que a melhora do deslocamento pelo *tissue tracking* poderia servir como um marcador de dessincronia sistólica.[92,93] No entanto, não se demonstrou uma superioridade do deslocamento com relação à velocidade tecidual na avaliação de pacientes com TRC (Fig. 12-24).[91] Foi demonstrado que, para modelos similares de dessincronia sistólica (2-12 segmentos do VE), a velocidade miocárdica tinha, consistentemente, maior valor preditivo e áreas da curva ROC para a redução do volume sistólico final do VE e ganho na fração de ejeção com relação aos parâmetros de deslocamento.[91]

Strain rate

Embora a teórica vantagem na diferenciação entre movimentos ativo e passivo (translação), os parâmetros derivados do *strain rate* não foram eficazes em prever a resposta à TRC em um estudo que examinou um grande número de parâmetros analisados, utilizando de 2 a 12 segmentos do VE.[9] Atualmente, nenhum estudo ainda verificou o papel do *strain rate* na previsão da resposta à TRC, e ainda persiste uma controvérsia com relação às mudanças do *strain rate* septal e lateral após a TRC.[12,94] Ainda é necessária melhora na qualidade técnica das imagens do *strain rate* antes de sua aplicação na prática clínica, incluindo uma melhoria da relação sinal-ruído e boa reprodutibilidade.

Speckle tracking

A técnica do *speckle tracking* mede a deformidade regional a partir da escala de cinza, possibilitando coletar dados independentemente do ângulo de insonação e nos sentidos longitudinal, radial e circunferencial do miocárdio. Esta modalidade vem mostrando resultados de destaque na detecção de dessincronia ventricular e na avaliação da resposta à TRC.[19,20,23,24] Em estudo de Suffoletto *et al.* examinou-se a dessincronia sistólica pelo tempo do pico de *strain* radial no eixo curto paraesternal, em nível dos músculos papilares,[19] em 50 pacientes que receberam TRC por um período médio de 8 ± 5 meses. Um atraso septoposterior ≥ 130 ms previu um aumento ≥ 15% na fração de ejeção com uma sensibilidade de 89% e especificidade de 83% (Fig. 12-25). O valor do *strain* circunferencial e radial pelo eixo curto pode representar uma medida da função das fibras circunferenciais do VE.

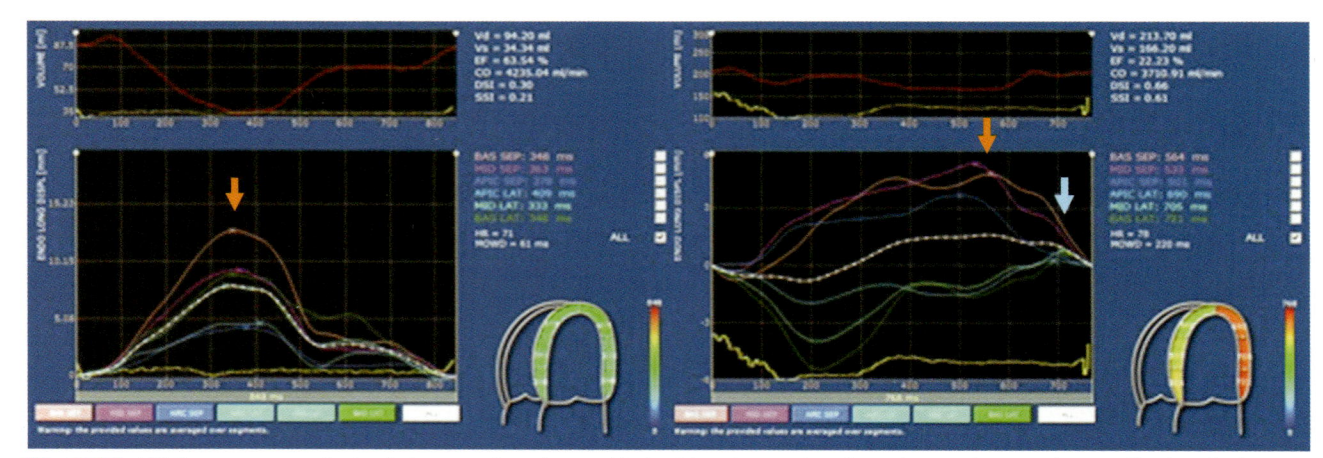

Fig. 12-24. (**A**) Curva processada do deslocamento pelo *speckle tracking* demonstrando maior movimento das porções basais do ventrículo esquerdo e com o pico ocorrendo aproximadamente no mesmo momento nos diversos segmentos em um indivíduo normal. (**B**) Ao contrário do paciente à direita, onde se nota distorção no momento do pico do deslocamento nos segmentos.

A quantificação da reserva de contração, medida pela soma da diferença entre o *strain* negativo máximo e o *strain* sistólico final, usando o *speckle tracking*, também mostrou-se eficaz na determinação da resposta à TRC.[20] Neste estudo, os respondedores (redução do volume sistólico final de 15% após 3 meses da TRC) apresentaram valores deste índice de reserva contrátil pré-implante maiores que o grupo de não respondedores (35 ± 8% *vs.* 19 ± 7%, p < 0,0001), sendo o valor limítrofe de 25% o que melhor discriminou os dois grupos.

Em outro estudo, incluindo 37 pacientes, Zhang *et al.*[95] observaram que apenas os respondedores, definidos pelo remodelamento reverso, tiveram melhora significativa do *strain* circunferencial e radial após 3 meses da TRC. Além disso, a melhora do *strain* circunferencial correlacionou-se com o aumento da fração de ejeção (r = 0,51; p = 0,001) e com a redução do diâmetro mediocavitário do VE (r = -0,56; p < 0,001). Curiosamente, a torção do VE não foi alterada nos respondedores, mas ficou reduzida em não respondedores, definida pelo remodelamento reverso do VE. Estes estudos destacam o papel potencial da utilização de *speckle tracking* na avaliação das mudanças na função miocárdica e do sincronismo cardíaco após TRC (Fig. 12-25).

A utilização da diferença máxima entre o primeiro pico do *strain* radial, e não o pico máximo, em comparação ao pico mais tardio, pode ser uma maneira mais representativa da dessincronia. Seo *et al.*[96] demonstraram maior capacidade deste índice em predizer a redução do volume sistólico final > 15% após 3 meses da TRC (ASC = 0,94 para um valor > 167 ms) do que a diferença entre os picos do *strain* radial (ASC = 0,82 para um valor > 194,5 ms).

Mais recentemente, um estudo multicêntrico avaliou o emprego do *strain* radial, circunferencial, transverso e longitudinal pelo *speckle tracking* em predizer a resposta à TRC,[97] utilizando-os de formas isolada e combinada. Os autores demonstraram que a falta de dessincronia pelo *strain* radial ou transverso apresentou eventos clínicos três vezes mais frequentes que aqueles com dessincronia. Adicionalmente, a ausência de dessincronia se associou à maior necessidade de implante de dispositivo intracardíaco, transplante cardíaco ou óbito em 50% dos casos, em contraste aos 11-13% observados naqueles com dessincronia pré-TRC. O emprego combinado de parâmetros derivados do *speckle tracking* também mostrou efeito adicional na predição da resposta à TRC em outros estudos.[24,98]

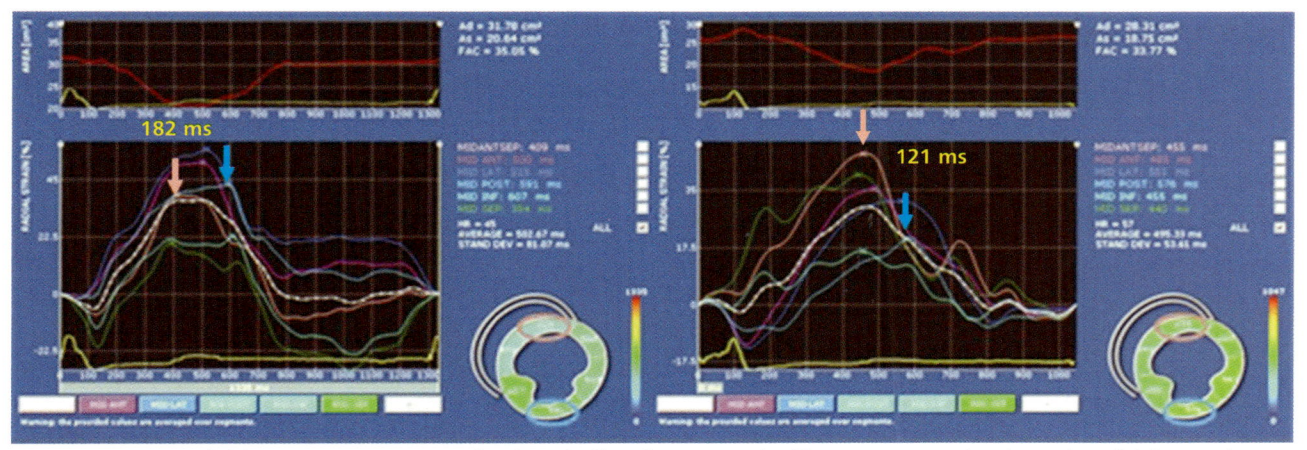

Fig. 12-25. *Strain* radial de um paciente com cardiomiopatia dilatada, mostrando diferença entre o pico do *strain* radial da parede anterosseptal e parede posterior superior a 130 ms, que melhorou após implante de marca-passo ressincronizador.

A torção ventricular também pode ser empregada com a finalidade de avaliar resposta à TRC.[99,100] Sade *et al.*[99] observaram que dentre 33 pacientes incluídos, 25% apresentavam rotação no mesmo sentido entre a base e o ápice (sem torção), e que normalizaram após TRC. Uma resposta favorável à TRC foi considerada como a redução do volume sistólico final > 10% após 8 meses de acompanhamento, observando-se uma torção basal significativamente menor nos responsivos (1,5 ± 8° *vs.* 5,3 ± 3,1°; p < 0,0001), e que significativamente melhorou após TRC (1,5 ± 8° *vs.* 6,3 ± 3,6°; p < 0,0001). Tal melhora da torção pós-TRC também foi descrita por outros,[100] embora alguns autores não tenham reproduzido tal resultado, provavelmente pelo período curto de acompanhamento dos pacientes ou pela inclusão de menor número de casos com ausência de torção entre a base e o ápex.[101] Embora a torção não seja o único parâmetro afetando a resposta à TRC, estes estudos indicam que pode exercer papel importante no desfecho do paciente.

Eco 3D

Vários estudos comprovaram o emprego da ecocardiografia tridimensional na avaliação de dessincronia em pacientes candidatos à TRC.[31,32,102,103]

A medida da dessincronia pode ser realizada pelo intervalo de tempo para o mínimo volume regional dos segmentos ventriculares.[30] Valores limítrofes de 8,3% (normalizados para o intervalo R-R) ou de 5,6%, dependendo do *software* empregado, têm sido sugeridos como preditor do remodelamento reverso e melhora da fração de ejeção após TRC.[31,32]

Utilizando o desvio-padrão do intervalo de tempo entre o QRS e o mínimo volume atingido por cada segmento, ao Eco 3D, Kleijn *et al.*[102] demonstraram uma discrepância na presença de dessincronia com relação ao DTC (desvio-padrão do intervalo de tempo para o pico de velocidade de 12 segmentos) em 30% dos casos, com maior acurácia do primeiro na determinação dos respondedores da TRC no quesito da evolução clínica (sensibilidade: 90%; especificidade: 87%) e remodelamento ventricular (sensibilidade: 88%; especificidade: 70%), quando utilizados valores limítrofes de 6,7%.

Entretanto, recente estudo de Auger *et al.*[103] mostrou melhor acurácia do Eco 3D para avaliação da resposta à TRC, quando as duas técnicas foram combinadas para o cálculo da dessincronia: tempo para o pico da velocidade sistólica ao DTC, e o intervalo de tempo para o mínimo volume sistólico regional. Utilizando-se valores limítrofes de 33 ms (pelo desvio-padrão de 12 segmentos ao DTC) e de 6,4% (pelo índice de dessincronia sistólica, utilizando o volume) para a detecção de dessincronia, observou-se uma resposta à TRC, avaliada pela redução do volume sistólico final > 15% em 6 meses, em 86,3% quando ambos os parâmetros mostravam dessincronia. Em contrapartida 97% dos pacientes que não mostravam dessincronia pelos dois métodos não foram responsivos à TRC. A avaliação da dessincronia pelos dois métodos mostrou valor adicional para predição do remodelamento reverso relativo ao seu emprego isolado ($X^2 = 90,18$; $p < 0,0001$).

Ensaios iniciais demonstraram o potencial emprego do *speckle tracking* tridimensional na TRC.[34,35] Por meio de um índice de dessincronia com base na área pelo *speckle tracking* (Fig. 12-26), um valor > 3,8% foi o melhor preditor da resposta à TRC, avaliada pela redução do volume sistólico final de ventrículo esquerdo, (sensibilidade: 78%; especificidade: 100%; ASC: 0,93; $p < 0,001$), tendo sido a dessincronia pelo *speckle tracking* radial também um forte preditor, com ASC de 0,82 ($p < 0,005$).[34]

Efeito da posição do eletrodo e da presença de viabilidade na resposta à TRC

A colocação de eletrodos em áreas de fibrose não produz efeitos satisfatórios à TRC. Vários trabalhos demonstraram que a colocação do eletrodo no local de maior atraso mecânico e com miocárdio viável tem efeito benéfico na resposta à TRC.[6,104-108] Analisando o local de maior atraso na ativação mecânica pelo *specle tracking* radial e relacionando com a posição do eletrodo pelo Rx, Ypenburg *et al*.[104] verificaram redução signi-

AREA TRACKING – ÍNDICE DE VARIAÇÃO DA ÁREA ENDOCÁRDICA

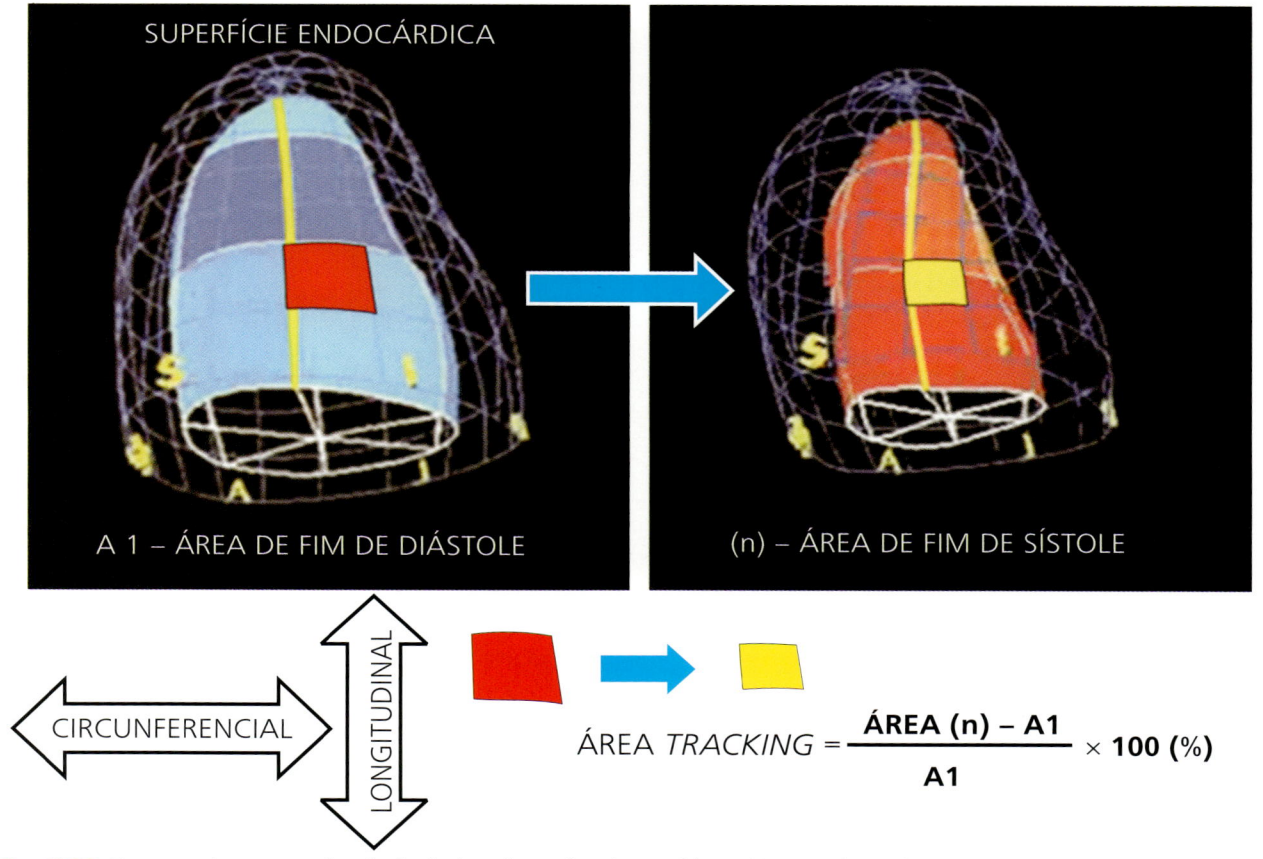

$$\text{ÁREA } TRACKING = \frac{\text{ÁREA}(n) - A1}{A1} \times 100\,(\%)$$

Fig. 12-26. Esquema demonstrando cálculo da área do *strain* pelo *speckle tracking*, combinando dados do *strain* circunferencial e longitudinal e expresso como uma mudança na área regional do endocárdio de determinado momento *n* em relação à fase diastólica. (Cortesia do Dr. Oscar FS Osella.)[34]

ficativa do volume sistólico final do ventrículo esquerdo, ao final de 6 meses de acompanhamento, somente naqueles onde havia concordância na colocação dos eletrodos.

O padrão do *strain* pelo DT pode auxiliar na determinação do grau de resposta à TRC, pois pode definir áreas de movimentos passivo (sem deformidade) e ativo. A ausência de segmentos não contráteis, caracterizados por segmentos com estiramento holossistólico (curva com *strain* positivo indicando movimento passivo), mostrou sensibilidade, especificidade e valores preditivos positivo e negativo de 98, 88, 91 e 97%, respectivamente, para resposta favorável à TRC, em estudo de Carasso *et al.* (Fig. 12-27).[109]

A utilização do *speckle tracking* radial na identificação de áreas de fibrose mostrou-se eficaz em alguns trabalhos.[107,110] Em estudo de Khan *et al.*,[107] com um valor < 9,8%, apresentando boa especificidade, embora com reduzida sensibilidade, em predizer o remodelamento reverso. Na análise multivariada, um posicionamento concordante do eletrodo com as áreas de dessincronia e uma ausência de baixa amplitude do *strain* radial, indicando ausência de fibrose, foi relacionado com uma resposta favorável à TRC. Norisada *et al.*[111] reproduziram tal resultado analisando 40 pacientes pré e pós-TRC pelo *speckle tracking*. Estes autores notaram que a presença de dessincronia pelo *strain* radial entre as paredes anterosseptal e posterior ≥ 130 ms e a média do *strain* longitudinal em 4 segmentos posterior e lateral < -7,8% (local de implante do eletrodo esquerdo do MP ressincronizador) foram mais eficazes em predizer a resposta à TRC que o emprego isolado do índice de dessincronia. As paredes lateral, posterior e inferior compreendem mais que 70% dos segmentos com atraso da ativação em pacientes com ICC candidatos à TRC, independente das configurações do QRS.[112]

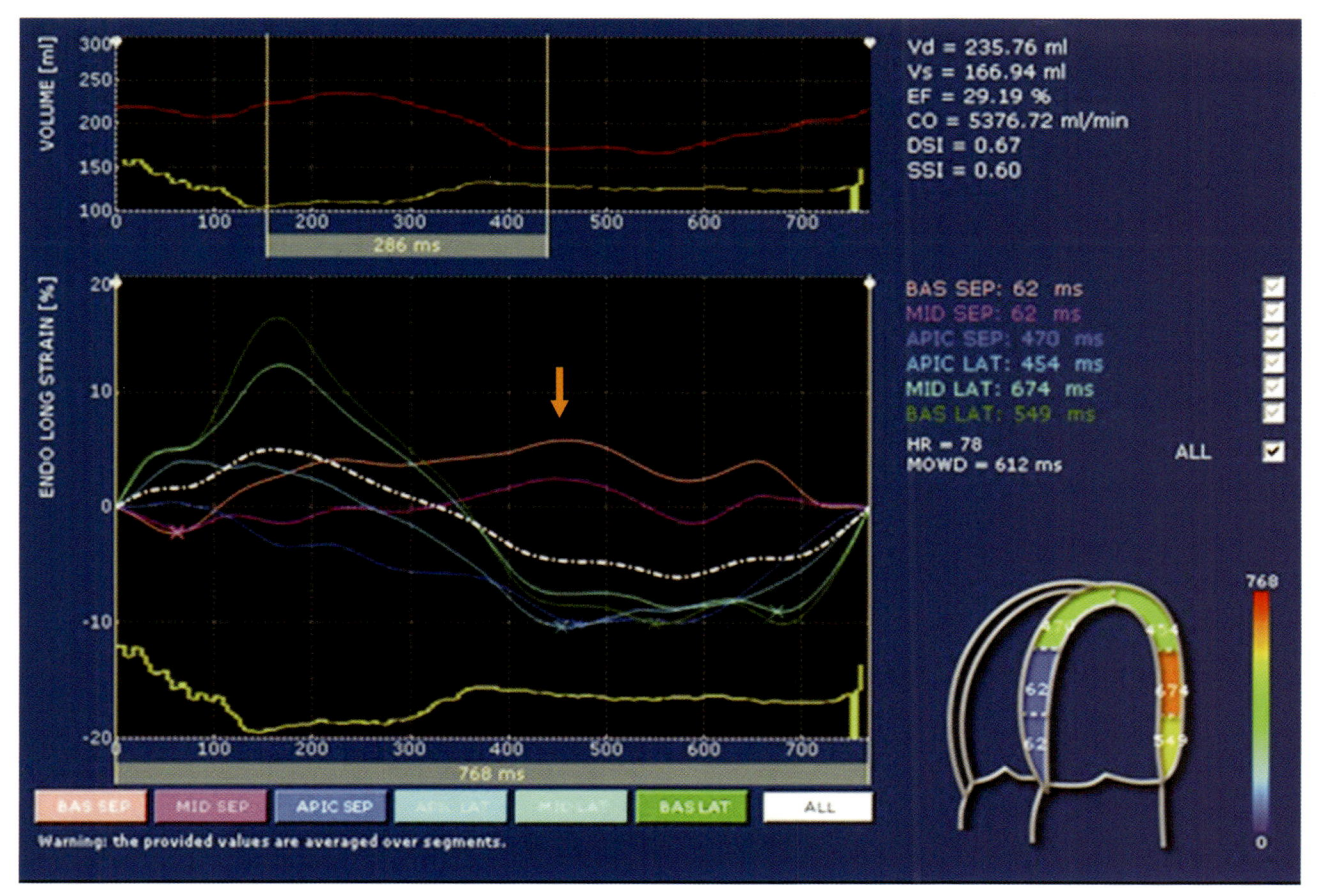

Fig. 12-27. Curva do *strain* longitudinal derivada do *speckle tracking*, demonstrando estiramento holossistólico da região basal septal, indicativo de movimento passivo *(seta)*.

Embora a presença de deformidade obtida pelo *strain* seja uma maneira prática de se determinar a presença de músculo viável, tal pesquisa pode ser realizada pela reserva inotrópica através da ecocardiografia sob estresse farmacológico.[113-115] A presença de reserva contrátil à dobutamina foi um forte preditor de resposta à TRC (área sob a curva 0,94; $X^2 = 39,0$; $p < 0,0001$) comparada à presença de dessincronia (área sob a curva 0,74; $X^2 = 10,07$; $p = 0,002$), e promoveu um valor adicional prognóstico em comparação à duração do QRS e presença de dessincronia (aumento da árera sob a curva de 0,47 para 0,75 a 0,93; $p = 0,030$ e $p = 0,008$).[113]

DESSINCRONIA SISTÓLICA NA ICC COM QRS NORMAL E IMPLICAÇÃO PARA A TRC

As diretrizes atuais recomendam a TRC para pacientes com duração prolongada do QRS,[64] sendo que este grupo constitui apenas cerca de 1/4 da população com ICC de acordo com grandes registros nesta área.[38,116] Com o uso do DT, fica claro que a dessincronia cardíaca pode ocorrer em pacientes com ICC e duração do QRS normal. Em um primeiro relato por Yu *et al.,* examinou-se a prevalência das dessincronias sistólica e diastólica em 67 pacientes com ICC e QRS com duração> 120 ms (com BRE ou atraso na condução intraventricular) e em 45 pacientes com ICC e duração do QRS ≤ 120 ms.[11] Pelo DT um valor de corte de DP-Ts > 32,6 ms (derivado de 88 controles normais) detectou dessincronia sistólica em 43% dos pacientes com ICC e complexo QRS estreito e em 64% com complexo QRS largo. Quando o critério da diferença máxima no Ts nos seis segmentos basais e seis médios > 100 ms foi utilizado, a prevalência de dessincronia sistólica foi de 51 e 73%, respectivamente (Fig. 12-28).

Vários relatórios posteriores também confirmaram a presença de dessincronia mecânica em pacientes com ICC e QRS estreito pelo TDI (Quadro 12-3).[13,39,40,45,59,117] O estudo de Ghio *et al.*[39] examinou 61 pacientes com ICC e duração normal do QRS, 21 pacientes com BRE e QRS entre 120 e 150 ms, e 76 pacientes com duração do QRS ≥ 150 ms, empregando o DT. A dessincronia intraventricular foi avaliada pela diferença máxima no tempo para o início da onda sistólica dos segmentos basais e médios pela via apical de 4C e 2C, com um valor de corte > 50 ms. A prevalência de dessincronia intraventricular sistólica nesses três grupos foi de 30, 57 e 71%, respectivamente. Bleeker *et*

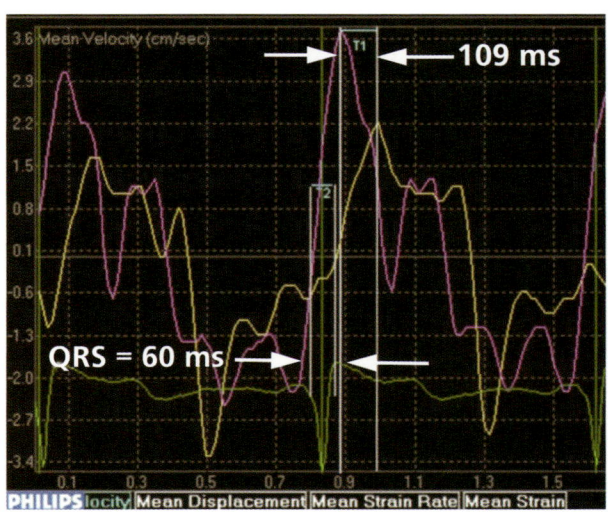

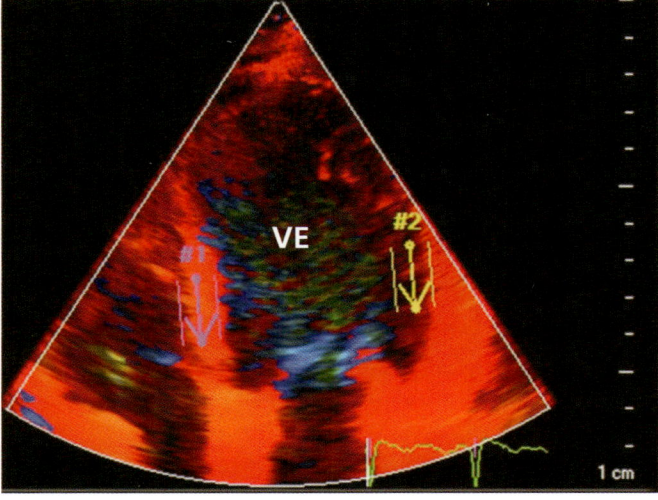

Fig. 12-28. Curva processada do Doppler tecidual mostrando atraso entre o septo e a parede lateral (109 ms – valor normal < 65 ms) em paciente com insuficiência cardíaca classe funcional III-IV da NYHA, reduzida fração de ejeção (37%) e QRS estreito.(Cortesia Dr. JM Del Castillo).

al.[40] utilizaram um atraso septolateral > 60 ms em segmentos basais do VE e relataram que 27% dos pacientes com ICC e duração do QRS ≤ 120 ms tinham dessincronia sistólica, sendo estas taxas de 60 e 70% naqueles com QRS entre 120 e 150 ms e com QRS > 150 ms, respectivamente. No subgrupo de pacientes cuja ICC foi causada por cardiomiopatia dilatada idiopática, o deslocamento tecidual documentou dessincronia sistólica em 5 dos 14 pacientes (36%) que apresentaram atraso SIV-PP.

A identificação de dessincronia sistólica pelo DTC na população com complexo QRS estreito pode potencialmente beneficiar mais pacientes com ICC através da TRC. Três centros examinaram o benefício da TRC em tais pacientes.[118,119] O estudo de Achilli *et al.*[118] examinou 14 pacientes com insuficiência cardíaca com QRS de duração ≤ 120 ms. O modo-M foi realizado para avaliar a dessincronia sistólica pelo atraso da contração da parede posterior, quando comparado ao fluxo de enchimento diastólico pelo Doppler. Curiosamente, os pacientes com duração normal do QRS tiveram evidências de melhora na classe funcional, na caminhada de 6 minutos, uma redução no diâmetro do VE e do grau de regurgitação mitral, bem como aumento na fração de ejeção e tempo de enchimento do VE. Outro estudo, realizado por Turner *et al.*,[119] comparou mudança na função cardíaca em nove pacientes com ICC e duração normal do QRS antes e após a TRC. A dessincronia foi analisada pelo Ts dos seis segmentos basais do VE a partir de três cortes apicais. A estimulação biventricular resultou em um aumento de 2,3% (p < 0,05) na fração de ejeção do VE. Adicionalmente, o DTC revelou atraso homogêneo do Ts nos seis segmentos basais, levando à extinção do atraso regional, de forma semelhante ao observado em pacientes com complexo QRS alargado.[68,118]

De fato, a literatura mostra uma a melhora hemodinâmica aguda do débito cardíaco e da pressão capilar pulmonar nessa população com QRS estreito após TRC.[120] O estudo de Yu *et al.* examinou 51 pacientes com ICC e QRS com duração <120 ms e dessincronia sistólica evidente pelo DP-Ts.[121] Houve significativa melhora da classe funcional, da capacidade máxima de exercício e do teste de caminhada de 6 minutos após 3 meses. O ecocardiograma demonstrou remodelamento reverso do VE, com redução do volume ventricular, aumento da fração de ejeção e do índice de esfericidade. Houve também redução da regurgitação mitral e aumento do tempo de enchimento diastólico. Curiosamente, o grau de dessincronia sistólica basal parece determinar o grau do remodelamento reverso do VE para ambos os grupos com QRS largo e estreito. Além disso, o efeito do marca-passo ressincronizador ligado ou desligado foi demonstrado pela ecocardiografia nestes pacientes.

A melhoria da dessincronia sistólica pôde também ser demonstrada pela redução do DP-Ts, utilizando o TSI,[16] e, em outro estudo, valores de corte diferentes daqueles com QRS amplo foram observados para os parâmetros da diferença máxima da velocidade, ao DTC, entre paredes opostas (75 ms), e da diferença AS-P, ao *strain* radial pelo *speckle tracking*, (107 ms) na predição da redução do volume sistólico final do VE ≥ 15% após 6 meses da TRC(Quadro 12-3).[122]

DESSINCRONIA CARDÍACA DINÂMICA

A dessincronia cardíaca geralmente é avaliada em repouso pela ecocardiografia, e outras por modalidades de imagem. No entanto, é concebível que a dessincronia possa ocorrer com o exercício, uma condição referida como dessincronia dinâmica. Um estudo recente examinou a possível ocorrência de dessincronia dinâmica em 65 pacientes com ICC e 50 controles saudáveis que foram submetidos a um teste de exercício de bicicleta sintoma-limitado.[123] A dessincronia sistólica foi avaliada por vários índices, incluindo-se a diferença máxima no tempo de início ou pico de velocidade sistólica dos seis segmentos

Quadro 12-3. Dessincronia sistólica pelo Doppler tecidual em pacientes com ICC e QRS estreito

Autor	n	Parâmetro	Limítrofe	Prevalência de Dessincronia		
				QRS < 120 ms	QRS > 150 ms	
Yu[11]	112	Diferença máxima do pico de velocidade de 12 segmentos	100 ms	51	73	
Yu[11]	112	Desvio-padrão do pico de velocidade de 12 segmentos	32,6 ms	43	64	
Sade[13]	36	Atraso SIV-PP no pico do deslocamnto (eixo curto)	não	36		
Bleeker[117]	64	Atraso SIV-L no pico da velocidade	60 ms	33		
Yu[45]	281	Desvio-padrão do pico de velocidade de 12 segmentos	33 ms	49	71	
				QRS < 120	QRS 120-150 ms	QRS > 150 ms
Blekeer[40]	90	Atraso SIV-L no pico da velocidade	60 ms	27	60	70
Bader[59]	104	Diferença máxima do início da velocidade de 4 segmentos basais	40 ms	56	84	89
Ghio[39]	158	Diferença máxima do início da velocidade de 4 segmentos basais ou 4 médios	50 ms	30	57	71

basais, DP-Ts, atraso SIV-parede lateral, bem como o percentual de segmentos do VE com a contração longitudinal atrasada. Avaliou-se também a dessincronia interventricular, pelos fluxos pulmonar e aórtico, ao Doppler convencional. Observou-se que, em pacientes com insuficiência cardíaca, houve aumento da dessincronia de pelo menos 20 em 34%, mantendo-se estável em 37%, e diminuindo em, ao menos, 20 a 29% dos pacientes. Além disso, 26% dos pacientes com insuficiência cardíaca tiveram indução ou desaparecimento de dessincronia pelo exercício. Esta resposta não foi observada no grupo-controle, onde o exercício não alterou o grau de dessincronia do VE. As implicações da dessincronia dinâmica exigem mais estudos, em particular nos indivíduos considerados para TRC.

REFERÊNCIAS BIBLIOGRÁFICAS

1. Henein MY, Gibson DG. Normal long axis function. *Heart* 1999;81:111-13.
2. Greenbaum RA, Ho SY, Gibson DG *et al.* Left ventricular fibre architecture in man. *Br Heart J* 1981;45:248-63.
3. Torrent-Guasp F, Kocica MJ, Corno A *et al.* Systolic ventricular filling. *Eur J Cardiothorac Surg* 2004;25:376-86.
4. Penicka M, Bartunek J, de Bruyne B *et al.* Improvement of left ventricular function after cardiac resynchronization therapy is predicted by tissue Doppler imaging echocardiography. *Circulation* 2004;109:978-83.
5. Ansalone G, Giannantoni P, Ricci R *et al.* Doppler myocardial imaging in patients with heart failure receiving biventricular pacing treatment. *Am Heart J* 2001;142:881-96.
6. Ansalone G, Giannantoni P, Ricci R *et al.* Doppler myocardial imaging to evaluate the effectiveness of pacing sites in patients receiving biventricular pacing. *J Am Coll Cardiol* 2002;39:489-99.
7. Yu CM, Yang H, Lau CP *et al.* Regional left ventricle mechanical asynchrony in patients with heart disease and normal QRS duration: implication for biventricular pacing therapy. *Pacing Clin Electrophysiol* 2003;26:562-70.

8. Bax JJ, Ansalone G, Breithardt OA et al. Echocardiographic evaluation of cardiac resynchronization therapy: ready for routine clinical use? A critical appraisal. *J Am Coll Cardiol* 2004;44:1-9.
9. Yu CM, Fung JW, Zhang Q et al. Tissue Doppler imaging is superior to *strain rate* imaging and postsystolic shortening on the prediction of reverse remodeling in both ischemic and nonischemic heart failure after cardiac resynchronization therapy. *Circulation* 2004;110:66-73.
10. Yu CM, Abraham WT, Bax J et al. Predictors of response to cardiac resynchronization therapy (PROSPECT) - study design. *Am Heart J* 2005;149:600-5.
11. Yu CM, Lin H, Zhang Q et al. High prevalence of left ventricular systolic and diastolic asynchrony inpatients with congestive heart failure and normal QRS duration. *Heart* 2003; 89:54-60.
12. Sun JP, Chinchoy E, Donal E et al. Evaluation of ventricular synchrony using novel Doppler echocardiographic indices in patients with heart failure receiving cardiac resynchronization therapy. *J Am Soc Echocardiogr* 2004;17:845-50.
13. Sade LE, Kanzaki H, Severyn D et al.Quantification of radial mechanical dyssynchrony in patients with left bundle branch block and idiopathic dilated cardiomyopathy without conduction delay by tissue displacement imaging. *Am J Cardiol* 2004;94:514-18.
14. Gorcsan J III, Kanzaki H, Bazaz R et al. Usefulness of echocardiographic tissue synchronization imaging to predict acute response to cardiac resynchronization therapy. *Am J Cardiol* 2004;93:1178-81.
15. Yu CM, Zhang Q, Fung JW et al. A novel tool to assess systolic asynchrony and identify responders of cardiac resynchronization therapy by tissue synchronization imaging. *J Am Coll Cardiol* 2005;45:677-84.
166. Yu CM, Zhang Q, Fung JW. Visualization of regional left ventricular mechanical delay by tissue synchronization imaging in heart failure patients with wide and narrow QRS complexes undergoing cardiac resynchronization therapy. *Circulation* 2005;112:e93-95.
17. Amundsen B, Helle-Valle T, Edvarsen T et al. Noninvasive myocardial *strain* measurement by *speckle tracking* echocardiography. Validation against sonomicrometry and tagged magnetic resonance imaging. *J Am Coll Cardiol* 2006;47:789-93.
18. French BA, Li Y, Epstein FH et al. Abstract 679: quantification and MRI validation of regional contractile dysfunction in mice postmyocardial infarction using high resolution ultrasound. *Circulation* 2006;114:II-133.
19. Suffoletto MS, Dohi K, Cannesson M et al. Novel speckle-tracking radial *strain* from routine black-and-white echocardiographic images to quantify dyssynchrony and predict response to cardiac resynchronization therapy. *Circulation* 2006;113:960-68.
20. Lim P, Buakhamsri A, Popovic ZB et al. Longitudinal *strain* delay index by *speckle tracking* imaging: a new marker of response to cardiac resynchronization therapy. *Circulation* 2008;118:1130-37.
21. Tanaka H, Hara H, Saba S et al. Prediction of response to cardiac resynchronization therapy by *speckle tracking* echocardiography using different software approaches. *J Am Soc Echocardiogr* 2009;22:677-84.
22. Gorcsan J III, Abraham T, Agler DA et al. Echocardiography for cardiac resynchronization therapy: recommendations for *performance* and reporting–a report from the American Society of Echocardiography Dyssynchrony Writing Group endorsed by the Heart Rhythm Society. *J Am Soc Echocardiogr* 2008;21:191-213.
23. Delgado V, Ypenburg C, van Bommel RJ et al. Assessment of left ventricular dyssynchrony by *speckle tracking strain* imaging comparison between longitudinal, circumferential, and radial *strain* in cardiac resynchronization therapy. *J Am Coll Cardiol* 2008;51:1944-52.
24. Gorcsan J III, Tanabe M, Bleeker GB et al. Combined longitudinal and radial dyssynchrony predicts ventricular response after resynchronization therapy. *J Am Coll Cardiol* 2007;50:1476-83.
25. Tops LF, Suffoletto MS, Bleeker GB et al. Speckle-tracking radial *strain* reveals left ventricular dyssynchrony in patients with permanent right ventricular pacing. *J Am Coll Cardiol* 2007;50:1180-88.
26. Axel L, Dougherty L. MR imaging of motion with spatial modulation of magnetization. *Radiology* 1989;171:841-45.
27. Helle-Valle T, Crosby J, Edvardsen T et al. New noninvasive method for assessment of left ventricular rotation: *speckle tracking* echocardiography. *Circ* 2005;112:3149-456.
28. Sengupta PP, Tajik AJ, Chandrasekaran K et al. Twist mechanics of the left ventricle: principles and application. *J Am Coll Cardiol Img* 2008;1:366-76.
29. Marsan NA, Henneman MM, Chen J et al. Real-Time three-dimensional echocardiography as a novel approach to quantify left ventricular dyssynchrony: a comparison study with

phase analysis of gated myocardial perfusion single photon emission computed tomography. *J Am Soc Echocard* 2008;21:801.

30. Zhang Q, Yu CM, Fung JW *et al.* Assessment of the effect of cardiac resynchronization therapy on intraventricular mechanical synchronicity by regional volumetric changes. *Am J Cardiol* 2005;95:126-29.

31. Kapetanakis S, Kearney MT, Siva A *et al.* Real-time three-dimensional echocardiography: a novel technique to quantify global left ventricular mechanical dyssynchrony. *Circulation* 2005;112:992-1000.

32. Marsan NA, Bleeker GB, Ypenburg C *et al.* Real-time three-dimensional echocardiography permits quantification of left ventricular mechanical dyssynchrony and predicts acute response to cardiac resynchronization therapy. *J Cardiovasc Electrophysiol* 2008;19:392-99.

33. Van de Veire NR, Yu CM, Ajmone-Marsan N *et al.* Triplane tissue Doppler imaging: a novel three-dimensional imaging modality that predicts reverse left ventricular remodelling after cardiac resynchronisation therapy. *Heart* 2008;94:e9.

34. Tatsumi K, Tanaka H, Tsuji T *et al. Strain* dyssynchrony index determined by three dimensional speckle area tracking can predict response to cardiac resynchronization therapy. *Cardiovascular Ultrasound* 2011;9:11.

35. Tanaka H, Hara H, Adelstein EC *et al.* Comparative mechanical activation mapping of RV pacing to LBBB by 2D and 3D *speckle tracking* and association with response to resynchronization therapy. *JACC Cardiovasc Imaging* 2010;3:461-71.

36. Saito K, Okura H, Watanabe N *et al.* Comprehensive evaluation of left ventricular *strain* using *speckle tracking* echocardiography in normal adults: comparison of three-dimensional and two-dimensional approaches. *J Am Soc Echocardiogr* 2009;22:1025-30.

37. Thebault C, Donal E, Bernard A *et al.* Real-time three-dimensional *speckle tracking* echocardiography: a novel technique to quantify global left ventricular mechanical dyssynchrony. *Eur J Echocardiogr* 2011;12:26-32.

38. Baldasseroni S, Opasich C, Gorini M *et al.* Left bundle branch block is associated with increased 1-year sudden and total mortality rate in 5517 outpatients with congestive heart failure: a report from the Italian network on congestive heart failure. *Am Heart J* 2002;143:398-405.

39. Ghio S, Constantin C, Klersy C *et al.* Interventricular and intraventricular dyssynchrony are common in heart failure patients, regardless of QRS duration. *Eur Heart J* 2004;25:571-78.

40. Bleeker GB, Schalij MJ, Molhoek SG *et al.* Relationshipbetween QRS duration and left ventricular dyssynchrony in patients with end-stage heart failure. *J Cardiovasc Electrophysiol* 2004;15:544-49.

41. Miyazaki C, Powell BD, Charles J. Comparison of echocardiographic dyssynchrony assessment by tissue velocity and *strain* imaging in subjects with or without systolic dysfunction and with or without left bundle-branch block. *Circulation* 2008;117:2617-25.

42. Parro Jr A, Cherubini MCC, Oliveira FF *et al.* Dessincronia ventricular esquerda avaliada pela distorção temporal do pico do strain sistólico pós-fechamento aórtico utilizando o speckle tracking. *Rev Bras Ecocardiogr Imagem Cardiovasc* 2012;25(3):198-205.

43. Porciani MC, Lilli A, Macioce R *et al.* Utility of a new left ventricular asynchrony index as a predictor of reverse remodelling after cardiac resynchronization therapy. *Eur Heart J* 2006;27:1818-23.

44. Ciampi Q, Petruzzielo B, Porta MD *et al.* Effect of intraventricular dyssynchrony on diastolic function and exercise tolerance in patients with heart failure. *Eur J Echocardiog* 2009;10:907-13.

45. Yu CM, Zhang Q, Yip GW *et al.* Diastolic and systolic asynchrony in patients with diastolic heart failure. *J Am Coll Cardiol* 2007;49:97-105.

46. Wang JW, Kurrelmeyer KM, Torre-Amione G *et al.* Systolic and diastolic dyssynchrony in patients with diastolic heart failure and the effect of medical therapy. *J Am Coll Cardiol* 2007;49:88-96.

47. Grines CL, Bashore TM, Boudoulas H *et al.* Functional abnormalities in isolated left bundle branch block. The effect of interventricular asynchrony. *Circulation* 1989;79:845-53.

48. Niu HX, Hua W, Zhang S *et al.* Assessment of cardiac function and synchronicity in subjects with isolated bundle branch block using Doppler imaging. *Chin Med J (Engl)* 2006;119:795-800.

49. Ghio S, Constantin C, Klersy C *et al.* Interventricular and intraventricular dyssynchrony are common in heart failure patients, regardless of QRS duration. *Eur Heart J* 2004;25:571-78.

50. Yu CM, Chan JYT, Zhang Q et al. Biventricular Pacing in Patients with bradycardia and normal ejection fraction. *N Engl J Med* 2009;361;22.
51. Sato-lino T, Watanabe H, KoyamaT et al. The Prevalence of Apical Wall Motion Abnormalities in Patients with Long-Term Right Ventricular Apical Pacing. *J Am Soc Echocardiogr* 2011;24:556-64.
52. Kang SJ, Song JK, Yang HS et al. Systolic and diastolic regional myocardial motion of pacing-induced *versus* idiopathic left bundle branch block with and without left ventricular dysfunction. *Am J Cardiol* 2004;93:1243-46.
53. Tanabe M, Lamia B, Tanaka H et al. Echocardiographic speckle tracking radial *strain* imaging to assess ventricular dyssynchrony in a pacing model of resynchronization therapy. *J Am Soc Echocardiogr* 2008;21:1382-88.
54. Pai RG, Gill KS. Amplitudes, durations, and timings of apically directed left ventricular myocardial velocities: II. Systolic and diastolic asynchrony in patients with left ventricular hypertrophy. *J Am Soc Echocardiogr* 1998;11:112-18.
55. Yang B, Chettiveettil D, Jones F et al. Left ventricular dyssynchrony in hypertensive patients without congestive heart failure. *Clin Cardiol* 2008 Dec.;31(12):597-601.
56. Chang SA, Kim HK, Kim DH et al. Left ventricular systolic and diastolic dyssynchrony in asymptomatic hypertensive patients. *J Am Soc Echocardiogr* 2009 Apr.;22(4):337-42.
57. Rosen BD, Fernandes VRS, Nasir K et al. Age, increased left ventricular mass, and lower regional myocardial perfusion are related to greater extent of myocardial dyssynchrony in asymptomatic individuals. The Multi-Ethnic Study of Atherosclerosis. *Circulation* 2009;120:859-66.
58. Lee Ap-W, Song JK, YiP GWK et al. Importance of dynamic dyssynchrony in the occurrence of hypertensive heart failure with normal ejection fraction. *Eur Heart J* 2010;31:2642-49.
59. Bader H, Garrigue S, Lafitte S et al. Intraleft ventricular electromechanical asynchrony. A new independent predictor of severe cardiac events in heart failure patients. *J Am Coll Cardiol* 2004;43:248-56.
60. Cho GY, Song JK, Park WJ et al. Mechanical dyssynchrony assessed by tissue Doppler imaging is a powerful predictor of mortality in congestive heart failure with normal QRS duration. *J Am Coll Cardiol* 2005;46:2237-43.
61. Pouleur AC, Knappe D, Shah AM et al. Relationship between improvement in left ventricular dyssynchrony and contractile function and clinical outcome with cardiac resynchronization therapy: the MADIT-CRT trial. *Eur Heart J* 2011;32:1720-29.
62. Gorcsan III J, Oyenuga O Habib PJ et al. Relationship of Echocardiographic Dyssynchrony to Long-Term Survival After Cardiac Resynchronization Therapy. *Circulation* 2010;122:1910-18.
63. Hunt SA, Abraham WT, Chin MH et al. ACC/AHA 2005 Guideline update for the diagnosis and management of chronic heart failure in the adult: a report of the American College of Cardiology/American Heart Association Task Force on Practice Guidelines (Writing Committee to Update the 2001 Guidelines for the Evaluation and Management of Heart Failure): developed in collaboration with the American College of Chest Physicians and the International Society for Heart and Lung Transplantation: endorsed by the Heart Rhythm Society. *Circulation* 2005;112:e154-235.
64. Bargiggia GS, Bertucci C, Recusani F et al. A new method for estimating left ventricular dP/dt by continuous wave Doppler-echocardiography. Validation studies at cardiac catheterization. *Circulation* 1989;80:1287-92.
65. Abraham WT, Fisher WG, Smith AL et al. Cardiac resynchronization in chronic heart failure. *N Engl J Med* 2002; 346:1845-53.
66. Bristow MR, Saxon LA, Boehmer J et al. Cardiacresynchronization therapy with or without an implantable defibrillator in advanced chronic heart failure. *N Engl J Med* 2004; 350:2140-50.
67. Cleland JG, Daubert JC, Erdmann E et al. The effect of cardiac resynchronization on morbidity and mortality in heart failure. *N Engl J Med* 2005;352:1539-49.
68. Yu CM, Chau E, Sanderson JE et al. Tissue Doppler echocardiographic evidence of reverse remodeling and improved synchronicity by simultaneously delaying regional contraction after biventricular pacing therapy in heart failure. *Circulation* 2002;105:438-45.
69. St John Sutton MG, Plappert T, Abraham WT et al. Effectof cardiac resynchronization therapy on left ventricular size and function in chronic heart failure. *Circulation* 2003;107:1985-90.
70. Zhang Q, Fung JW, Auricchio A et al. Differential change in left ventricular mass and regional wall thickness after cardiac resynchronization therapy for heart failure. *Eur Heart J* 2006;27:1423-30.

71. Yu CM, Fung JWH, Zhang Q et al. Understanding nonresponders of cardiac resynchronization therapy-current and future perspectives. *J Cardiovasc Electrophysiol* 2005;16:1117-24.
72. Bleeker GB, Schalij MJ, Molhoek SG et al. Relationship between QRS duration and left ventricular dyssynchrony in patients with end-stage heart failure. *J Cardiovasc Electrophysiol* 2004;15:544-49.
73. Sun JP, Chinchoy E, Donal E et al. Evaluation of ventricular synchrony using novel Doppler echocardiographic indices in patients with heart failure receiving cardiac resynchronization therapy. *J Am Soc Echocardiogr* 2004;17:845-50.
74. Gras D, Leclercq C, Tang AS et al. Cardiac resynchronization therapy in advanced heart failure-the multicenter InSync clinical study. *Eur J Heart Fail* 2002;4:311-20.
75. Cazeau S, Leclercq C, Lavergne T et al. Effects of multisite biventricular pacing in patients with heart failure and intraventricular conduction delay. *N Engl J Med* 2001;344:873-80.
76. Bax JJ, Marwick TH, Molhoek SG et al. Left ventricular dyssynchrony predicts benefit of cardiac resynchronization therapy in patients with end-stage heart failure before pacemaker implantation. *Am J Cardiol* 2003;92:1238-40.
77. Gorcsan J, Oyenuga O, Habib PJ et al. Relationship of echocardiographic dyssynchrony to long-term survival after cardiac resynchronization therapy. *Circulation* 2010;122:1910-18.
78. Kanzaki H, Bazaz R, Schwartzman D et al. A mechanism for immediate reduction in mitral regurgitation after cardiac resynchronization therapy: insights from mechanical activation *strain* mapping. *J Am Coll Cardiol* 2004;44:1619-25.
79. Bonios M, Chang CY, Pinheiro A et al. Cardiac resynchronization by cardiosphere-derived stem cell transplantation in an experimental model of myocardial infarction. *J Am Soc Echocardiogr* 2011;24:808-14.
80. Yu CM, Fung WH, Lin H et al. Predictors of left ventricular reverse remodeling after cardiac resynchronization therapy for heart failure secondary to idiopathic dilated or ischemic cardiomyopathy. *Am J Cardiol* 2003;91:684-88.
81. Notabartolo D, Merlino JD, Smith AL et al. Usefulness of the peak velocity difference by tissue Doppler imaging technique as an effective predictor of response to cardiac resynchronization therapy. *Am J Cardiol* 2004;94:817-20.
82. Yu CM, Fung JW, Chan CK et al. Comparison of efficacy of reverse remodeling and clinical improvement for relatively narrow and wide QRS complexes after cardiac resynchronization therapy for heart failure. *J Cardiovasc Electrophysiol* 2004;15:1058-65.
83. Dohi K, Suffoletto MS, Schwartzman D et al. Utility of echocardiographic radial *strain* imaging to quantify left ventricular dyssynchrony and predict acute response to cardiac resynchronization therapy. *Am J Cardiol* 2005;96:112-26.
84. Yu CM, Gorcsan J III, Bleeker GB et al. Usefulness of tissue Doppler velocity and *strain* dyssynchrony for predicting left ventricular reverse remodeling response after cardiac resynchronization therapy. *Am J Cardiol* 2007;100:1263-70.
85. Van de Veire NR, Bleeker GB, Ypenburg C et al. Usefulness of triplane tissue Doppler imaging to predict acute response to cardiac resynchronization therapy. *Am J Cardiol* 2007;100:476-82.
86. Van de Veire NR, Bleeker GB, De Sutter J et al. Tissue synchronisation imaging accurately measures left ventricular dyssynchrony and predictsresponse to cardiac resynchronisation therapy. *Heart* 2007;93:1034-39.
87. Tada H, Toide H, Okaniwa H et al. Maximum ventricular dyssynchrony predicts clinical improvement and reverse remodeling during cardiac resynchronization therapy. *Pacing Clin Electrophysiol* 2007;30(Suppl 1):S13-18.
88. Cannesson M, Tanabe M, Suffoletto MS et al. Velocity vector imaging to quantify ventricular dyssynchrony and predict response to cardiac resynchronization therapy. *Am J Cardiol* 2006;98:949-53.
89. Bax JJ, Bleeker GB, Marwick TH et al. Left ventricular dyssynchrony predicts response and prognosis after cardiac resynchronization therapy. *J Am Coll Cardiol* 2004;44:1834-40.
90. Mele D, Pasanisi G, Capasso F et al. Left intraventricular myocardial deformation dyssynchrony identifi esresponders to cardiac resynchronization therapy in patients with heart failure. *Eur Heart J* 2006;27:1070-78.
91. Yu CM, Zhang Q, Chan YS et al. Tissue Doppler velocityis superior to displacement and *strain* mapping inpredicting left ventricular reverse remodeling response after cardiac resynchronization therapy. *Heart* 2006;19:422-28.
92. Sogaard P, Egeblad H, Kim WY et al. Tissue Doppler imaging predicts improved systolic *performance* and reversed left ventricular remodeling during long-term cardiac resynchronization therapy. *J Am Coll Cardiol* 2002;40:723-30.

93. Sogaard P, Egeblad H, Pedersen AK et al. Sequential *versus* simultaneous biventricular resynchronization for severe heart failure: evaluation by tissue Doppler imaging. *Circulation* 2002;106:2078-84.
94. Breithardt OA, Stellbrink C, Herbots L et al. Cardiac resynchronization therapy can reverse abnormal myocardial *strain* distribution in patients with heart failure and left bundle branch block. *J Am Coll Cardiol* 2003;42:486-94.
95. Zhang Q, Fung JW, Yip GW et al. Preserved circumferential function by 2D *speckle tracking* determines the favorable improvement of left ventricular geometry and function after cardiac resynchronization therapy. *Circulation* 2006;114(Suppl II):II-719-20.
96. Seo Y, Ishizu T, Sakamaki F et al. Mechanical dyssynchrony assessed by speckle tracking imaging as a reliable predictor of acute and chronic response to cardiac resynchronization therapy. *J Am Soc Echocardiogr* 2009;22:839-46.
97. Tanaka H, Nesser HJ, Buck T et al. Dyssynchrony by speckle-tracking echocardiography and response to cardiac resynchronization therapy: results of the *Speckle tracking* and Resynchronization (STAR) study. *Eur Heart J* 2010;31:1690-700.
98. Tatsumi K, Tanaka H, Yamawaki K et al. Utility of comprehensive assessment of *strain* dyssynchrony index by *speckle tracking* imaging for predicting response to cardiac resynchronization therapy. *Am J Cardiol* 2011;107:439-46.
99. Sade LE, Demir O, Atar I et al. Effect of mechanical dyssynchrony and cardiac resynchronization therapy on left ventricularrotational mechanics. *Am J Cardiol* 2008;101:1163-69.
100. Bertini M, Marsan A, Delgado V et al. Effects of cardiac resynchronization therapy on left ventricular twist. *J Am Coll Cardiol* 2009;54:1317-25.
101. Zhang Q, Fung JW, Yip GW et al. Improvement of left ventricular myocardial short-axis, but not long-axis function or torsion after cardiac resynchronization therapy: an assessment by two-dimensional *speckle tracking*. *Heart* 2008;94:1464-71.
102. Kleijn SA, van Dijk J, Cock CC et al. Assessment of intraventricular mechanical dyssynchrony and prediction of response to cardiac resynchronization therapy: comparison between tissue doppler imaging and real-time three-dimensional echocardiography. *J Am Soc Echocardiogr* 2009;22:1047-54.
103. Auger D, Bertini M, Marsan NA et al. Prediction of response to cardiac resynchronization therapy combining two different three-dimensional analyses of left ventricular dyssynchrony. *Am J Cardiol* 2011;108(5):711-17.
104. Ypenburg C, van Bommel RJ, Delgado V et al. Optimal left ventricular lead position predicts reverse remodeling and survival after cardiac resynchronization therapy. *J Am Coll Cardiol* 2008;52:1402-9.
105. Becker M, Kramann R, Franke A et al. Impact of left ventricular lead position in cardiac resynchronization therapy on left ventricular remodelling. A circumferential *strain* analysis based on 2D echocardiography. *Eur Heart J* 2007;28:1211-20.
106. Helm RH, Byrne M, Helm PA et al. Three-dimensional mapping of optimal left ventricular pacing site for cardiac resynchronization. *Circulation* 2007;115:953-61.
107. Khan FZ, Virdee MS, Read PA et al. Effect of low-amplitude two-dimensional radial *strain* at left ventricular pacing sites on response to cardiac resynchronization therapy. *J Am Soc Echocardiogr* 2010 Nov.;23(11):1168-76.
108. Tanaka H, Hara H, Saba S et al. Usefulness of three-dimensional *speckle tracking strain* to quantify dyssynchrony and the site of latest mechanical activation. *Am J Cardiol* 2010;105:235-42.
109. Carasso S, Rakowski H, Witte KK et al. Left ventricular *strain* patterns in dilated cardiomyopathy predict response to cardiac resynchronization therapy: timing is not everything. *J Am Soc Echocardiogr* 2009;22:242-50.
110. Delgado V, van Bommel RJ, Bertini M et al. Relative merits of left ventricular dyssynchrony, left ventricular lead position, and myocardial scar to predict long-term survival of ischemic heart failure patients undergoing cardiac resynchronization therapy. *Circulation* 2011;123:70-78.
111. Norisada K, Kawai H, Tanaka H et al. Myocardial contractile function in the region of the left ventricular pacing lead predicts the response to cardiac resynchronization therapy assessed by two- dimensional speckle tracking echocardiography. *J Am Soc Echocardiogr* 2010;23:181-89.
112. Van Bommel RJ, Ypenburg C, Mollema SA et al. Site of latest activation in patients eligible for cardiac resynchronization therapy: Patterns of dyssynchrony among different QRS configurations and impact of heart failure etiology. *Am Heart J* 2011;161:1060-66.

113. Chaudhry FA, ShahA, Bangalore S *et al.* Inotropic contractile reserve and response to cardiac resynchronization therapy in patients with markedly remodeled left ventricle. *J Am Soc Echocardiogr* 2011;24:91-97.
114. Ypenburg C, Sieders A, Bleeker GB *et al.* Myocardial contractile reserve predicts improvement in left ventricular function after cardiac resynchronization therapy. *Am Heart J* 2007 Dec.;154(6):1160-65.
115. Lim P, Bars C, Mitchell-Heggs L *et al.* Importance of contractile reserve for CRT. *Europace* 2007;9:739-43.
116. Farwell D, Patel NR, Hall A *et al.* How many people with heart failure are appropriate for biventricular resynchronization? *Eur Heart J* 2000;21:1246-50.
117. Bleeker GB, Schalij MJ, Molhoek SG *et al.* Frequency of left ventricular dyssynchrony in patients with heart failure and a narrow QRS complex. *Am J Cardiol* 2005;95:140-42.
118. Achilli A, Sassara M, Ficili S *et al.* Long-term effectiveness of cardiac resynchronization therapy in patients with refractory heart failure and "narrow" QRS. *J Am Coll Cardiol* 2003;42:2117-24.
119. Turner MS, Bleasdale RA, Vinereanu D *et al.* Electrical and mechanical components of dyssynchrony in heart failure patients with normal QRS duration and left bundle-branch block: impact of left and biventricular pacing. *Circulation* 2004;109:2544-49.
120. Turner MS, Bleasdale RA, Mumford CE *et al.* Left ventricular pacing improves haemodynamic variables in patients with heart failure with a normal QRS duration. *Heart* 2004;90:502-5.
121. Yu CM, Chan YS, Zhang Q *et al.* Benefits of cardiac resynchronization therapy for heart failure patients with narrow QRS complexes and coexisting systolic asynchrony by echocardiography. *J Am Coll Cardiol* 2007;48:2251-57.
122. van Bommel RJ, Tanaka H, Delgado V *et al.* Association of intraventricular mechanical dyssynchrony with response to cardiac resynchronization therapy in heart failure patients with a narrow QRS complex. *Eur Heart J* 2010;31:3054-62.
123. Lafitte S, Bordachar P, Lafitte M *et al.* Dynamic ventricular dyssynchrony: an exercise-echocardiography study. *J Am Coll Cardiol* 2006;47:2253-59.
124. Cheuk-Man Yu, Yat-Sun Chan, Qing Zhang *et al.* Benefits of Cardiac Resynchronization Therapy for Heart Failure Patients With Narrow QRS Complexes and Coexisting Systolic Asynchrony by Echocardiography. *J Am College Cardiol* Volume 2006 Dec. 5;48(11):2251-57.

13 *Strain* Tridimensional

Seção 1

AVALIAÇÃO DA DEFORMAÇÃO
Luiz Darcy Cortez Ferreira

INTRODUÇÃO

A estimativa da função ventricular esquerda é o mais importante propósito da ecocardiografia e, talvez, de todos os métodos de imagem em cardiologia.

As diretrizes correntes preconizam a avaliação da função global do ventrículo esquerdo ao ecocardiograma, valendo-se do método de Simpson bidimensional.[1] Entretanto, a análise da função ventricular (contratilidade) segmentar é mais difícil de ser mensurada, e isso se deve, dentre outros fatores, à grande variabilidade inter e intraobservador na avaliação do espessamento miocárdico. No intuito de minimizar esta variação, desenvolveram-se o *strain* e *strain rate*, como forma de se quantificar a deformidade miocárdica (espessamento e afilamento da fibra miocárdica).[2,3]

Inicialmente derivados do Doppler tecidual, o *strain* e *strain rate*, embora factíveis, apresentavam a limitação inerente à dependência de ângulo a que todo método advindo do Doppler está sujeito.[4-7] Com o surgimento do *strain* e suas variáveis, derivados do estudo bidimensional através de marcadores acústicos *(speckles)*, esta dificuldade foi eliminada.[6-9] Entretanto o *strain* bidimensional obtido pelo *speckle tracking* sofre com a demanda de tempo para sua aquisição e processamento das imagens, assim como é limitado no que diz respeito ao estudo da rotação e do *twist*. O *speckle tracking* bidimensional tem sido utilizado também para quantificação dos volumes e, por conseguinte, da função do ventrículo esquerdo, como também volume do átrio esquerdo. Porém, apresenta limitações também neste quesito, uma vez que os cortes apicais utilizados, na maior parte das vezes, produzem imagens encurtadas e, portanto, "amputando" parte do ápice verdadeiro, assim como o cálculo dos referidos volumes é fundamentado em assunções geométricas. Outro grave limitante do *strain* bidimensional deve-se ao fato de que o acompanhamento dos marcadores *(speckles)* se dá somente em dois planos, enquanto os mesmos se movimentam em três dimensões e, com isso, não são visibilizados durante alguns quadros do ciclo cardíaco (momento em que estão fora do plano bidimensional), podendo gerar ruídos e interferir nas resultantes.[6]

O *strain* bidimensional circunferencial e o radial são obtidos a partir do plano paraesternal transversal, e o *strain* longitudinal e transversal a partir dos planos apicais, lembrando-se que tanto o *strain* radial como o transversal representam deformação radial e, portanto, têm o mesmo significado prático. Dessa forma, há a necessidade da aquisição de, ao menos, 6 cortes ecocardiográficos para a completa avaliação da dinâmica miocárdica.

Nunca é demais relembrar que a movimentação do coração se faz de maneira tridimensional, por sua própria natureza, de modo que o *speckle tracking* bidimensional torna-se limitado por não poder acessar o movimento do terceiro eixo simultaneamente aos dois outros eixos.[10] Com a anatomia tridimensional do ventrículo esquerdo, assim como os padrões tridimensionais de movimentação de suas paredes, a inabilidade de quantificar um dos três componentes do vetor de deslocamento ao bidimensional torna-se fator limitante,[6] o que impede acurada avaliação da real magnitude deste deslocamento, afetando diretamente a acurácia dos índices derivados da dinâmica local. Isso ocorre porque o arranjo das fibras musculares miocárdicas muda de um padrão de hélice de mão esquerda do subepicárdio para uma hélice de mão direita no subendocárdio (Fig. 13-1). Por conta disso, a movimentação cardíaca envolve rotação, contração e encurtamento tridimensional, o que pode causar o "desaparecimento" de alguns desses marcardores (*speckles*) do "campo de visão" bidimensional, durante o ciclo cardíaco.[7]

Em recente aprimoramento da técnica, nova tecnologia foi desenvolvida para possibilitar a avaliação da deformação do miocárdio em imagens tridimensionais, por associação da aquisição destas imagens tridimensionais pelo ecocardiograma, conjuntamente com o *speckle tracking*, tornando possível análise mais acurada do *strain* longitudinal, radial, circunferencial, rotacional e o *twist*, de cada ciclo cardíaco (Fig. 13-2), assim como a avaliação acurada dos volumes ventriculares e, consequentemente, a função do ventrículo esquerdo.

Lançando mão da aquisição de apenas um bloco tridimensional, denominado *full volume,* conseguimos todas as informações necessárias à obtenção do *strain* e *strain rate,* seja ele longitudinal, radial ou circunferencial, além de possibilitar, extrair desta mesma peça ecocardiográfica a avaliação da quantidade de movimentação miocárdica (*tissue tracking*), da velocidade de movimentação miocárdica (*tissue velocity*), da avaliação da sincronização miocárdica (*time-to-peak*), entre outros. A necessidade de apenas um corte ecocardiográfico, em vez de pelo menos 6 cortes para a obtenção das mesmas variáveis pelo método bidimensional, diminui sobremaneira o tempo de execução do método. Além disso, eliminando a limitação espacial do *strain*, esta metodologia desenvolvida com base em modelos cúbicos e não mais biplanos (Fig. 13-3), como no *strain* bidimensional, torna possível a análise da movimentação segmentar, em tempo real, de todo o coração,[10-12] uma vez que consegue mapear a movimentação dos marcadores dentro do volume ventricular, independente de sua direção.[6]

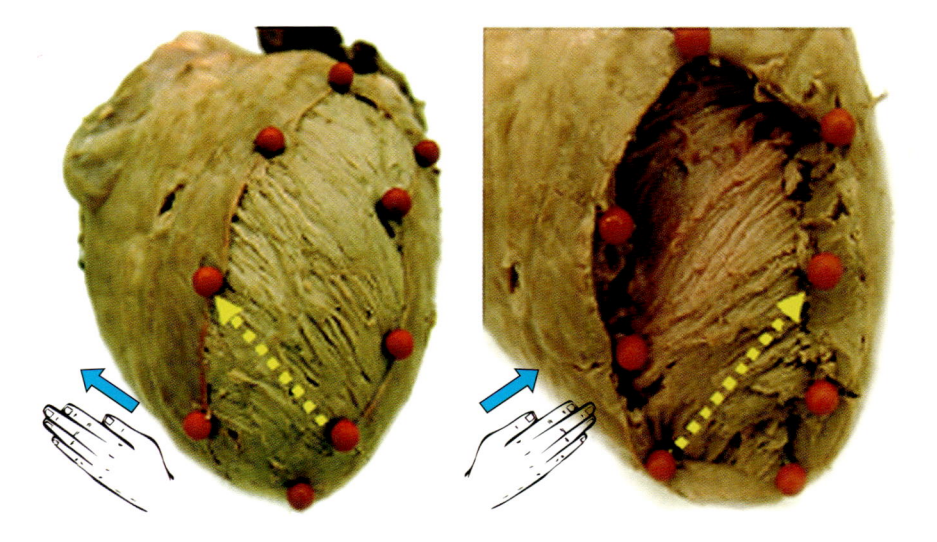

Fig. 13-1. Disposição das fibras miocárdicas em camadas, em *helix* no sentido da mão esquerda no subpericárdio e sentido mão direita no subendocárdio. Adaptada de Sengupta *et al.*[11]

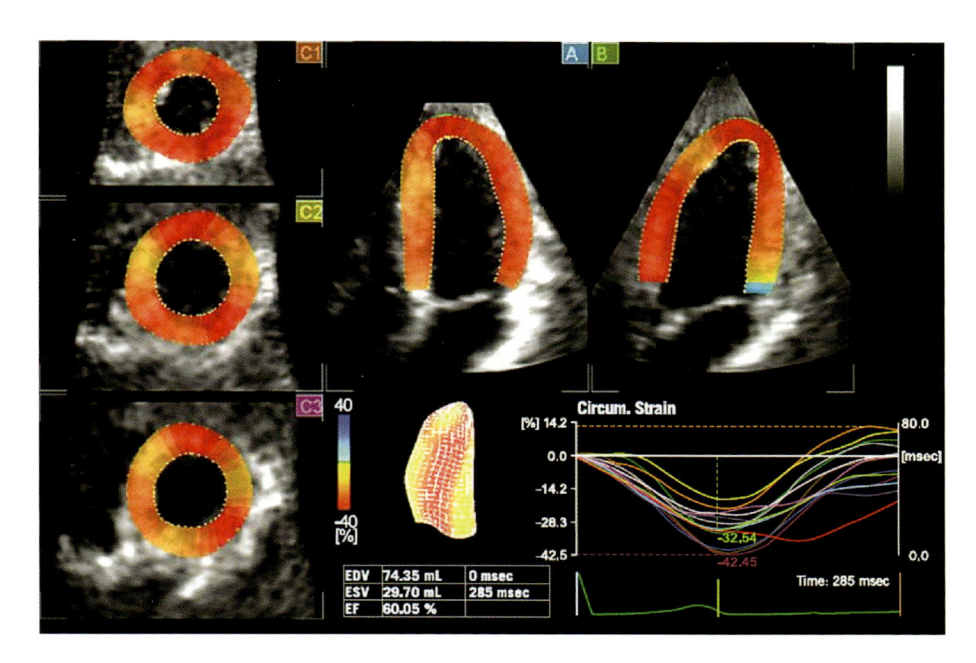

Fig. 13-2. Componentes do *strain* regional em combinação com função global de ventrículo esquerdo pelo ecocardiograma tridimensional.

Zamorano et al.,[13] em estudo com 30 voluntários, comparando deformidade miocárdica obtida pelo *strain* bidimensional com aquela obtida pelo *strain* tridimensional, observaram não haver divergência significativa entre os valores de *strain* longitudinal e radial aferidos pelos dois métodos, bi e tridimensional. Porém, no que se refere ao tempo demandado para a aquisição e análise dos dados, o *speckle tracking* tridimensional se mostrou bastante superior ao bidimensional. O tempo de aquisição foi de, respectivamente, 1,7 minuto e 4,1 minutos para os métodos tridimensional e bidimensional, e o tempo de análise foi de 3,3 minutos e 9,9 minutos respectivamente, com um tempo total de exame do tridimensional quase 2/3 inferior ao bidimensional (5,1 minutos × 14 minutos).[13]

Neste mesmo estudo, a porcentagem de segmentos analisados também foi superior pelo *speckle tracking* tridimensional (72,4%), quando comparado ao *speckle tracking* bidimensional (52%).[13] O estudo tridimensional também reduz a variação inter e intraobservador inerente ao modo M e método bidimensional e evita a ângulo-dependência a que estão sujeitos o *strain* e *strain rate* derivados do Doppler tecidual.[13]

Em recente estudo comparativo dos valores de *strain* obtidos pelos dois métodos, bi e tridimensional, em 46 voluntários sadios, o grupo de Yoshida observou valores de *strain* longitudinal tridimensional significativamente menor do que os do *strain* bidimensional, enquanto que comportamento inverso foi observado com relação ao *strain* circunferencial que se mostrou maior quando avaliado pelo método tridimensional do

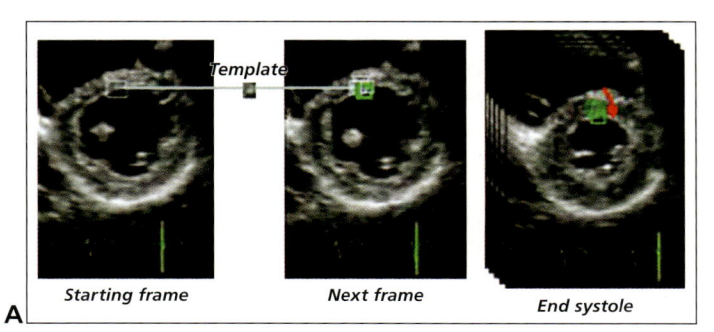

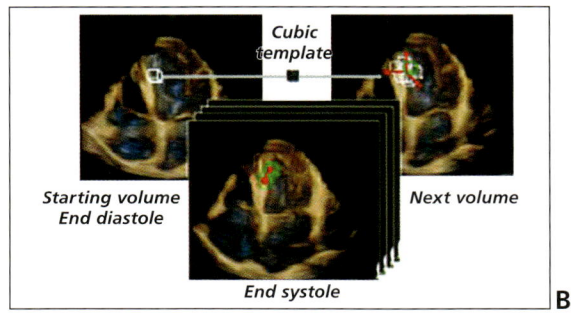

Fig. 13-3. (**A**) Modelo quadrado utilizado para realização do *speckle tracking* bidimensional, em que o vetor resultante se baseia apenas em 2 vetores. (**B**) Modelo cúbico adotado para o *speckle tracking* tridimensional, cujo vetor final resulta da análise de três vetores e planos diferentes, representando a movimentação cardíaca. Adaptada de Ae et al.[10]

que pelo bidimensional.[7] Já o *strain* radial mostrou comportamento semelhante à análise pelos dois métodos propostos (bi e tridimensional). Os valores do *strain* longitudinal e circunferencial são maiores nos segmentos apicais, comparados aos médios e basais. No entanto, o *strain* radial mostrou valores menores em região apical.[7] Entretanto, outro trabalho apresentado em recente congresso, avaliando o *strain* tridimensional em 20 indivíduos sãos,[14] demonstrou dados parcialmente discordantes quanto ao *strain* circunferencial, que mostrou valores homogêneos nos três segmentos estudados. Porém, o comportamento do *strain* radial (valores progressivamente menores em direção ao ápice) e longitudinal (valores maiores nos segmentos apicais) foi similar ao observado por Dr. Yoshida.

Comportamento distinto foi encontrado por nosso grupo em estudo com 47 voluntários hígidos, para avaliação do *strain* tridimensional. Encontramos valores semelhantes de *strain*, demonstrando comportamento homogêneo, nos segmentos basal, médio e apical, pelo longitudinal e circunferencial. Já *strain* radial, de forma concordante aos demais trabalhos descritos, revelou valores decrescentes dos segmentos basais para os apicais, assim como valores absolutos significativamente maiores do que o *strain* longitudinal e circunferencial.[15]

Nesse mesmo estudo, realizado pelo grupo de Yoshida, o volume diastólico final avaliado pelo *speckle tracking* tridimensional foi significativamente menor do que aquele obtido pelo bidimensional, enquanto o volume sistólico final e a fração de ejeção mostraram comportamento semelhante pelos dois métodos.[7] O tempo para aquisição e análise por indivíduos também foi significativamente mais curto quando se utilizou o método tridimensional.[7]

Lang *et al.*,[6] avaliando, comparativamente, os volumes ventriculares obtidos pelo *speckle tracking* bidimensional, tridimensional e pela ressonância magnética de 43 indivíduos, observaram boa correlação entre os valores obtidos pelos dois métodos ecocardiográficos em comparação à ressonância, à qual consideraram padrão ouro. Todavia, essa correlação se mostrou sobremaneira melhor para os volumes obtidos pelo *speckle tracking* tridimensional, com níveis de concordância maiores, refletidos pelos coeficientes de correlação maiores, *bias* menores e limites de concordância mais estreitos.[6] Outra vantagem observada foi a melhor reprodutibilidade do tridimensional refletida por variações inter e intraobservador menor. O tridimensional apresenta ainda vantagens sobre a ressonância, uma vez que, graças à sua natureza dinâmica, permite avaliação automática do volume ventricular esquerdo por todo o ciclo cardíaco sem a necessidade de se demarcar as bordas endocárdicas em múltiplos quadros consecutivos, ao contrário da ressonância que, com base no método de aproximação dos discos, requer a demarcação e ajustes, tediosos e demorados, quadro a quadro, dos múltiplos planos, para obter a mesma informação. Por outro lado, a ressonância demonstra-se superior em reprodutibilidade (menores variações inter e intraobservador), fato este que se deve à sua melhor resolução espacial e temporal, uma vez que as imagens obtidas ao ecocardiograma utilizam taxa de aquisição de quadros (*frame rate*) relativamente baixa.[6]

Limitações do *speckle tracking* tridimensional existem, principalmente no que diz respeito à qualidade da imagem (em particular a definição da borda endocárdica) que deve ser ideal. A utilização de *frame rates* mais baixos, necessária à realização do método, potencializa a limitação da qualidade da imagem.

Em resumo, trata-se de nova e promissora ferramenta para avaliação da dinâmica miocárdica, incluindo-se a estimação de volumes e, por conseguinte, fração de ejeção do ventrículo esquerdo, com base em elementos tridimensionais, o que dispensa perigosas assunções geométricas e elimina dependência de ângulo dos métodos predecessores, além de abreviar seu tempo de execução. Entretanto, mais e maiores estudos necessitam ser realizados para a validação desta metodologia.

REFERÊNCIAS BIBLIOGRÁFICAS

1. Lang RM, Biering M, Devereux RB *et al*. American Society of Echocardiography´s Guidelines and Standards Committee; European Association of Echocardiography. Recommendations for chamber quantification: a report from the American Society of Echocardiography´s Guidelines and Standards Committee and the Chamber Quantification Writing Group, developed in conjunction with the European Association of Cardiology. *J Am Soc Echocardiogr* 2005;18:1440-63.
2. Marwick TH. Measurement of strain and strain rate by echocardiography: ready for prime time? *J Am Coll Cardiol* 2006;47:1313-27.
3. Ingul CB, Torp H, Ase SA *et al*. Automated analysis of strain rate and strain: feasibility and clinical applications. *J Am Soc Echocardiogr* 2005;18:41-48.
4. Yu CM, Lin H, Ho PC *et al*. Assessment of left and right ventricular systolic and diastolic synchronicity in normal subjects by tissue Doppler echocardiography and the effects of age and heart rate. *Echocardiography* 2003;20:19-27.
5. Yu CM, Sanderson JE, Marwick TH *et al*. Tisse Doppler Imaging: a new prognosticator for cardiovascular disease. *J Am Coll Cardiol* 2007;49:1903-14.
6. Nesser HJ, Mor-Avi V, Gorissen W *et al*. Quantification of left ventricular volumes using three-dimensional echocardiographic speckle tracking: comparison with MRI. *Eur Heart J* 2009;30:1565-73.
7. Saito K, Okura H, Watanabe N *et al*. Comprehensive evaluation of left ventricular strain using speckle tracking echocardiography in normal adults: comparison of three-dimensional and two-dimensional approaches. *J Am Soc Echocardiogr* 2009 Sept.;22(9):1025-30.
8. Notomi Y, Lysyansky P, Setser RM *et al*. Measurements of ventricular torsion by two-dimensional ultrasound speckle tracking imaging. *J Am Coll Cardiol* 2005;45:2034-41.
9. Amundsen BH, Helle-Valle T, Edvardsen T *et al*. Noninvasive myocardial strain measurement by speckle tracking echocardiography: validation against sonomicrometry and tagged magnetic resonance imaging. *J Am Coll Cardiol* 2006;47:789-93.
10. Abe Y, Ohuchi H, Kawagishi T. *New dimension of wall motion analysis by Artida^{TM} innovative speckle tracking technology*. Medical Review.
11. Sengupta PP, Krishnamoorthy VK, Korinek J *et al*. Left Ventricular Form and Function Revisited: Applied Translational Science to Cardiovascular Ultrasound Imaging. *J Am Soc Echocardiogr* 2007;20:539-51.
12. Abraham TP, Dimaano VL, Liang HY. Role of tissue Doppler and strain echocardiography in current clinical practice. *Circulation* 2007;116:2597-609.
13. Isla LP, Balcones DV, Fernández-Golfin C *et al*. Three-dimensional-wall motion tracking: a new and faster tool for myocardial strain assessment: comparison with two-dimensional-wall motion tracking. *J Am Soc Echocardiogr* 2009;22:325-30.
14. Evangelista A, Nesser J, Castro E *et al*. Three-dimensional speckle tracking study of myocardial mechanics in normal humans: demosntration of regional and segmental heterogeneity in radial, circunferencial and longitudinal strain. *J Am Coll Cardiol* 2009;53(Suppl A):A246.
15. Ferreira LDC, Andrade JL, Campos-Filho O *et al*. Values of systolic strain derived from 3-dimensional speckle tracking in healthy volunteers. *Eur J Echocardigr Supplements* 2009;10:ii158-59.

Seção 2

ÁREA DE RASTREAMENTO
Oscar Francisco Sanchez Osella

INTRODUÇÃO

A análise da função ventricular com *strain* tridimensional é uma tecnologia relativamente recente, ainda não incorporada por todos os fabricantes de equipamentos. Sua validação tem sido realizada *in vitro* e em modelos animais, e sua aplicabilidade clínica está sendo testada. Publicações em número crescente mostram resultados alentadores, sendo um de campo de pesquisa de horizonte ilimitado.[1]

O ventrículo esquerdo tem suas paredes constituídas por uma a três camadas musculares, conforme a área examinada. Com relação ao eixo longo da câmara, as fibras miocárdicas estão orientadas em forma variável, com feixes paralelos, oblíquos e circunferenciais. Por sua vez, as camadas superpostas deslizam entre si, fenômeno chamado cisalhamento, movimentando-se em diferentes direções, com ângulos variáveis entre suas trajetórias, ao que se acrescenta o deslocamento espacial com rotação e torção ventricular.[1, 2]

Somado a tudo isso, a contração é progressiva e sequencial, e tanto no início quanto no fim do processo, temos feixes contraídos e outros relaxados.[3-5]

Perante uma mecânica tão complexa, fica muito evidente a limitação da análise da função ventricular em forma bidimensional. Para superar estas limitações, inicialmente se analisou a deformação nos três eixos do espaço, surgindo os parâmetros de *strain* longitudinal, radial e circunferencial. Paralelamente pode ser analisada a rotação de um segmento isolado, ou a relação entre a rotação da base e ápex, variável denominada *twist*, e que se expressa em graus de giro circunferencial. Relacionando o *twist* com o encurtamento da câmara, obtemos a torção ventricular quantificada em graus por centímetro. O cisalhamento das camadas, denominado *shear strain*, não é estudado em forma isolada pelos sistemas disponíveis, sendo um dos componentes da deformação ventricular, principalmente do *strain* radial.[6, 7]

Os índices de *strain* nos diferentes eixos espaciais e a torção ventricular, embora sejam interdependentes, são quantificados separadamente. Cada variável fornece informações que são relevantes em determinados contextos e podem contribuir para a avaliação da função ventricular de maneira específica.

Área *tracking* é um novo parâmetro de avaliação da função ventricular, no qual se analisa a variação de tamanho da superfície endocárdica ao longo do ciclo cardíaco.

A vantagem deste método é que permite integrar as três dimensões do *strain*, juntamente com a deformação provocada pela torção ventricular[8-9] numa variável única (Fig. 13-4).

As superfícies epicárdica e endocárdica são curvas, porém num fragmento miocárdico transmural pequeno, com superfície mínima, a curvatura é irrelevante, podendo ser considerada plana, e seu volume cúbico.

Nesta técnica, o endocárdio é dividido em centenas de pequenas áreas analisadas individualmente, sendo calculada a porcentagem de deformação sistólica de cada uma, nos sentidos longitudinal e circunferencial.

Se considerarmos que a fibra miocárdica é incompressível e seu volume constante, a variação da área será consequência da deformação do volume em pelo menos uma das três dimensões ou formas de *strain*. Conhecendo as deformações longitudinal e circunferencial, o *strain* radial é calculado indiretamente. Como consequência, basta ocorrer

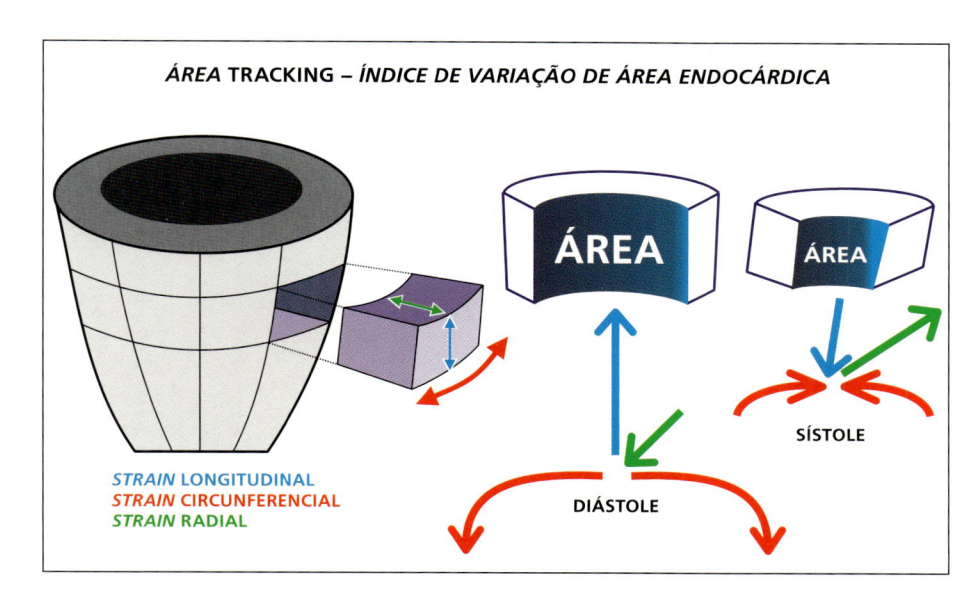

Fig. 13-4. A análise da variação do tamanho da superfície endocárdica ao longo do ciclo cardíaco, integrando as três dimensões do *strain*, juntamente com a deformação provocada pela torção ventricular.

o comprometimento de uma das formas de *strain* para que o índice de área se altere, o que aumenta a sensibilidade quando comparada à análise linear, em que cada dimensão do *strain* é analisada individualmente.

Os resultados das pequenas áreas são agrupados em 16 ou 17 segmentos, segundo a configuração escolhida para divisão do ventrículo. O índice de área *tracking* é determinado para cada segmento, podendo ser integrado num valor global único (Fig. 13-5).

Os valores são apresentados em planilhas numéricas, imagens paramétricas e gráficos lineares ou polares em escala de cores (Fig. 13-6).

O *strain* direcional, seja longitudinal, circunferencial ou radial, é calculado por variações na distância linear. A deformação oblíqua ou tangencial é mais bem representada pela torção ventricular.[10]

Ainda assim há limitações. Na região média e basal do ventrículo a deformação subepicárdica dominante gira o coração no sentido anti-horário, torcendo no sentido oblíquo, com a contribuição das fibras circunferenciais localizadas na camada média da parede. Porém, na camada subepicárdica o giro continua oposto, no sentido horário, com as fibras encurtando numa angulação de, aproximadamente, 70° com relação às fibras subepicárdicas.[2]

Pelo exposto anteriormente, nenhum dos parâmetros de *strain* isoladamente consegue representar a complexa mecânica ventricular. No cálculo de área *tracking*, quantifica-se a porcentagem de variação da área da superfície endocárdica, a partir das dimensões originais. A área analisada é acompanhada durante seu deslocamento espacial e deformação tridimensional, consequência da rotação e torção ventricular, o que não ocorre no *strain* linear. Durante a contração, as áreas endocárdicas mudam sua forma geométrica, como pode ser observado nas Figuras 13-6 a 13-8.

Em condições patológicas, como na discinesia de um segmento, a área pode expandir-se em lugar de diminuir, aumentando a curvatura da superfície (Fig. 13-8).

A técnica de área *tracking* avalia o encurtamento da fibra em todas as dimensões da superfície e, indiretamente nos sentidos radial e volumétrico, incluindo o deslocamento espacial e a deformação oblíqua por torção.

Do ponto de vista do processamento para a obtenção e análise de dados, o *strain* longitudinal e o circunferencial são considerados estáveis. Como consequência, a curva de área *tracking* é estável e reproduzível, permitindo seu uso clínico, com vantagens

AREA TRACKING – ÍNDICE DE VARIAÇÃO DA ÁREA ENDOCÁRDICA

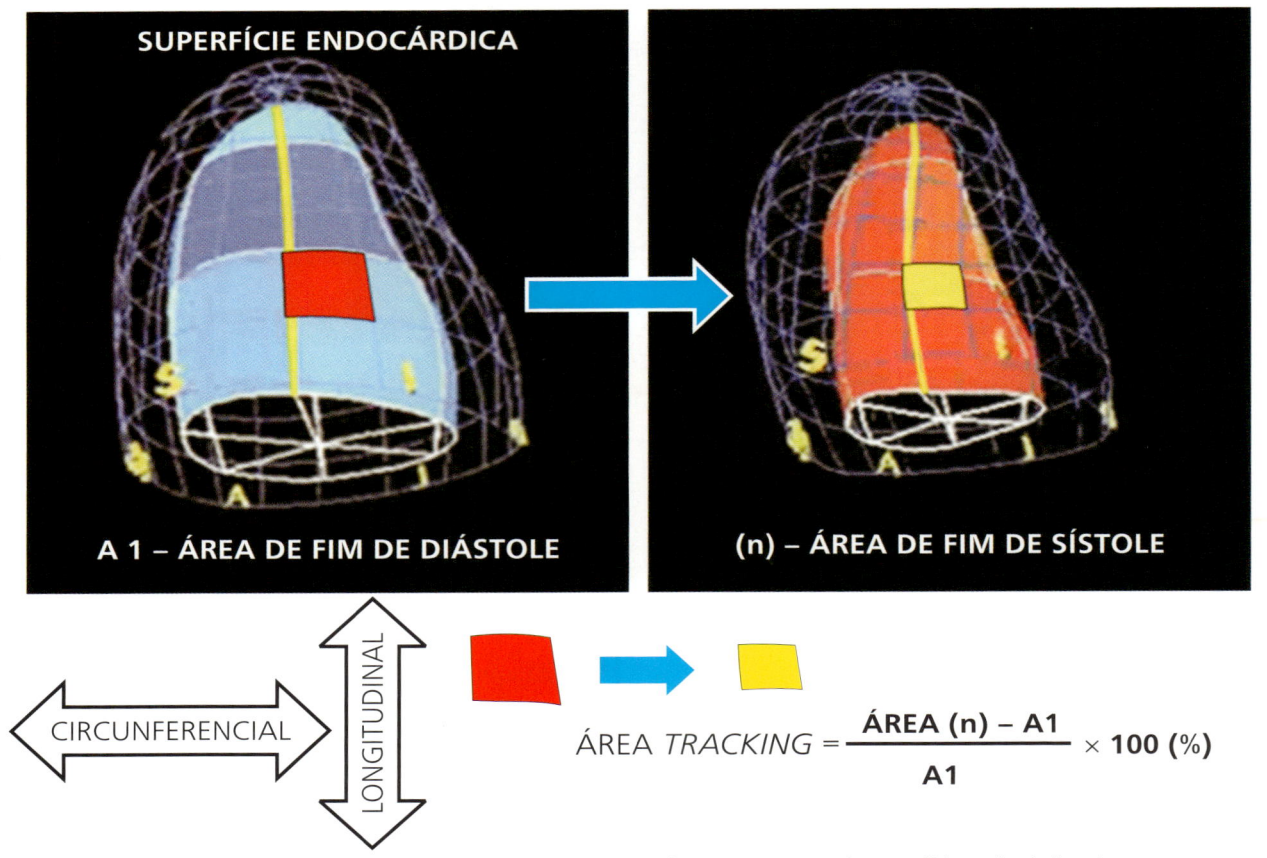

$$\text{ÁREA TRACKING} = \frac{\text{ÁREA (n)} - A1}{A1} \times 100\ (\%)$$

Fig. 13-5. Fórmula de cálculo tomando como referência a variação na forma e extensão da superfície endocárdica do segmento avaliado, o que inclui a deformação longitudinal, circunferencial e a provocada pela torção ventricular.

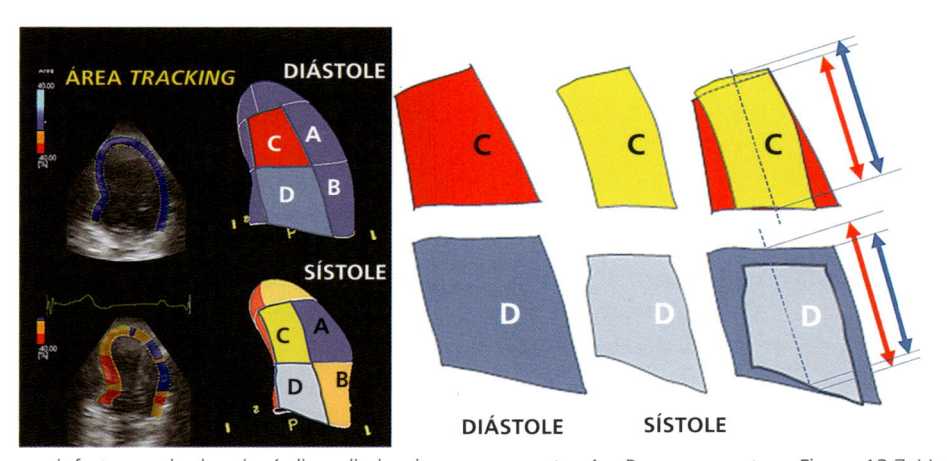

Fig. 13-6. Paciente com infarto agudo do miocárdio e discinesia nos segmentos A e B, como mostra a Figura 13-7. Variação da área do segmento inferolateral médio, segmento C, justaposto à área infartada e discinética. Presença de aumento longitudinal sistólico em lugar de encurtamento (*seta vermelha* diástole, *seta azul* sístole), indicando comprometimento das fibras subendocárdicas, responsáveis pelo encurtamento longitudinal. A contratilidade está preservada e compensada no sentido circunferencial, principalmente na região mais basal do mesmo segmento, correspondendo às fibras da camada média da parede ventricular. A torção ventricular anti-horária, também está preservada, resultante da contratilidade das fibras subepicárdicas e circunferenciais supramencionadas. O segmento inferolateral basal, segmento D, evidencia deformidade normal, tanto no sentido longitudinal quanto circunferencial e da torção ventricular (*seta vermelha* diástole, *seta azul* sístole).

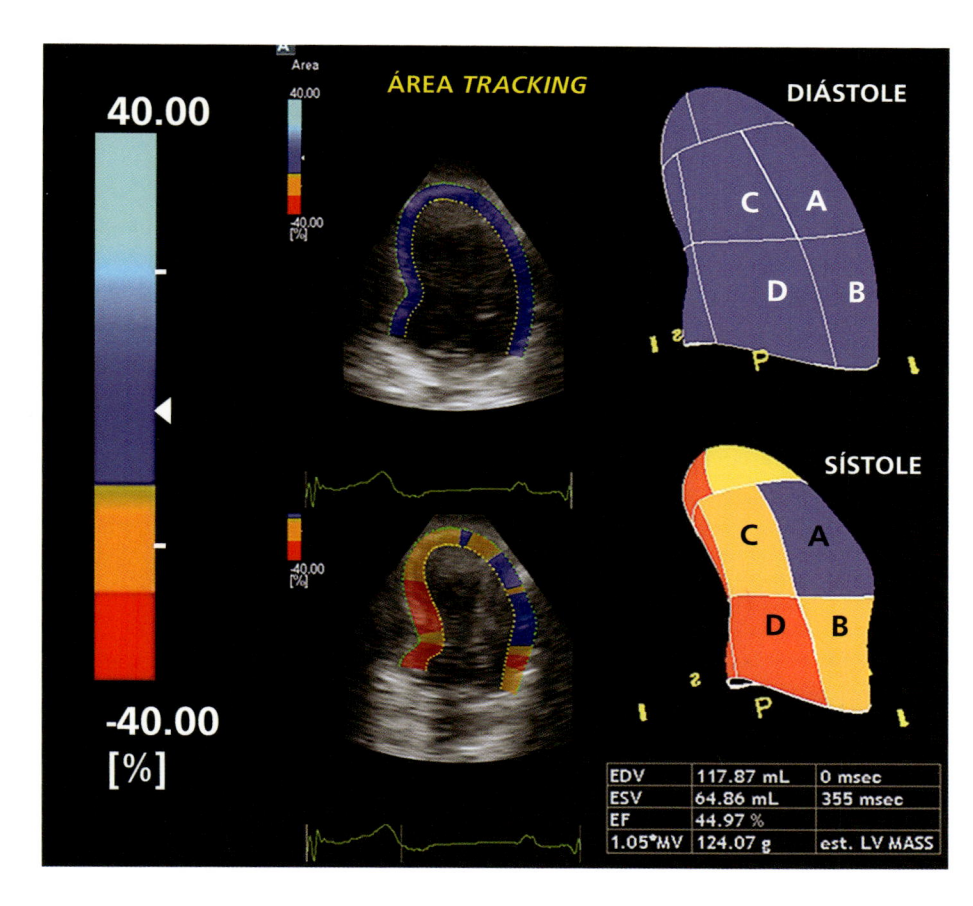

Fig. 13-7. Análise comparativa pós-infarto agudo do miocárdio, da área endocárdica em diástole e sístole. Os segmentos A e B correspondem à região infartada, evidenciando discinesia com abaulamento e expansão da área. Os segmentos C e D apresentam acentuada redução da área na sístole, com mudança da forma. Na imagem paramétrica, a área discinética aparece em cor *azul*, indicando aumento, e as áreas normais em diferentes intensidades de *vermelho*, de acordo com o grau de deformação. Na escala de cores da imagem paramétrica, o valor máximo em *azul* corresponde a +40% de aumento da área, e em *vermelho* a -40% de redução. (Ver complementação na Figura 13-9.)

quando comparada à análise das diferentes formas de *strain* isoladamente. Sua utilização ainda é incipiente graças a que, até recentemente, somente uma marca e modelo de equipamento dispunha desse recurso.

As pesquisas recentes indicam que o índice de área *tracking*, como variável integradora, é o parâmetro que isoladamente, melhor expressa a contratilidade ventricular, como veremos a seguir. Ainda assim, com esta técnica não é quantificada a velocidade de deformação ou *strain rate*, que se compromete precocemente, antes de mudanças significativas no encurtamento da fibra.

O índice obtido por área *tracking* tem sido mais sensível que o *strain* linear e a análise visual, para detectar déficits de contração, com boa correlação com a fração de ejeção e os escores de parede.[9,11,12]

Na avaliação pós-infarto, a técnica possibilita a análise quantitativa de cada segmento, facilitando controle evolutivo do remodelamento miocárdico. A título de

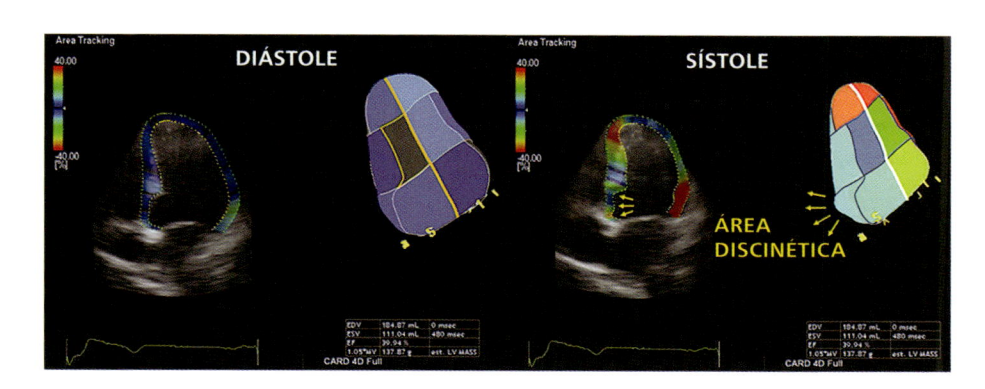

Fig. 13-8. Paciente submetido à revascularização pós-infarto agudo do miocárdio. As setas indicam expansão de área discinética durante a sístole. A *linha branca* indica o deslocamento pela torção ventricular. (Ver complementação na Figura 13-9.)

exemplo, a Figura 13-5 ilustra, em detalhe, a variação da área do segmento inferolateral médio, previamente mostrado na Figura 13-7, justaposto à área infartada e discinética. As imagens indicam aumento longitudinal em lugar de encurtamento, indicando comprometimento das fibras subendocárdicas, responsáveis pelo encurtamento longitudinal. A contratilidade está preservada no sentido circunferencial, principalmente na região mais basal do mesmo segmento, correspondendo às fibras da camada média da parede ventricular. A torção ventricular anti-horária, também está preservada, resultante da contratilidade das fibras subepicárdicas e circunferenciais supramencionadas. Na mesma figura, o segmento inferolateral basal (Letra D) evidencia deformidade normal, tanto no sentido longitudinal quanto no circunferencial e da torção ventricular.

Em pacientes hipertensos não tratados, o índice de área *tracking* foi precocemente reduzido, juntamente com o *strain* longitudinal e radial, estando a função sistólica preservada pelo *strain* circunferencial. A diminuição do índice de área *tracking* esteve associada independentemente aos níveis pressóricos e à massa ventricular.[11]

O índice de área *tracking*, quando comparado aos demais parâmetros de *strain*, é o que melhor se correlaciona com a fração de ejeção e o débito cardíaco, sendo significativamente superior ao *strain* bidimensional, com menor variabilidade interobservador.[12]

Quando utilizado para a detecção de dissincronia, o índice de área *tracking* se mostrou superior aos parâmetros de *strain* convencionais,[13,14] evidenciando valor preditivo para a identificação de respondedores ao tratamento de ressincronização.[14] Na Figura 13-9 pode observar-se a curva da área com maior retardo na contração, no mesmo paciente da Figura 13-8, submetido à revascularização pós-infarto agudo do miocárdio. A área referida apresenta deformação de 17%, enquanto a área contralateral normal apresenta hipercontratilidade compensatória com índice de deformação de 59%,(Gráfico Polar), sem retardo na contração (Gráfico Linear).

Fig. 13-9. Paciente da Figura 13-8, com revascularização pós-infarto agudo do miocárdio. Gráfico Linear mostra a curva de área *tracking* com maior retardo na contração, a qual apresenta deformação de 17% (Gráfico Polar). A área contralateral normal apresenta hipercontratilidade compensatória com índice de deformação de 59%, (Gráfico Polar), sem retardo na contração (Gráfico Linear).

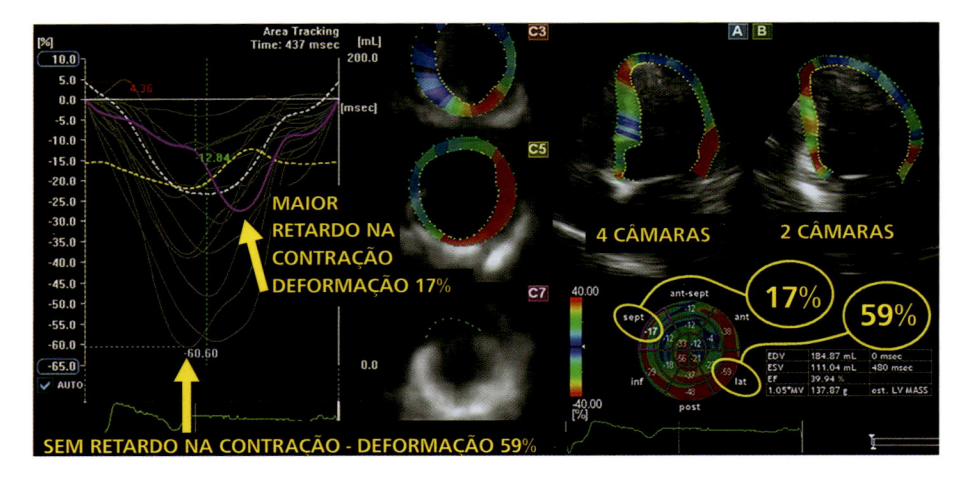

REFERÊNCIAS BIBLIOGRÁFICAS

1. Ammar KA, Paterick TE, Khandheria BJ *et al.* Myocardial mechanics: understanding and applying three-dimensional speckle tracking echocardiography in clinical practice. *Echocardiography* 2012;29:861-72.
2. Buckberg G, Hoffman JIE, Nanda NC *et al.* Ventricular torsion and untwisting: further insights into mechanics and timing interdependence: a viewpoint. *Echocardiography* 2011;28:782-804.
3. Berger T, Pfeifer B, Hanser FF *et al.* Single-beat noninvasive imaging of ventricular endocardial and epicardial activation in patients undergoing CRT. *PLoS ONE* 2011;6(1):e16255. doi:10.1371/journal.pone.0016255.

4. Sengupta PP, Krishnamoorthy VK, Korinek K et al. Left ventricular form and function revisited: applied translational science to cardiovascular ultrasound imaging. *J Am Soc Echocardiogr* 2007;20:539-51.
5. Al-Naami G. Torsion of young hearts: a speckle tracking study of normal infants, children, and adolescents. *Eur J Echocardiogr* 2010;11:853-62.
6. Mor-Avi V, Lang R, Badano L et al. Current and evolving echocardiographic techniques for the quantitative evaluation of cardiac mechanics: ASE/EAE consensus statement on methodology and indications. Endorsed by the Japanese Society of Echocardiography. *J Am Soc Echocardiogr* 2011;24:277-313.
7. Del Castillo JM. Métodos especiais. In: Del Castillo JM, Herszkowics N. *Ecocardiografia na prática clínica*. São Paulo: Atheneu, 2011.
8. Salgado A. Automated Functional Imaging (AFI). In: *Ecocardiografia atual. Manual de novas tecnologias*. Rio de Janeiro: Di Livros, 2011.
9. Klejin SA, Aly MFA, Terwee CB et al. Three-dimensional Speckle Tracking Echocardiography for automatic assessment of global and regional left ventricular function based on area strain. *J Am Soc Echocardiogr* 2011;24:314-21.
10. Ohuchi H, Abe Y, Hashimoto S. *Next-Generation Wall Motion Analysis Techniques in Artida*. Medical Review TMR-0903-1. Application & Research Group Ultrasound Systems Development Department - Toshiba Medical Systems Corporation-2009.
11. Galderisi M, Esposito R, Schiano-Lomoriello V et al. Correlates of global area strain in native hypertensive patients: a three-dimensional speckle-tracking echocardiography study. *Eur Heart J Cardiovasc Imaging* 2012;13:730-38.
12. Reant P, Barbot L, Touche C et al. Evaluation of Global Left Ventricular Systolic Function Using Three-Dimensional Echocardiography Speckle-Tracking Strain Parameters. *J Am Soc Echocardiogr* 2012;25:68-79.
13. Thebault C, Donal E, Bernard A et al. Real-time three-dimensional speckle tracking echocardiography: a novel technique to quantify global left ventricular mechanical dyssynchrony. *Eur J Echocardiogr* 2011;12:26-32.
14. Tatsumi K, Tanaka H, Tsuji T et al. Strain dyssynchrony index by three-dimensional speckle area tracking can predict respond to cardiac resynchronization therapy. *Cardiovasc Ultrasound* 2011;9:11.

14 Aplicações Clínicas dos Índices de Deformação Miocárdica nas Cardiopatias Congênitas

José Luiz Barros Pena

INTRODUÇÃO

Tradicionalmente, a avaliação da função ventricular fundamenta-se nas mudanças apresentadas nas dimensões dos ventrículos, pelo encurtamento sistólico (diâmetros) ou dos volumes, utilizando-se o método da fração de ejeção. Assim, a função miocárdica, que é definida pelo encurtamento e alongamento das fibras miocárdicas, é rotineiramente investigada de forma apenas indireta por modificações da geometria ventricular.[1] A interpretação visual da excursão radial endocárdica, através da ecocardiografia bidimensional ou do modo-M, é não quantitativa, subjetiva e depende de experiência individual. Pequenas mudanças ou alterações precoces da contratilidade geralmente não são normalmente detectadas a olho humano e existe grande variabilidade entre os indivíduos na detecção de movimentos de curta duração.[2] Sabemos que a determinação do espessamento e afilamento das paredes global e regional pode não estar necessariamente relacionada com a mobilidade endocárdica, base da maioria dos estudos angiográficos, nucleares e ecocardiográficos.

Em certas cardiopatias congênitas, com alteração significativa do formato das câmaras, essa interpretação se torna ainda mais difícil.[3]

Os índices de deformação miocárdica (*strain/strain rate*, representados por ε/SR) estão de acordo com os novos conceitos que regem a mecânica cardíaca e permitem uma análise direta da movimentação das fibras do miocárdio em diferentes direções e, teoricamente, constituem uma alternativa viável para o estudo da função miocárdica.

Os índices de deformação miocárdica com base no Doppler passaram a ser utilizados inicialmente em doenças cardíacas adquiridas. Apesar da dependência do ângulo, análise demorada *off-line*, reprodutibilidade moderada e limitação do estudo de alguns segmentos miocárdicos, vêm sendo utilizados em inúmeras aplicações clínicas.[4] Especialmente em neonatos, que apresentam frequências cardíacas altas, a resolução temporal dessa modalidade favorece o emprego desta técnica.[5]

Com o aparecimento do *strain* bidimensional (2D), com base no *speckle tracking*, que acompanha os refletores ou marcadores acústicos no interior do miocárdio (*speckles*) através da imagem bidimensional, independente do ângulo, várias destas limitações foram superadas. Nessa modalidade temos os dois componentes da deformação miocárdica simultaneamente (longitudinal e radial). O terceiro componente, circunferencial, pode ser obtido *off-line* com equipamento adequado. Esses pontos acústicos ou *speckles* são também chamados marcas acústicas digitais. O *speckle tracking* tridimensional já se encontra disponível em alguns equipamentos e está em fase adiantada de protótipo em vários outros. Uma das maiores vantagens é que os vetores podem ser acompanhados dentro de um mesmo volume, não havendo perda da partícula do *speckle*. Os índices de deformação miocárdica são obtidos de uma só vez, com todos os segmentos simultaneamente, tornando a análise mais proveitosa e rápida.[6]

As medidas convencionais unidimensionais (modo-M) ou bidimensionais (método biplanar de Simpson) de cálculo da função miocárdica requerem geometria elipsoide não muito distorcida do VE e são difíceis de serem aplicadas na avaliação do ventrículo direito (VD) ou coração univentricular.[7] Na prática diária, a maioria dos ecocardiografistas pediátricos relata a função miocárdica de forma subjetiva. Os índices de deformação miocárdica são independentes da geometria, o que os torna especialmente atrativos na avaliação das cardiopatias congênitas, que podem apresentar formas ventriculares pouco usuais.[8] Tais índices são também úteis na quantificação da função miocárdica regional, quando a perfusão coronária está potencialmente comprometida, como ocorre no comprometimento isquêmico pós-transplante, doença de Kawasaki ou no pós-operatório de cirurgia de Jatene ou Ross.[9] Os índices de deformação miocárdica também podem ser úteis na análise da sincronia contrátil dos ventrículos e potencialmente identificar candidatos para terapia de ressincronização cardíaca.[10]

O estudo da deformação miocárdica através da Ecocardiografia Doppler pode detectar disfunção miocárdica inicial antes que esta se torne irreversível. Esta parece ser uma de suas melhores aplicações. Crianças com distrofia muscular de Duchenne e após exposição à terapêutica com antracíclicos apresentam *strain* anormal, enquanto os índices de fração de ejeção estão ainda normais.[11] Tais achados podem influenciar a abordagem e o prognóstico, especialmente se validados em crianças.

APLICAÇÃO DA DEFORMAÇÃO MIOCÁRDICA NAS CARDIOPATIAS CONGÊNITAS

O estudo da deformação miocárdica é uma técnica em evolução, que potencialmente teria grande aplicação clínica nas cardiopatias congênitas. Entretanto, há falha na padronização dos parâmetros e medidas pela indústria dos equipamentos, fazendo com que haja diferença significativa entre marcas diversas.[12] Além disso, os *softwares* foram desenvolvidos para adultos, muitas vezes, sem os ajustes correspondentes para serem utilizados em crianças. Sabemos que uma série de variáveis pode afetar as medidas. Portanto, torna-se fundamental padronizar a aquisição e a análise para se obterem medidas confiáveis. Os índices de deformação miocárdica obtidos pelo Doppler são dependentes do ângulo, mas podem ser adquiridos com *frame rates* acima de 200 fps (*frames* por segundo). Em neonatos utilizamos *frame rates* em torno de 300 fps.[5]

Com isso, conseguimos grande resolução temporal, o que pode ser bastante vantajoso para crianças com frequências cardíacas elevadas.

Para que a obtenção dos dados seja confiável e reprodutível, o ajuste dos equipamentos deve ser rigorosamente observado. A região de interesse (ROI) e o comprimento do *strain* ou *strain length* (SL) afetam a reprodutibilidade das medidas em crianças de baixo peso. Nestaas *et al.*[13] demonstraram que a variação entre os batimentos (*beat to beat variation*, BBV) foi muito menor, utilizando ROI menor e SL maior.

Uma comparação direta entre as técnicas com base no Doppler e no *speckle tracking* englobando grande número de pacientes é desejável. Como a técnica *speckle tracking* é fundamentada na escala de cinza é mais dependente da qualidade de imagem do que aquela fundamentada no Doppler. Durante a aquisição das imagens, o ecocardiografista deve sempre otimizar a definição das paredes, para facilitar a análise pelo *speckle tracking*, o que nem sempre é possível nas cardiopatias congênitas. O *strain* radial, obtido pelo *speckle tracking*, parece não ser confiável, provavelmente graças à espessura reduzida das paredes das crianças e da marca do equipamento, como demonstrado recentemente.[12]

O *strain* radial com base no Doppler pode ser usado para análise regional com grande reprodutibilidade, apesar de janelas ecográficas ruins, como demonstrado recentemente em casos de distrofia de Duchenne.[14]

O *speckle tracking* também sofre a influência da rotação, embora seja mais independente do ângulo.[15] A reprodutibilidade da análise da deformação miocárdica é mais problemática em neonatos e prematuros, principalmente por causa das frequências cardíacas mais elevadas e paredes miocárdicas mais finas. Entretanto, conseguimos reprodutibilidade bastante aceitável em nosso estudo com 55 neonatos.[5]

Strain rate mede a velocidade em que a deformação ocorre e, dessa forma, teoricamente poderia acessar melhor a função ventricular. Em estudos animais o *strain rate* sistólico de pico foi a variável menos influenciada pela anatomia cardíaca e condições de pré e pós-carga, quando comparada, por exemplo, a medidas do *strain* sistólico.[7] Entretanto, a curva do *strain rate*, como não é pós-processada, pode ser de difícil interpretação, especialmente em crianças, porém melhorias na tecnologia estão sendo esperadas. A otimização nas medidas do *strain rate* seria muito vantajosa nas cardiopatias congênitas, em que as condições de pré e pós-carga podem ser muito variáveis e afetam a deformação miocárdica. Isso se torna ainda mais significativo quando fazemos as medidas diastólicas em crianças (Fig. 14-1). Alguns autores já demonstraram a baixa reprodutibilidade das medidas da diástole inicial, provavelmente graças à rápida ocorrência dos

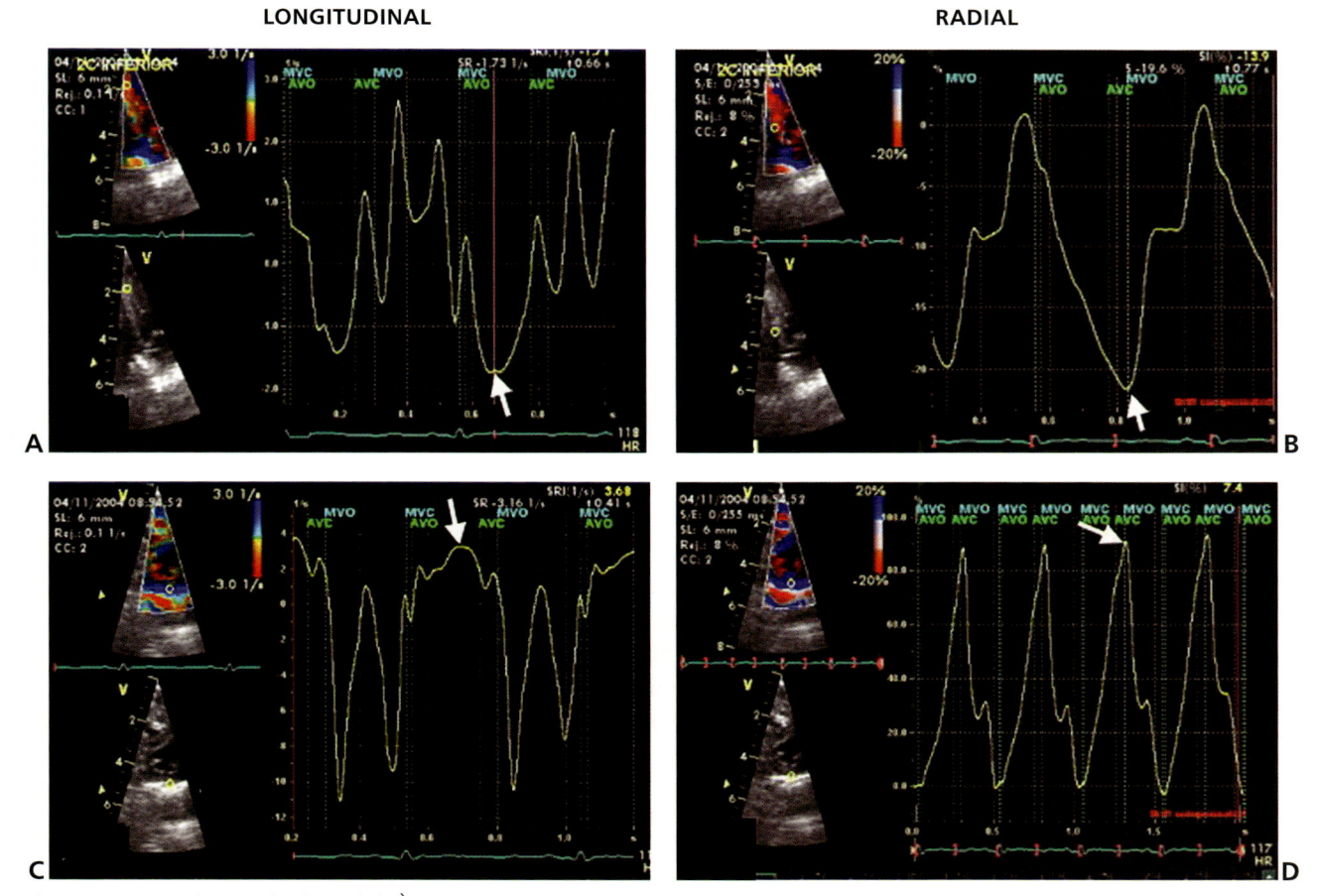

Fig. 14-1. Função longitudinal × radial. À esquerda imagem bidimensional obtida em corte apical de 2 câmaras com amostra de volume colocada no segmento basal da parede inferior. (**A**) Curva de SR com componente sistólico negativo (encurtamento). (**B**) Curva do ε com componente sistólico negativo. (**C** e **D**) À direita curva radial obtida em parede posterior do corte transversal dos ventrículos ao nível dos músculos papilares. O SR sistólico é positivo (espessamento), assim como o ε sistólico. As setas indicam o local onde foram medidos os componentes sistólicos do SR/ε.

eventos diastólicos precoces e à baixa resolução temporal do *speckle tracking* e até do Doppler tecidual. Dessa forma, podemos afirmar que atualmente não é recomendada a medida dos eventos diastólicos iniciais para diagnósticos clínicos.

Os valores normais para as crianças constituem outro grande desafio. Valores de referência dos índices de deformação miocárdica com base em Doppler tecidual em neonatos normais foram publicados pelo nosso grupo (Quadros 14-1 a 14-3). Verificamos que nos neonatos é fundamental especificar se a idade é inferior ou superior a 30 dias, quando há modificações das medidas destes índices em razão das mudanças de carga e maturidade do miocárdio. Foram observados redução seriada do *strain* do VE e aumento do *strain* do VD no primeiro mês de vida, indicando haver alterações sequenciais nos neonatos normais (Fig. 14-2).[16]

Valores normais para *speckle tracking* em crianças foram recentemente publicados, mas apresentam um intervalo de confiança maior do que daqueles obtidos pelo Doppler e resultados não muito correspondentes em relação aos efeitos da idade e frequência cardíaca.

Uma grande vantagem é a obtenção do *Strain* Global Longitudinal (SGL), que parece substituir com vantagens a medida da fração de ejeção e pode servir de comparação em tratamentos cirúrgicos ou clínicos (Fig. 14-3A e B).

O Quadro 14-4 demonstra valores normais de deformação miocárdica na população pediátrica, especificando o método empregado.

A torção cardíaca também vem sendo estudada em crianças e portadores de cardiopatias congênitas.

O que ocorre na torção do VE está relacionado com as fibras circunferenciais, que, durante a contração, geram forças de direção contrária: a base no sentido horário e o ápice no sentido anti-horário, criando um movimento de *twist* ou torção durante a sístole e o chamado *untwist* durante a diástole. Estes movimentos podem ser medidos pelo *speckle tracking*.[17] Alguns estudos inicialmente sugeriram que a torção tende a aumentar durante a infância, graças ao aumento da rotação basal, mas, quando corrigidos pelo comprimento do ventrículo, a torção é estável em corações de tamanho e idades diferentes e pode estar inclusive aumentada em neonatos.[18]

A interação entre os ventrículos pode levar a uma redução da torção e do *untwist* em condições, como pós-carga aumentada, por exemplo, Tetralogia de Fallot.[19]

Em estudos de portadores de ventrículo único, a torção está bastante alterada, com *strain* apical e rotação anormais.[8]

Quadro 14-1. Valores normais de SR e ε: função regional radial do VE

Strain Rate (Unid s^{-1})			ε (Unid%)		
Eixo Curto Paraesternal			Eixo Curto Paraesternal		
Segmento	Componente	Média ± DP	Segmento	Componente	Média ± DP
Basal posterior	Sistólico	2,98 ± 0,78	Basal posterior	Sistólico	49,72 ± 12,86
	Diastólico inicial	-5,53 ± 1,70		Diastólico inicial	-36,98 ± 10,88
	Diastólico final	-3,89 ± 1,73		Diastólico final	-11,48 ± 5,62
Med posterior	Sistólico	2,86 ± 0,63	Med posterior	Sistólico	55,72 ± 12,13
	Diastólico inicial	-6,23 ± 2,03		Diastólico inicial	-40,97 ± 9,31
	Diastólico final	-3,78 ± 1,63		Diastólico final	-13,00 ± 5,33

Unid: unidade; Med: médio posterior.

Quadro 14-2. Valores normais de SR e ε: função regional longitudinal do VE.

Corte	Segmento/Parede	Componente	Strain Rate Média ± DP	Corte	Segmento/Parede	Componente	Média ± DP	Corte	Segmento/Parede	Componente	Strain (Unidade%) Média ± DP
Apical de 4 Câmaras	Basal septo	Sistólico	-1,89 ± 0,60	Apical de 4 Câmaras	Basal septo	Sistólico	-1,81 ± 0,32	Apical de 2 Câmaras	Basal inferior	Sistólico	-25,11 ± 3,13
		Diastólico inicial	3,19 ± 1,57			Diastólico inicial	3,00 ± 0,90			Diastólico inicial	16,41 ± 3,46
		Diastólico final	2,39 ± 0,90			Diastólico final	2,16 ± 0,81			Diastólico final	8,24 ± 2,76
	Médio septo	Sistólico	-1,82 ± 0,46		Médio Septo	Sistólico	-1,84 ± 0,31		Médio Inferior	Sistólico	-25,37 ± 3,09
		Diastólico inicial	2,86 ± 1,28			Diastólico inicial	2,88 ± 0,99			Diastólico inicial	16,78 ± 3,00
		Diastólico final	2,10 ± 0,97			Diastólico final	2,08 ± 0,93			Diastólico final	7,62 ± 2,36
	Apical septo	Sistólico	-1,66 ± 0,25*		Apical Septo	Sistólico	-1,90 ± 0,31		Apical Inferior	Sistólico	-25,41 ± 3,63
		Diastólico inicial	3,16 ± 1,30			Diastólico inicial	3,33 ± 1,18			Diastólico inicial	16,62 ± 2,98
		Diastólico final	2,28 ± 1,24			Diastólico final	2,42 ± 0,82			Diastólico final	8,11 ± 2,38
Apical de 2 Câmaras	Basal Anterior	Sistólico	-1,83 ± 0,37		Basal Lateral	Sistólico	-1,89 ± 0,43		Basal Anterior	Sistólico	-25,81 ± 5,55
		Diastólico inicial	3,15 ± 1,53			Diastólico inicial	3,36 ± 1,54			Diastólico inicial	17,88 ± 4,44
		Diastólico final	2,12 ± 1,29			Diastólico final	2,42 ± 1,36			Diastólico final	7,04 ± 3,00
	Médio Anterior	Sistólico	-1,67 ± 0,30		Médio Lateral	Sistólico	-1,71 ± 0,29*		Médio Anterior	Sistólico	-25,28 ± 4,19
		Diastólico inicial	2,96 ± 1,19			Diastólico inicial	3,38 ± 1,78			Diastólico inicial	17,49 ± 4,24
		Diastólico final	2,04 ± 1,09			Diastólico final	2,22 ± 1,11			Diastólico final	7,31 ± 4,17
	Apical Anterior	Sistólico	-1,66 ± 0,22*		Apical Lateral	Sistólico	-1,58 ± 0,30*		Apical Anterior	Sistólico	-24,61 ± 3,17
		Diastólico inicial	2,82 ± 1,14			Diastólico inicial	2,94 ± 1,22			Diastólico inicial	16,93 ± 3,35
		Diastólico final	1,87 ± 0,79			Diastólico final	2,30 ± 1,37			Diastólico final	7,19 ± 2,39

*P < 0,05, basal versus apical ou médio versus apical na mesma parede.

Quadro 14-3. Valores normais de SR e ε: função regional longitudinal do VD

Corte	Segmento	Strain Rate (Unidade s⁻¹)		Corte	Segmento	Strain (Unidade%)	
		Componente	Média ± DP			Componente	Média ± DP
Apical de 4 Câmaras	Basal parede livre	Sistólico	-1,93 ± 0,52	Apical de 4 Câmaras	Basal parede livre	Sistólico	-28,38 ± 4,90
		Diastólico inicial	2,76 ± 0,77			Diastólico inicial	20,43 ± 4,52
		Diastólico final	2,09 ± 0,85			Diastólico final	8,35 ± 3,21
	Médio parede livre	Sistólico	-1,91 ± 0,45		Médio parede livre	Sistólico	-33,20 ± 6,34
		Diastólico inicial	3,00 ± 1,00			Diastólico inicial	22,61 ± 5,15
		Diastólico final	2,57 ± 0,99			Diastólico final	10,72 ± 4,07
	Apical parede livre	Sistólico	-2,13 ± 0,50		Apical parede livre	Sistólico	-31,95 ± 5,06
		Diastólico inicial	3,74 ± 1,35			Diastólico inicial	21,02 ± 4,01
		Diastólico final	3,33 ± 1,34			Diastólico final	10,87 ± 3,42
Apical de 2 Câmaras	Basal inferior	Sistólico	-1,81 ± 0,40	Apical de 2 Câmaras	Basal inferior	Sistólico	-27,09 ± 3,90
		Diastólico inicial	2,78 ± 1,14			Diastólico inicial	19,00 ± 3,73
		Diastólico final	2,13 ± 0,83			Diastólico final	8,12 ± 2,70

Quadro 14-4. Valores normais dos índices de deformação miocárdica na população pediátrica

Autor	Idade (Anos)	n	Método	VE						VD
				Longitudinal			Radial		Circunferencial Longitudinal	
				Basal	Médio	Apical	Posterior	Anterior	Basal	Médio
Weidemann	4-16	33	DTI	-26 ± 11	-26 ± 8	-25 ± 7	58 ± 12		-36 ± 11	-45 ± 13
Boettler	0-16	124	DTI	-21 a -30	-21 a -30	-19 a -30	–	–	–	–
Lorch	0-18	284	VVI	20,68 ± 8,08	–	–	–	–	–	–
Marcus	0-19	195	ST	-17 ± 2,6 a 20,4 ± 1,6	-18,2 ± 2,7 a 22,5 ± 1,4	-20,4 ± 1,9 a 25,1 ± 1,2	63,2 ± 11,6 a 66,8 ± 4,1	18,2 ± 1,6 a 22,9 ± 2,0	–	–
Kutty	1-18	30	VVI	–	–	–	–	–	18,9 ± 4,7	25,4 ± 4,7

n: número de crianças estudadas; DTI: Doppler tissue imaging; ST: speckle tracking. Adaptada de Friedberg MK, Mertens L. *J Am Soc Echocardiogr* 2012;25:919-31.

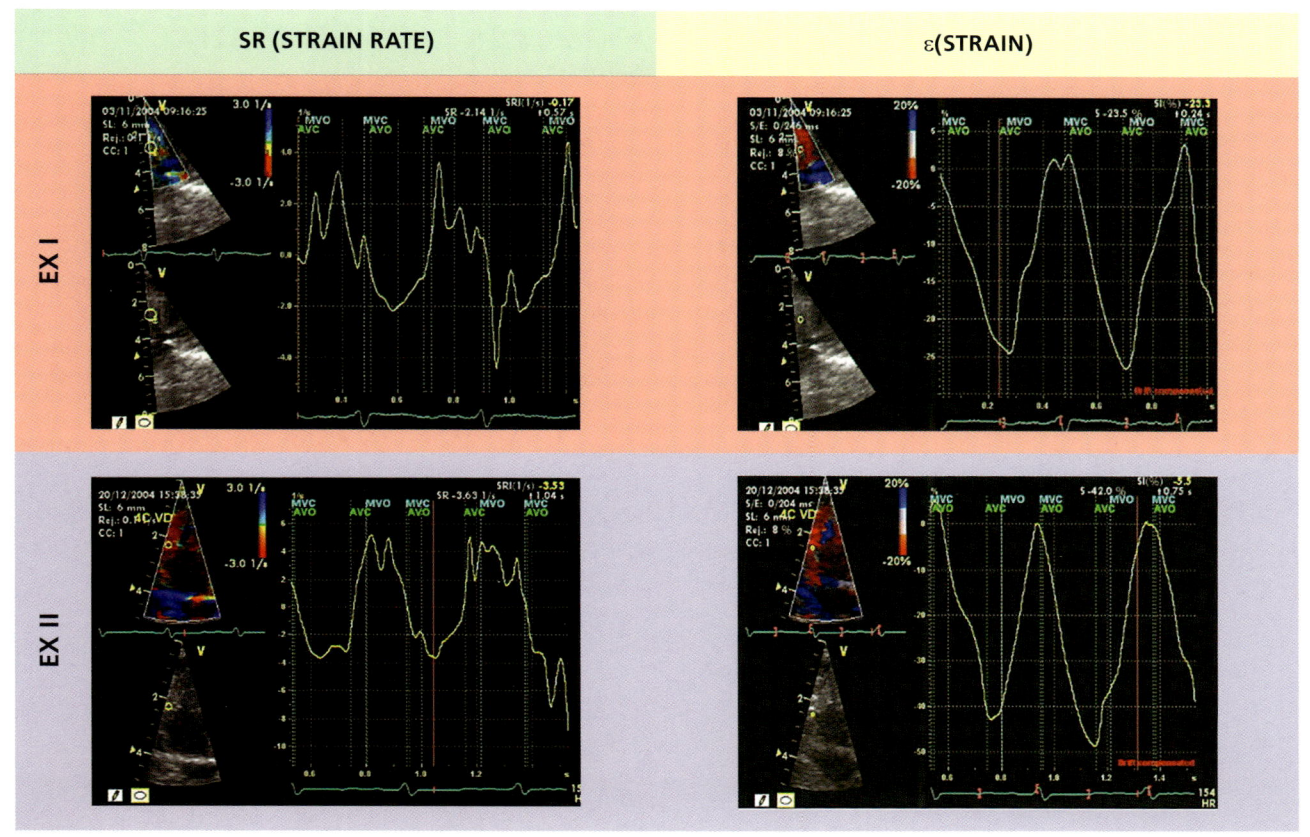

Fig. 14-2. Imagem bidimensional obtida em posição apical de 4 câmaras, com setor reduzido, capturada com DTI. Curvas de SR/ε obtidas no segmento médio da parede lateral do VD para estudo da deformação longitudinal com intervalo de 30 dias do mesmo neonato. Observe que no exame 2 (EX II), o valor do SR sistólico aumentou em relação ao exame 1 (EX I), indo de -2,14^{s-1} a 3,63^{s-1}. Da mesma forma, as medidas do ε apresentaram comportamento semelhante, de inicialmente -23,5 para -42,0%. Provavelmente, os índices iniciais reduzidos do VD, obtidos nas primeiras 24 horas de vida são consequentes ao aumento da pós-carga causada pela hipertensão pulmonar fisiológica e/ou contratilidade imatura das paredes do VD.

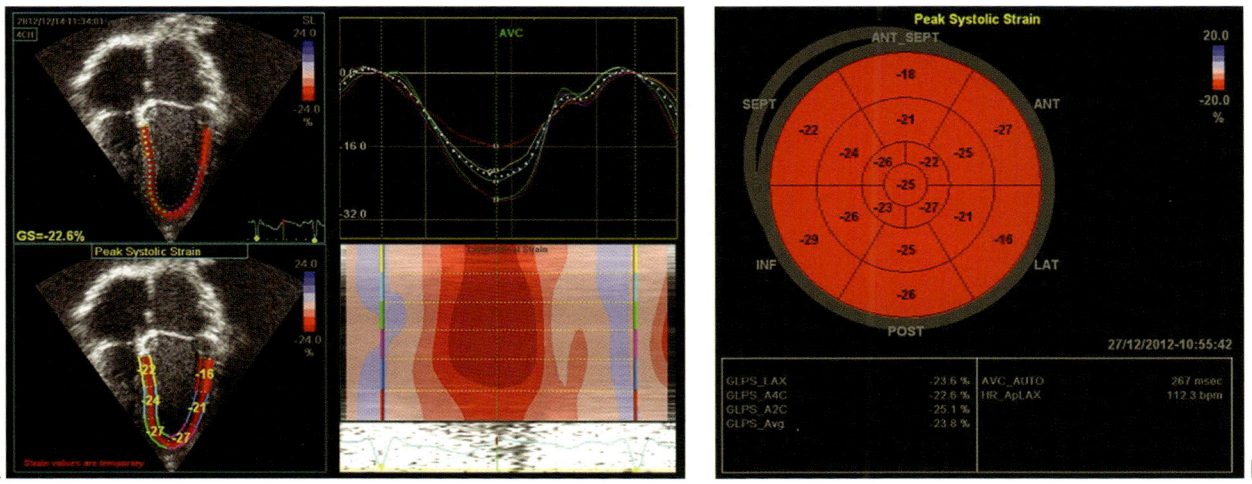

Fig. 14-3. Deformação miocárdica bidimensional, longitudinal do VE, obtida com a técnica de *speckle tracking*, em corte apical de 4 câmaras formato anatômico, em criança normal, com 4 anos de idade. Em **A**, à esquerda e superior, visibilizamos, através de imagem paramétrica, o mapeamento da região de interesse no miocárdio do VE. Na parte inferior à esquerda, os valores do *strain* longitudinal de pico, calculados automaticamente em cada um dos segmentos. À direita e superior, as curvas do *strain* sistólico de pico, obtidas de cada um dos segmentos, com as cores correspondentes. Na parte inferior e à direita, modo-M anatômico curvo da deformação longitudinal. Em **B**, representação paramétrica da deformação longitudinal bidimensional longitudinal do *strain* sistólico, em *Bull's Eye* da mesma criança, mostrando todos os segmentos. Abaixo da imagem, os valores expressos correspondem à média da deformação sistólica em cada um dos cortes apicais (eixo longo do VE, 4 e 2 câmaras). O *strain* global longitudinal (SGL) mede -23,8%.

DEFORMAÇÃO MIOCÁRDICA EM CARDIOPATIAS CONGÊNITAS ESPECÍFICAS

Comunicação interatrial

A comunicação interatrial (CIA), caracterizada por sobrecarga de volume do ventrículo direito, apresenta deformação longitudinal preservada, ou até aumentada em crianças (Fig. 14-4). O *strain* não apresentou modificações em 24 horas após o fechamento percutâneo da CIA.[20] Alguns pesquisadores, entretanto, encontraram diferenças entre o implante de dispositivo percutâneo ou fechamento cirúrgico em termos de função do VD refletidas nos índices de deformação miocárdica.[20] Eles verificaram que os índices de deformação miocárdica eram melhores nos pacientes que fizeram fechamento percutâneo, quando comparados aos submetidos à correção cirúrgica.

Devemos lembrar que o prognóstico após o fechamento de CIA tanto cirúrgico quanto percutâneo é excelente. Porém, não sabemos se as mudanças na *performance* miocárdica representadas por redução do *strain* ventricular estão associadas aos riscos a longo prazo que as comunicações interatriais apresentam, como, por exemplo, arritmias cardíacas.

Por outro lado, crianças e pacientes mais idosos melhoraram a capacidade de se submeterem a exercício físico regular após o fechamento da CIA.

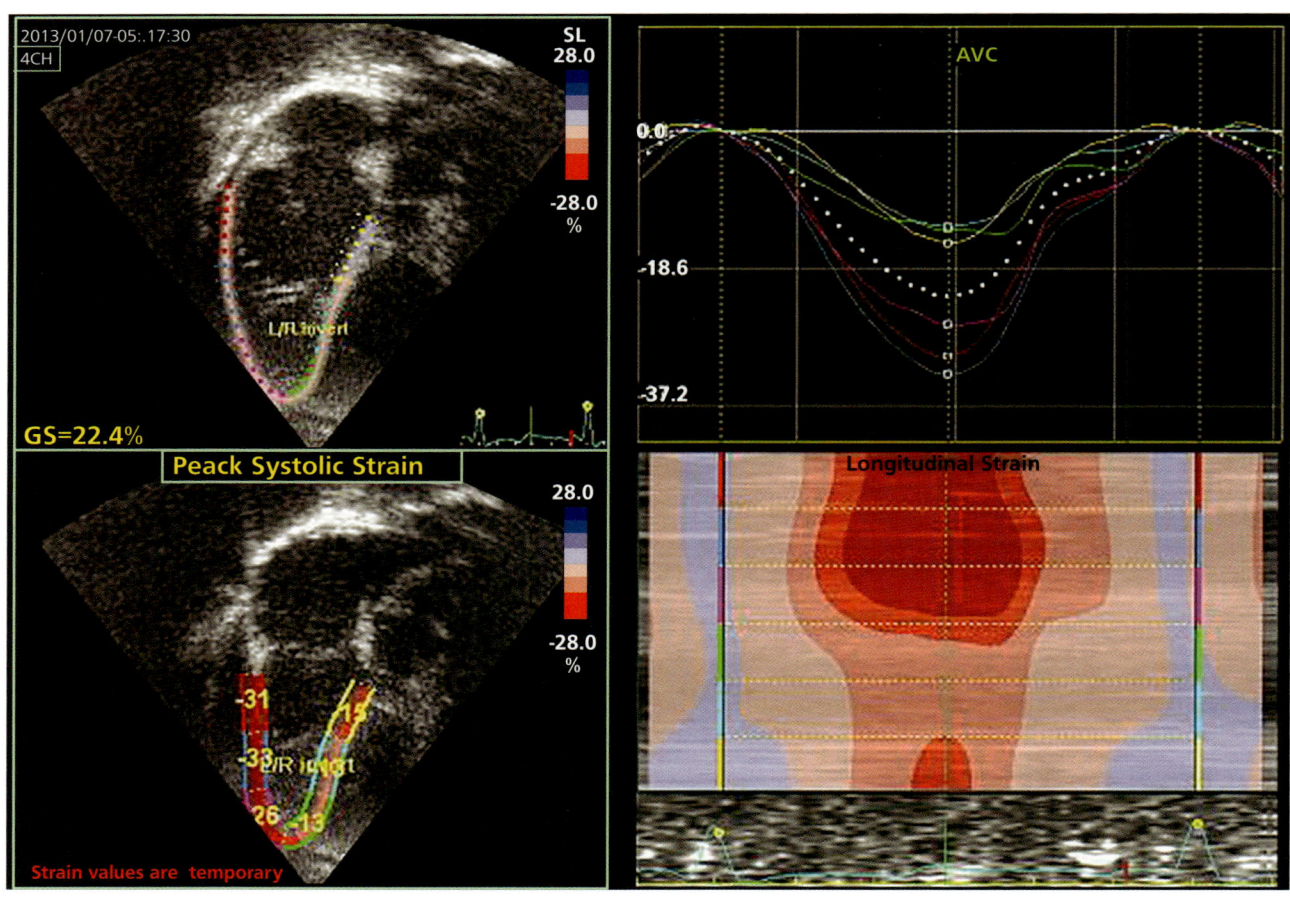

Fig. 14-4. Deformação miocárdica bidimensional, longitudinal do VD, obtida com a técnica de *speckle tracking*, em corte apical de 4 câmaras formato anatômico, em criança com 7 anos de idade, portadora de CIA do tipo *ostium secundum*. Observe que há aumento do *strain* sistólico nos segmentos da parede lateral do VD, e o SGL mediu -22,4%.

Tetralogia de Fallot

A literatura mostra que os pacientes submetidos à correção total de Tetralogia de Fallot (T4F) podem desenvolver, a médio e longo prazos, disfunção do ventrículo direito, que se manifesta clinicamente como intolerância progressiva ao esforço. A insuficiência pulmonar crônica pode levar ao aumento e disfunção do VD, insuficiência tricúspide, arritmias ventriculares e morte súbita.[21]

A deformação miocárdica pode detectar alterações da função do VD precocemente. Sabemos que o *strain* do VD está reduzido mesmo em crianças assintomáticas com função sistólica medida por outros métodos relativamente normal.[22] É necessária a interpretação desses dados de deformação miocárdica de forma global, pois inúmeros fatores no pós-operatório podem influenciar, como insuficiência pulmonar, que pode aumentar o volume sistólico do VD e, portanto, aumentar a deformação miocárdica, enquanto que a dilatação do ventrículo tem efeito contrário. Alterações patológicas do miocárdio, relacionadas com a hipertrofia miocárdica e fibrose da parede, resultam em diminuição da deformação miocárdica. Isso provavelmente explica porque há na literatura estudos com dados de certa forma discrepantes. Em um estudo mais recente verificou-se redução da deformação longitudinal do VD no pós-operatório de correção total de T4F e o *strain* sistólico mostrou-se associado com insuficiência pulmonar, fração de ejeção do VD e capacidade aeróbica.[23]

De forma geral, os resultados indicam que a insuficiência pulmonar crônica geralmente está associada a aumento do VD e em alguns pacientes com disfunção global e redução da deformação miocárdica global (Fig. 14-5).

Estudos recentes demonstraram que até 20% dos pacientes adultos com T4F podem apresentar redução da fração de ejeção do VE.[24]

O VD aumentado e com disfunção pode reduzir a deformação radial, circunferencial e o *twist* e torção do VE.

Ventrículo único sistêmico e coração funcionalmente univentricular

Sabemos que o ventrículo único sistêmico está sempre em risco de uma disfunção progressiva. Após cirurgia de Jatene (correção total de transposição dos grandes vasos, através do *switch*), a parede livre do VD e a deformação do septo interventricular tornam-se reduzidas, e isso se correlaciona com a redução da fração de ejeção do VD.

A deformação miocárdica também está reduzida em casos de transposição congenitamente corrigida das grandes artérias, provavelmente contribuindo para a disfunção progressiva da bomba cardíaca e sintomas apresentados pelos pacientes.[25]

Parece que a disfunção do VD em casos de correção da transposição dos grandes vasos da base ao nível atrial surge em parte graças à dissincronia mecânica.

A síndrome de hipoplasia do VE apresenta grande mortalidade e morbidade, mesmo nos dias atuais. A função do VD influencia enormemente a evolução clínica, avalia a possibilidade de a criança ser submetida a procedimentos paliativos, além do prognóstico. Poucos estudos, todos com pequeno número de crianças, compararam a deformação miocárdica após a colocação de um *conduit* do VD para artéria pulmonar ou após *shunt* Blalock-Taussig clássico. Pequenas diferenças favoreceram o implante do *conduit*.[26]

A mortalidade entre os estágios de correção desta grave patologia continua bastante significativa. Antes do estágio 2 da correção cirúrgica paliativa o *strain* longitudinal está reduzido, mas o circunferencial está preservado, e o *strain* pós-sistólico está aumentado.[27]

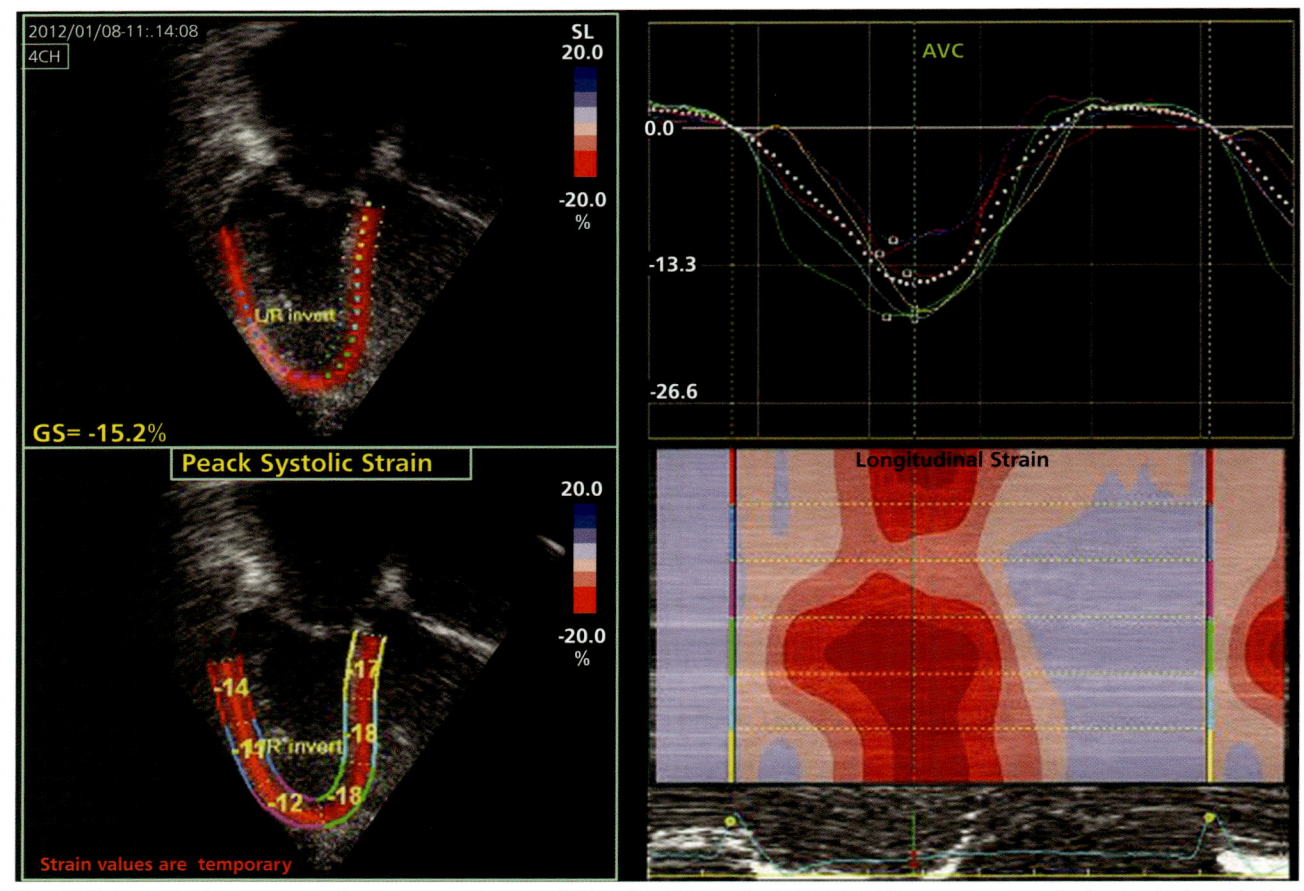

Fig. 14-5. Paciente do sexo masculino, operado de correção total de Tetralogia de Fallot, há 3 anos, com ampliação da via de saída do VD e colocação de "patch". Há aumento moderado do VD, com insuficiência pulmonar discreta, e a pressão do VD foi estimada em 44 mmHg pelo pico regurgitante tricúspide. As curvas do *strain* sistólico longitudinal demonstram contração mais precoce do septo interventricular e redução do *strain* sistólico de pico em todos os segmentos da parede lateral do VD. O *strain* global longitudinal (SGL) está reduzido e mediu -15,2%.

Em casos pós-operatórios de cirurgia de Senning para correção de transposição dos grandes vasos da base ao nível atrial, também foram verificados preservação do *strain* circunferencial e redução do longitudinal.[28] A dessincronia do VD, medida pela deformação longitudinal, parece ser prevalente em crianças com síndrome de hipoplasia do coração esquerdo. Não se sabe ao certo o quanto a dessincronia mecânica é devida à ativação elétrica heterogênea ou a disfunção e fibrose segmentar ou alterações de pré e pós-carga.

Estudos com número ainda pequeno de crianças têm mostrado que os ventrículos únicos com morfologia direita e esquerda apresentam deformação reduzida, mesmo nos primeiros dias de vida.[10]

Tal fato pode ser parcialmente explicado, porque a torção mecânica é dessincrônica graças à arquitetura miocárdica anormal (Fig. 14-6).

Coarctação da aorta

O aumento da pós-carga do VE e, no caso específico, a coarctação da aorta pode levar à redução da contratilidade do miocárdio. Entretanto, mesmo após a correção da coarctação, a deformação regional miocárdica permanece em níveis inferiores da normalidade, ocorrendo principalmente na parede anterior (Fig. 14-7).[29] Tal fato pode ser graças à hipertensão arterial crônica persistente, mesmo depois da correção, ou pelo gradiente

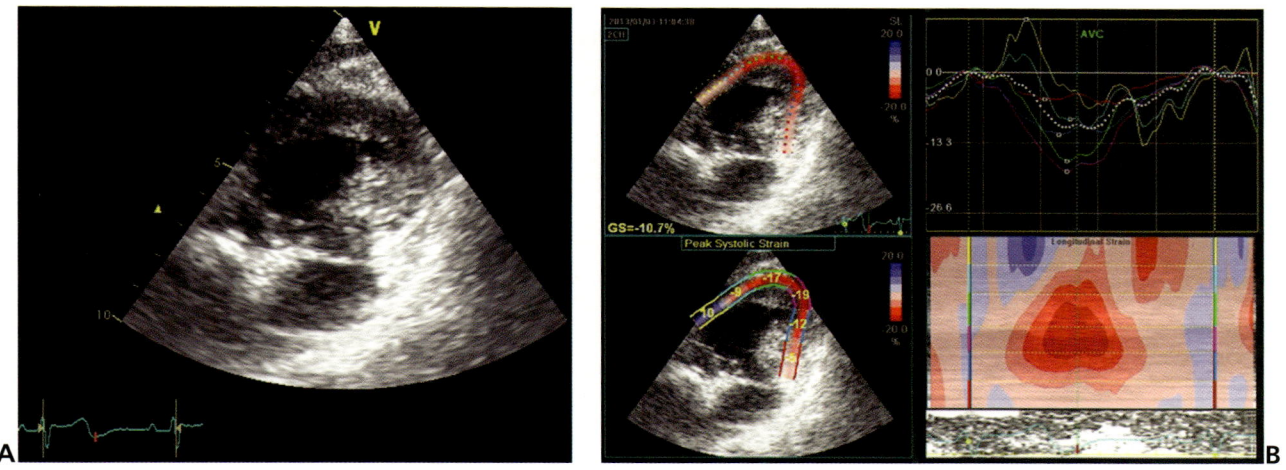

Fig. 14-6. Paciente do sexo feminino, 24 anos, portadora de *criss cross heart*, ventrículo superoinferior, dupla via de entrada de VU, discordância AV e VA, estenose infundíbulo-valvar pulmonar grave, pós-operatório de cirurgia de Fontan, em **A**. Observe a má qualidade das imagens devido ao difícil posicionamento do feixe ultrassônico em relação às câmaras cardíacas. Em **B**, *speckle tracking* demonstrando *strain* sistólico mais reduzido em segmentos basal e médio e SGL medindo -10,7%.

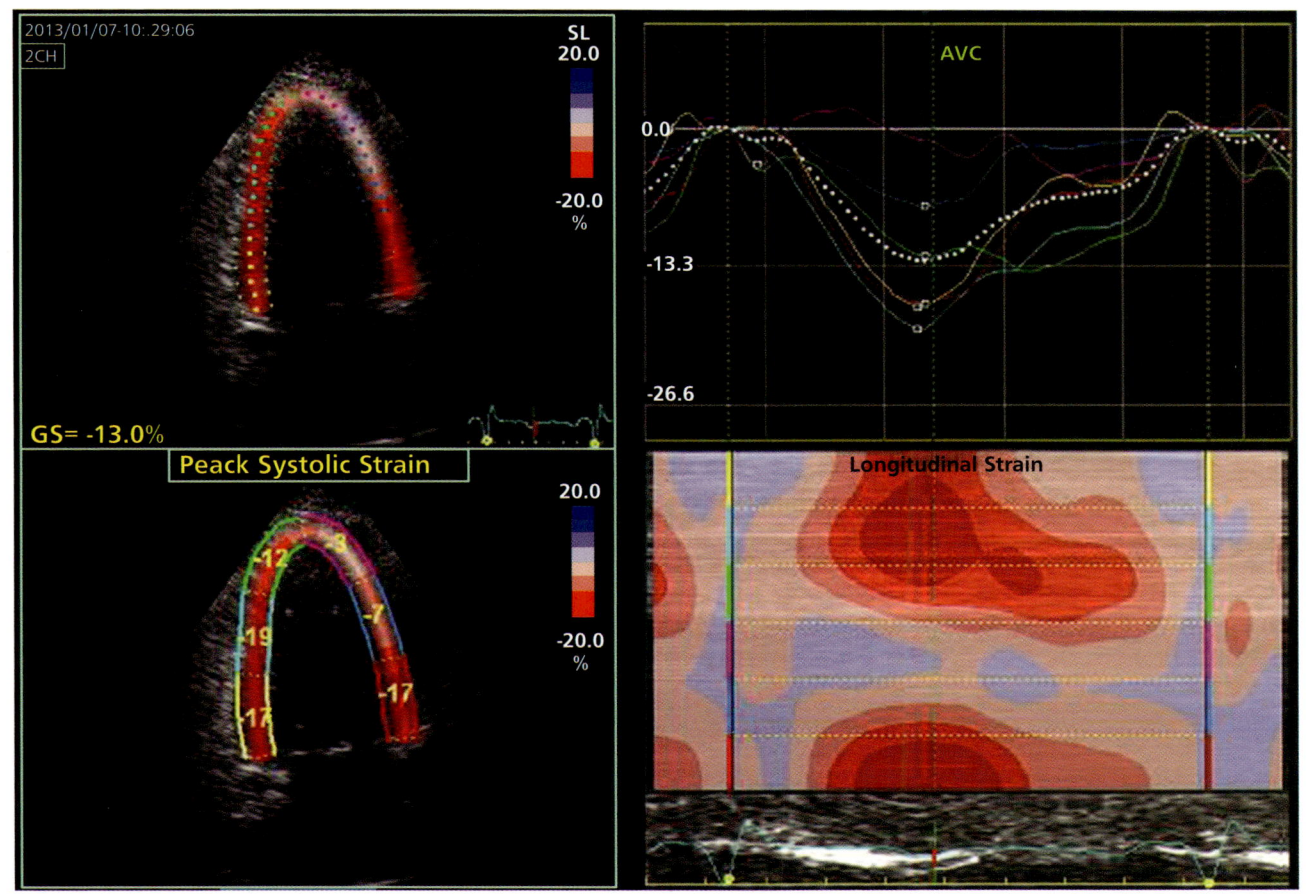

Fig. 14-7. Paciente do sexo masculino, em pós-operatório tardio de correção de coarctação da aorta com bom resultado cirúrgico. Não há gradiente residual de significado. O *speckle tracking* demonstrou em posição duas câmaras, redução da deformação miocárdica preferencialmente em parede anterior, segmentos basal e médio. O SGL está reduzido e mediu -15,2%.

residual que sempre ocorre no pós-operatório. Devemos lembrar que uma redução dos valores do *strain* nem sempre significa redução da contratilidade do ventrículo, e as implicações prognósticas desses achados ainda são especulativas.

Considerações Finais

Os índices de deformação miocárdica, que apresentam aplicabilidade clínica desde 1998, vêm sendo ainda pouco utilizados nas tomadas de decisões, envolvendo as cardiopatias congênitas.[30] Não dispomos de dados suficientes que indiquem que uma intervenção possa melhorar a deformação miocárdica e, consequentemente, o prognóstico clínico.

Esse problema ainda se torna maior levando-se em consideração as múltiplas tecnologias empregadas, diferentes fabricantes, métodos de análise e valores de referência, variando com a faixa etária.[5,13,16]

Por outro lado, as cardiopatias congênitas podem ser complexas e heterogêneas, os procedimentos intervencionistas cada vez mais variáveis. O tratamento cirúrgico pode incluir diferentes estágios paliativos e condições variáveis de carga, contribuindo ainda mais para alterações da deformação miocárdica neste grupo específico.[31]

Dessa forma, é crucial a estandardização tanto da aquisição quanto da análise dos dados da deformação miocárdica quando se estudam as cardiopatias congênitas. É fundamental que as imagens sejam feitas com técnica ecocardiográfica mais exata possível. A obtenção de um índice confiável através do ultrassom, sem os inconvenientes da radiação ou da logística e preço, que pode ser obtido à beira do leito, em unidades de emergência ou terapia intensiva, constitui uma ferramenta que muito auxiliará os portadores de cardiopatia congênita.

REFERÊNCIAS BIBLIOGRÁFICAS

1. Quinones MA, Waggoner AD, Reduto LA *et al.* A new, simplified and accurate method for determining ejection fraction with two-dimensional echocardiography. *Circulation* 1981;64:744-53.
2. Kvitting JPE, Wigström L, Strotmann JM *et al.* How accurate is visual assessment of synchronicity in myocardial motion? An *in vitro* study with computer-simulated regional delay in myocardial motion: clinical implications for rest and stress echocardiography studies. *J Am Soc Echocardiogr* 1999;12(9):698-705.
3. Eyskens B, Weidemann F, Kowalski M *et al.* Regional right and left ventricular function after the Senning operation: an ultrasonic study of strain rate and strain. *Cardiol Young* 2004;14(3):255-64.
4. Sutherland GR, Di Salvo G, Claus P *et al.* Strain and strain rate imaging: a new clinical approach to quantifying regional myocardial function. *J Am Soc Echocardiogr* 2004;17(7):788-802.
5. Pena JLB, Silva MG, Faria SCC *et al.* Quantification of regional left and right ventricular deformation indices in healthy neonates by using strain rate and strain imaging. *J Am Soc Echocardiogr* 2009;22:369-75.
6. Barbosa D, Hristova K, Loeckx D *et al.* 3D motion and strain estimation of the heart: initial clinical findings. *Proc SPIE* 2010;7629:904; doi:10.1117/12.848557.
7. Jamal F, Bergerot C, Argaud L *et al.* Longitudinal strain quantitates regional right ventricular contractile function. *Am J Physiol Heart Circ Physiol* 2003;285:H2842-47.
8. Truong UT, Li X, Broberg CS *et al.* Significance of mechanical alterations in single ventricle patients on twisting and circumferential strain as determined by analysis of strain from gradient cine magnetic resonance imaging sequences. *Am J Cardiol* 2010;105:1465-69.
9. Kalogeropoulos AP, Georgiopoulou VV, Giamouzis G *et al.* Myocardial deformation imaging of the systemic right ventricle by two-dimensional strain echocardiography in patients with d-transposition of the great arteries. *Hellenic J Cardiol* 2009;50:275-82.
10. Moiduddin N, Texter KM, Zaidi AN *et al.* Two-dimensional speckle strain and dyssynchrony in single right ventricles *versus* normal right ventricles. *J Am Soc Echocardiogr* 2010;23:673-79.

11. Ganame J, Claus P, Uyttebroeck A et al. Myocardial dysfunction late after low-dose anthracycline treatment in asymptomatic pediatric patients. *J Am Soc Echocardiogr* 2007;20:1351-58.
12. Koopman LP, Slorach C, Hui W et al. Comparison between different speckle tracking and color tissue Doppler techniques to measure global and regional myocardial deformation in children. *J Am Soc Echocardiogr* 2010;23:919-28.
13. Nestass E, Soylen A, Sandvik L et al. Feasibility and reliability of strain and strain rate measurement in neonates by optimizing the analysis parameters settings. *Ultrasound in Med Biol* 2007;33:270-78.
14. Buyse GM, Goemans N, van den Hauwe M et al. Idebenone as a novel, therapeutic approach for Duchenne muscular dystrophy: results from a 12 month, double-blind, randomized placebo-controlled trial. *Neuromuscul Disord* 2011;21:396-405.
15. Grabskaya E, Spira C, Hoffmann R et al. Myocardial rotation but not circumferential strain is transducer angle dependent: a speckle tracking echocardiography study. *Echocardiography* 2010;27:809-14.
16. Pena JL, da Silva MG, Alves Jr JM et al. Sequential changes of longitudinal and radial myocardial deformation indices in the healthy neonate heart. *J Am Soc Echocardiogr* 2010;23:294-300.
17. Notomi Y, Lysyansky P, Setser RM et al. Measurement of ventricular torsion by two dimensional ultrasound speckle tracking imaging. *J Am Coll Cardiol* 2005;45:2034-41.
18. Notomi Y, Srinath G, Shiota T et al. Maturational and adaptive modulation of left ventricular torsional biomechanics: Doppler tissue imaging observation from infancy to adulthood. *Circulation* 2006;113:2534-41.
19. Akimoto K et al. Left ventricular torsion and strain in patients with repaired tetralogy of Fallot assessed by speckle tracking imaging. *Echocardiography* 2011;28:720-29.
20. Di Salvo G, Drago M, Pacíleo G et al. Comparison of strain rate imaging for quantitative evaluation of regional left and right ventricular function after surgical *versus* percutaneous closure of atrial septal defect. *Am J Cardiol* 2005;96:299-302.
21. Weidemann F, Eyskens B, Mertens L et al. Quantification of regional right and left ventricular function by ultrasonic strain rate and strain indexes after surgical repair of tetralogy of Fallot. *Am J Cardiol* 2002;90:133-38.
22. Scherptong RW, Mollema SA, Blom NA et al. Right ventricular peak systolic longitudinal strain is a sensitive marker for right ventricular deterioration in adult patients with tetralogy of Fallot. *Int J Cardiovasc Imaging* 2009;25:669-76.
23. Eyskens B, Brown SC, Claus P et al. The influence of pulmonary regurgitation on regional right ventricular function in children after surgical repair of tetralogy of Fallot. *Eur J Echocardiogr* 2010;11:341-45.
24. BrobergCS, Aboulhosn J, Mongeon FP et al. Prevalence of left ventricular systolic dysfunction in adults with repaired tetralogy of Fallot. *Am J Cardiol* 2011;107:1215-20.
25. Bos JM, Hagler DJ, Silvilairat S, Cabalka A, O'Leary P, Daniels O et al. Right ventricular function in asymptomatic individuals with a systemic right ventricle. *J Am Soc Echocardiogr* 2006;19:1033-37.
26. Hughes ML, Shekerdemian LS, Brizard CP et al. Improved early ventricular *performance* with a right ventricle to pulmonary artery conduit in stage 1 palliation for hypoplastic left heart syndrome: evidence from strain Doppler echocardiography. *Heart* 2004;90:191-94.
27. Khoo NS, Smallhorn JF, Kaneko S et al. Novel insights into RV adaptation and function in hypoplastic left heart syndrome between the first 2 stages of surgical palliation. *JACC Cardiovasc Imaging* 2011;4:128-37.
28. Pettersen E, Fredriksen PM, Urheim S et al. Ventricular function in patients with transposition of the great arteries operated with arterial switch. *Am J Cardiol* 2009;104:583-89.
29. Kowalski M, Kowalik E, Kotlinski K et al. Regional left ventricular myocardial shortening in normotensive patients late after aortic coarctation repair–normal or impaired? *Ultrasound Med Biol* 2009;35:1947-52.
30. Mor-Avi V, Lang RM, Badano LP et al. Current and evolving echocardiographic techniques for the quantitative evaluation of cardiac mechanics: ASE/EAE consensus statement on methodology and indications endorsed by the Japanese Society of Echocardiography. *J Am Soc Echocardiogr* 2011;24:277-313.
31. Friedberg MK, Mertens L. Deformation imaging in selected congenital heart disease: is it evolving to clinical use? *J Am Soc Echocardiogr* 2012;25:919-31.

15 Experiência com Diferentes Equipamentos

INTRODUÇÃO

Vários equipamentos no mercado já incorporam os sistemas de avaliação da deformidade miocárdica, alguns utilizando a tecnologia *block matching*, outros *optical flow* e, ainda, Doppler tecidual. Cada equipamento tem sua forma peculiar de aquisição e análise das imagens. Este capítulo faz um resumo das principais tecnologias e suas metodologias para análise das imagens e interpretação dos resultados.

Seção 1

ESAOTE

José Maria Del Castillo

INTRODUÇÃO

Todos os equipamentos Esaote da série Mylab™ incorporam o *software* de análise Mylab Desk™, que permite a aferição dos parâmetros ecocardiográficos no próprio equipamento e *off-line* (medidas, cálculos, volumes, áreas, dP/dt, cálculos do Doppler etc.). Com este mesmo *software* é possível analisar a deformidade miocárdica com a ferramenta XStrain™.

As imagens a serem analisadas devem ser armazenadas digitalmente pela função "Acquire". O eletrocardiograma deve estar acoplado e ser de boa qualidade, pois o programa usa-o como referência para os cálculos. Para habilitar o ECG usa-se a função "Physio". É conveniente que a taxa de quadros da imagem bidimensional (*frame rate*) seja aproximadamente 70% da frequência cardíaca do paciente. Caso seja menor, deve-se corrigir a profundidade ou diminuir o tamanho do setor de imagem para aumentá-la.

Para calcular a deformidade miocárdica longitudinal e transversal são utilizadas as abordagens apicais de quatro e duas câmaras e apical longitudinal. Para avaliar a deformidade circunferencial e radial devem ser usados os cortes paraesternais transversais ao nível da valva mitral, dos músculos papilares e da ponta do VE.

Ao se realizar a aquisição com a função Acquire, pode-se selecionar o número de ciclos a serem adquiridos a partir da função "Cine". Isto permite escolher os melhores ciclos. Depois, tecla-se "Clip". Se a imagem for armazenada corretamente, aparece um pequeno coração no canto inferior esquerdo da miniatura na área de figuras pequenas (Fig. 15-1).

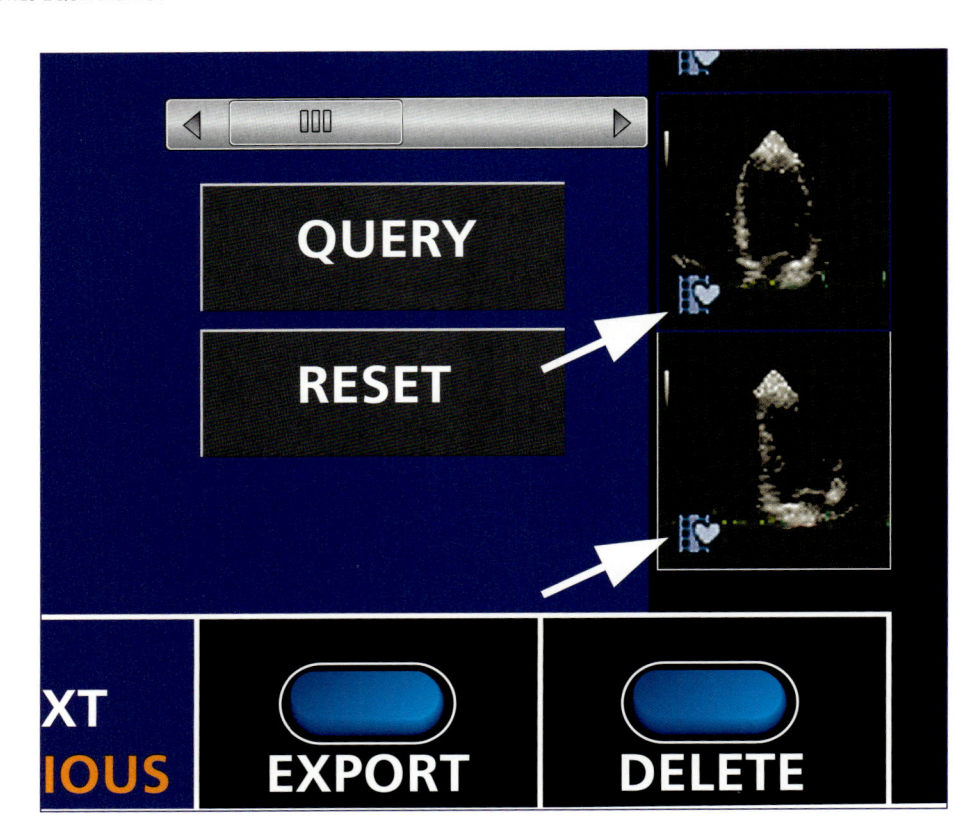

Fig. 15-1. Miniaturas de imagens adquiridas digitalmente aptas para análise vetorial.

Para melhor funcionamento do "Acquire", pode-se configurar o *setup* do Mylab™ da seguinte maneira: no "General Preset", item "Cine Mode": Automatic Play, Off; Cine Mode, 3 sec; Cine Speed, RT.

Uma vez armazenadas todas as imagens, aperta-se a tecla "Exam Rev" (revisão do exame), escolhendo uma das imagens marcada com o ícone do pequeno coração. A seguir escolhe-se a função "Tools" para entrar no modo de análise vetorial. As teclas de menu que aparecem na parte inferior da tela (Fig. 15-2) permitem escolher o tipo de corte com a função "Trace". Para cada corte observar o ícone que aparece na parte infe-

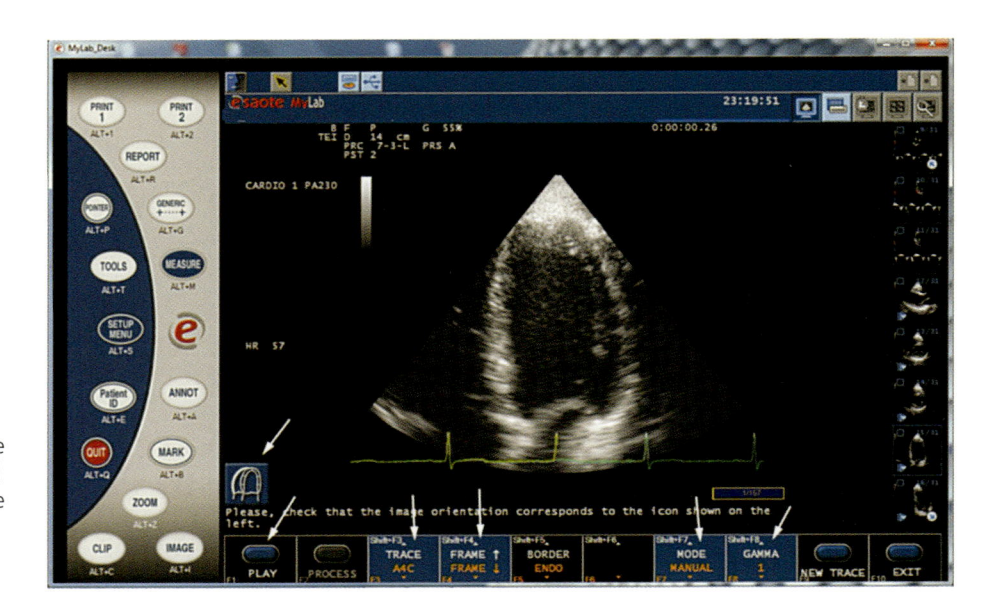

Fig. 15-2. Tela inicial do *Xstrain*™. Após a seleção da imagem, deve-se escolher o corte (Trace, A4C, apical 4 câmaras) como indicado no ícone do canto inferior esquerdo da tela. Observar os botões das funções Play, Frame, Mode e Gamma.

rior esquerda. Dessa forma, o sistema identificará corretamente os segmentos miocárdicos. Antes de marcar os pontos endocárdicos para análise da deformidade pode-se melhorar a imagem com a função "Gamma", escolher um quadro de imagem com a função "Frame", ativar o *cineloop* com a função "Play" e o modo de inserção dos pontos com a função "Mode".

Há duas formas de inserir os pontos: manualmente (Mode Manual) ou de forma guiada (Mode AHS™, Aided Heart Segmentation). Na forma guiada, para as abordagens apicais, posicionam-se dois pontos no anel mitral e outro na região apical do endocárdio (Fig. 15-3). Aparecem linhas que guiam o posicionamento dos pontos no endocárdio, dividindo a cavidade ventricular em 12 segmentos equidistantes. Para os cortes transversais, posiciona-se o primeiro ponto na altura do músculo papilar posteromedial e o segundo ponto na parede lateral, gerando automaticamente 10 linhas radiais equidistantes para facilitar o posicionamento dos pontos endocárdicos (Fig. 15-4). Ao finalizar com a função "Confirm" será completada uma linha acompanhando o endocárdio. Com a função "Border" posiciona-se automaticamente a linha epicárdica.

Teclando na função "Process" o sistema inicia a captura dos pontos *(speckles)*. Caso algum ponto não esteja bem posicionado ou tenha sido mal capturado, pode ser modificado pelo operador, clicando em cima do ponto e deslocando-o com o *trackball* do equipamento, usando a função "Modify" (Fig. 15-5).

Quando tudo estiver pronto para a análise, clica-se na função "Confirm". Depois de alguns segundos aparecem na tela os traçados vetoriais e os gráficos de deformidade (Fig. 15-6).

O método de inserção manual dos pontos (Mode Manual) é útil para estudar segmentos miocárdicos selecionados, como ocorre, por exemplo, em uma parede isquêmica. Dessa forma, os pontos devem ser posicionados manualmente (Fig. 15-7).

No modo vetorial, com a função "Graphs", podem-se analisar as velocidades endocárdicas e epicárdicas, o deslocamento endocárdico e epicárdico e o *strain e strain rate* longitudinal, radial e circunferencial do endocárdio e do epicárdio. A opção "Review Graphs" permite alternar entre os modos paramétricos (CR MMode), gráficos (Graphs e RCA) e tabela de valores (Report). Na função RCA a tecla "Display" selecio-

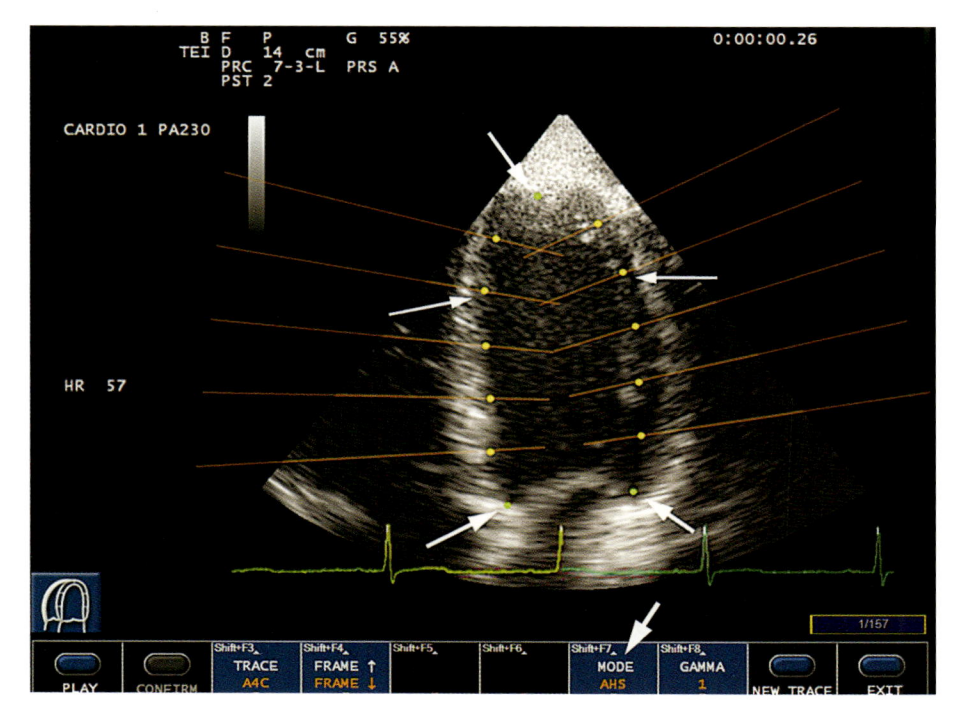

Fig. 15-3. Posicionamento dos pontos endocárdicos na abordagem apical utilizando-se o método guiado (Mode AHS™). Colocam-se dois pontos no anel mitral e um no ápex, e o sistema gera linhas equidistantes que orientam para o posicionamento dos demais pontos endocárdicos.

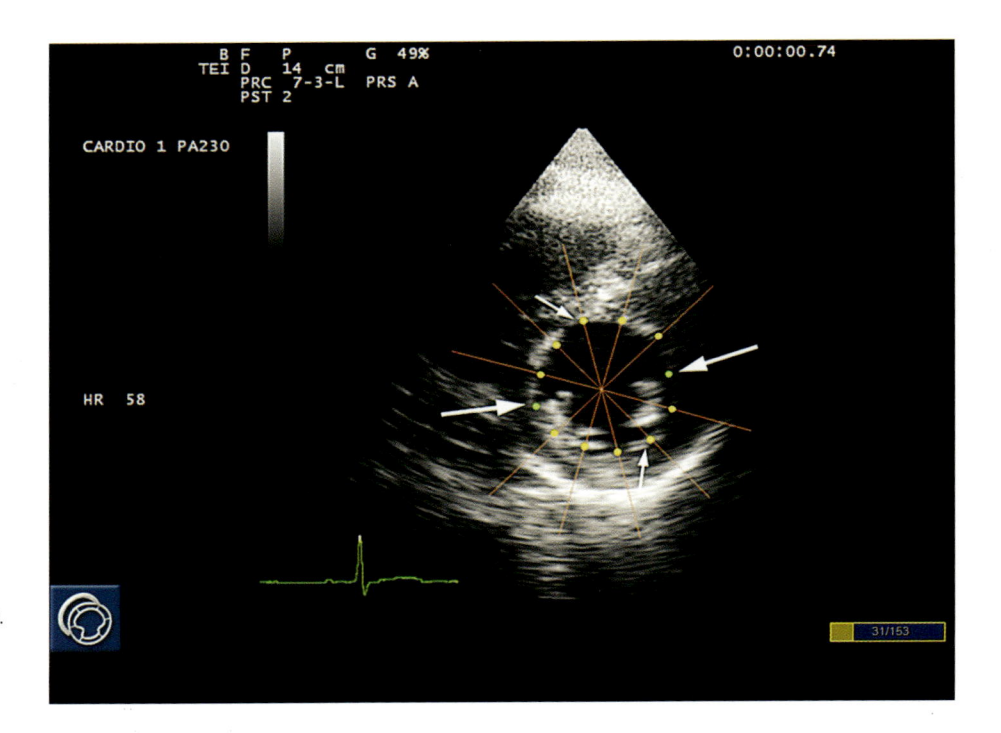

Fig. 15-4. Posicionamento dos pontos endocárdicos na abordagem paraesternal transversal, usando o modo AHS™. O sistema gera pontos radiais equidistantes que orientam a inserção dos pontos endocárdicos.

na entre os parâmetros de tempo (TTP, *time-to-peak*) e valores numéricos (Value, com as unidades correspondentes aos traçados exibidos).

A metodologia XStrain™ é baseada na tecnologia *Feature Tracking Optical Flow*, ou escala de cinzas, permitindo trabalhar com *frame rate* relativamente baixo (70% da frequência cardíaca).

Algumas opções muito interessantes da metodologia XStrain™ são o cálculo automático do sincronismo das velocidades, deformação, deslocamento etc. Também é muito útil o cálculo dos volumes, fração de ejeção e débito cardíaco, obtidos de forma

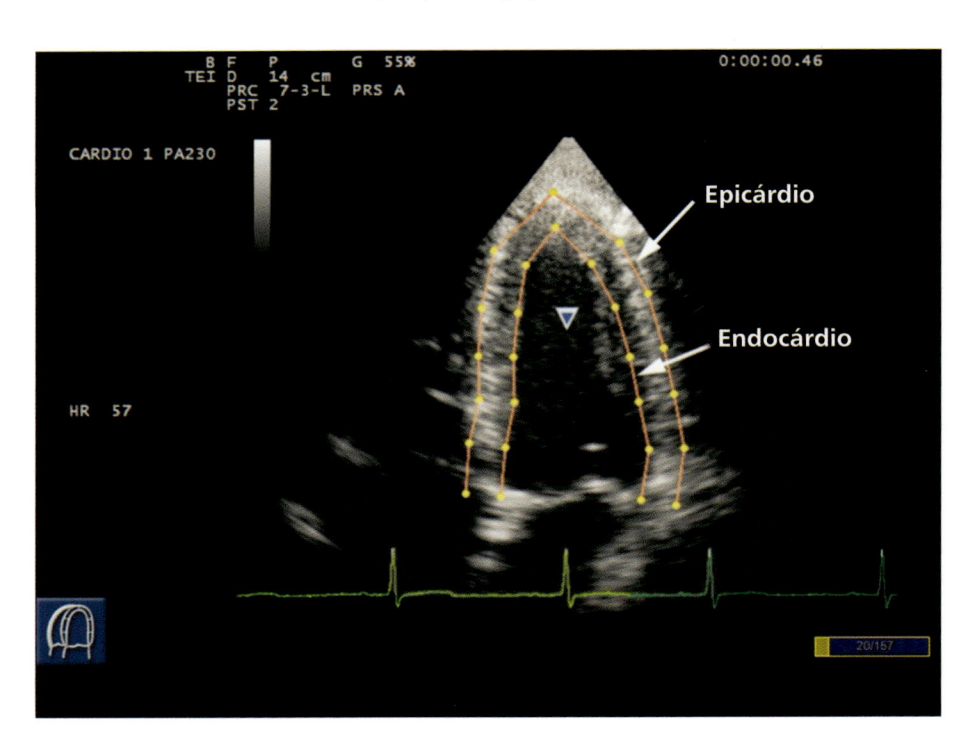

Fig. 15-5. Com as funções Process e Border, são formadas as bordas endocárdica e epicárdica.

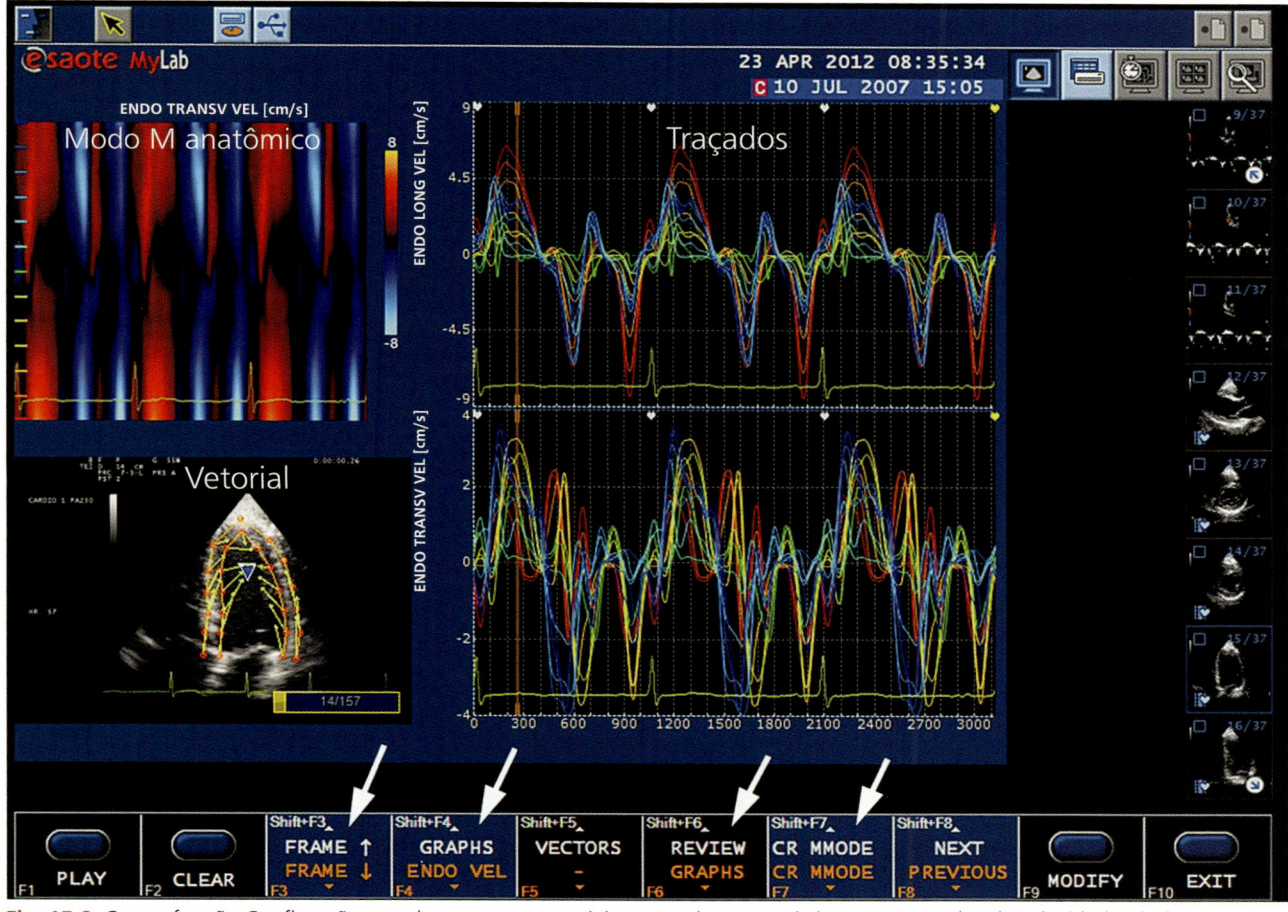

Fig. 15-6. Com a função Confirm são geradas as curvas vetoriais, os modos paramétricos e os traçados de velocidade, deslocamento, deformação e taxa de deformação. Na parte inferior da tela encontram-se os comandos para analisar os traçados.

automática. A função Report sintetiza, em uma tabela, os valores de *time-to-peak* e valores de pico de velocidades, deformação, taxa de deformação e deslocamento. Estes dados são introduzidos com a função "Save". A função "Export" exporta todos os dados para uma planilha de cálculo Microsoft Excel™. Estes parâmetros numéricos são tabulados quadro a quadro para cada segmento miocárdico, permitindo, entre outros, o cálculo do *twisting* e da torção ventricular.

Pode ser realizada a seleção manual dos segmentos a serem estudados, posicionando-se o cursor diretamente sobre os pontos da imagem vetorial no modo congelado (função "Play"). Passando o cursor sobre o modo M curvado também se pode avaliar segmento por segmento (Fig. 15-8).

O *software* de análise XStrain™ pode ser instalado em um computador pessoal, permitindo a análise *off-line* dos exames adquiridos digitalmente com a utilização de uma chave de *software* USB. Trata-se de um sistema compacto, sensível na captura dos *speckles*, fornecendo resultados coerentes e confiáveis, compatíveis com os dados encontrados na literatura, tanto para indivíduos normais como nas diferentes patologias.

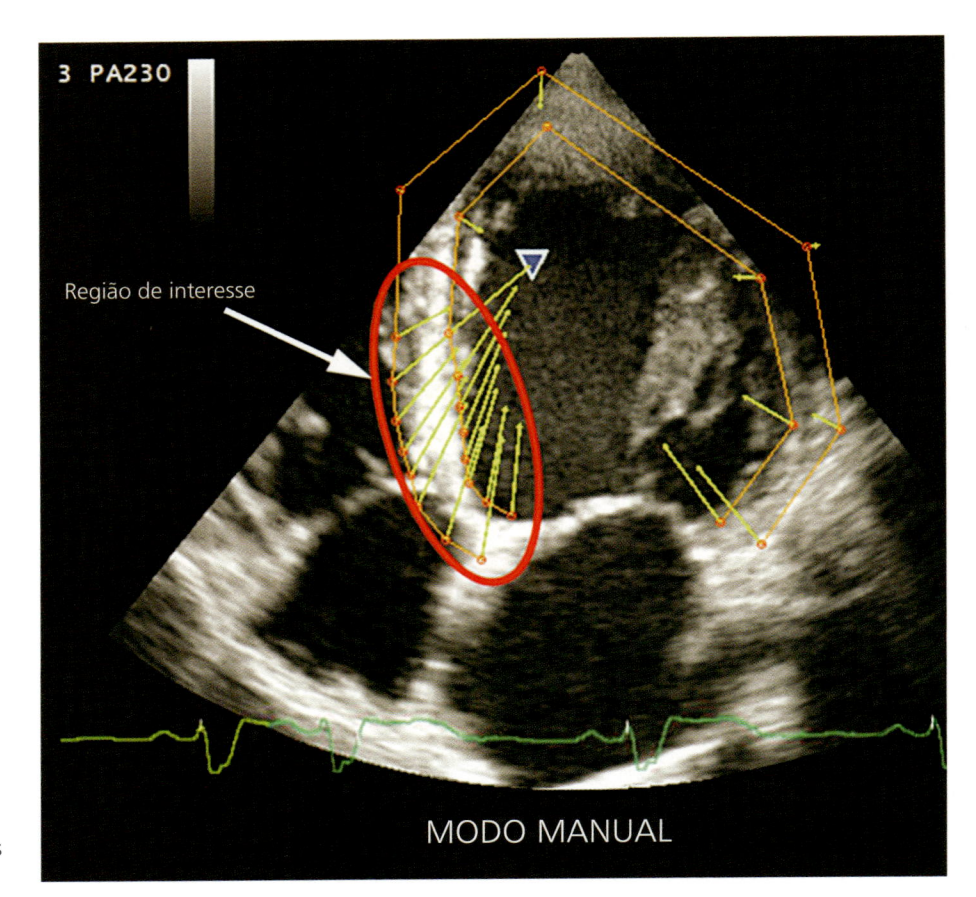

Fig. 15-7. Inserção de pontos no modo manual. Este método permite analisar com detalhes áreas de maior interesse.

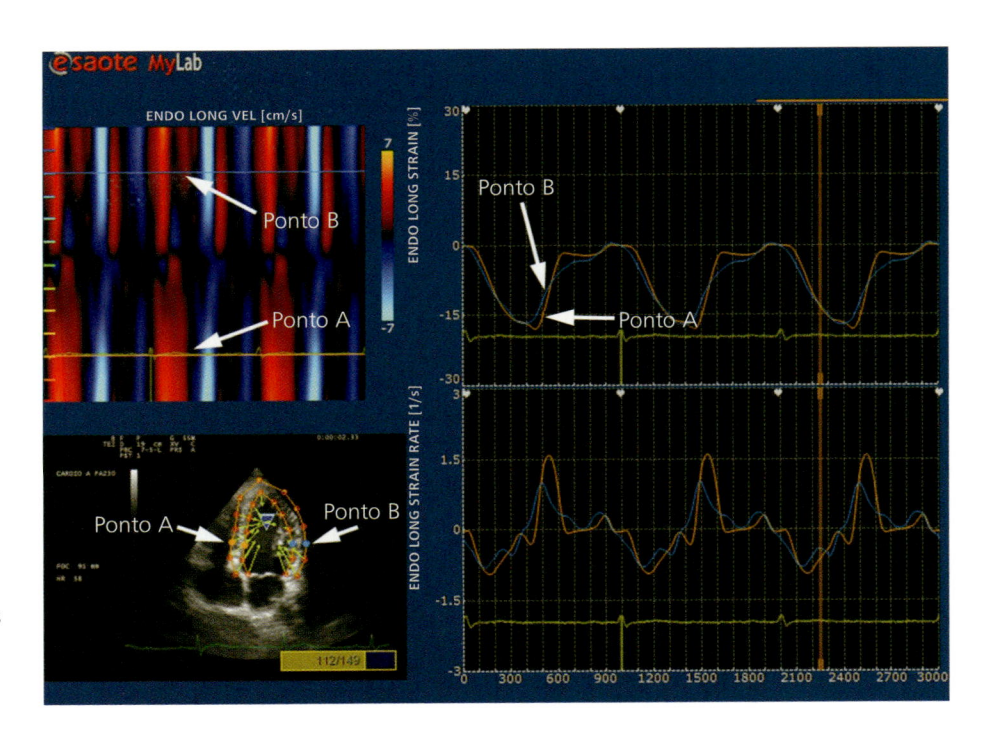

Fig. 15-8. Escolha de segmentos miocárdicos posicionando-se o cursor sobre os pontos no modo vetorial ou sobre o modo M curvado.
À direita, traçados correspondentes a pontos posicionados no septo interventricular (ponto A) e na parede anterolateral (ponto B).

Seção 2
ESAOTE X-STRAIN™ 4D
Alex Cosentino de Almeida

INTRODUÇÃO

A ESAOTE foi pioneira na ecocardiografia 2D Speckle Tracking (STE) ao introduzir a tecnologia XStrain™ em dispositivos portáteis em 2006. Em 2009, foi introduzida a nova tecnologia AHS™ – Segmentação Cardíaca Auxiliada. Atualmente, introduziu o novo XStrain™ 4D.

XStrain™ 4D é uma nova ferramenta de *software*, que mescla o XStrain™ – ecocardiografia 2D *speckle tracking* com o processamento 3D/4D Tomtec GMBH's e recursos de computação de Beutel™. Utilizando o rastreamento de borda de VE obtido com XStrain™ 2D nos padrões apicais (A4C, A2C e ALAX), XStrain™ 4D (como mostrado na Figura 15-9) proporciona uma imagem mais completa da função cardíaca, proporcionando:

A) Processamento de superfície e reconstrução do VE.
B) Curvas de volumes global e regional, incluindo VDF; VSF; DC e FE.
C) Distribuição de parâmetros regionais, incluindo a deformação *(STRAIN)* e a taxa de deformação *(STRAIN RATE)*.

O *software* cria um modelo espacial em 3D do VE, o qual garante tanto contornos suaves no domínio espacial, como movimento contínuo no domínio temporal. O objetivo desta nova ferramenta é o de proporcionar uma solução adicional e inteligente para correlacionar e quantificar vários componentes da função cardíaca em um ambiente 3D.

Contratilidades longitudinal e transversal do coração podem ser avaliadas de formas rápida e intuitiva, proporcionando a capacidade de analisar os dados agrupados por segmento, bem como pela distribuição da artéria coronária (como mostrado na Figura 15-10, os 17 segmentos do coração são atribuídos a uma das três principais artérias coronárias).

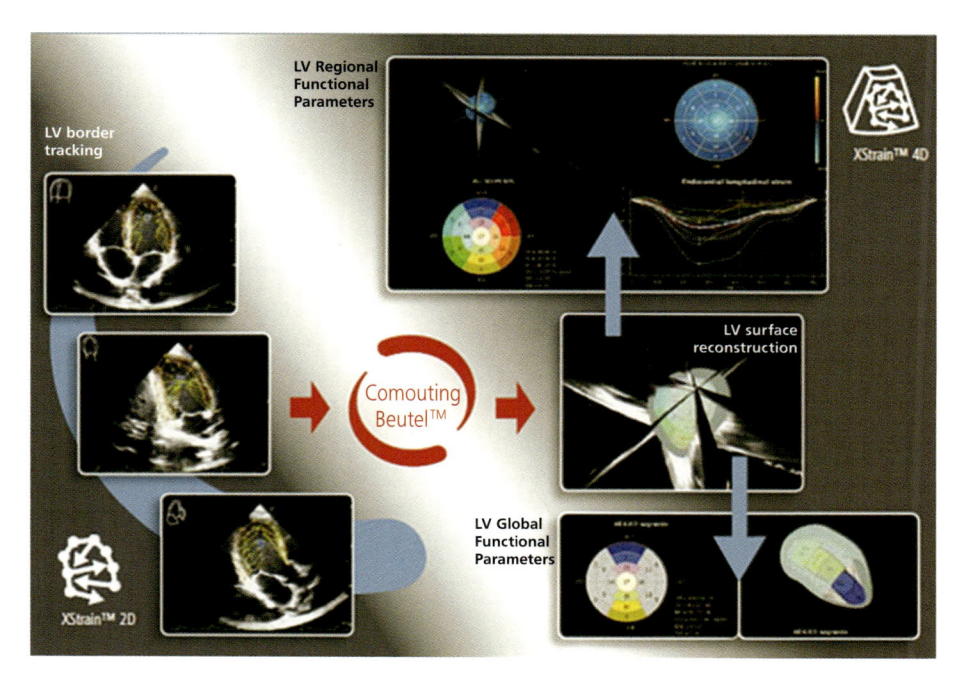

Fig. 15-9. Apresentação do *XStrain*™ 4D mostrando o algoritmo de computação Beutel™.

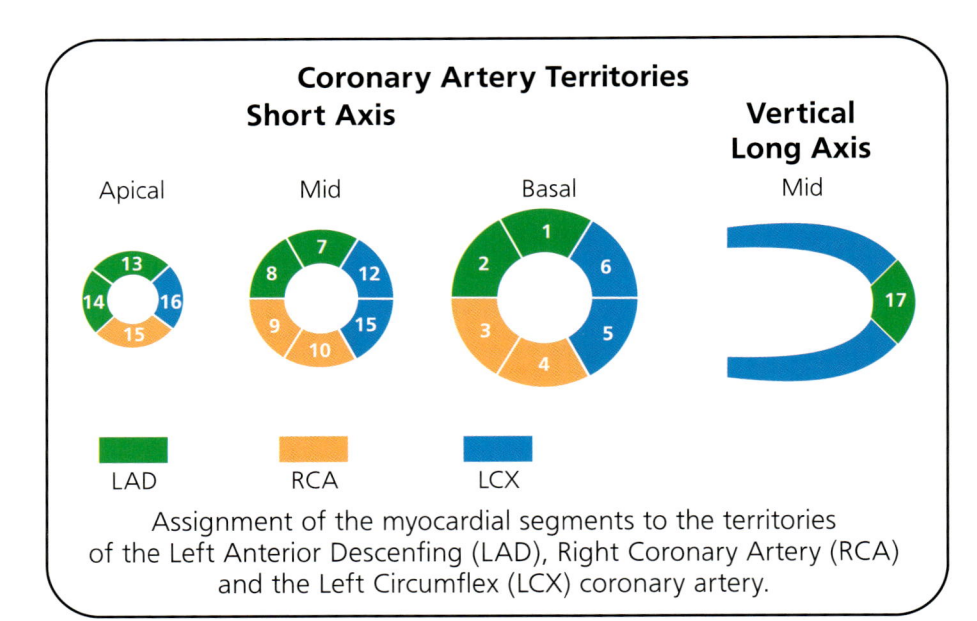

Fig. 15-10. Relação entre os segmentos miocárdicos e a irrigação coronariana. Fonte: Cerqueira *et al.*, "Standardized Myocardial Segmentation" January 29, 2002 (Circulation 2002;105:539-542.)

Esta abordagem simplifica a interpretação global de dados, sem tempo adicional ou cálculos necessários durante a aquisição de dados do exame.

The Expert Consensus Statement paper[1], publicado pelo *Journal of the American Society of Echocardiography (JASE)*, afirmou recentemente a importância da deformação longitudinal, afirmando que "deformação longitudinal global obtida a partir de pontos de vista apicais foi usada como índice da função cardíaca, com incremento de valor prognóstico de parâmetros de VE e Fração de Ejeção".

XStrain™ 4D simplifica a interpretação da deformação global longitudinal e transversal, e é uma solução confiável que correlaciona-se com os resultados mais atualizados provenientes de investigação clínica neste campo.

FUNDAMENTAÇÃO DA TECNOLOGIA

A Ecocardiografia 2D *Speckle Tracking* (STE) é um método em que os *pixels* de ultrassom dentro das imagens ecocardiográficas são controlados ao longo do tempo e velocidades do miocárdio. Deformação e taxa de deformação são determinadas pelo deslocamento desses pontos de localização com relação uns aos outros. Por este motivo, esta tecnologia é capaz de fornecer uma avaliação da função miocárdica independente do ângulo.

A ESAOTE desenvolveu a elaboração de dados 3D/4D como uma tecnologia que fornece ao médico um método mais fácil e mais interativo de visualização e análise de função cardíaca.

Recentemente, foi introduzido o STE 3D aplicando tecnologias de *Speckle Tracking* 3D em imagens ecocardiográficas. Os dados volumétricos são adquiridos usando-se um transdutor matricial e fazendo a leitura do coração a partir da posição apical e adotando um procedimento de aquisição, uma "aquisição de ângulo aberto", normalmente referido como "volume de modo integral". Neste modo, um número de subvolumes em cunha é adquirido ao longo de ciclos cardíacos consecutivos durante uma única apneia e anexado em conjunto para criar uma amostra de volume piramidal (como mostrado na Figura 15-11).

Embora a aquisição completa do volume total do coração seja possível em um ciclo cardíaco com as tecnologias mais recentes disponíveis, a combinação de subvolumes múltiplos para um conjunto de dados é ainda uma prática comum (especialmente quando um coração dilatado deve ser analisado).

Uma limitação importante do STE 3D até o momento é a resolução temporal do conjunto de dados volumétricos piramidal. Normalmente, a taxa de aquisição não excede 20-30 volumes/segundo. Na maioria dos casos, para obter maior resolução temporal, o campo de visão tem de ser consideravelmente reduzido.

De acordo com a literatura clínica atual sobre tecnologia STE 2D, aquisição de plano único deve ser realizada com uma resolução temporal de 50 até 80-90 quadros/s. Por exemplo, a resolução temporal é muito importante para a avaliação das propriedades de contratilidade diastólica do coração, caracterizada por movimentos mais rápidos e menos intensos em comparação aos sistólicos. Portanto a resolução temporal de STE 2D é 2 a 3 vezes maior do que a resolução STE 3D.

Quanto ao que diz respeito a este ponto específico, parece importante sublinhar o *JASE's Expert Consensus Statement document* que relata que "as taxas de quadros muito mais lentas do STE 3D comparado a STE 2D podem limitar análise de eventos rápidos como a contração isovolumétrica e relaxamento".

Outro aspecto importante é o fato de que a qualidade da imagem de uma aquisição de plano único, obtida pela segmentação do volume em ecocardiografia 4D, tem resolução de qualidade inferior comparada a imagens 2D nativa.

Novamente *JASE's Expert Consensus Statement* continua a "O grande equívoco do 3D STE é sua dependência na qualidade da imagem. Ruído aleatório e a relativamente baixa resolução temporal e espacial afetam sua capacidade de definir os limites endocárdicos e epicárdicos. Essas questões provavelmente afetarão a correlação quadro a quadro das características locais da imagem que contribuam para o rastreamento subótimo do miocárdio".

Neste contexto, o conceito da Esaote é combinar a resolução temporal e de alta qualidade da ecocardiografia 2D *Speckle Tracking* (STE) com elaboração de 4D (ou seja XStrain™ 4D) fornecendo ao médico uma ferramenta confiável, intuitiva e fácil de usar para a quantificação da função miocárdica regional.

Além disso, a utilização da tecnologia de ultrassom 2D padrão baseia-se no fato de que é a tecnologia mais amplamente utilizada e simples para a quantificação de imagem do miocárdio. A justificativa para usar a tecnologia de ultrassom 2D padrão para este projeto baseia-se no fato de que é a tecnologia mais acessível e simples para trazer a imagem da quantificação do miocárdio para o "verdadeiro mercado *point-of-care*". Esta tecnologia é viável em todos os lugares e a qualquer tempo, ao contrário de tecnologias com base em ressonância magnética ou outras tecnologias de ultrassom mais caras.

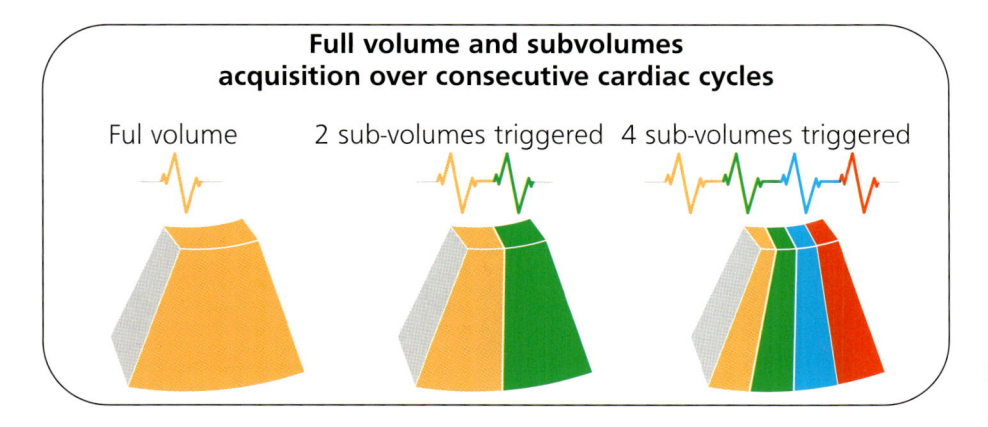

Fig. 15-11. Modalidades da aquisição de imagens 3D.

XSTRAIN™ 4D – OBTENÇÃO DA IMAGEM

Ao fundir as informações obtidas do 2D *Speckle tracking* nos padrões apicais (A4C, A2C e ALAX), XStrain™ 4D visa a tornar a interpretação da imagem de quantificação do miocárdio mais fácil e rápida. Em última instância, esta tecnologia, na sua maioria, reservada à pesquisa clínica, pode ser facilmente adotada para as rotinas diárias e melhorar a qualidade do diagnóstico fornecido ao paciente.

Essa expectativa baseia-se nas seguintes considerações:

A) **Impacto da cultura e do conhecimento:** XStrain™ 4D conta com um básico e amplamente difundido treinamento médico, conhecimento e conforto com o padrão de ecocardiografia 2D. O médico simplesmente tem que adquirir vistas-padrão. Aquisições especiais não são necessárias, e nenhum treinamento extra é necessário.

B) **Impacto econômico:** XStrain™ 4D não requer sondas especiais (Matrix/volumétrica) nem ferramentas especiais de ponta ou sistemas de ultrassom caros.

C) **Nível de diagnóstico:** a dinâmica do coração exige a aquisição de imagens de alta resolução temporal para uma avaliação precisa da contratilidade cardíaca e sincronismo. Esta parece ser uma grande desvantagem, além dos custos, de 3D-4D tecnologia em tempo real, em particular no caso de processos de doenças específicas, tais como cardiomiopatias dilatadas ou miocardite. A solução XStrain™ 4D, exclusivo da Esaote™, aborda estas situações críticas e limitações.

XSTRAIN™ 4D – COMO FUNCIONA

Janela de seleção

Neste ambiente, o sistema solicitará os clipes que estão disponíveis para processamento XStrain™ 4D organizado pelo ponto de vista cardíaco. O usuário pode selecionar os pontos de vista a serem processados em XStrain™ 4D. Uma visualização dinâmica de ambos as bordas de rastreamento (endocárdio e epicárdio) é fornecida para permitir que o praticante selecione os melhores clipes.

Um clipe de projeção é necessário, como mostrado na Figura 15-12.

Outras informações úteis são exibidas na janela de seleção logo abaixo de cada clipe. Estas informações são relacionadas com data, tempo de aquisição e frequência car-

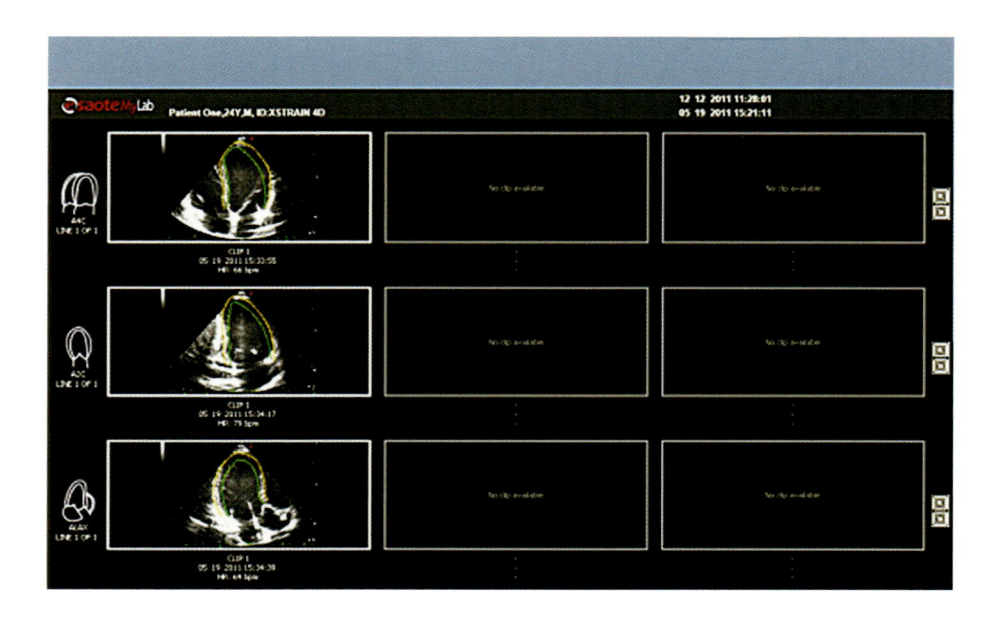

Fig. 15-12. Janelas de seleção dos clipes de imagem.

díaca do paciente. No que diz respeito à frequência cardíaca, a fim de aumentar a precisão da medição fornecida pelo módulo de XStrain™ 4D, a variabilidade da frequência cardíaca entre os três clipes selecionados não deve exceder 10%.

Janela principal do aplicativo

Esta é a janela principal do aplicativo, onde são fornecidos os valores de VE. Estes dados incluem volumes, FE, CO, DSI (Índice de Esfericidade diastólica), SSI (índice de esfericidade sistólica) e dados de contratilidade regional. Os dados são fornecidos somente após alinhamento espacial dos 3 modos de exibição padrão no espaço 3D com adaptação de um modelo dinâmico de superfície do VE e compensação temporal da variabilidade de frequência cardíaca realizada.

As informações fornecidas na tela são divididas em 4 quadrantes, como mostrado na Figura 15-13.

1. **O primeiro quadrante:** no lado superior esquerdo da tela, é dedicado à reconstrução 3D/4D do VE. O usuário pode livremente girar e ampliar o modelo *Beutel*™, pode sobrepor os planos ecográficos de varredura para avaliar melhor as propriedades de contratilidade do VE.

2. **O segundo quadrante:** localizado no lado superior direito da tela, proporciona ao usuário uma representação de cores dinâmica, codificada como um diagrama *Bull's Eye* dos valores paramétricos previstos no modo. Durante a rolagem de volume por volume do conjunto de dados, os valores individuais segmentares são mostrados na mesma área.

3. **O terceiro quadrante:** na parte inferior esquerda da tela, é dedicado ao chamado diagrama *Bull's Eye* estático com os valores globais de VE, calculados pelo módulo. Por meio dos diagramas *Bull's Eye* estático e os comandos de *touch screen*, o usuário pode selecionar qual o segmento que deseja analisar. A seleção pode ser completamente livre ou usada de acordo com a projeção ASE padrão e segmentação de territórios coronários.

4. **O último quadrante:** localizado no canto inferior direito, exibe a tendência ao longo do tempo de todos os segmentos selecionados pelo usuário atuando sobre diagrama *Bull's Eye* estático como no terceiro quadrante.

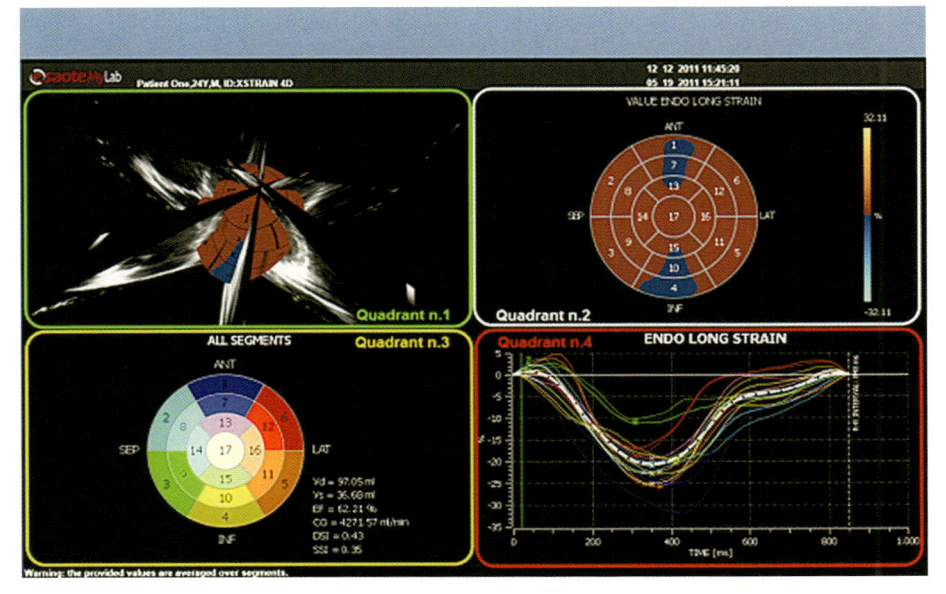

Fig. 15-13. Quadrantes da tela de informações do *XStrain*™ 4D.

Todos os comandos relacionados com a gestão da janela principal do aplicativo, como a seleção da segmentação padrão no diagrama *Bull's Eye* estático, a seleção de parâmetro, a seleção de pontuação de valor, são imediatamente acessíveis e exibidos no primeiro nível do menu *touch screen* sob a aba de gerenciamento gráfico.

Um segundo nível de comandos *touch screen* é fornecido ao usuário para gerenciar o armazenamento de dados no relatório e exportação de dados.

Este segundo nível de comandos está disponível na guia Export & Report, e eles são descritos a seguir:

- *Attach:* tem de ser pressionado para anexar a página do relatório com os dados atualmente exibidos na tela.
- *Export value:* exportações no formato CSV exibem o valor numérico dos dados atualmente exibidos na tela. Ao realizar esta operação, o usuário tem de identificar, através de um menu, o destino final dos dados que pode ser tanto para uma porta USB como para um diretório.
- *Export:* todos os dados computados são exportados em formato CSV de uma vez. Como no comando anterior, o destino final dos dados tem de ser selecionado pelo usuário.
- *Screenshot:* este comando *touch screen* permite exportar, em um dispositivo USB ou para um diretório, um quadro ainda em formato BMP, do que é atualmente exibido na tela.
- *Export clip:* este comando *touch screen* permite exportar, em um dispositivo USB ou para um diretório, um vídeo em formato AVI, do que atualmente é exibido na tela.

PÁGINA DE RELATÓRIO INTERATIVO COMPLETO

Uma página de relatório interativo é gerada automaticamente com uma abordagem de "o que você vê é o que você obtém".

Usando o comando *touch screen* **Attach,** explicado anteriormente, os valores paramétricos de pico e tempo relacionados com o pico são armazenados na página do relatório. No caso de armazenamento múltiplo, realizado sobre o mesmo parâmetro, uma abordagem de FIFO (First in First Out) é utilizada para disponibilizar a última medição realizada.

O relatório fornece um resumo intuitivo e é organizado em camadas basal, média e apical. Média global, bem como os valores segmentares, é fornecida tanto para valores paramétricos de pico e tempo relacionado com o pico.

O relatório é interativo e o usuário pode remover uma seção de dados completo pressionando DELETE, como mostrado na Figura 15-14, e acrescentar suas observações em um modo de texto livre no campo relacionado.

O usuário pode acessar os dados contidos na página de relatório por meio do comando *touch screen* **Report**.

PATIENT DATA

LAST NAME	WWDT 2012	**FIRST NAME**	
BIRTH DATE		**AGE**	-
GENDER			
HEIGHT		**WEIGHT**	
BSA			
SYS PRESS		**DIA PRESS**	
IDENTIFICATION		**EXAM DATE**	MAR 21 2012
ACCESSION NUMBER		**REFERRING PHYSICIAN**	
OPERATOR		**ADM DIAGNOSIS**	
PERFORMING PHYSICIAN		**REPORT DATE**	MAR 21 2012

REGIONAL CURVES ANALYSIS XStrain 4D

A4C - Acquired on: MAR 21 2012 15:02:21 **A2C - Acquired on: MAR 21 2012 15:06:01** **ALAX - Acquired on: MAR 21 2012 15:04:55**

PEAK Endocard longitud strain

Attached on: MAR 04 2013 19:30:35

Global average val -20.06 % **GLOBAL MAX DELAY** 128 ms

SEGMENT	VALUE (%)	TIME TO VALUE (ms)	DELAY (ms)
1-BAS ANT	-27.28	418	
4-BAS INF	-16.45	327	91
2-BAS ANT SEP	-18.36	400	
5-BAS POST	-24.97	273	127
6-BAS LAT	-22.76	346	
3-BAS SEP	-12.88	218	128
GLOBAL BASAL LEVEL	**-20.45**	**MAX DELAY BAS LEVEL**	**128**
7-MID ANT	-21.63	382	
10-MID INF	-16.08	309	73
8-MID ANT SEP	-20.61	291	
11-MID POST	-20.36	291	0
12-MID LAT	-18.26	327	
9-MID SEP	-15.17	291	36
GLOBAL MID LEVEL	**-18.68**	**MAX DELAY MID LEVEL**	**73**
13 - APIC ANT	-17.8	346	
15 - APIC INF	-21.99	327	19
16 - APIC LAT	-19.79	309	
14 - APIC SEP	-21.5	327	18
17 - APEX	-24.19	327	
GLOBAL APICAL LEVEL	**-21.05**	**MAX DELAY APICAL LEVEL**	**19**

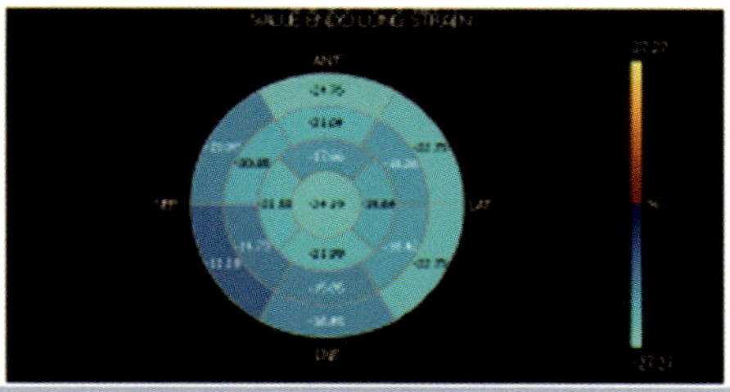

OBSERVATIONS

Fig. 15-14. Página do relatório interativo.

REFERÊNCIA BIBLIOGRÁFICA

Expert Consensus Statement. Current and Evolving Echocardiographic Techniques for the Quantitative Evaluation of Cardiac Mechanics: ASE/EAE Consensus Statement on Methodologyand Indications. Endorsed by the Japanese Society of Echocardiography. Victor Mor-Avi, PhD, FASE. *J Am Soc Echocardiogr* 2011;24:277-313.

Seção 3

SIEMENS
José Maria Del Castillo

INTRODUÇÃO

Nos equipamentos Siemens da família Acuson (Sequoia, Aspen, X-300, S2000) o *software* Syngo™ é utilizado para análise da deformidade miocárdica. Este sistema, conhecido como VVI™ *(vector velocity imaging)*, pode ser aplicado para analisar a deformidade de qualquer segmento cardíaco, com a vantagem de interpretar qualquer clipe gerado no sistema Dicom™, mesmo sem ECG acoplado. A referência para os segmentos é determinada pela inserção de um asterisco (*) na região onde se inicia a marcação dos pontos das paredes.

Para obter os traçados, as imagens devem ser adquiridas nos planos ecocardiográficos convencionais: transversal do VE ao nível da valva mitral, ao nível dos músculos papilares e na região apical. Os cortes apicais de quatro e duas câmaras e o apical longitudinal também são utilizados. Existe, ainda, a possibilidade de registrar imagens do VD e dos átrios.

Adquiridas as imagens, seleciona-se o exame, pressionando-se a tecla Review e escolhe-se a imagem girando a tecla *Select* (Fig. 15-15).

Uma vez selecionada a imagem, pressiona-se o comando situado na parte superior do painel para escolher a função VVI™, que se acessa pressionando a tecla correspondente (Fig. 15-16).

O sistema posiciona a imagem selecionada no painel, pronta para a marcação dos pontos endocárdicos (Fig. 15-17). No lado direito do painel escolhe-se a posição (apical, eixo menor ou genérico, seta A) e endocárdio ou endocárdio e epicárdio simultaneamente (seta B). É aconselhável realizar primeiro a medição da região endocárdica e,

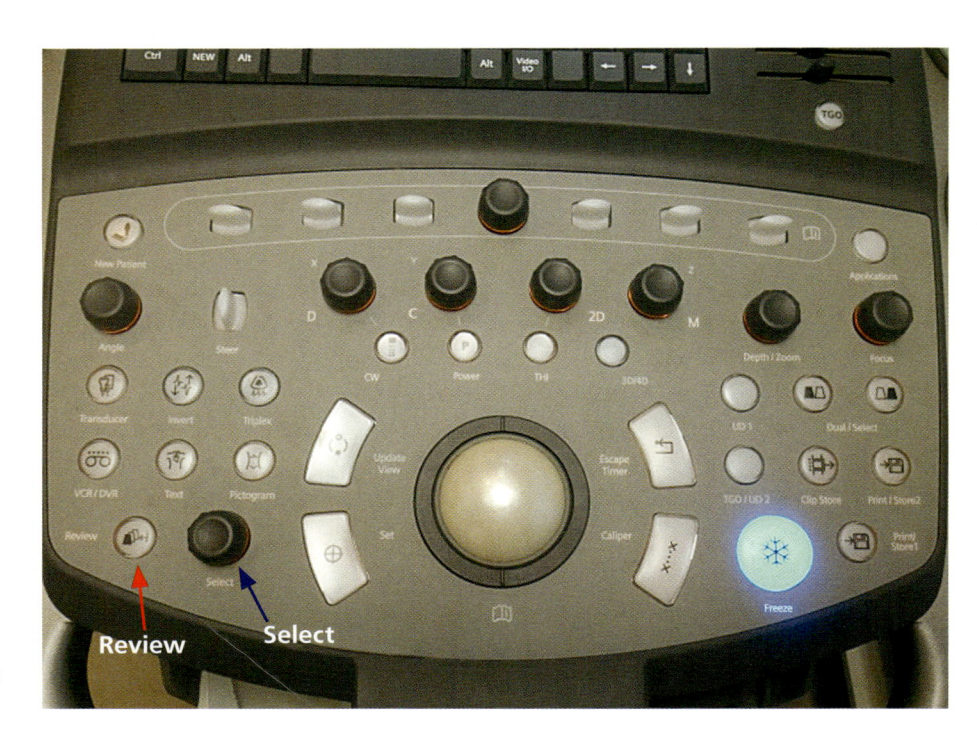

Fig. 15-15. Imagem do equipamento Siemens X300 mostrando a localização dos comandos Review e Select na parte inferior do painel.

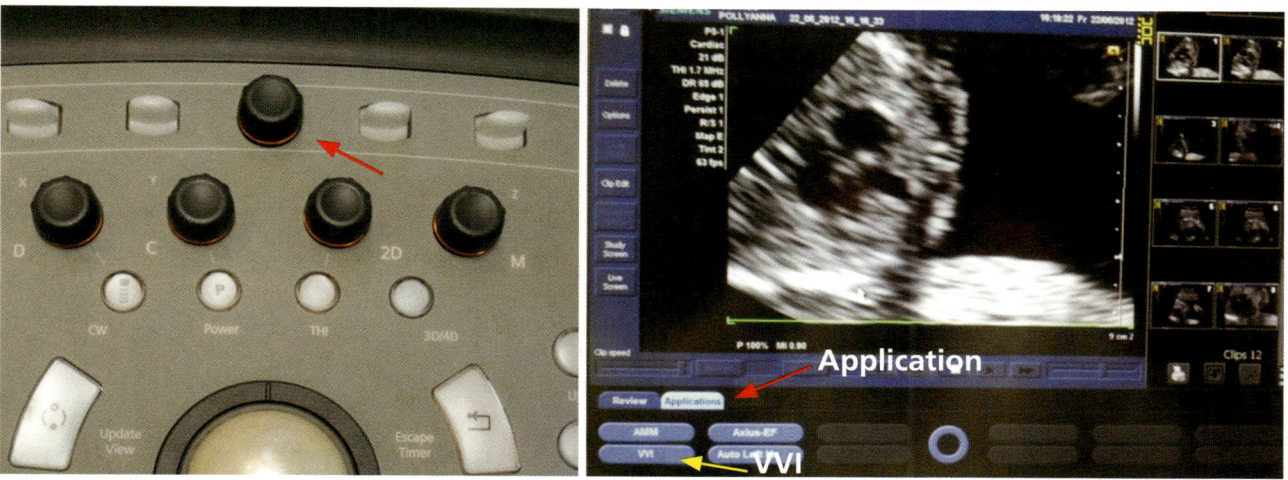

Fig. 15-16. Painel do Siemens X300 mostrando o botão de comando geral. À direita, seleção da aplicação, devendo-se escolher a modalidade VVI™.

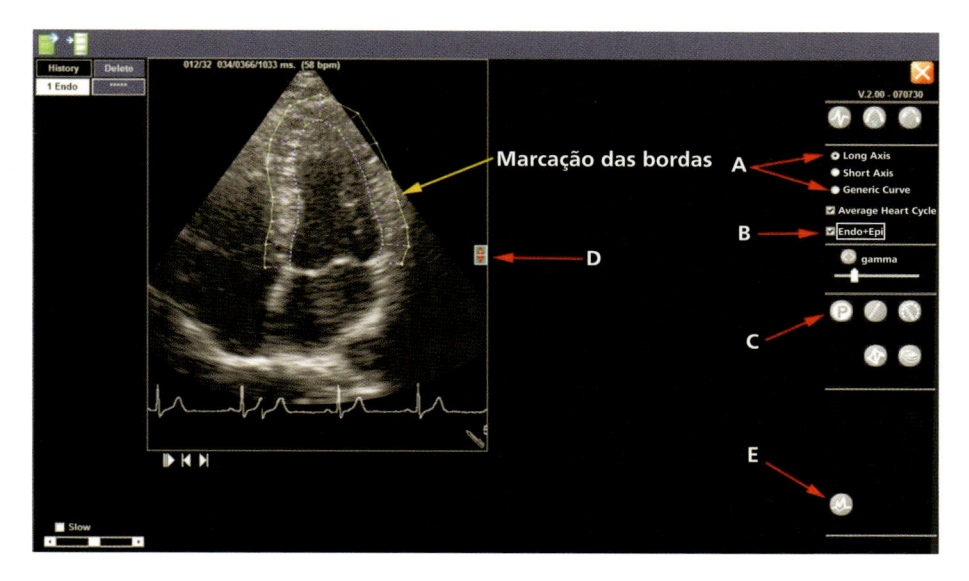

Fig. 15-17. Tela inicial do *software* Syngo™ mostrando a tela de imagem, onde são selecionadas as bordas a serem analisadas e os diversos comandos.
A. seleção da modalidade de análise, eixo longo, eixo curto ou curva genérica.
B. seleção das bordas endocárdica e epicárdica simultâneas.
C. comandos para processamento da imagem.
D. distância entre as bordas endocárdica e epicárdica.
E. superposição de imagem modo M obtida a partir da imagem bidimensional com cursor de modo M anatômico.

posteriormente, selecionar a opção Endo + Epi, sendo os pontos epicárdicos capturados automaticamente. A distância entre os pontos endocárdicos e epicárdicos pode ser modificada com o controle situado à direita da imagem bidimensional (seta D). Após a marcação cuidadosa dos pontos endocárdicos, seleciona-se o comando Process (seta C). O ícone da valva mitral (seta E) permite superpor o traçado de modo M que serve de referência para abertura e fechamento das valvas mitral e aórtica.

O equipamento irá processar as marcas acústicas, selecionando vários pontos intermediários em cada segmento. Estes pontos *(speckles)* são rastreados ao longo do ciclo cardíaco e geram vetores de velocidade e direção (VVI™), podendo ser selecionada a visualização de vetores endocárdicos e epicárdicos (Fig. 15-18).

ANÁLISE DOS TRAÇADOS

Selecionados os pontos endocárdicos e a projeção ecocardiográfica, o sistema gera os vetores de velocidade e analisa as velocidades miocárdicas e do modo M curvado (Fig. 15-19). No painel superior direito, as velocidades dos segmentos marcados com o cur-

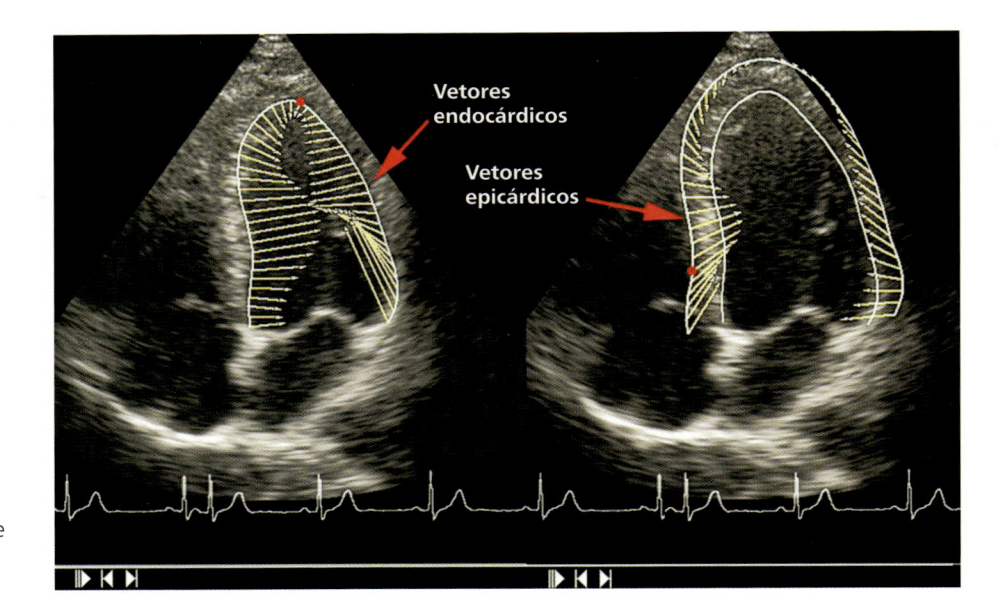

Fig. 15-18. Vetores endocárdicos e epicárdicos obtidos após o comando Process.

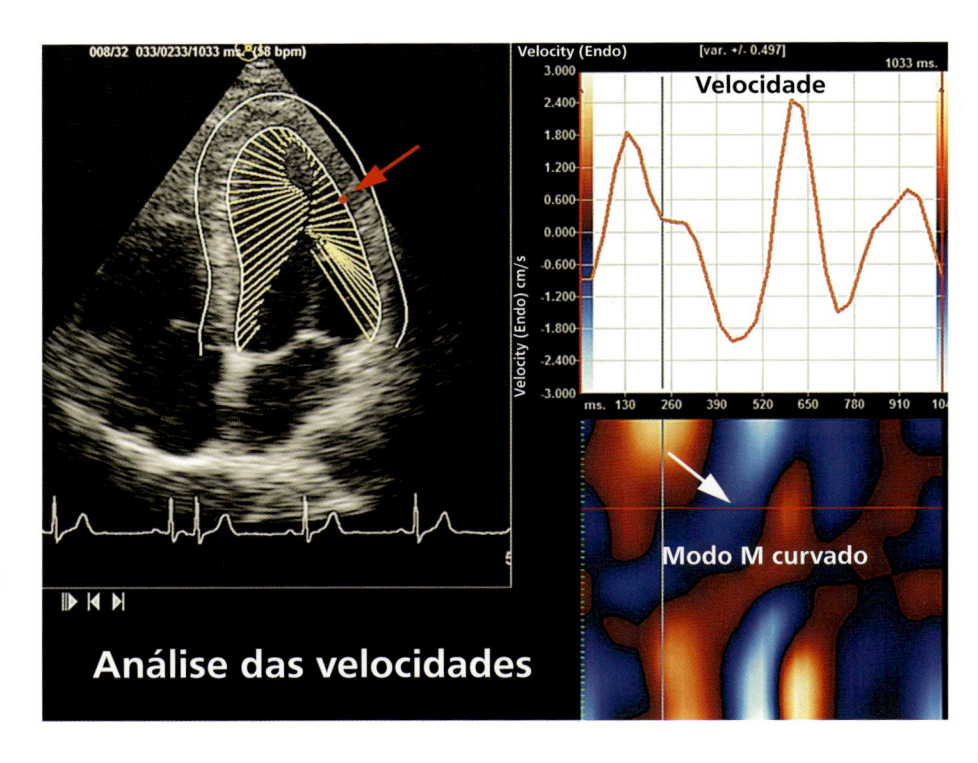

Fig. 15-19. Análise inicial das velocidades e do modo M curvado. Ao deslocar com o *trackball* o ponto de referência *(seta vermelha)*, obtêm-se as velocidades de cada segmento da borda endocárdica.
A *seta branca* indica a posição da referência no traçado do modo M curvado.

sor (seta vermelha), correspondente à linha do modo M curvado (seta branca). Este cursor pode ser movimentado pelo operador ao longo de toda a borda que está sendo analisada.

O sistema Syngo™ apresenta outras três modalidades de análise, que podem ser selecionadas no canto superior direito da tela e estão identificadas pelos ícones das medidas de *strain*/velocidade, medidas globais e análise do sincronismo (Fig. 15-20).

A análise *strain*/velocidade permite visualizar as curvas de velocidade, *strain* e *strain rate* (longitudinal e radial) de forma global ou segmento por segmento (Fig. 15-21). São exibidos, também, os modos M curvados correspondentes aos traçados. Estes podem ser ampliados, individualmente ou em conjunto, usando a função **Zoom**. Na

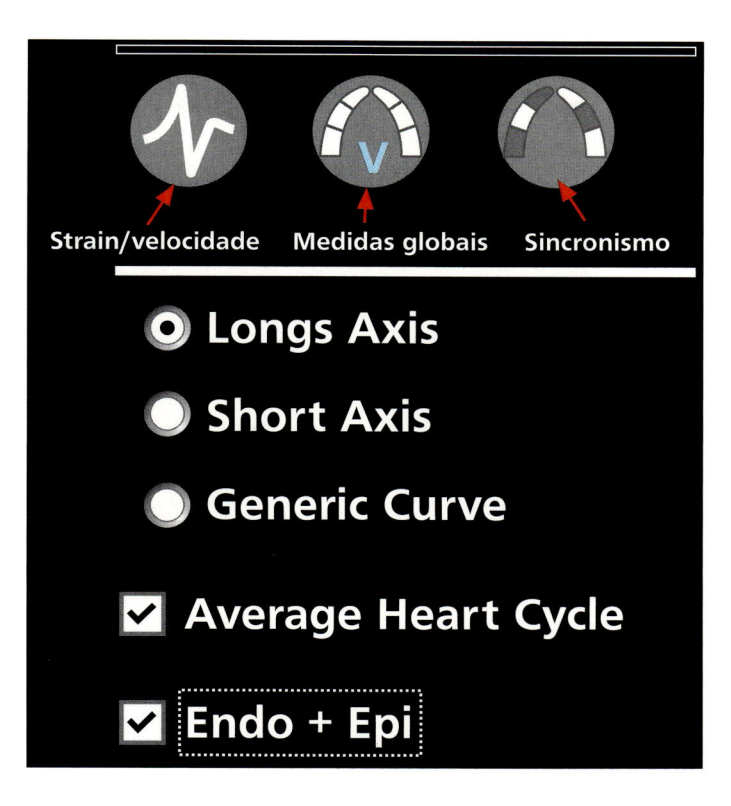

Fig. 15-20. Painel de seleção das medidas de *strain* e velocidades, medidas globais e análise do sincronismo cardíaco.

parte inferior de cada modo M curvado existe uma função 3D, que permite visualizar uma representação tridimensional integrada das velocidades, *strain* e *strain rate* em todos os planos (Fig. 15-22).

As medidas globais compreendem os volumes, fração de ejeção, diâmetros e fração de ejeção segmentar. A opção Calc Area permite estimar a função pela diferença de áreas da cavidade em cada corte ecocardiográfico (Fig. 15-23).

A análise do sincronismo permite verificar vários itens longitudinais e radiais: velocidades, strain, *strain rate* e deslocamento (Fig. 15-24). Os dados aparecem na forma de traçado, mapas polares de tempo ao pico, fase e tabela, onde constam os valores de velocidade, *strain* ou deslocamento de cada segmento e o *time-to-peak* de cada segmento. Adicionalmente, constam os valores médio e máximo retardo de tempo entre paredes opostas.

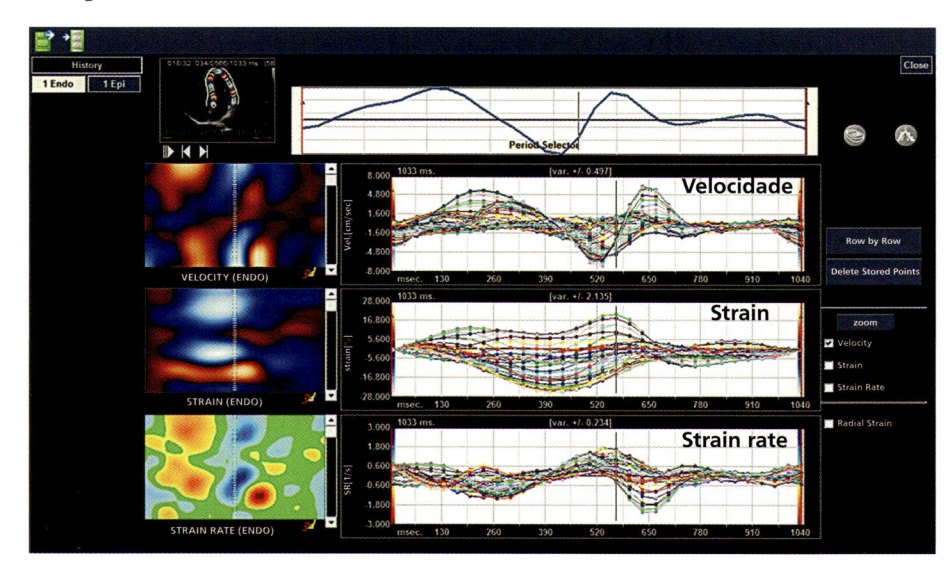

Fig. 15-21. Painel para analisar velocidades e *strain,* mostrando a imagem 2D de referência no canto superior direito, o seletor do ciclo cardíaco na parte superior, os traçados de velocidade, *strain* e *strain rate* e suas correspondentes modo M curvados. Embaixo de cada curva de modo M há um comando 3D.

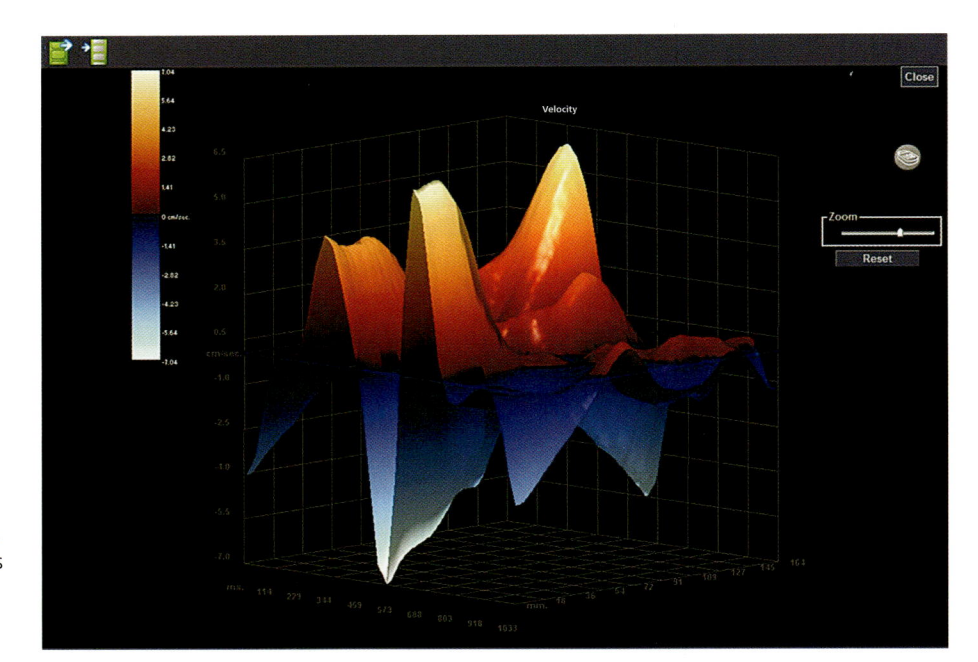

Fig. 15-22. Comando 3D ativado, permitindo analisar as modalidades de modo M curvado desde todas as projeções ortogonais. Com o *trackball* modifica-se o ponto de vista da imagem.

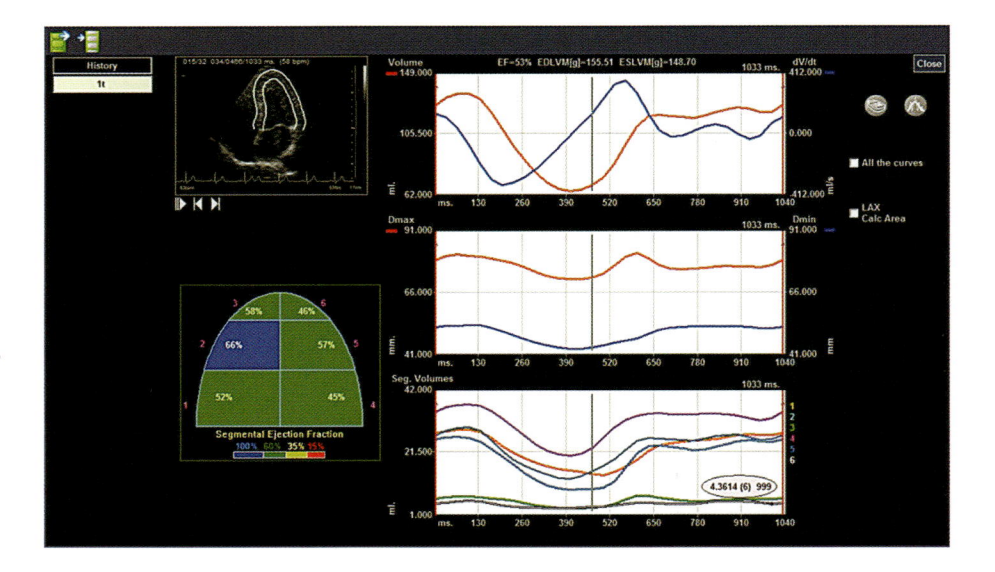

Fig. 15-23. Tela de análise global, com os traçados de volumes, diâmetros e volumes dos diferentes segmentos. Mapa polar mostrando a fração de ejeção de cada segmento de forma numérica e codificada em cores. O comando LAX Calc Area permite estimar a função por meio da diferença de áreas diastólica e sistólica.

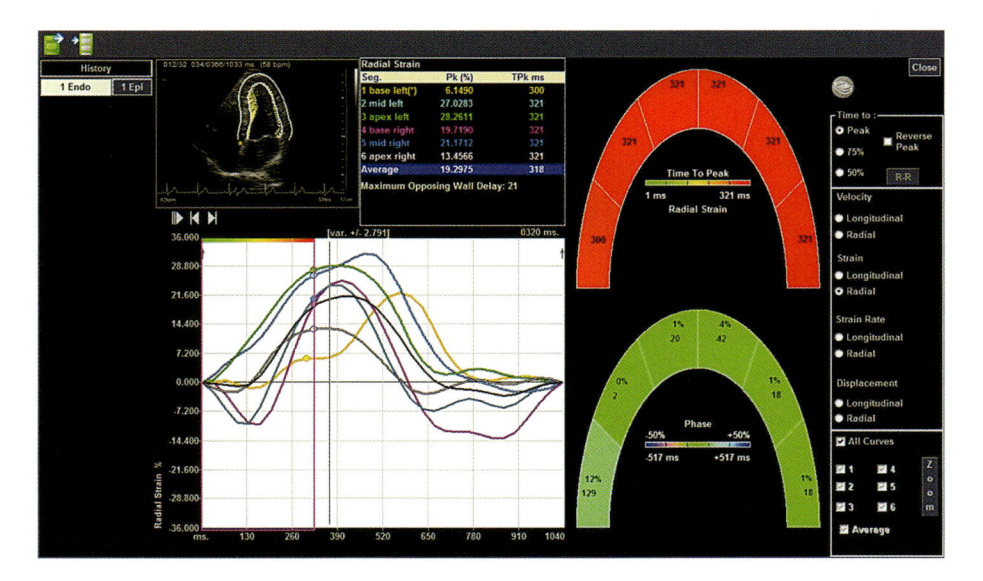

Fig. 15-24. Análise do sincronismo constando do traçado da medição escolhida (velocidades, *strain*, *strain rate* ou deslocamento), dos mapas polares para *time-to-peak* e fase e da tabela, onde constam os dados de cada segmento, o valor médio e a máxima diferença de tempo entre paredes opostas.

Dessa forma, o sistema Syngo™ VVI™ permite analisar a deformidade parietal de todas as cavidades cardíacas de formas rápida e precisa, sem necessariamente haver um esquema rígido de correlação entre os segmentos estudados e os cortes ecocardiográficos. Para analisar cavidades que não se ajustam às projeções apicais e eixo curto, pode ser selecionada, no momento de iniciar o estudo, a modalidade "curva genérica".

Dois itens são muito importantes nesta tecnologia: o fato de ler qualquer imagem desde que esteja no formato Dicom™ e, ainda, a possibilidade de analisar clipes de outros equipamentos, mesmo sem a necessidade de ECG acoplado. Quando o sistema detecta que não há ECG; abre uma janela que permite delimitar o segmento do ciclo cardíaco de forma manual, quadro a quadro no clipe bidimensional (Fig. 15-25).

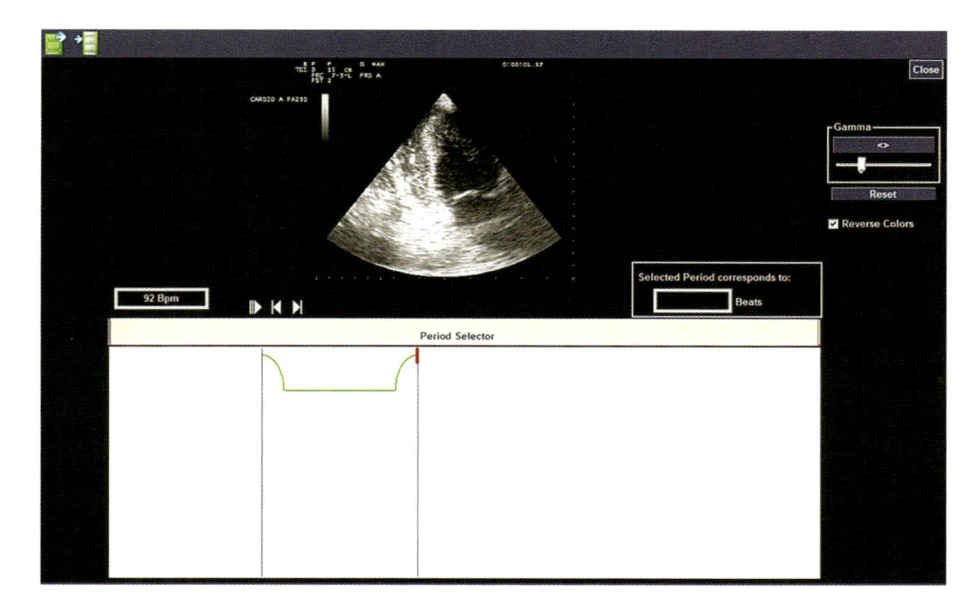

Fig. 15-25. Tela de seleção do ciclo cardíaco usada nos casos em que o ECG não está acoplado. Com os cursores de início e fim é possível delimitar, parcial ou totalmente, um ou mais ciclos cardíacos pela observação, quadro a quadro, das imagens bidimensionais.

Seção 4

GENERAL ELECTRIC (GE)
Carlos Eduardo Suaide Silva

INTRODUÇÃO

Atualmente, cada fabricante de equipamentos para ecocardiografia apresenta seu próprio programa de computador para análise *off-line* das novas técnicas ecocardiográficas. A GE foi uma das pioneiras com o *software* EchoPAC™, inicialmente desenvolvido para usuários de Macintosh e depois para PC (EchoPAC PC™). No início, as análises só eram realizadas fora dos equipamentos, em computadores dedicados, mas, atualmente, vários modelos (Vivid 7, S6, E9 etc.) já podem conter o *software* em seu pacote e podemos fazer as análises na própria sala de exame, enquanto o mesmo estiver sendo realizado. Ainda preferimos realizar as análises, mais tranquilamente, em uma estação de trabalho fora da sala de exames, mas, eventualmente, quando queremos um dado de imediato, realizamos a medida junto com o estudo ecocardiográfico em sala.

O EchoPAC PC™ é um programa de pós-processamento para revisão, análise e elaboração de laudos ecocardiográficos. Esse *software* permite o pós-processamento de imagens no formato DICOM™ ou em *raw-data* a partir de ecocardiógrafos da GE.

Várias medidas podem ser realizadas com o EchoPAC PC™, desde as medidas convencionais dos modos M, bidimensional e Doppler, às mais avançadas com o TSI *(Tissue Synchronization Imaging)*, AFI *(Automated Functional Imaging)* que usamos para obter os tempos até o pico sistólico de cada segmento (TSI) e os valores da deformidade miocárdica, ou *strain* e *strain rate* (AFI).

De todos os programas de análise de deformidade e pós-processamento considero o EchoPAC™ um dos mais amigáveis e fácil de trabalhar, embora ainda apresente alguns problemas a serem resolvidos pelo fabricante que falaremos mais adiante.

O procedimento para realizar as novas técnicas é bem simples. Basta capturarmos imagens em movimento dos cortes apicais de 2, 3 e 4 câmaras no modo bidimensional (para quantificar o *strain* longitudinal) ou no modo de Doppler tecidual (para analisarmos o tempo até o pico sistólico por meio do TSI) e os cortes transversais em três níveis (basal, médio e apical) para quantificarmos o *strain* radial e a torção ventricular.

Como em qualquer programa utilizado para cálculo da deformidade pela técnica do *speckle tracking*, alguns pré-requisitos devem ser observados: obter a melhor imagem bidimensional possível para aquele paciente, ter um sinal de eletrocardiograma consistente e sem interferências, procurar adquirir os clipes com a mesma frequência cardíaca, ou bem próximas, e utilizar uma frequência de quadros entre 40 e 90 qps, caso contrário, o *software* não permitirá a realização dos cálculos.

AVALIAÇÃO DO *STRAIN* LONGITUDINAL

Uma vez capturadas as imagens, seguindo os pré-requisitos anteriores, devemos informar ao programa três pontos do endocárdio (dois basais e um apical) em cada um dos cortes apicais (de 2, 3 e 4 câmaras). Aqui vale a pena mencionar uma qualidade do EchoPAC™: como ele solicita ao examinador o ponto que deve ser colocado (p. ex., basal lateral, basal septal, apical etc.), ele reconhece se a imagem está posicionada normalmente ou invertida, o que no meu caso, que faço os cortes apicais de 2 e 4 câmaras invertidos, é muito bom.

Uma vez posicionados os pontos, o *software* traça automaticamente a borda de todo o endocárdio ventricular e pergunta ao examinador se os segmentos foram identificados adequadamente (Fig. 15-26). Caso esteja tudo bem, basta confirmar, caso contrário é possível reposicionar a curva e recalcular.

O próximo passo é observar os valores de *strain* para o corte em questão, simultaneamente com as curvas de *strain* e o mapa da deformidade em modo M (Fig. 15-27A). Essa imagem em "*quadscreen*" (quatro telas simultâneas) é bastante informativa. Podemos ver os valores de *strain* individuais para cada segmento (Fig. 15-27C), o momento do pico sistólico de cada curva (Fig. 15-27B) e a relação da deformidade com o ciclo cardíaco por meio do mapa em modo M (Fig. 15-27D).

Após repetir os mesmos passos para os demais cortes longitudinais, podemos obter todas as informações simultaneamente em diversas telas (Figs. 15-28 e 15-29). Outro aspecto positivo do programa é a apresentação dos valores do *strain* no formato de *Bull's Eye*, o que facilita bastante a visão global da deformidade (Fig. 15-30).

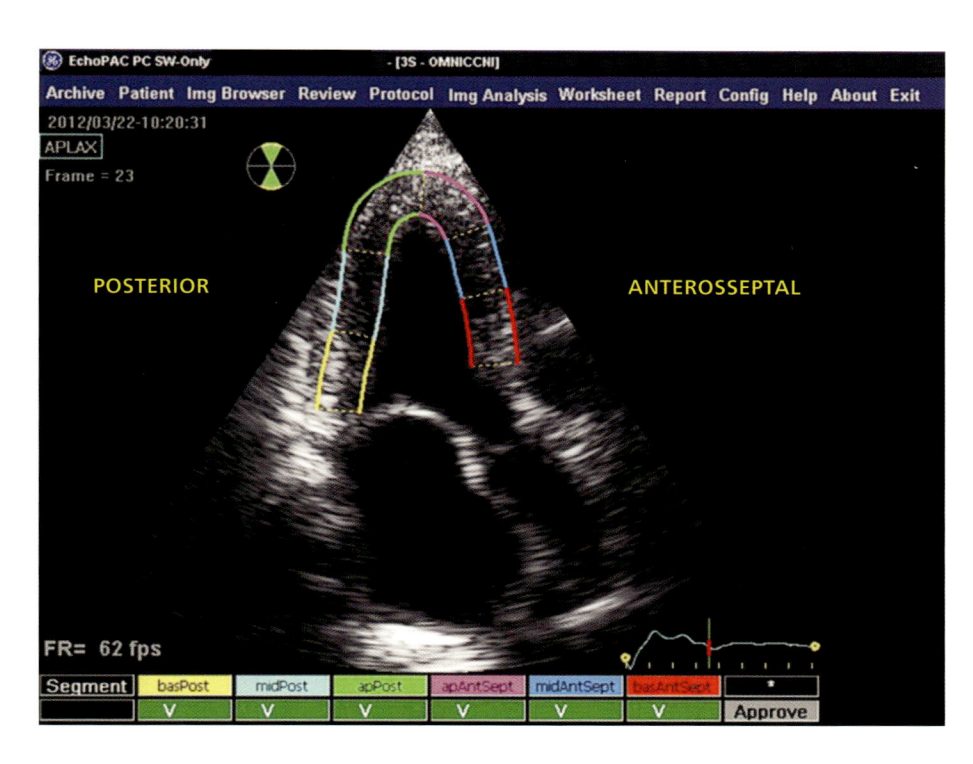

Fig. 15-26. Delineamento automático da borda endocárdica. O examinador deve confirmar nesse momento se todos os segmentos estão adequados para o cálculo do *strain*.

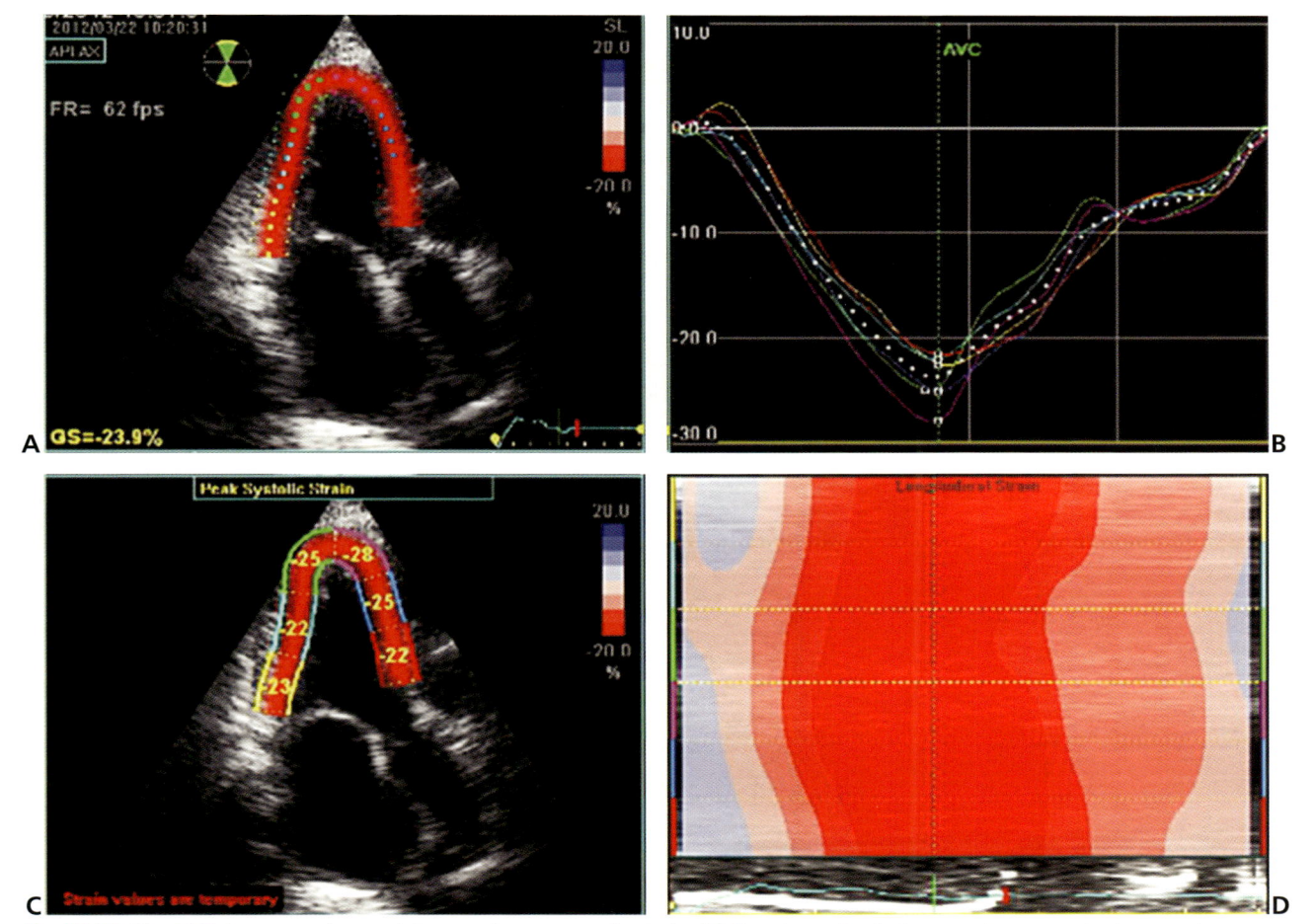

Fig. 15-27. (**A** e **B**) Tela em *quadscreen* informando as curvas de *strain*. (**C**) Os valores do *strain* em cada segmento desse corte. (**D**) E a relação do *strain* com o ciclo cardíaco.

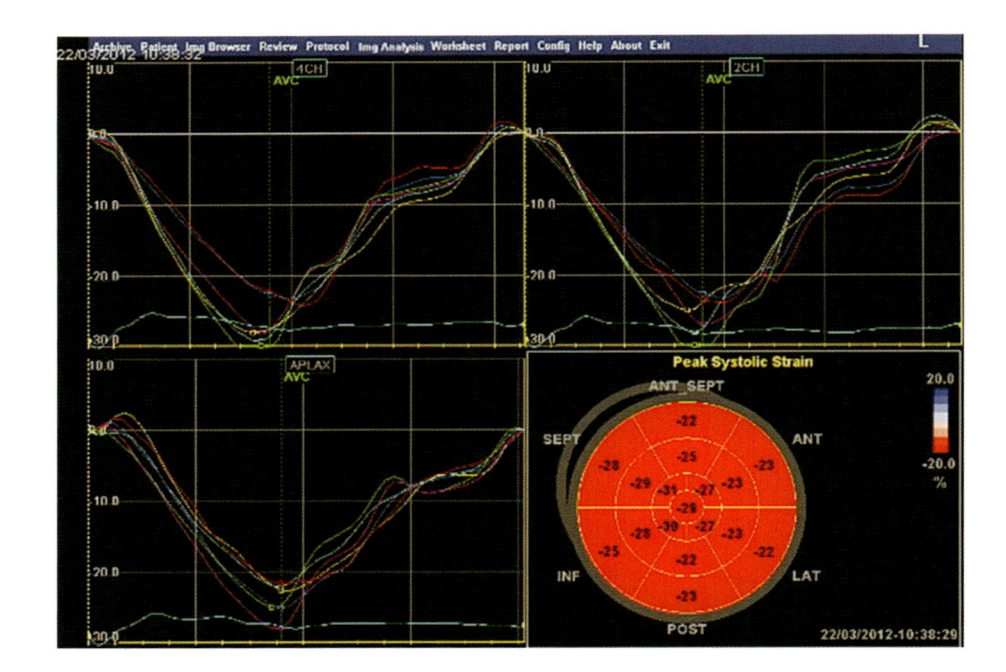

Fig. 15-28. Curvas de *strain* nos cortes longitudinais e mapa no formato de *Bull's Eye* com os valores de *strain* em cada segmento.

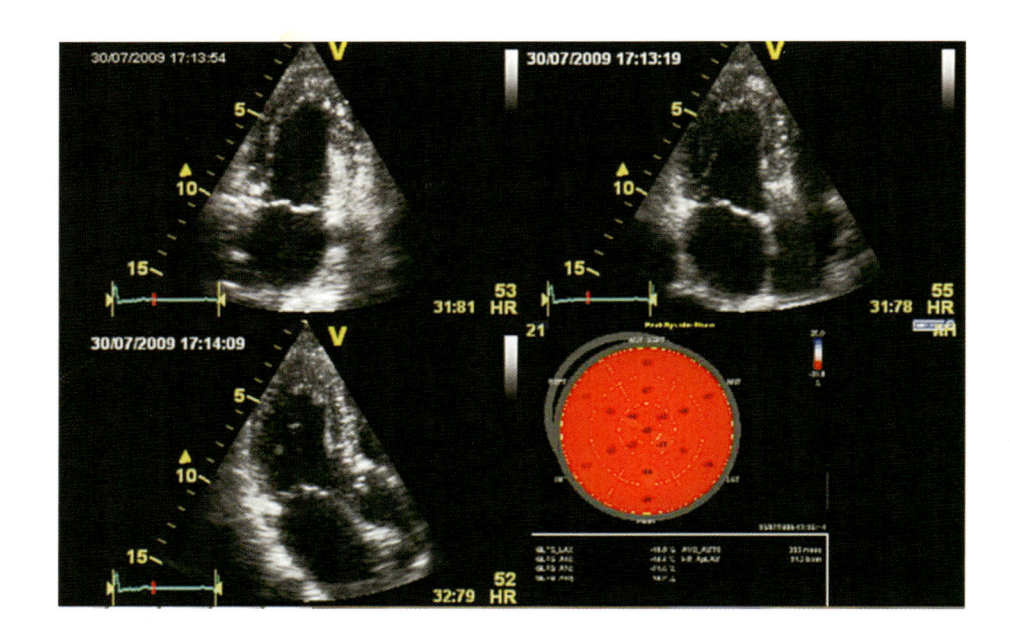

Fig. 15-29. Cortes apicais ao eco bidimensional e mapa no formato de *Bull's Eye* com os valores de *strain* em cada segmento.

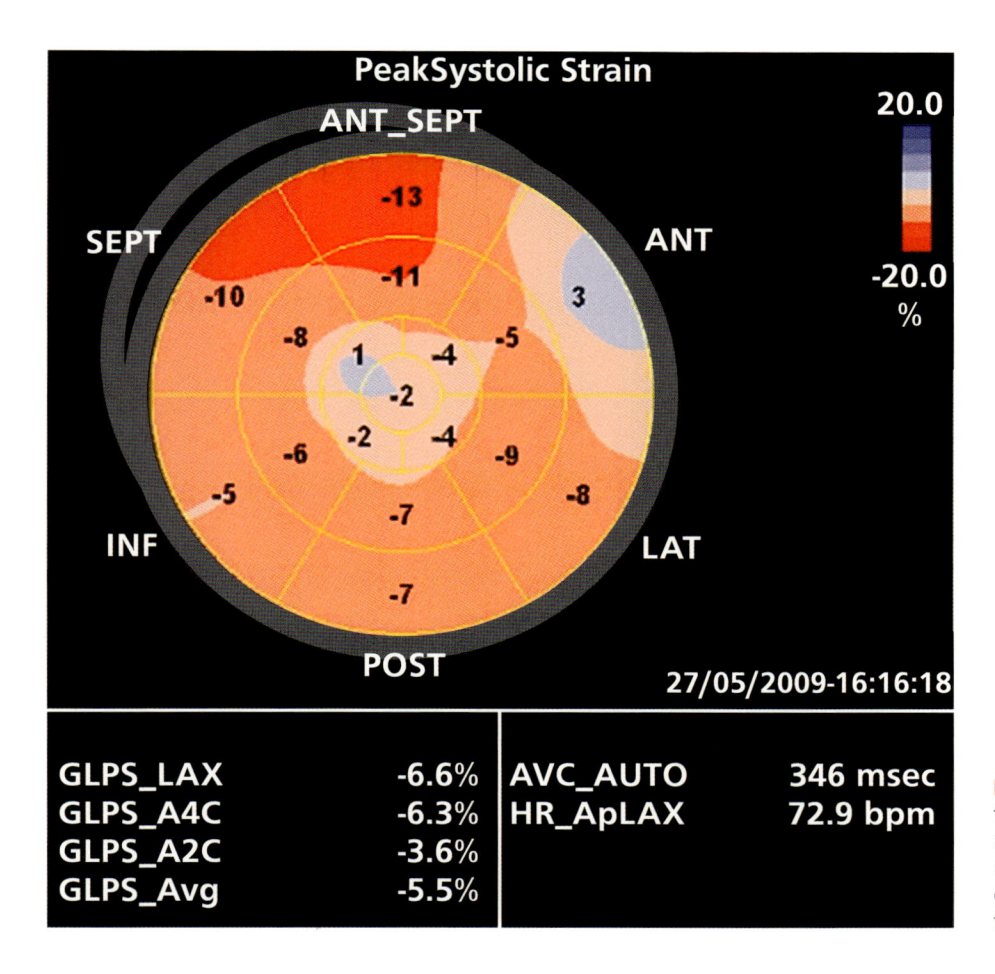

Fig. 15-30. Mapa do *strain* no formato de *Bull's Eye*. *Strain* negativo (contração) é representado em tons de vermelho, e *strain* positivo (alongamento), em tons de azul.

AVALIAÇÃO DO *STRAIN* RADIAL

Para calcular o *strain* radial usamos os cortes transversais do ventrículo esquerdo. Podemos fazer a captura da imagem em qualquer nível, mas normalmente usamos o corte dos músculos papilares. Nesse caso, marcamos 6 a 8 pontos no endocárdio e aguardamos o cálculo do *strain* pelo programa. Daí em diante as telas são iguais às do longitudinal (Fig. 15-31).

AVALIAÇÃO DA TORÇÃO

O EchoPAC PC™ permite, também, o cálculo da torção ventricular. Para tanto, é necessária a aquisição de três cortes transversais do ventrículo esquerdo (aos níveis apical, médio e basal da câmara). Após identificar o endocárdio nos três cortes (como feito para a avaliação do *strain* radial), o programa constrói um gráfico com três curvas (a de rotação apical, rotação basal e o resultado da diferença entre essas curvas que representa a torção ventricular) (Figs. 15-32 e 15-33). Esse é outro ponto interessante desse programa. O cálculo é automático e o gráfico bastante explicativo e didático.

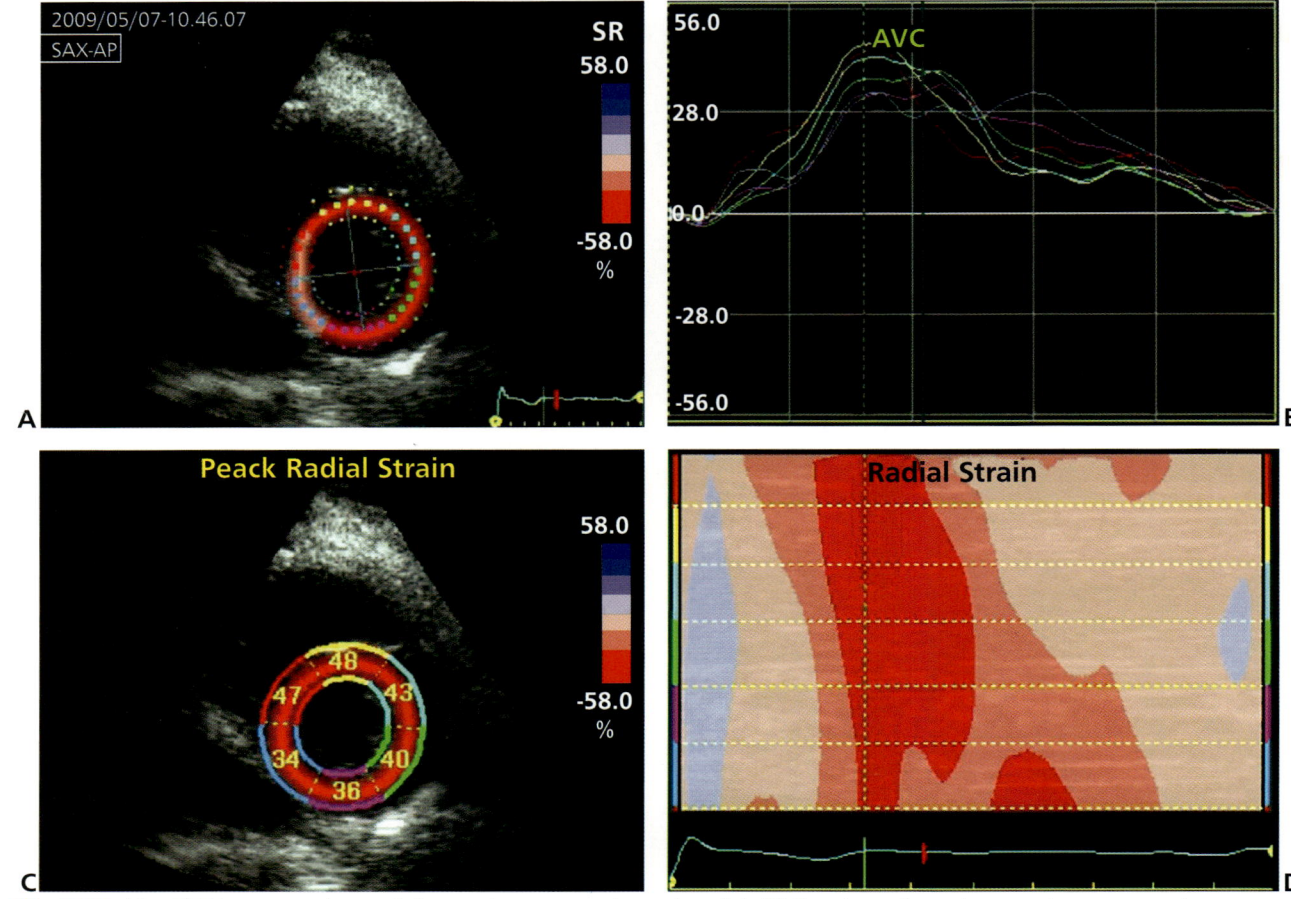

Fig. 15-31. (**A** e **B**) Tela em *quadscreen* informando as curvas de *strain* radial. (**C**) Os valores do *strain* em cada segmento do corte transversal. (**D**) E a relação do *strain* com o ciclo cardíaco.

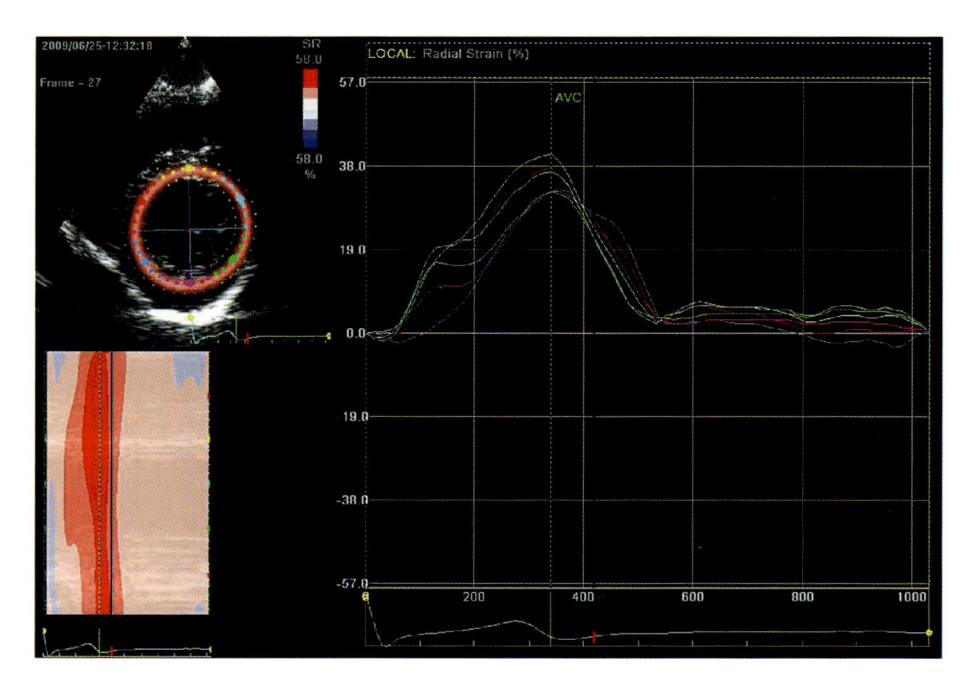

Fig. 15-32. Curvas do *strain* radial para realização do cálculo da torção ventricular.

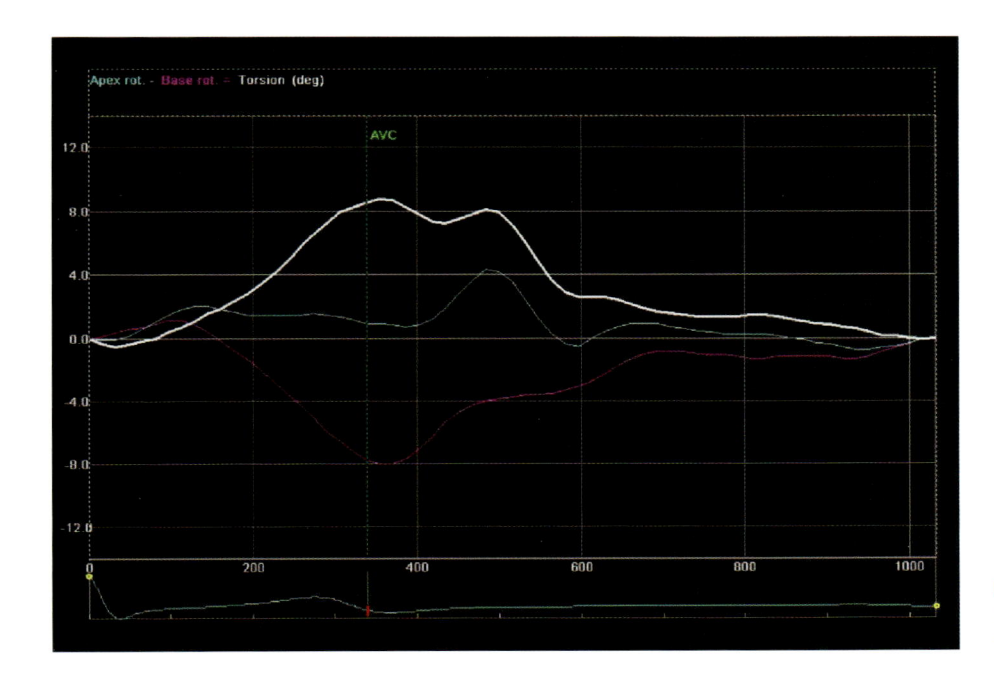

Fig. 15-33. Curvas de rotações apical *(azul)*, basal *(rosa)* e de torção *(branca)*.

AVALIAÇÃO DO SINCRONISMO VENTRICULAR

Uma das ferramentas mais importantes do EchoPAC™ é o TSI. Este é uma técnica ecocardiográfica derivada do Doppler tecidual. Com ele podemos medir em cada ponto do miocárdio o tempo decorrido desde o início do complexo QRS até o pico sistólico da onda do Doppler tecidual *(time-to-peak)*. Essa análise é possível em todos os segmentos miocárdicos, mas não deve ser usada nos segmentos apicais, graças ao ângulo desfavorável. Quando o intervalo entre o início do QRS até o pico sistólico for normal, o miocárdio é representado em verde; quando estiver entre 150 e 300 ms, é representado em amarelo, e quando estiver maior que 300 ms, em vermelho. A representação em cores da ativação ventricular é muito útil no estudo do sincronismo cardíaco. A apresentação em formato *Bull's Eye* facilita a análise dos dados, permitindo identificar prontamente os segmentos onde há atraso na ativação do miocárdio (Fig. 15-34).

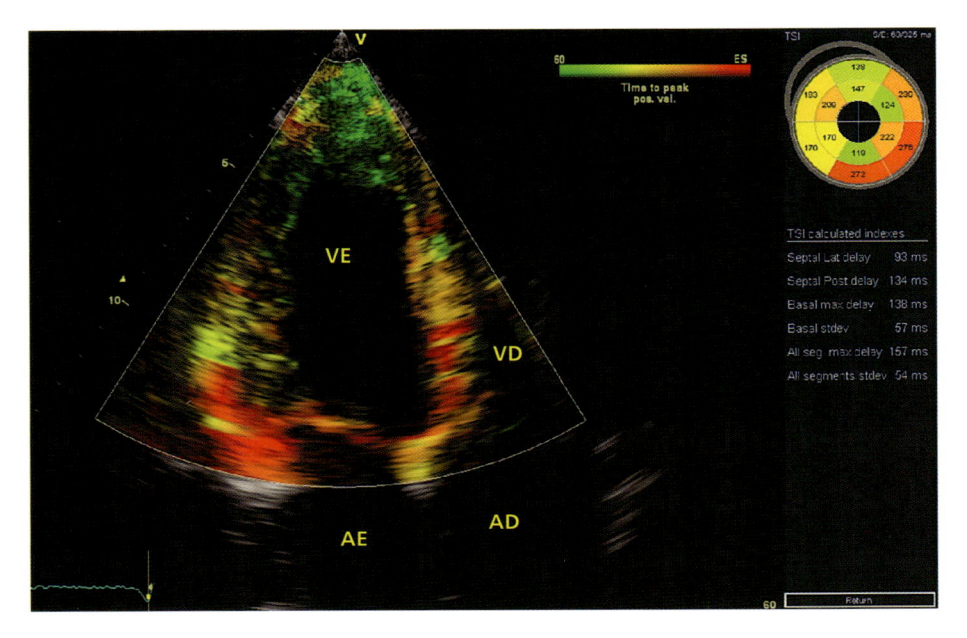

Fig. 15-34. Corte apical de 4 câmaras em modo TSI para avaliação do sincronismo cardíaco. No alto, à direita, observa-se mapa em *Bull's Eye* com o tempo do pico sistólico do Doppler tecidual *(time-to-peak)* no interior de cada segmento miocárdico. AD: átrio direito, AE: átrio esquerdo, VD: ventrículo direito, VE: ventrículo esquerdo.

Para avaliarmos os tempos até o pico sistólico de cada segmento (TSI), precisamos adquirir uma imagem em movimento dos três cortes apicais (de 2, 3 e 4 câmaras) no modo Doppler tecidual (TVI). Os cuidados que devemos ter são: manter o *frame rate*, se possível, acima de 150 qps e observar que todo o miocárdio ventricular esteja dentro do setor do ultrassom por todo o ciclo cardíaco.

LIMITAÇÕES

Uma das grandes limitações do programa é a dificuldade que encontramos nos portadores de marca-passo bicameral (e justamente nesses casos em que vários pacientes são enviados para avaliação do sincronismo). Quando existe a espícula de ativação atrial, invariavelmente o programa a interpreta como sendo o complexo QRS e atrapalha a análise dos tempos de ativação (Fig. 15-35). Como, em geral, o programa delimita o intervalo sistólico automaticamente a partir do início do complexo QRS, quando a espícula de ativação atrial é considerada, erroneamente, como esse complexo, o intervalo sistólico é demarcado fora do local onde deveria ser, e as medidas ficam erradas. Mesmo demarcando manualmente o período sistólico por meio de uma ferramenta chamada "marcador de eventos" (informando ao programa o momento da abertura e do fechamento da valva aórtica), ainda assim, temos dificuldade de fazer as medidas corretamente nesses pacientes.

Outra limitação é quanto à frequência cardíaca. Para realizar mapas no formato *Bull's Eye*, os três clipes adquiridos precisam estar com a frequência muito próxima, mas o programa não informa, no momento da aquisição, se os valores estão adequados, ou não. Muitas vezes só percebemos que não será possível realizar o *Bull's Eye* quando o paciente já não está mais na clínica. Se houvesse uma maneira de o programa informar, no momento da aquisição, que todos os parâmetros estão adequados seria muito útil (Fig. 15-36).

Ainda assim, apesar desses pequenos detalhes, o EchoPAC PC™ se mostra um programa bastante fácil de se trabalhar e capaz de realizar uma série enorme de funções e medidas, que o tornam um dos programas mais amigáveis do mercado.

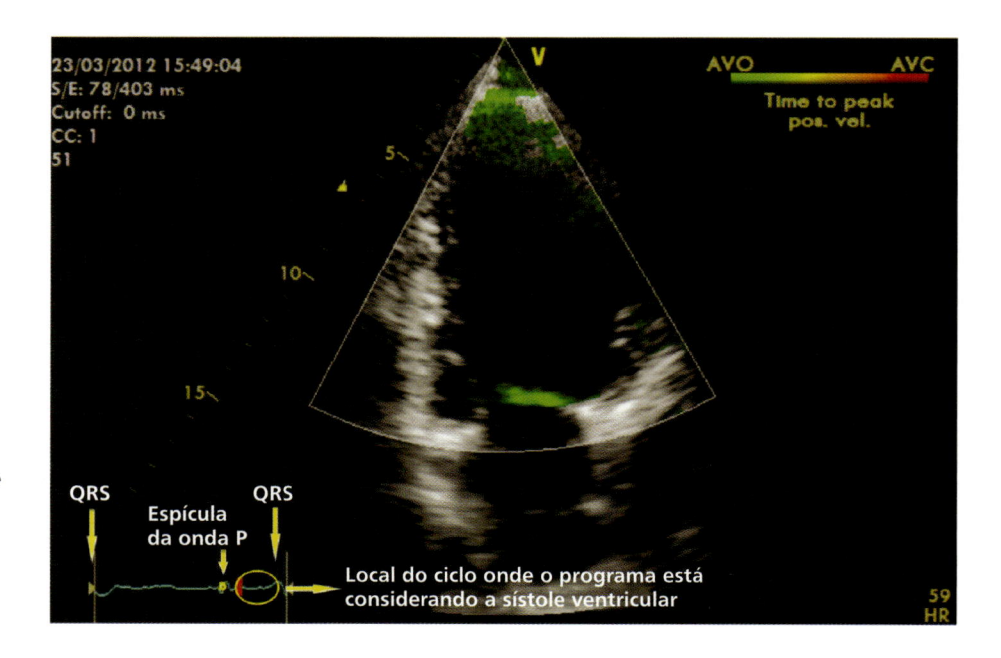

Fig. 15-35. Portador de marca-passo bicameral. Observa-se que o programa considerou a espícula da onda P como sendo o complexo QRS, logo, o intervalo sistólico está em plena diástole, confundindo as medidas.

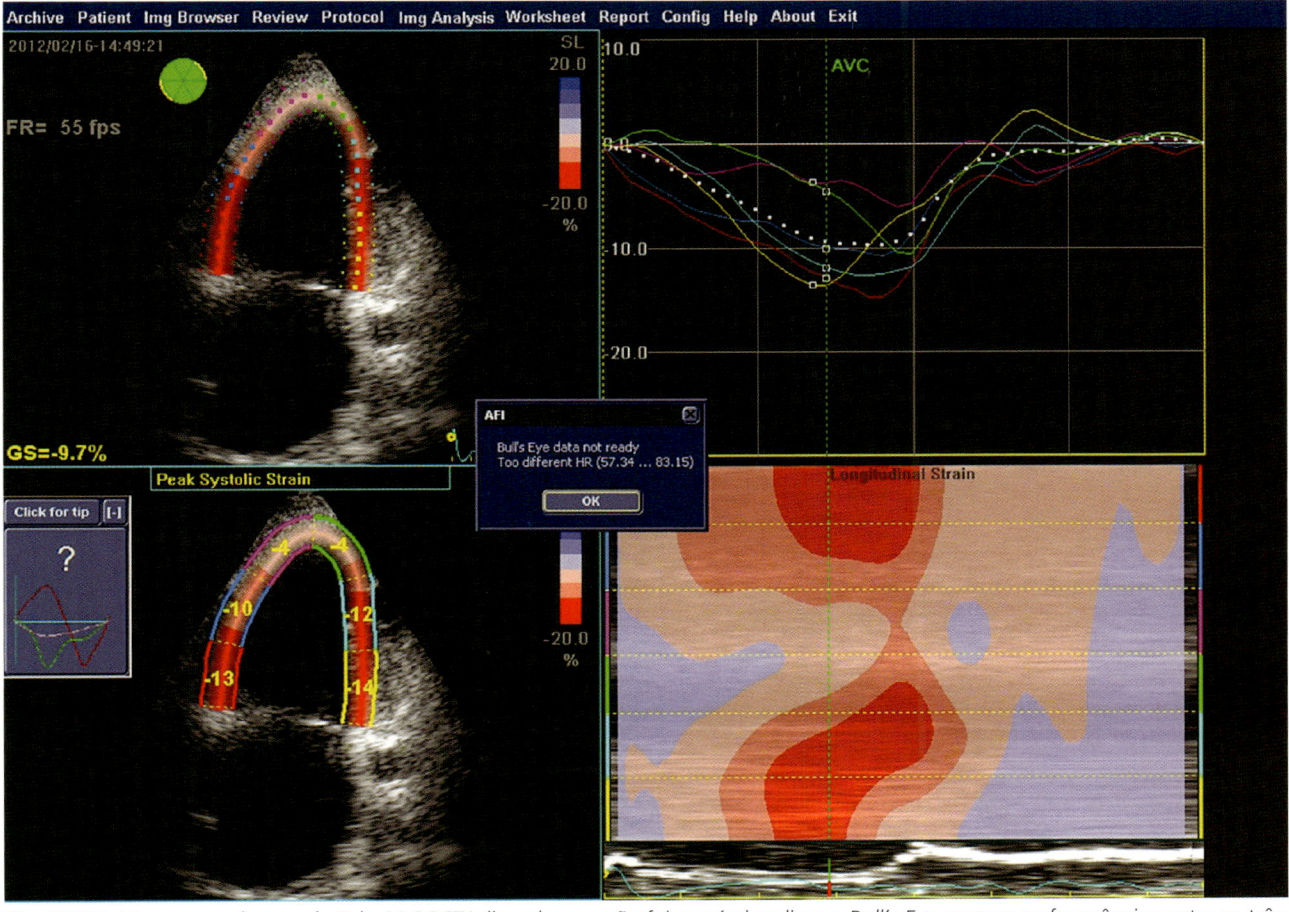

Fig. 15-36. Mensagem de erro do EchoPAC PC™ dizendo que não foi possível realizar o *Bull's Eye*, porque as frequências entre os três cortes apicais cardíacos eram muito diferentes.

Seção 5

PHILIPS QLAB™ 8.1
José Maria Del Castillo

INTRODUÇÃO

A Philips Healthcare utiliza o *software* Qlab™ 8.1 para análise geral das imagens obtidas através do formato denominado Dicom™ Nativo, com os *plug-ins* CMQ *(Cardiac Motion Quantification)* e SQ *(Strain Quantification)* para análise da deformação miocárdica com as modalidades *speckle tracking* e Doppler tecidual. Este *software* pode ser instalado em um computador remoto para análise *off-line* dos exames de deformação.

Uma vez adquiridas as imagens deve-se utilizar a função Review do equipamento e selecionar o clipe desejado. A opção Qlab abre o *software* para análise (Fig. 15-37). Se a imagem for obtida, utilizando o Doppler tecidual colorido na forma de *clipe,* pode ser acessado o *plug-in* SQ (strain quantification). Se a imagem for bidimensional, acessa-se o *plug-in* CMQ *(cardiac motion quantification)*. É importante destacar que o ECG deve estar acoplado e ser de boa qualidade. Para a função CMQ o *frame rate* do equipamento deve ser maior que 70% da frequência cardíaca. Para a função SQ o *frame rate* deve ser ajustado acima de 80-90 Hz.

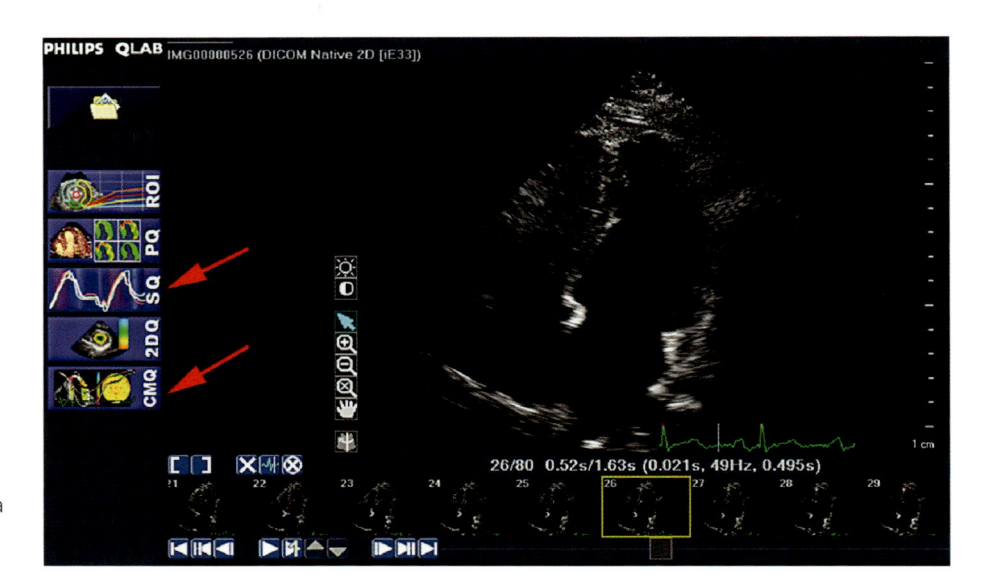

Fig. 15-37. Página inicial do software Qlab™ Philips onde se observam os *plug-in* para análise da deformidade com Doppler tecidual (SQ) e *speckle tracking* (CMQ).

Caso haja necessidade de análise *off-line*, deve ser realizada a gravação dos dados no formato Dicom™ Nativo (verificar no *setup* do equipamento e marcar esta opção). O funcionamento das formas *on-line* (no equipamento) e *off-line* é semelhante.

PLUG-IN SQ

Quando se deseja analisar a deformidade e as velocidades miocárdicas utilizando o Doppler tecidual, o *plug-in* SQ, por meio da função *Add*, permite adicionar pontos nas paredes. Os dados são computados, e os resultados gráficos são mostrados na parte inferior da tela (Fig. 15-38). Podem ser selecionadas as velocidades médias, deslocamento médio, *strain rate* ou *strain*. Os controles de *Tracking* fazem com que os pontos das paredes acompanhem os movimentos durante o ciclo cardíaco, minimizando, em parte, o problema da angulação do Doppler. A função *Enter Data* permite adicionar os tempos de fechamento e abertura das valvas mitral e aórtica. Os pontos podem ser reajustados com a função *Adjust*.

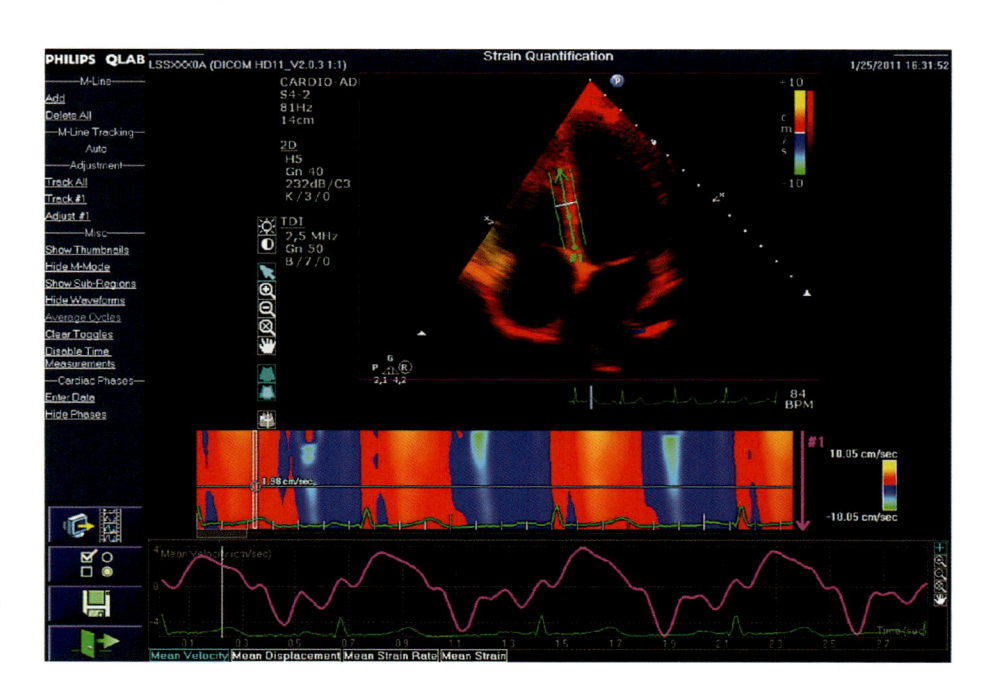

Fig. 15-38. *Plug-in* SQ. Após a colocação dos pontos na parede com a função Add os dados são mostrados na parte inferior da tela. modo M curvado e traçado da velocidade.

A função *Preferences* abre uma tela de opções com as escalas para as medições, tipo de correção e filtragem, controles para o modo M curvado, processamento das curvas e outros comandos (Fig. 15-39).

A análise do sincronismo cardíaco entre paredes opostas pode ser realizada usando a função *Zoom* (ícone situado à direita do traçado) e o cursor de tempo (Fig. 15-40).

A análise do eixo menor da cavidade, adaptando as coordenadas geométricas às coordenadas anatômicas, permite a análise do *strain, strain rate,* deslocamento e velocidades radial (perpendicular à parede) e circunferencial (tangencial à parede) (Fig. 15-41).

Fig. 15-39. Tela de opções do *plug-in* SQ.

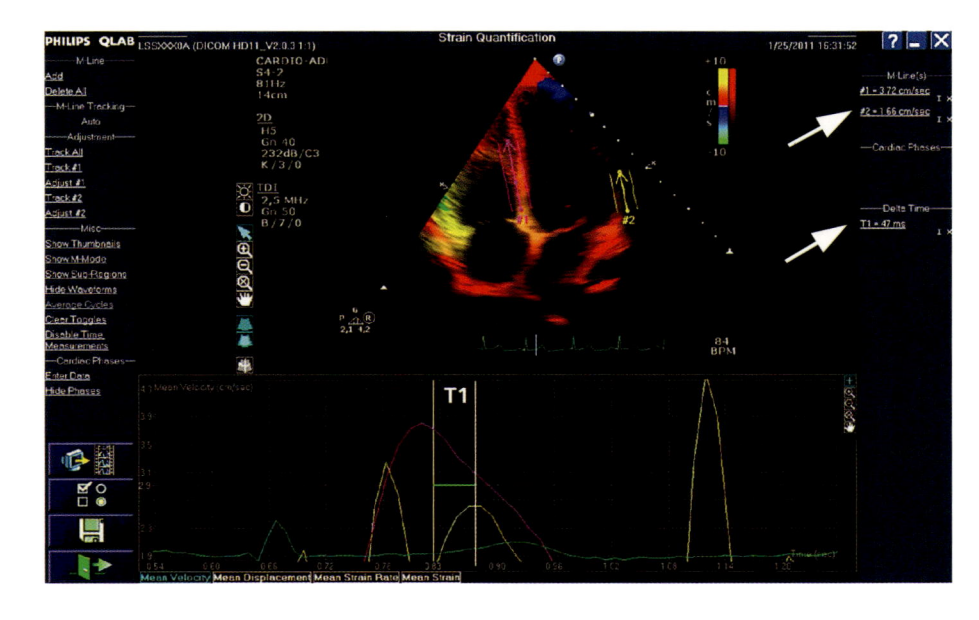

Fig. 15-40. Cálculo dos intervalos de tempo para análise do sincronismo, utilizando a função *Zoom* e o cursor de tempo. Os intervalos aparecem à direita, indicando o tempo ao pico de cada linha e a diferença de tempo *(Delta Time)*.

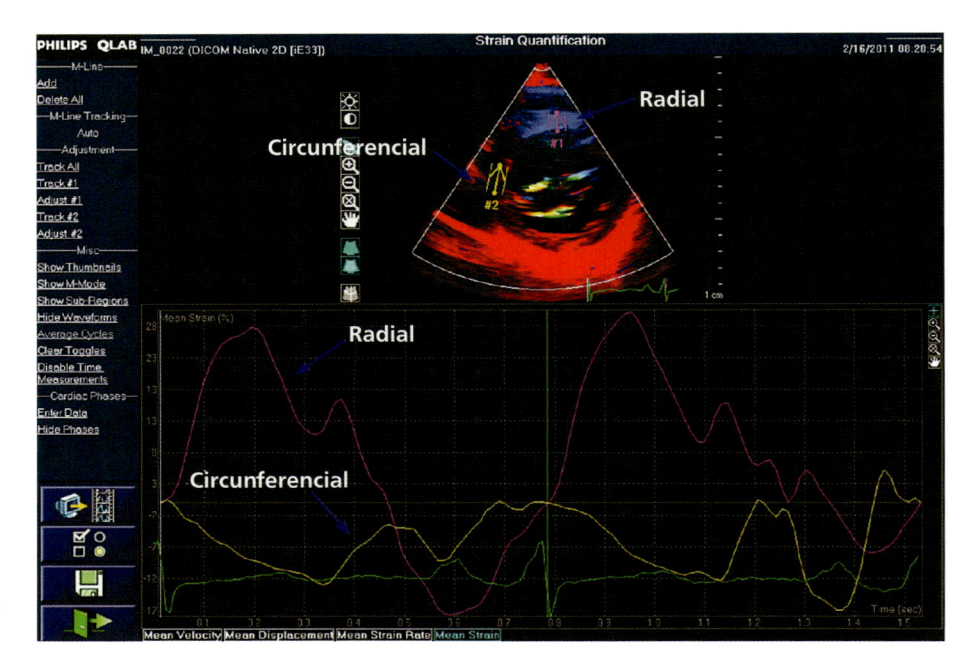

Fig. 15-41. Determinação do *strain* radial e circunferencial com o *plug-in* SQ utilizando Doppler tecidual. A adaptação dos planos anatômicos resulta em *strain* radial para a parede perpendicular à linha Doppler e *strain* circunferencial para a parede tangencial.

PLUG-IN CMQ

Ativa-se este *plug-in* com um *clipe* de imagem bidimensional com ECG acoplado e com *frame rate* adequado. Em primeiro lugar deve-se escolher o corte ecocardiográfico com a função ROI *(Region Of Interest)*. Escolhe-se o melhor quadro de imagem, usando as setas à direita-esquerda do teclado, e posicionam-se três pontos, dois na borda endocárdica do anel mitral (septal e lateral) e outro na borda endocárdica apical, e o sistema detecta automaticamente as bordas endocárdica e epicárdica e os segmentos, usando o esquema padrão de 17 segmentos (Fig. 15-42). O comando *Compute* gera os traçados de volume, velocidades, *strain, strain rate* etc. A imagem bidimensional pode mostrar a grade com os segmentos, a malha de análise (Mesh Res), os vetores de velocidade e a imagem paramétrica superposta à imagem 2D. São informados, também, os volumes ventriculares e a fração de ejeção. O painel de comandos permite manipular os traçados, a imagem paramétrica e os resultados. Os vetores de velocidade das paredes são divididos em 2 camadas: endocárdica e epicárdica, permitindo a análise das duas regiões da espessura parietal. A terceira linha de vetores, mesocárdica, corresponde às velocidades transmurais (Fig. 15-43).

O comando *Results* mostra uma tela com uma tabela onde aparecem os valores de pico da medição, o tempo ao pico de cada segmento e a diferença de tempo entre paredes opostas *(Delay)*. Do lado direito, os mapas polares dos valores de pico e do tempo ao pico (Fig. 15-44). Estes dados podem ser obtidos para os valores transmurais (média da espessura das paredes), da região subendocárdica ou subepicárdica.

O comando *Options* (Fig. 15-45) abre uma tela que permite modificar parâmetros de bordas, forma de apresentação, traçados a serem mostrados, filtragem e método de cálculo, por volumes ou por áreas.

Para as projeções de eixo curto o sistema posiciona uma grade circular que deve ser adaptada às paredes do VE, devendo-se escolher o nível do corte: basal (SAX B), nos músculos papilares (SAX M) ou apical (SAX A) (Fig. 15-46).

Os dados são computados e mostrados na tela na forma de traçado e, superpostos à imagem 2D, os modos paramétrico, os segmentos, a malha e os vetores de velocidade (Fig. 15-47).

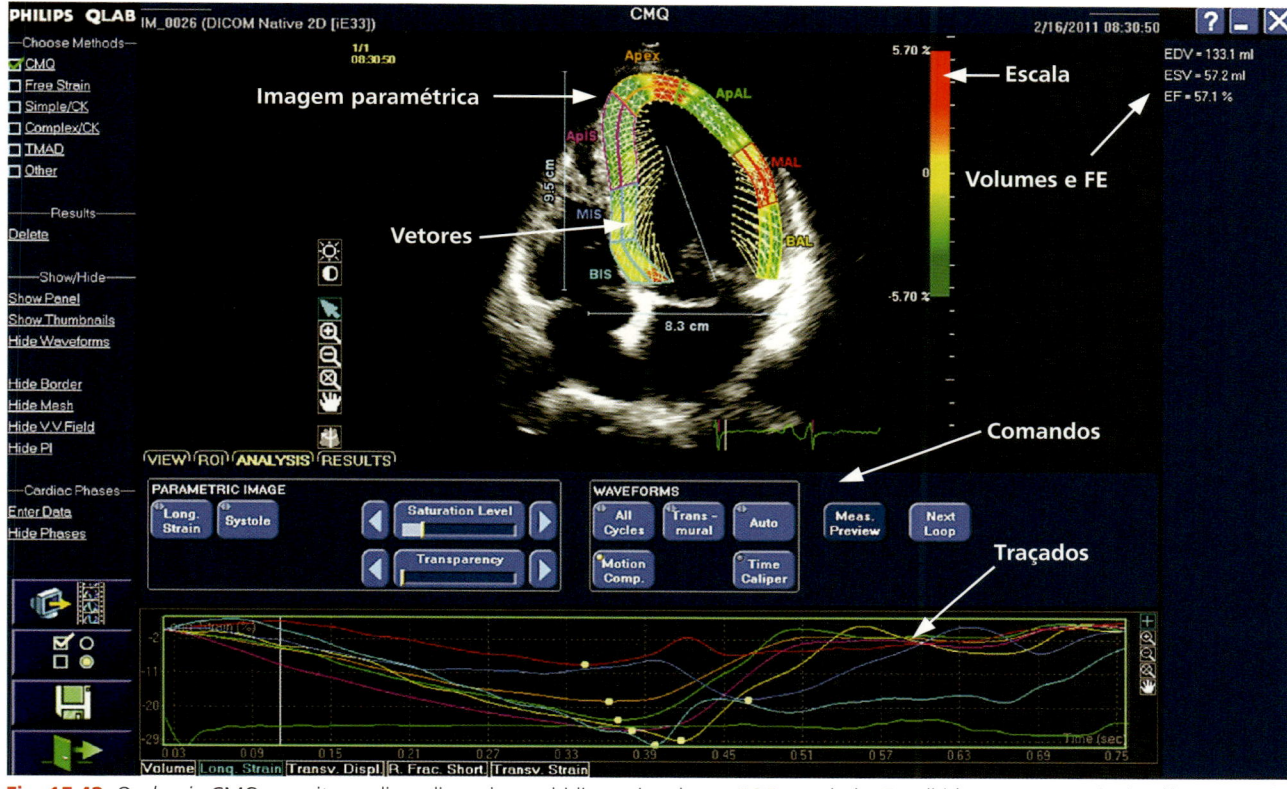

Fig. 15-42. O *plug-in* CMQ permite analisar clipes de eco bidimensional com ECG acoplado. Escolhido o corte anatômico (função ROI) posicionam-se três pontos (dois basais e um apical, na borda endocárdica) para o sistema confeccionar os traçados. Na imagem 2D, observamos os vetores, a grade com os segmentos, a malha e a imagem paramétrica. À direita, os valores de FE e volumes do VE. Embaixo, o painel de comandos e, no pé da figura, os traçados.

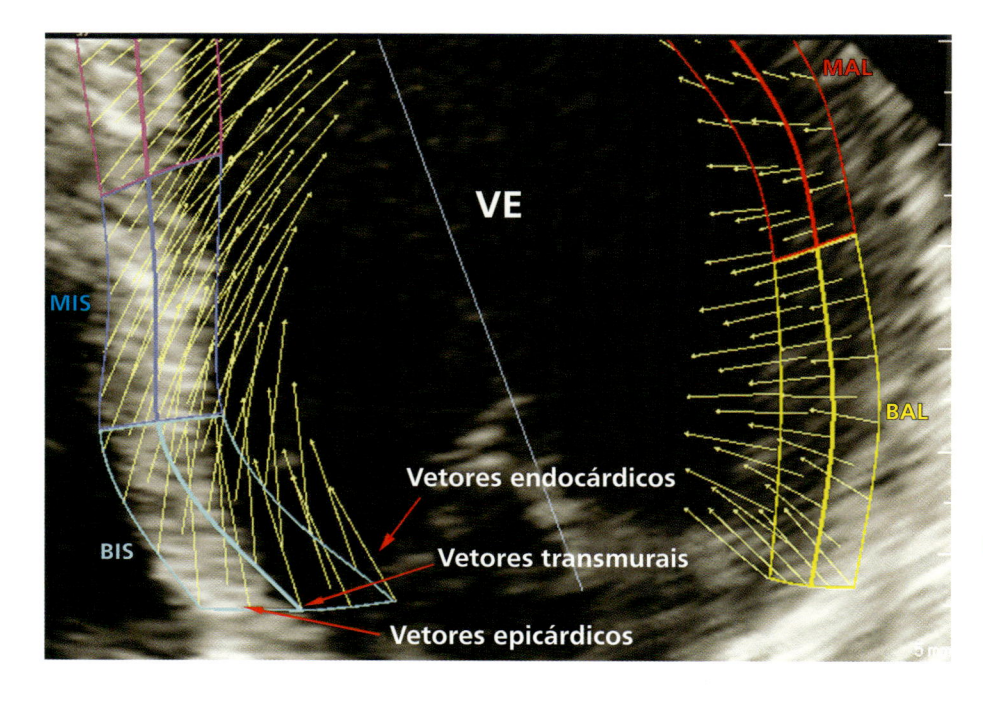

Fig. 15-43. Detalhe das paredes e dos vetores de velocidade proveniente das regiões subendocárdica, subepicárdica e transmural.

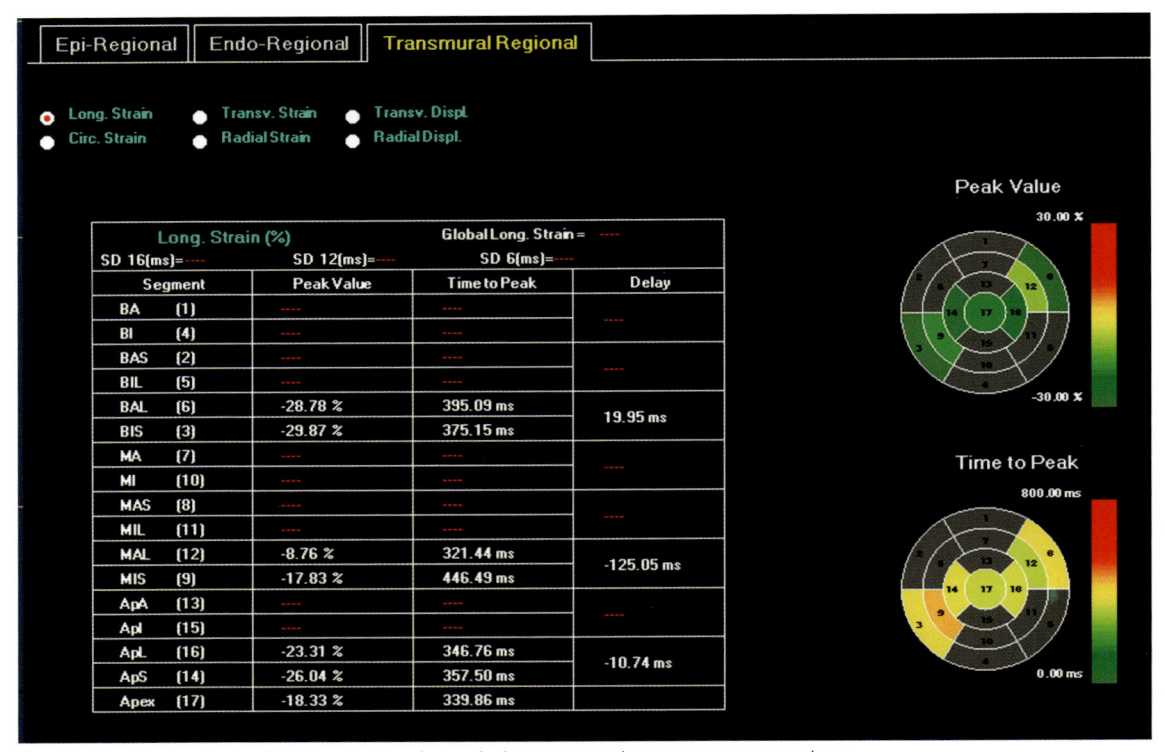

Fig. 15-44. Página de resultados mostrando a tabela com os valores e os mapas polares.

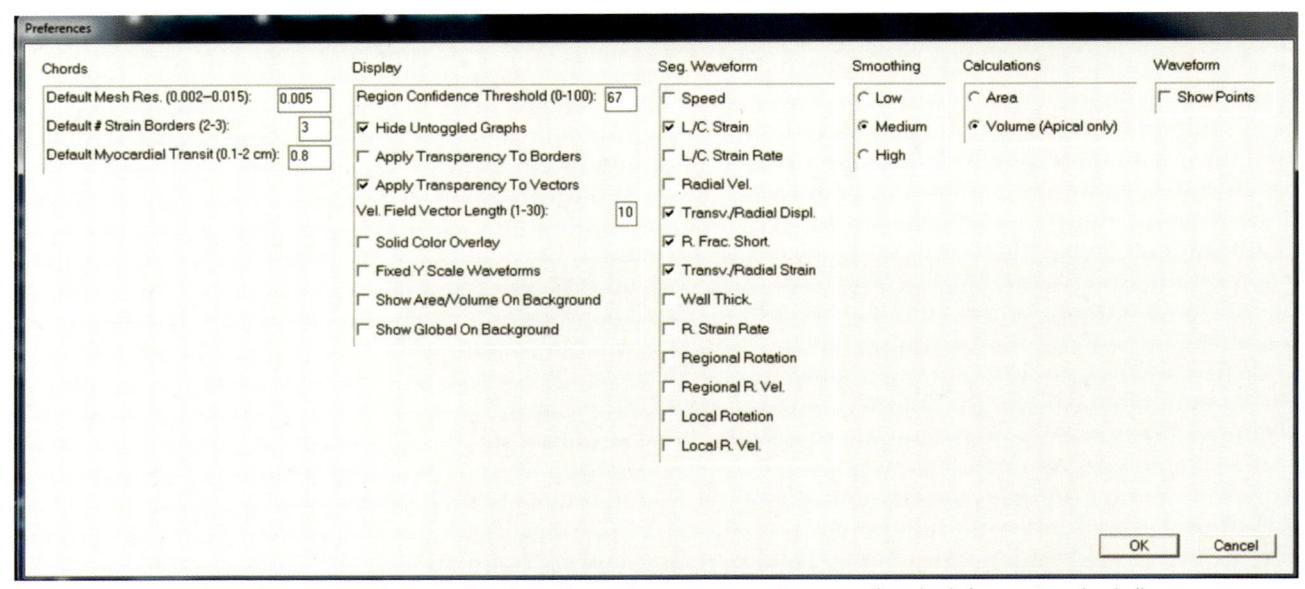

Fig. 15-45. Página de preferências, onde estão listados todos os itens que compõem a análise da deformação miocárdica.

A descrição referida até o momento é para o *software* Qlab™ versão 8.1. Recentemente foi lançada pela Philips a nova versão 9.0, da qual enfatizaremos os aspectos principais.

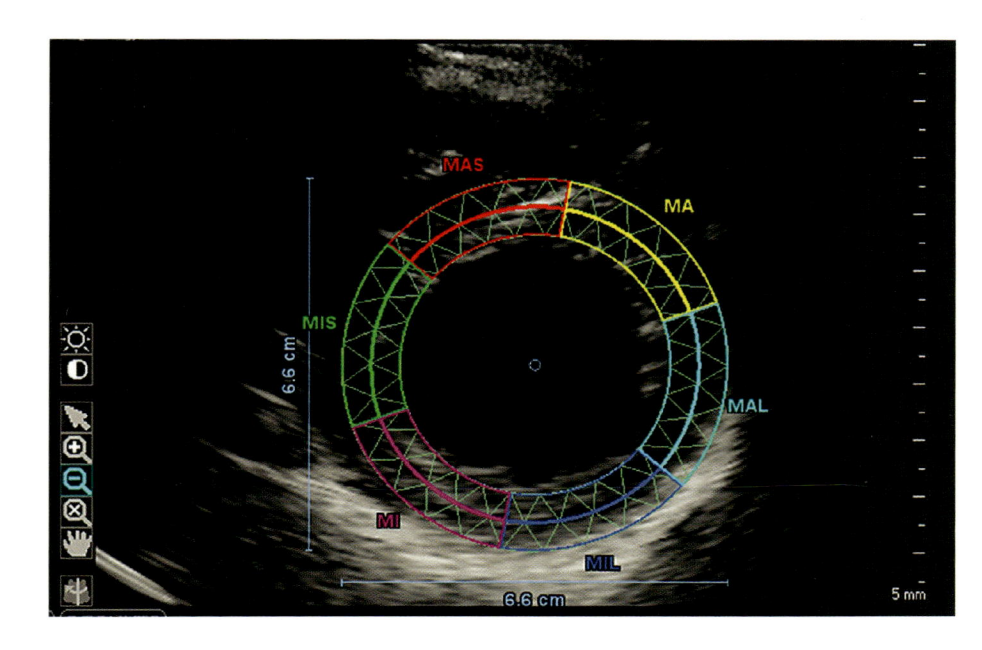

Fig. 15-46. *Plug-in* CMQ para eixo curto ventricular. Observa-se a grade circular que deve ser posicionada tangenciando-se as bordas endocárdica e epicárdica. Passando o cursor pelas linhas que separam os segmentos, pode-se adaptar a forma circular para a forma anatômica do VE ou, ainda, deslocar os pontos endocárdico e epicárdico.

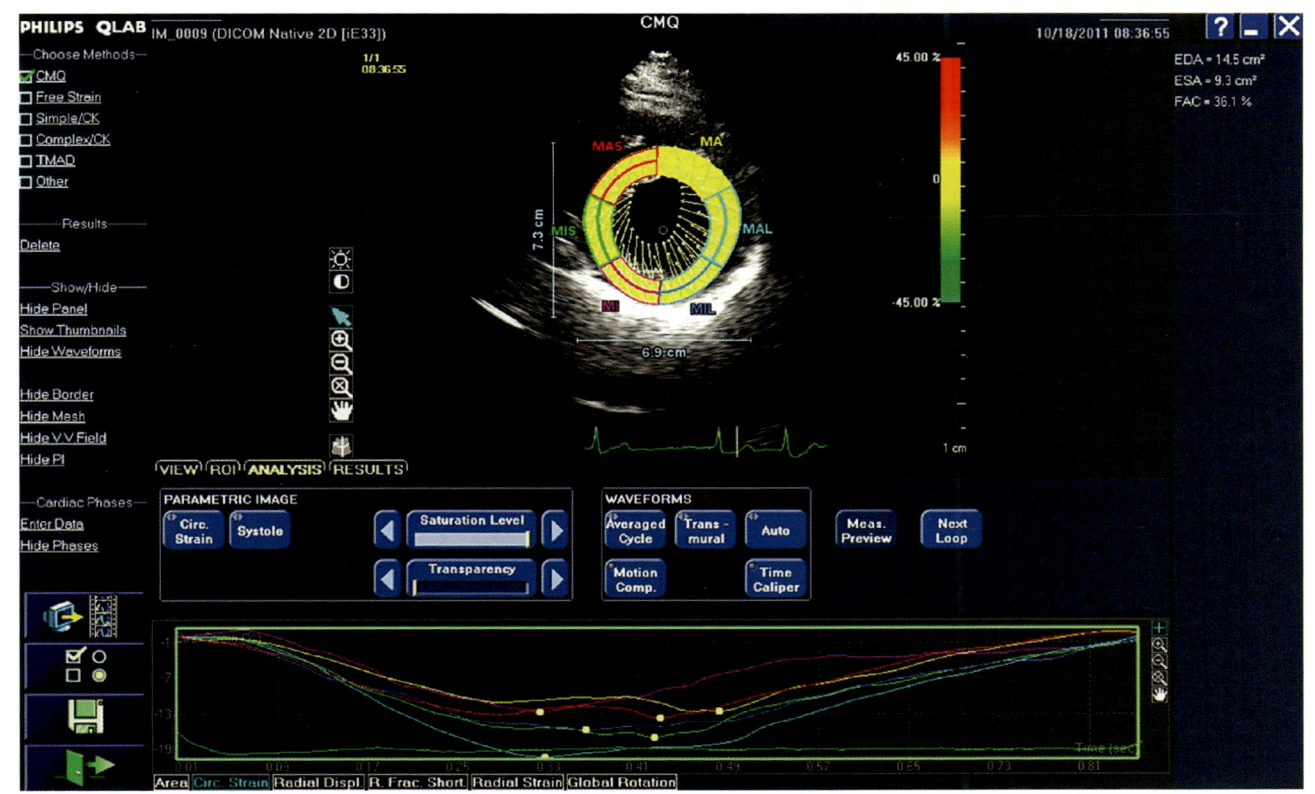

Fig. 15-47. *Plug-in* CMQ para análise das deformidades circunferencial e radial. À imagem 2D se superpõem as imagens paramétricas, os vetores, a grade dos segmentos e a malha de análise. Na parte inferior, os traçados obtidos. No centro, o painel dos comandos.

PHILIPS QLAB™ 9.0

Com relação ao *plug-in* SQ a nova versão não apresenta mudanças.

CMQ

Este *plug-in* apresenta algumas alterações, sendo a mais notória a maior velocidade de processamento dos dados e a computação automática após a seleção dos pontos da borda endocárdica. Os traçados de *strain* e velocidades apresentam o valor médio, que aparece como uma linha pontilhada (Fig. 15-48).

Foi retirada a função Meas. *Preview* (resultados parciais) entrando no lugar uma tela de Resultados Globais que apresenta um mapa polar que mostra os valores ou o tempo ao pico e uma pequena tabela com todos os valores obtidos nessa projeção. Aparece, também, o valor global da aferição realizada (Fig. 15-49).

É solicitada, na tela de imagem, a inclusão do tempo de fechamento da valva aórtica, o que deve ser feito pela mesma planilha vista na versão anterior.

Para análise dos planos de eixo menor, não houve mudanças quanto à obtenção. O processamento inicia-se automaticamente.

O sistema Qlab™, tanto nas versões 8.1 como 9.0, é bastante consistente, com boa detecção da borda endocárdica e resultados robustos. A versão 9.0 ficou mais rápida, fácil de manipular e oferecendo resultados globais mais adequados aos requerimentos clínicos, que usam como parâmetro principal a deformação global.

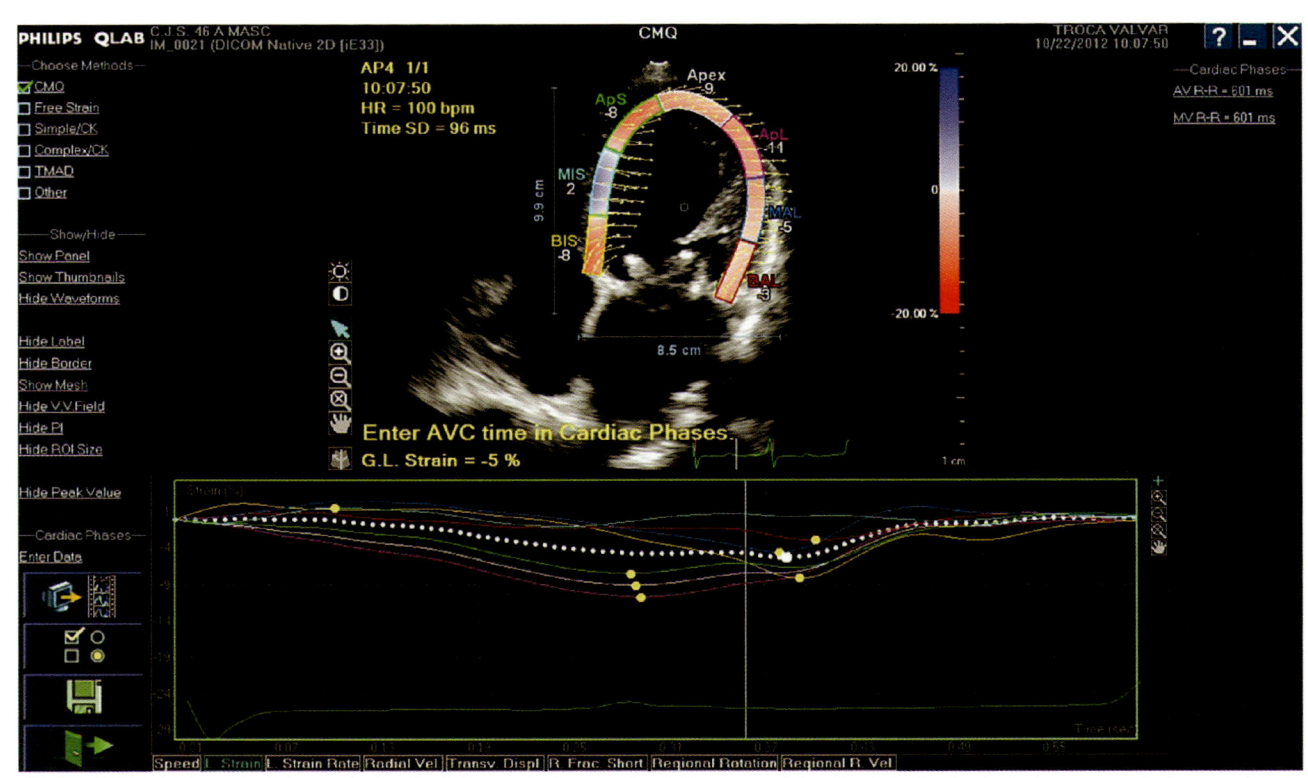

Fig. 15-48. Qlab™ versão 9.0. Avaliação da deformação longitudinal. Notar a solicitação da inclusão do fechamento aórtico, o valor do *strain* global para essa projeção e o valor médio da deformação no traçado inferior (linha pontilhada).

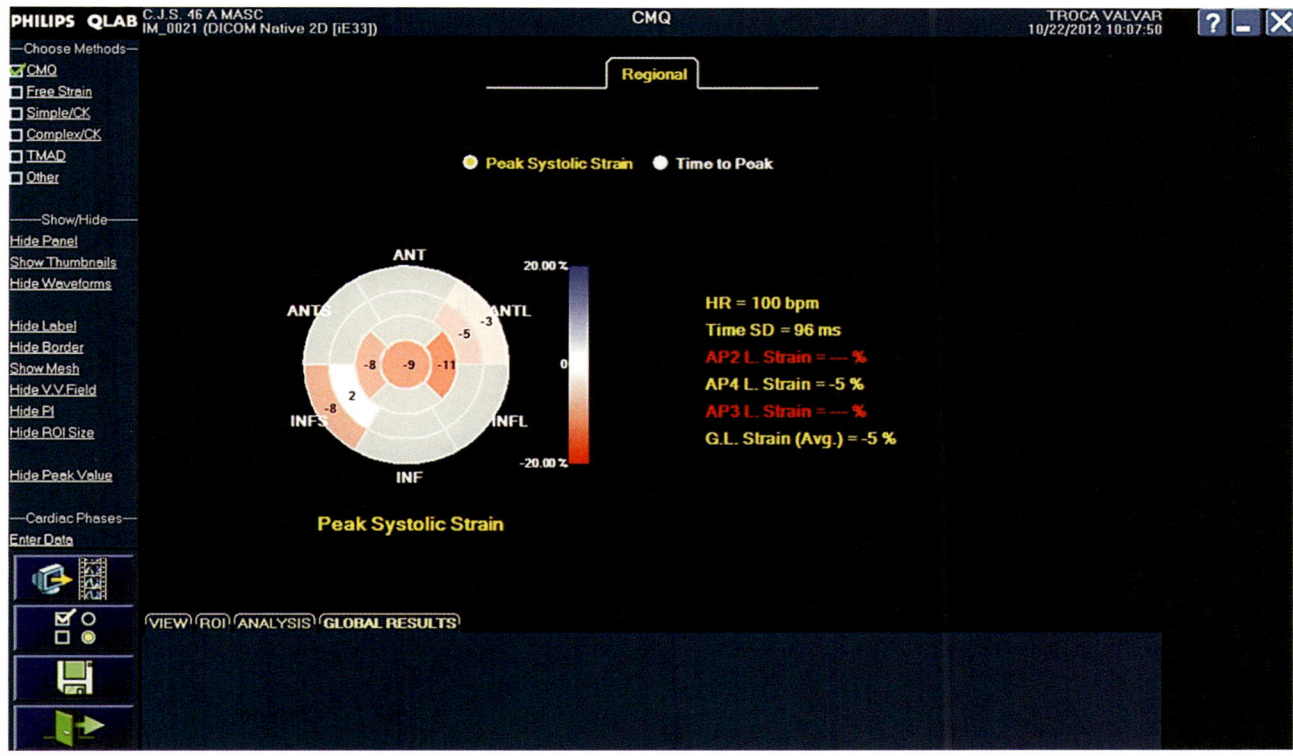

Fig. 15-49. Qlab™ versão 9.0. Página de resultados globais, com mapa polar e tabela de dados. Estes dados podem ser selecionados para pico da deformação ou para tempo ao pico.

Seção 6 — Parte 1

TOSHIBA ARTIDA®
Luiz Darcy Cortez Ferreira

INTRODUÇÃO

Nosso grupo avaliou, por cerca de um ano e meio, a utilização do *strain* tridimensional não só em indivíduos hígidos, definindo valores de normalidade para a população em geral, visto que não há, até o presente momento, estudos validando o método, nem estabelecendo tais parâmetros de normalidade, mas também em situações de comprometimento da contratilidade sistólica, tanto regional quanto global, a exemplo dos portadores de cardiopatia chagásica.

Diversos desses trabalhos foram apresentados em congressos nacionais e internacionais e publicados em revistas específicas da área de ecocardiografia.

Um estudo preliminar com 47 indivíduos hígidos avaliou os valores de *strain* pelo método tridimensional em suas 3 modalidades – longitudinal, circunferencial e radial – utilizando o modelo de 16 segmentos da American Society of Echocardiography. Os valores do *strain*, apresentados no Congresso Europeu de Ecocardiografia, são apresentados nos Quadros 15-1 (radial), 15-2 (longitudinal) e 15-3 (circunferencial).[1]

Algumas peculiaridades regionais foram observadas quando comparamos os valores médios do *strain* tridimensional dos segmentos basal, médio e apical nas 3 modalidades. Valores absolutos maiores foram observados no segmento basal pelo Rs. Este foi

Quadro 15-1. Valores de *strain* radial pelo *speckle tracking* tridimensional

Basal anterior	64,02 ± 26,98
Basal anteroseptal	57,57 ± 24,47
Basal anterolateral	63,84 ± 24,91
Basal inferior	47,88 ± 15,64
Basal inferosseptal	51,93 ± 19,33
Basal inferolateral	58,47 ± 19,62
Médio anterior	51,21 ± 18,74
Médio anterosseptal	48,38 ± 17,28
Médio anterolateral	48,54 ± 14,53
Médio inferior	42,32 ± 11,65
Médio inferosseptal	45,04 ± 13,73
Médio inferolateral	44,00 ± 12,12
Apical anterior	37,13 ± 12,25
Apical septal	38,66 ± 12,33
Apical inferior	34,77 ± 12,37
Apical lateral	36,13 ± 12,96

maior que o Ls e Cs nos segmentos basal e médio (p < 0,05), mas não no apical. Rs decresce significativamente da base para o ápice (p < 0,05), enquanto que Ls e Cs não mostraram diferenças significativas entre as regiões basal, média e apical. Isto provavelmente relaciona-se com a distribuição espacial das fibras miocárdicas, nas diferentes camadas da parede ventricular esquerda.[2] O Quadro 15-4 ilustra os valores médios do *strain* tridimensional radial, circunferencial e longitudinal.

Nesse mesmo grupo de indivíduos comparamos a fração de ejeção do ventrículo esquerdo obtida pelo *speckle tracking* tridimensional com aquela avaliada pelo ecocardiograma bidimensional convecional através da fórmula de Simpson. Observamos

Quadro 15-2. Valores de *strain* longitudinal pelo *speckle tracking* tridimensional

Basal anterior	-20,97 ± 6,64
Basal anteroseptal	-14,79 ± 6,14
Basal anterolateral	-24,24 ± 7,64
Basal inferior	-22,35 ± 8,96
Basal inferosseptal	-16,86 ± 6,06
Basal inferolateral	-24,67 ± 9,59
Médio anterior	-18,25 ± 6,66
Médio anterosseptal	-16,44 ± 7,14
Médio anterolateral	-18,78 ± 6,92
Médio inferior	-16,32 ± 6,42
Médio inferosseptal	-17,13 ± 5,96
Médio inferolateral	-15,93 ± 7,13
Apical anterior	-15,23 ± 6,62
Apical septal	-19,78 ± 6,24
Apical inferior	-22,64 ± 6,33
Apical lateral	-18,90 ± 6,95

Quadro 15-3. Valores de *strain* circunferencial pelo *speckle tracking* tridimensional

Basal anterior	-28,80 ± 11,71
Basal anterosseptal	-31,15 ± 10,99
Basal anterolateral	-31,37 ± 12,26
Basal inferior	-36,41 ± 10,11
Basal inferosseptal	-31,75 ± 9,09
Basal inferolateral	-39,80 ± 9,91
Médio anterior	-30,76 ± 9,81
Médio anterosseptal	-29,09 ± 7,96
Médio anterolateral	-33,79 ± 10,00
Médio inferior	-34,62 ± 8,32
Médio inferosseptal	-31,56 ± 9,32
Médio inferolateral	-36,54 ± 8,89
Apical anterior	-30,84 ± 10,67
Apical septal	-31,38 ± 9,18
Apical inferior	-33,58 ± 8,70
Apical lateral	-34,26 ± 9,89

Quadro 15-4. Valores médios de *strain* por segmento, obtidos pelo *speckle tracking* tridmensional (valores absolutos)

	Radial	Longitudinal	Circunferencial
Basal	57,28 ± 22,76	-20,65 ± 8,41	-33,21 ± 11,27
Médio	46,58 ± 15,08	-17,14 ± 6,74	-32,73 ± 9,35
Apical	35,50 ± 12,67	-19,44 ± 7,41	-32,45 ± 10,53

uma boa concordância entre os métodos, conforme o Gráfico 15-1, com valores médios comparáveis pelo teste t de Student (p > 0,05).[3]

Outro estudo, publicado no European Journal of Echocardiography, comparou a torção ventricular esquerda que é o resultado das rotações, em sentido horário da base e em sentido anti-horário do ápice, e que desempenha papel vital na função contrátil ventricular. A exequibilidade nos dois métodos foi calculada como a porcentagem do total

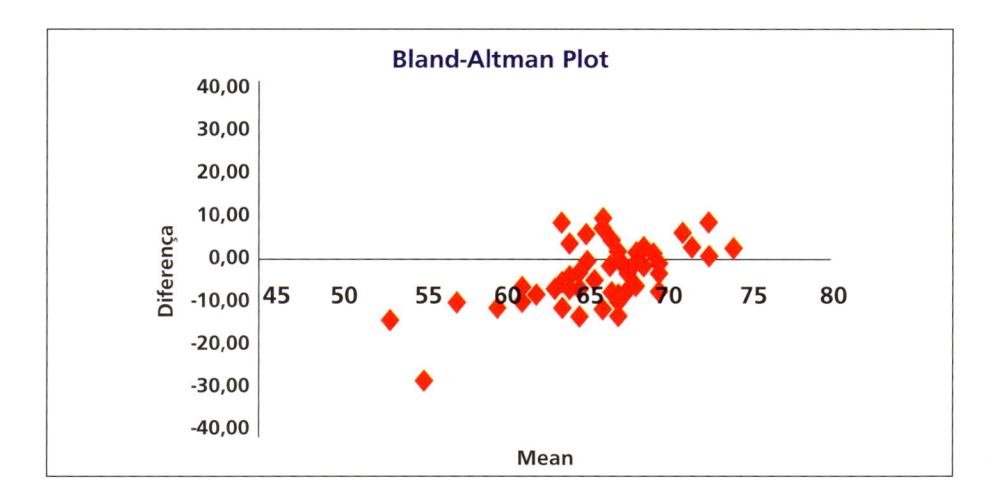

Gráfico 15-1.

de segmentos adequados para avaliação. Medidas de qualidade aceitável foram possíveis em 378 de 390 segmentos (97%) pelo 2DT e em 636 de 663 segmentos (96%) pelo 3DT (p = NS), demonstrando exequibilidades boa e comparável. O valor médio da torção pelo 2DT foi de 13,8 ±7,9 graus e pelo 3DT global média foi de 10,2 ±7,6 graus, demonstrando uma torção pelo 3DT significativamente menor do que pelo 2DT (p < 0,01). Embora ambas as técnicas baseiem-se nos mesmos princípios, mostraram diferenças significativas entre seus valores médios. Esta discrepância pode ser explicada pela movimentação tridimensional do miocárdio, que não pode ser avaliada pelo 2DT e pela utilização de diferentes algoritmos.[4]

Em outro estudo recentemente apresentado no Congresso da *European Society of Cardiology*, correlacionamos a presença de fibrose estabelecida pela ressonância magnética como método padrão ouro, portadores de Cardiopatia Chagásica, com valores de *strain* longitudinal (Ls), radial (Rs) e circunferencial (Cs) obtidos pela técnica do *Speckle Tracking* Tridimensional (3DT).[5] Foram medidos Rs, Ls e Cs no pico máximo pelo 3DT em 221 segmentos miocárdicos de 13 indivíduos portadores de cardiopatia chagásica estabelecida, com fração de ejeção de VE média de 46,2 ± 13,2%. Paralelamente foi avaliada a presença de fibrose pela RM, sendo dividida em dois grupos, com e sem evidências de fibrose. Observou-se diferença estatística significativa entre os dois grupos, para as três formas de *strain* avaliadas (Quadro 15-5). Em comparação ao método padrão ouro para avaliação de fibrose miocárdica, a medida do *strain* tridimensional mostrou ser ferramenta útil na diferenciação entre segmentos normais e com fibrose.

Quadro 15-5. Comparação dos resultados de acordo com a presença de fibrose na avaliação dos segmentos por RM

Característica	Segmentos Normais Valor ou N (%)	Segmentos Fibróticos Valor ou N (%)	P*
Radial	N = 132	N = 69	
Intervalo Mediana (IIQ**)	8,11 a 88,79 26,83 (18,44-41,22)	0 a 53,65 9,65 (3,65-24,50)	< 0,0001
Circunferencial	N = 144	N = 69	
Intervalo Mediana (IIQ**)	-52,77 a -7,05 -27,40 (-33,84- -20,51)	-43,06 a -0,12 -17,07 (-27,66- -9,78)	< 0,0001
Longitudinal	N = 115	N = 69	
Intervalo Mediana (IIQ**)	-32,81 a -7,30 -13,91 (-18,75- -11,35)	-31,86 a -0,01 -8,66 (-12,77- -3,84)	< 0,0001

*Teste de Mann-Whitney; **Intervalo interquartil.

REFERÊNCIAS BIBLIOGRÁFICAS

1. Ferreira LDC, Andrade JL, Campos-Filho O *et al.* Values of systolic strain derived from 3-dimensional speckle tracking in healthy volunteers. *Eur J Echocardigr Supplements* 2009;10:ii158-59.
2. Ferreira LCD, Andrade JL, Campos O *et al.* Diferenças regionais no strain sistólico derivado do speckle tracking tridimensional em voluntários hígidos. *Rev Bras Ecocardiogr Imagem Cardiovasc* 2010;23:97.
3. Ferreira LDC, Andrade JL, Campos O *et al.* Speckle tracking tridimensional: nova ferramenta para quantificação da fração de ejeção do ventrículo esquerdo. *Rev Soc Cardiol Estado de São Paulo* 2010;20:105.
4. Andrade J, Cortez LD, Campos O *et al.* Left ventricular twist: comparison between two- and three-dimensional speckle-tracking echocardiography in healthy volunteers. *Eur J Echocardiogr* 2011;12:76-79.
5. Ferreira LDC, Andrade JL, Campos O *et al.* Relatioship between left ventricular systolic strain from three-dimensional speckle tracking and myocardial fibrosis by magnetic resonance imaging in patients with chagasic cardiomyopathy. *Eur Heart J* 2011;32:53.

Seção 6 — Parte 2

TOSHIBA ARTIDA®
Oscar Francisco Sanchez Osella

DETERMINAÇÃO DO *STRAIN* BIDIMENSIONAL

A técnica de *strain* bidimensional é denominada pelo fabricante Wall Motion Tracking. O *software* para analise do *strain* bidimensional não está disponível para uso *off line*, sendo necessária a utilização do ecocardiógrafo. Neste capítulo será demostrada a utilização do modelo Artida

Os aparelhos desta marca, com *software* para análise de *strain*, são configurados para gravar as imagens dinâmicas em formato *raw data*, não permitindo o cálculo em outros tipos de arquivo. As imagens com esse formato exibem a palavra *RAW* no canto superior direito, quando são mostradas em conjunto no rodapé do exame. As imagens dinâmicas gravadas após análise do *strain* não têm esse formato. A revisão dos cálculos só é possível na imagem original. Para conservar os dados da análise, é necessário marcar o ícone correspondente que passará a figurar na imagem do rodapé (Fig. 15-50).

Para análise do *strain* é imprescindível a utilização de eletrocardiograma como referência. No início do exame, na opção Physio, pode selecionar-se a derivação mais adequada, que será a que permitir um complexo QRS amplo e bem diferenciado das demais ondas, com registro estável. Na presença de arritmias é conveniente configurar a opção de gravar vários ciclos para selecionar, posteriormente, o mais adequado. Pacientes com marca-passo dupla câmara também necessitam do registro de vários ciclos para selecionar adequadamente o período sistólico, pois quando as espículas do marca-passo são amplas, o aparelho pode interpretar o intervalo entre a ativação atrial e ventricular como sendo sístole ventricular.

Após a obtenção das imagens dinâmicas convencionais nos cortes paraesternal eixo curto e apical, o primeiro passo é selecionar no rodapé a imagem de interesse, clicando 2 vezes.

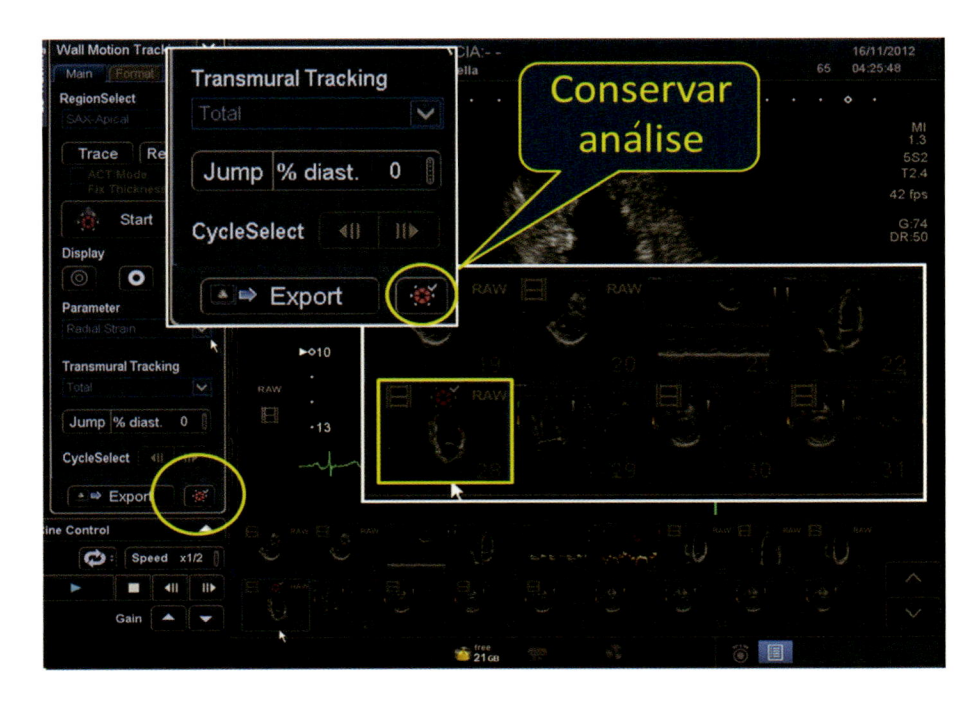

Fig. 15-50. Tela do equipamento Toshiba Artida® mostrando o ícone que permite o armazenamento dos dados para posterior análise.

A seguir seleciona-se a opção *strain* 2D no lado esquerdo do teclado (Fig. 15-51).

No canto esquerdo da tela, seleciona-se o corte correspondente com a imagem a ser analisada (Fig. 15-52).

Surgirá automaticamente a opção Trace (Fig. 15-53). Optando-se pelo modo semiautomático, as opções ACTMode e Fix Tickness deverão estar ativadas com a marcação à esquerda. Seguindo as instruções do aparelho que aparecem na região superior da tela, serão determinados os limites do anel mitral e a seguir do Apex. Deverá ser marcado inicialmente o anel direito ou esquerdo conforme especificado nas instruções mencionadas. Concluída a etapa, o software solicita no canto superior da tela, que se modifique a espessura miocárdica que foi definida automaticamente, girando o comando Wheel, localizado acima do *trackball* (Fig. 15-51). Corrigida ou confirmada a espessura, clica-se *start* para a análise do *strain*.

No menu Main, que surge imediatamente, consta o primeiro parâmetro analisado, definido na configuração da máquina, que neste caso é o *Strain* Longitudinal. No Menu Transmural *Tracking* deverá selecionar-se para análise uma das três opções seguintes:

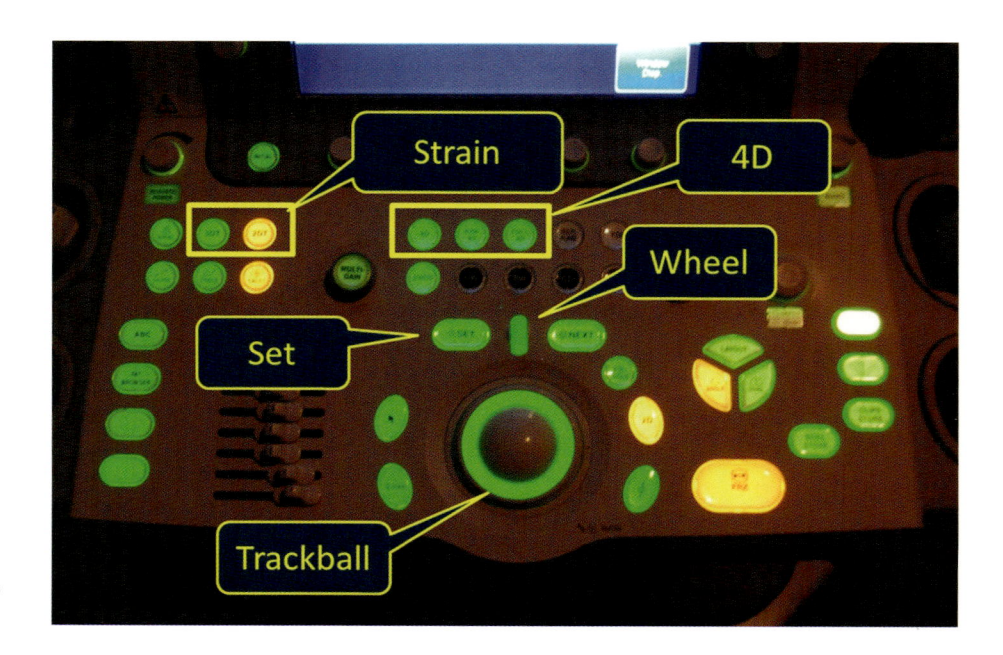

Fig. 15-51. Painel do equipamento Toshiba Artida®.

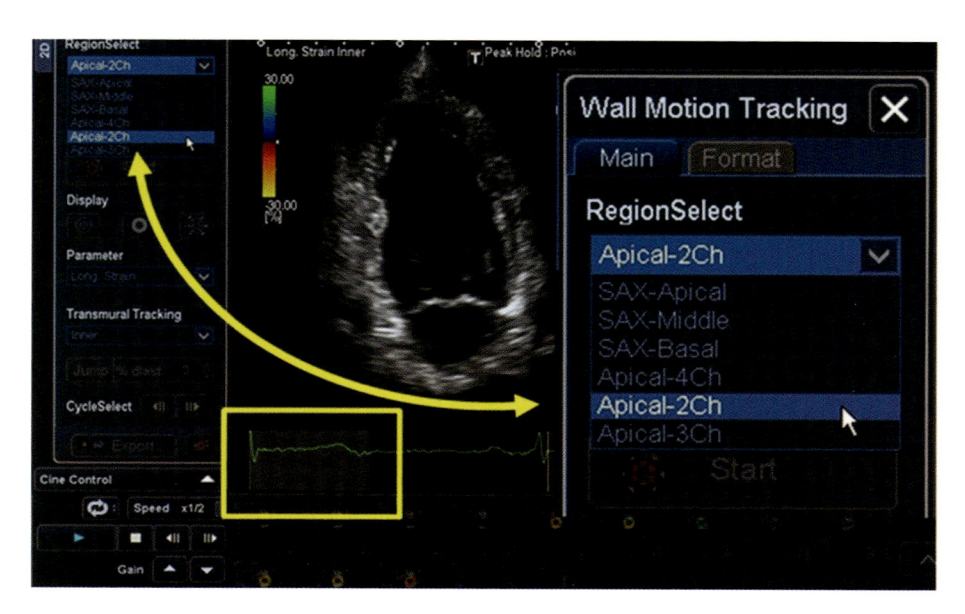

Fig. 15-52. Seleção da imagem a ser analisada.

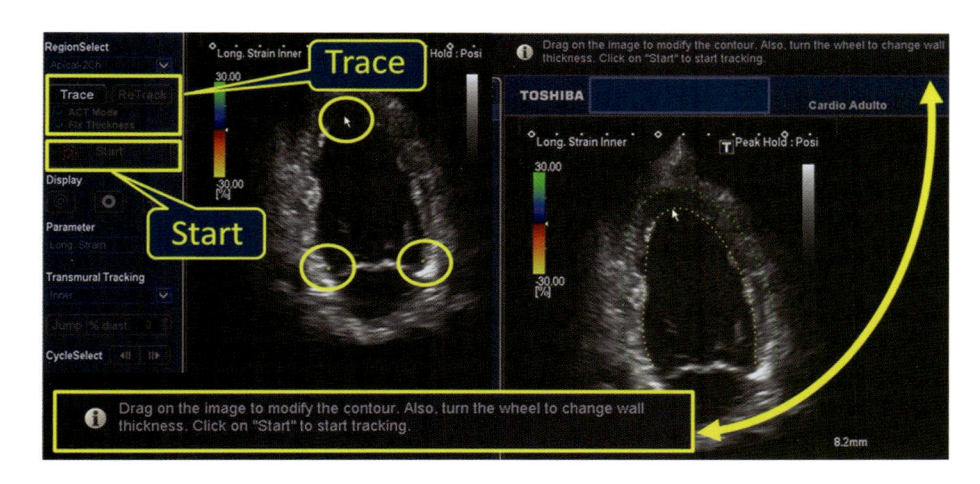

Fig. 15-53. O modo Trace.

Inner, Outer ou Mid, que correspondem às camadas miocárdicas interna, externa ou média (Fig. 15-54).

Entrando no Menu Format (Fig. 15-55), podemos escolher a configuração do gráfico, incluindo ou não a curva do *Strain* Global, e as curvas de cada segmento miocárdico, correspondentes ao corte analisado. O comando Fusion modifica o grau de predominância entre a imagem paramétrica do *strain* e a imagem bidimensional. Colocando-se o cursor sobre a opção Hue, e girando o comando Wheel, podemos modificar o modo de apresentação da imagem paramétrica, escolhendo entre diversos mapas de cores. A figura mencionada mostra o mapa 2 à esquerda, e o mapa 7 de cor verde, à direita, exibindo no gráfico a curva de *strain* de todos os segmentos, e o *strain* global em linha tracejada.

Além do mencionado, o comando *wheel* permite selecionar opções em diversos parâmetros, desde que ativados previamente colocando-se o cursor sobre o menu desejado.

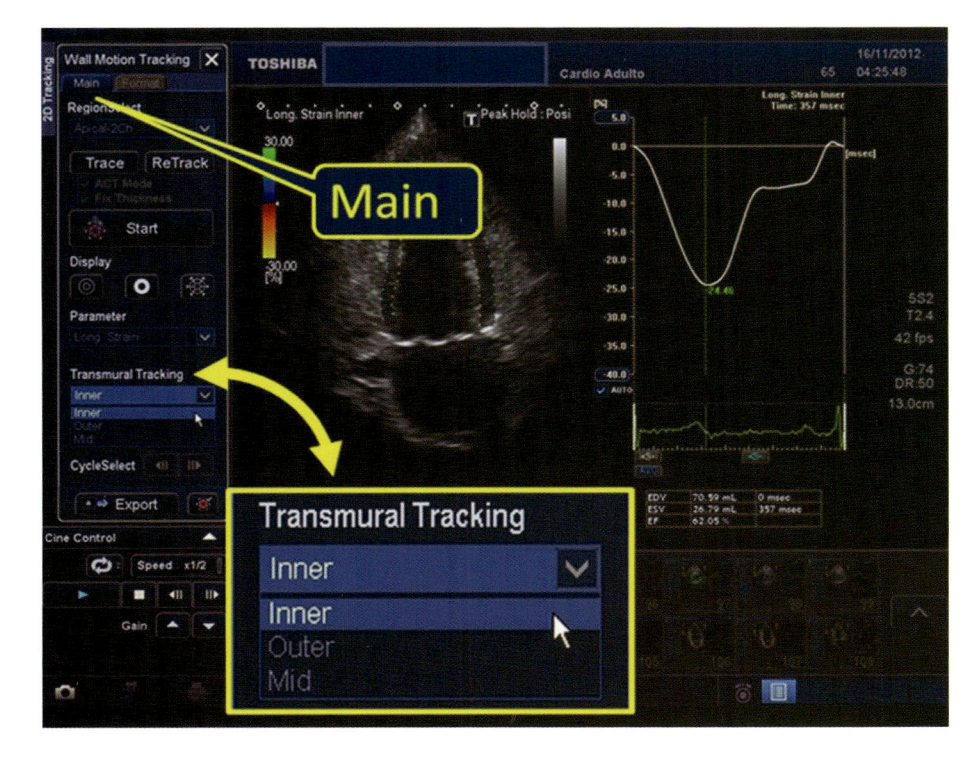

Fig. 15-54. Escolha da camada miocárdica a ser analisada.

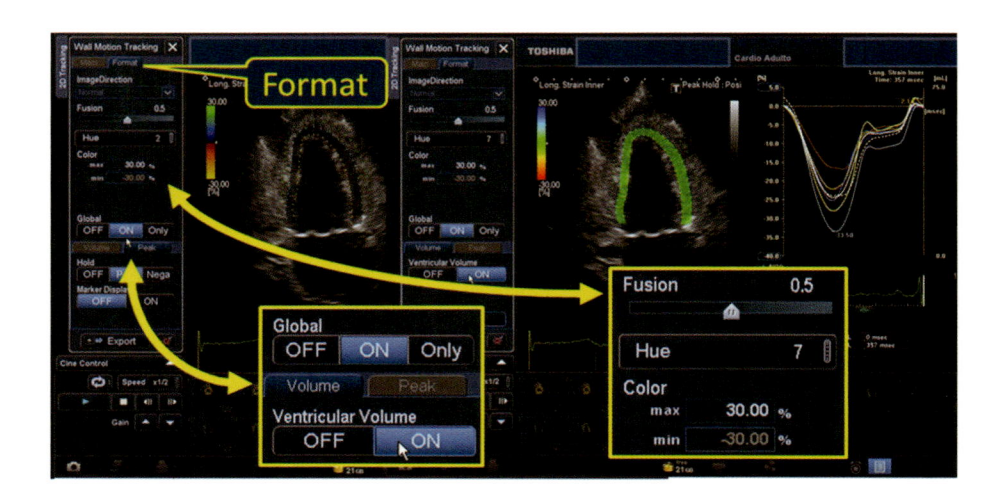

Fig. 15-55. O menu Format.

Retornando ao Menu Main, (Fig. 15-56) e clicando-se sobre Parameter, são mostradas as variáveis que podem ser analisadas no corte selecionado. Clicando-se na opção de interesse, imediatamente parecem as imagens e gráficos correspondentes. No exemplo foi selecionado *strain rate*.

No Menu Format, selecionada a opção On de Marker Display será exibida a planilha de resultados da variável analisada, para cada segmento miocárdico. Os dados podem ser exportados para uma planilha de cálculos Excel (Fig. 15-57).

Quando necessário, pode ser utilizada a determinação manual da borda endocárdica. Na opção Trace apresentada na Figura 15-53, podemos desativar somente o modo semiautomático (ACTMode) para determinar o endocárdio, mantendo a determinação semiautomática do contorno miocárdioco externo (Fix Tickness), ou desativar ambas opções.

No exemplo da Figura 15-58, no corte eixo menor apical, seguindo a orientação do *software* que aparece no canto superior da tela, o endocárdio é demarcado iniciando-se na posição de 9 horas, seguindo no sentido anti-horário. Ao completar a demarcação, clica-se 2 vezes no último ponto. O *software* habilita automaticamente a determinação do contorno miocárdio externo, da mesma forma. Completada a operação poderão ser feitos ajustes no contorno, pressionando-se Set no teclado e utilizando o Trackball. Aprovada a operação ativa-se o comando *start*, seguindo a sequência já indicada.

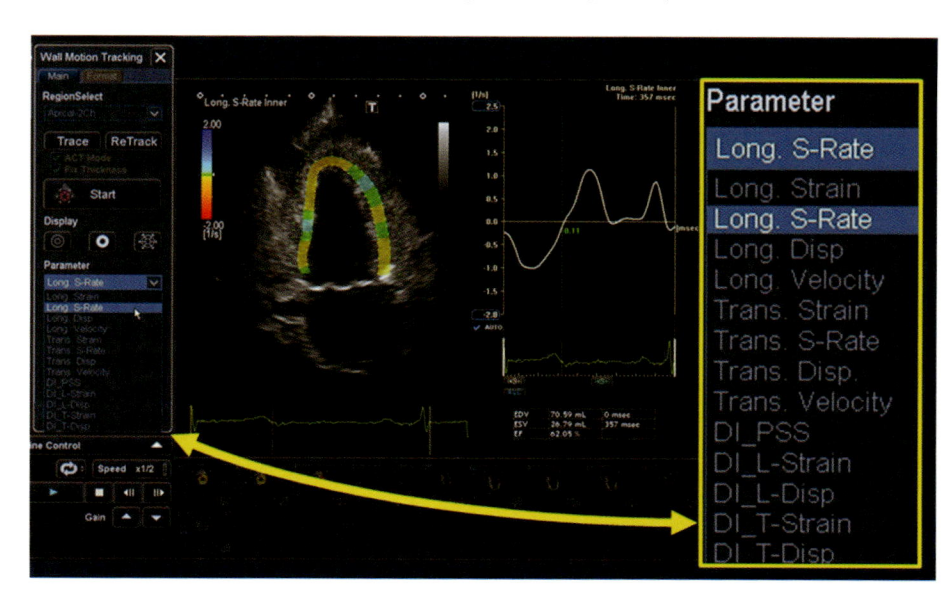

Fig. 15-56. Escolha do tipo de deformação a ser analisada.

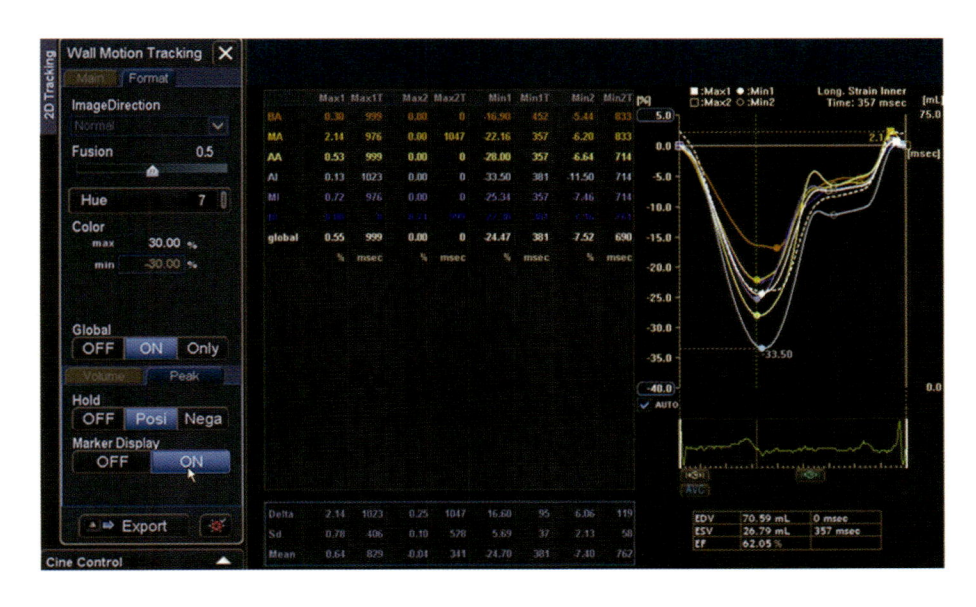

Fig. 15-57. Menu Format com planilha de resultados.

A técnica manual permite determinar a borda endocárdica na imagem mais favorável, em qualquer momento do ciclo cardíaco. O modo semiautomático somente permite selecionar uma imagem na sístole, dentro dos limites definidos pelo *software*, os quais aparecem como um retângulo de cor clara sobre o registro do ECG (Fig. 15-52).

No menu *Main* podemos selecionar entre três opções de *display*, exibidas na Figura 15-59, sendo as seguintes de esquerda à direita:

1. Sem imagem paramétrica.
2. Com imagem paramétrica.
3. Exibição da divisão por segmentos (Exemplo apresentado).

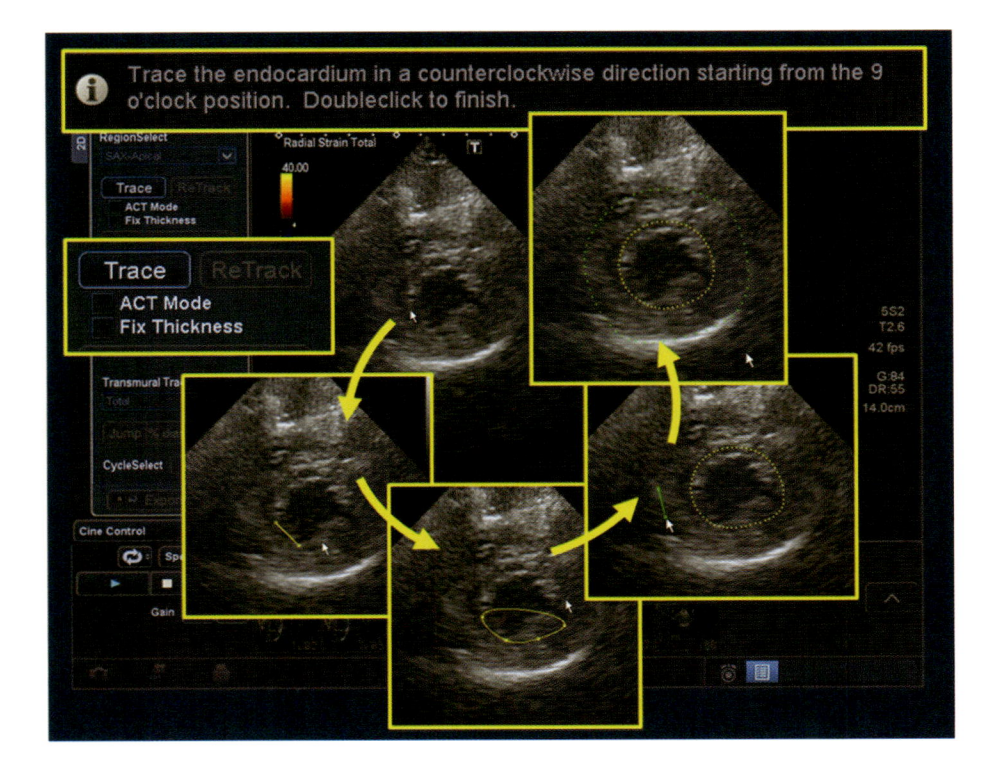

Fig. 15-58. Método para o traçado da borda endocárdica.

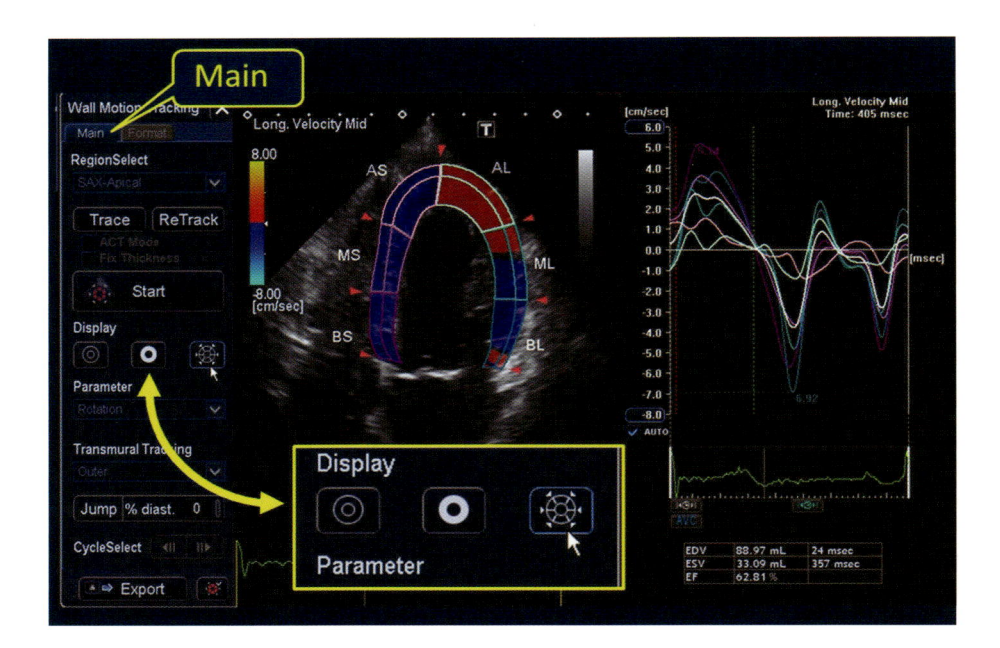

Fig. 15-59. No menu *Main*, opção *Display,* aparece o tipo da imagem exibida.

DETERMINAÇÃO DO *STRAIN* TRIDIMENSIONAL.

Para obtenção das imagens utiliza-se, inicialmente, a opção Pre4D no teclado (Fig. 15-51). A opção permite o registro simultâneo em ângulo de 90°, dos cortes de 2 e 4 câmaras. Otimizada a imagem se ativa Full4D. Neste modo, imagens 4D múltiplas, denominados subvolumes, são adquiridas em sincronização com o ECG. O número de subvolumes para obtenção de um *Full*-volume pode ser determinado entre 2, 4 ou 6. Se houver extrassístoles, o *software* substitui o ciclo pelo seguinte, até completar o número de subvolumes necessários. No modo Full 4D são apresentadas cinco imagens simultâneas. Dois cortes apicais em ângulo de 90° denominados A e B, e três cortes em eixo menor denominado C3, C5, e C7 (Fig. 15-60). Neste modo, a imagem na tela é atualizada parcialmente com cada ciclo cardíaco (subvolume). É importante que o paciente permaneça em apneia e o transdutor imóvel para o perfeito sincronismo das imagens. Quando a imagem adequada é obtida, congela-se com a tecla FRZ. A seguir, os registros

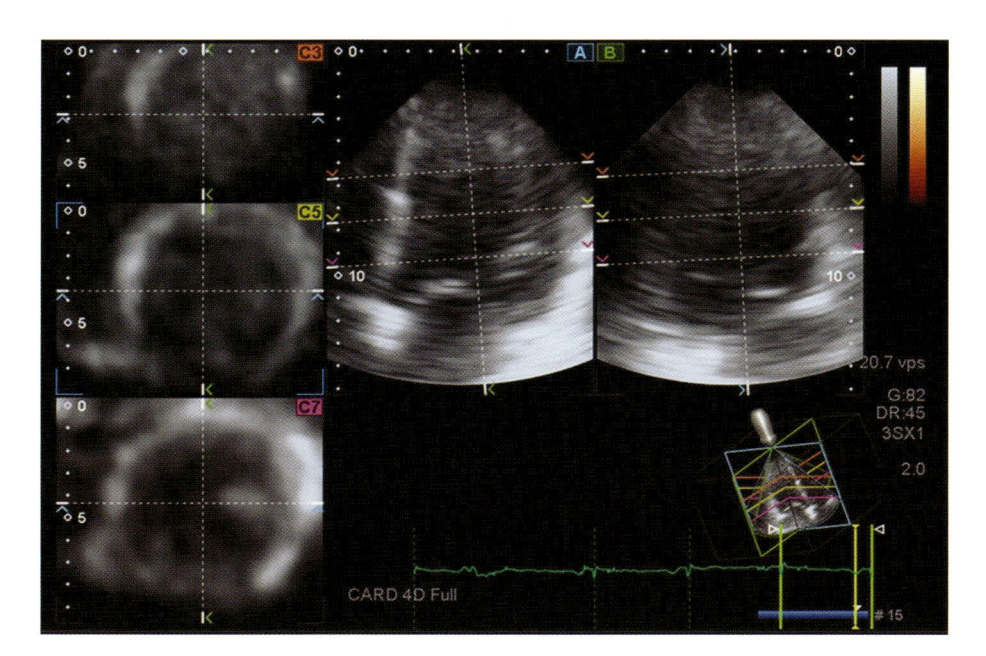

Fig. 15-60. Obtenção do modo tridimensional (Full 4D).

são revistos acionando-se o *Trackball*. Selecionada a captura adequada, deverá ser arquivada com o comando Clips Store. A análise de *strain* pode ser iniciada a partir do arquivamento do clipe, sem sair da função 4D, ou posteriormente, no modo *Review*. No último caso, será carregado o clipe escolhido, sendo necessário a seguir, activar o ícone 4D que aparecerá no menu da tela, no lado esquerdo. Na análise de *strain* tridimensional utiliza-se apenas um ciclo cardíaco.

O modo de análise *strain* 3D é ativado com a tecla 3DT (Fig. 15-51).

A seguir procede-se como no *strain* 2D. No exemplo da Figura 15-61, na opção Trace, foi selecionado o registro manual do endocárdio, desativando a opção (ACT Mode), permanecendo a determinação semiautomática do contorno externo (Fix Thickness). Inicialmente se demarca a imagem A e, a seguir, a imagem B.

Finalizada a demarcação, clicando duas vezes no último ponto, os contornos definidos também aparecem na imagen C. É possível efetuar correções com o *Trackball* e a tecla Set. Aprovada a demarcação se ativa START para cálculo do *strain* (Fig. 15-62).

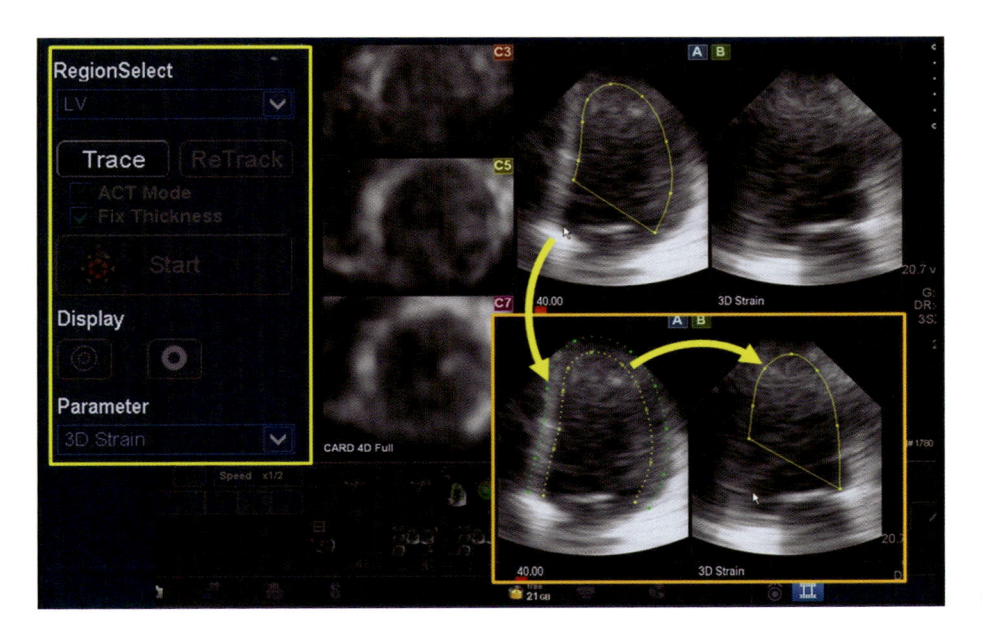

Fig. 15-61. Obtenção do *strain* 3D.

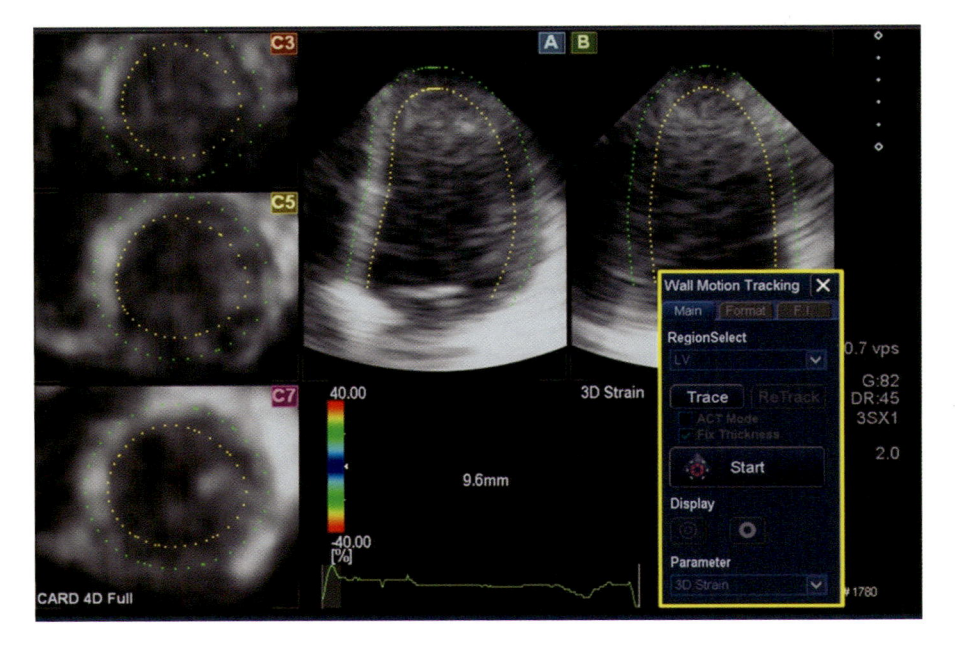

Fig. 15-62. *Strain* 3D com os traçados prontos para serem aprovados.

O parâmetro inicial de análise, determinado no Preset da máquina, é *strain* 3D. Aparece no campo Parameter e pode ser mudado (Fig. 15-63). A opção Report permite exibir na tela a ser exportada, a imagem da reconstrução tridimensional do ventrículo esquerdo. A imagem tridimensional exibida à esquerda, pode ser girada em todos os planos com ajuda do *trackball*. Os câmbios serão exibidos simultaneamente pela segunda imagem tridimensional.

No canto inferior direito do menu aparece o ícone que, quando ativado, permite conservar todos os parâmetros de cálculo na imagem original, para revisão posterior, como no caso do *strain* 2D, exibido na Figura 15-50.

Clicando na opção Parameter (Fig. 15-64), serão exibidas todas as variáveis que podem ser analisadas. A reconstrução ventricular mostrada no exemplo exibe o limite endocárdico com a divisão em segmentos (Plastic Bag Segm). Habilitando a opção Epicardium Wire, mostrada na linha abaixo da anterior, pode acrescentar-se o limite epicárdico, como na Figura 15-66.

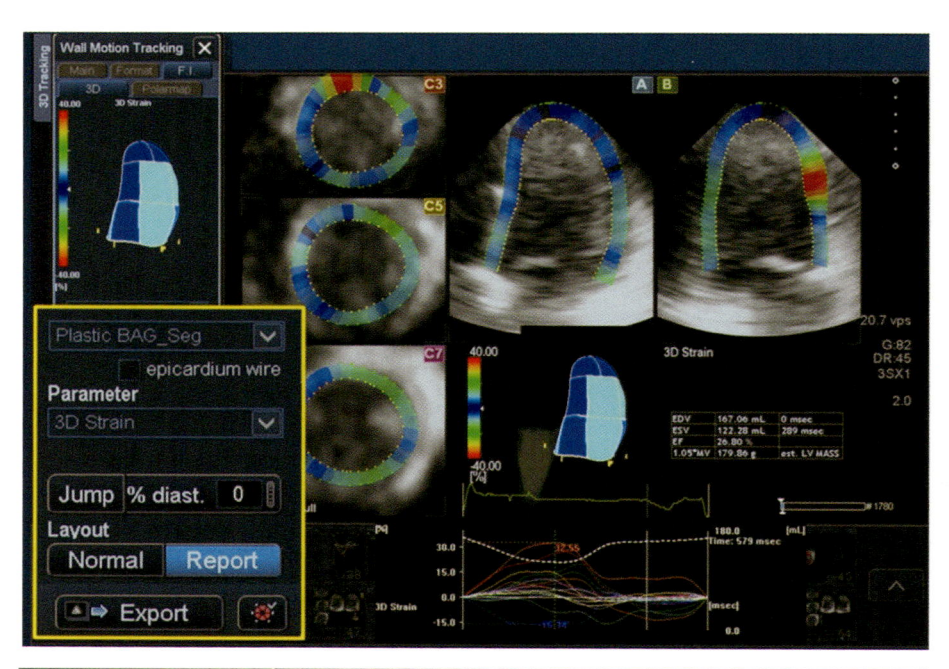

Fig. 15-63. *Strain* 3D com a opção Report ativada.

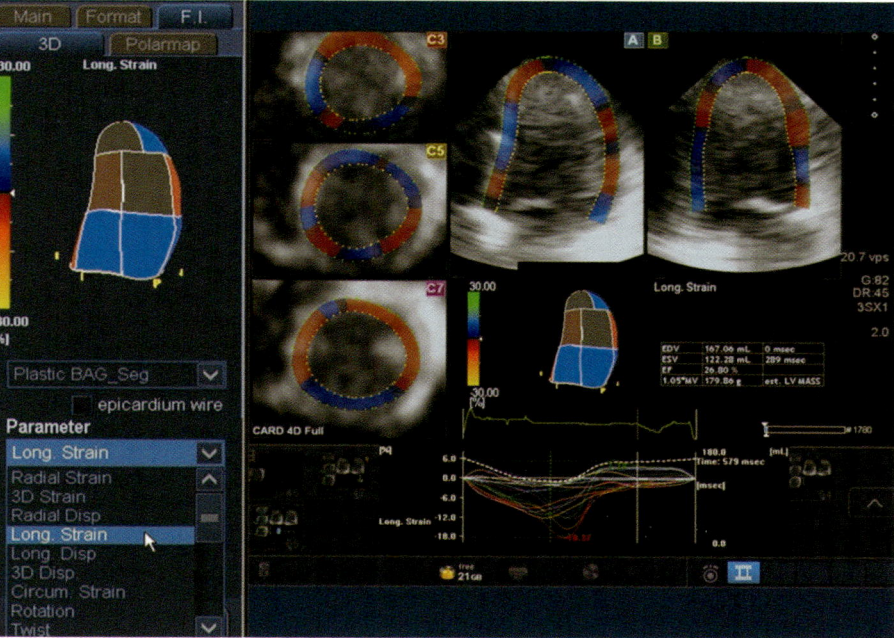

Fig. 15-64. Variáveis que podem ser analisadas com a opção Parameter.

No menu F.I. (Fig. 15-65), pode selecionar-se a opção Polar Map e, a seguir, escolher entre três opções de gráfico:

1. Divisão em segmentos.
2. Divisão por leito coronário.
3. Imagem paramétrica sem divisões.

No exemplo se exibe a divisão por segmentos. Os números representam o valor do *strain* 3D e se modificam quadro a quadro durante o ciclo cardíaco.

Da mesma forma que no strain 2D, no gráfico podem ser apresentados os resultados em uma curva global e/ou curvas por segmentos, bem como exibir os resultados numéricos em tabelas que podem ser exportadas como planilhas Excel.

No menu Format, sub menu Graph Format, a opção Large mostra os gráficos em destaque, diminuindo o tamanho da imagem da reconstrução ventricular. Da mesma forma que no Strain 2D, as opções Fusion e Hue modificam o grau de fusión entre as imagens bidimensional e paramétrica, e os mapas em escala de cores (Fig. 15-66).

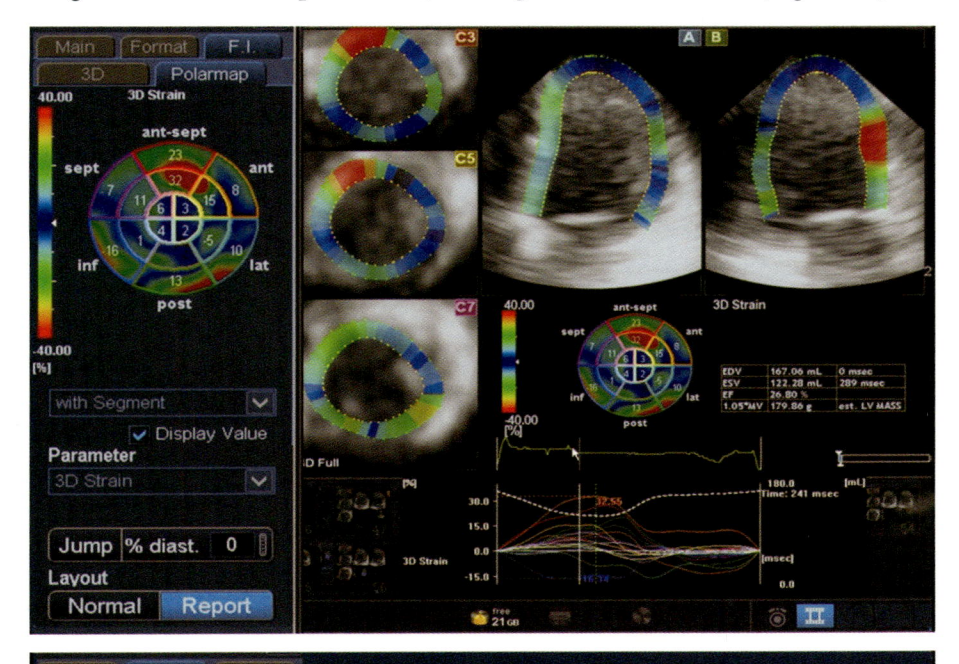

Fig. 15-65. Menu F.I. com mapa polar selecionado.

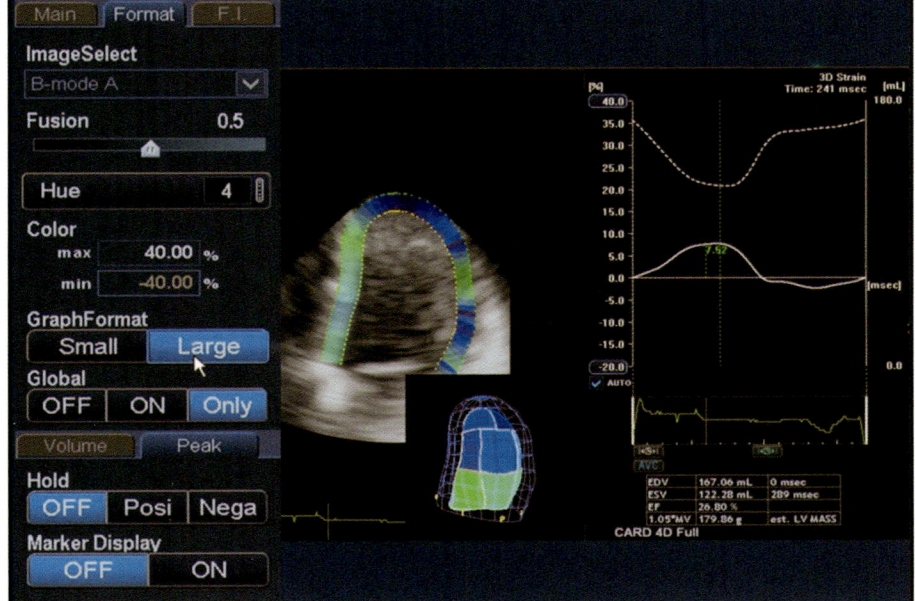

Fig. 15-66. Gráficos em destaque usando a opção Large do submenu GraphFormat do menu Format.

Mantendo o menu Format, no submenu Image Select (Fig. 15-67) são apresentadas opções de formas de exibição, combinando os cortes bidimensionais e as representações ventriculares. No exemplo são mostradas três das formas de reconstrução ventricular que podem ser selecionadas no menu 3D (Fig. 15-59). Na imagem do canto superior direito, o endocárdio ventricular está dividido por segmentos, juntamente com a imagem paramétrica de *strain*, num paciente com distúrbios da contratilidade. Abaixo da anterior, a mesma imagem com representação epicárdica, e no centro a imagem vetorial endocárdica.

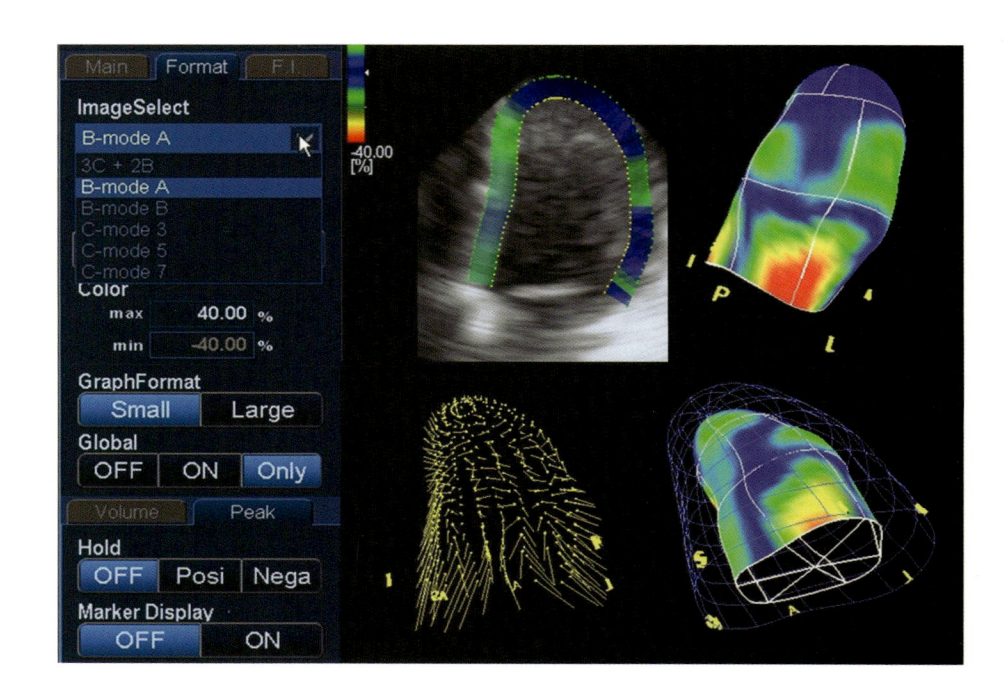

Fig. 15-67. Formas de exibição selecionadas com o submenu ImageSelect do menu Format.

Seção 7

SAMSUNG MEDISON

José Maria Del Castillo

INTRODUÇÃO

O Eko 7, novo equipamento para a área de cardiologia da Samsung Medison, e os equipamentos da série Accuvix (V8 e V10) e SonoAce X8 trazem incorporado o *software Strain* 2.0™ para análise da deformidade miocárdica.

O sistema Eko 7 *Strain* 2.0™ requer conexão do ECG com onda R positiva. Isto é obtido posicionando-se os eletrodos da seguinte maneira: branco, no ombro direito; preto, no hemitórax esquerdo, abaixo da região do ictus, de forma a não interferir com a posição do transdutor na abordagem apical; verde, no flanco direito. Os clipes de imagem são salvos com o comando "Acquire" e devem conter vários ciclos cardíacos (selecionar a opção 3 ou 4 ciclos ou manual no comando "Cycles"). Para avaliar as deformidades longitudinal e transversal usam-se as abordagens apicais de quatro e duas câmaras e a apical longitudinal (três câmaras no painel do equipamento). As abordagens de eixo curto ao nível da base do VE, dos músculos papilares e do ápex permitem estudar as deformidades radial e circunferencial.

Com as imagens armazenadas, na opção *Review,* escolhe-se o exame na lista de pacientes (Fig. 15-68). Escolhido o exame, seleciona-se a opção Quantification e Tipo de Quantificação: *strain* no painel do equipamento (Fig. 15-69).

Para selecionar apenas um clipe, clicam-se duas vezes na miniatura. Para analisar várias imagens simultaneamente, clicar uma vez na miniatura e depois na posição desejada dos quatro quadros que aparecem na tela. As imagens serão transportadas para a tela principal do equipamento (Fig. 15-70).

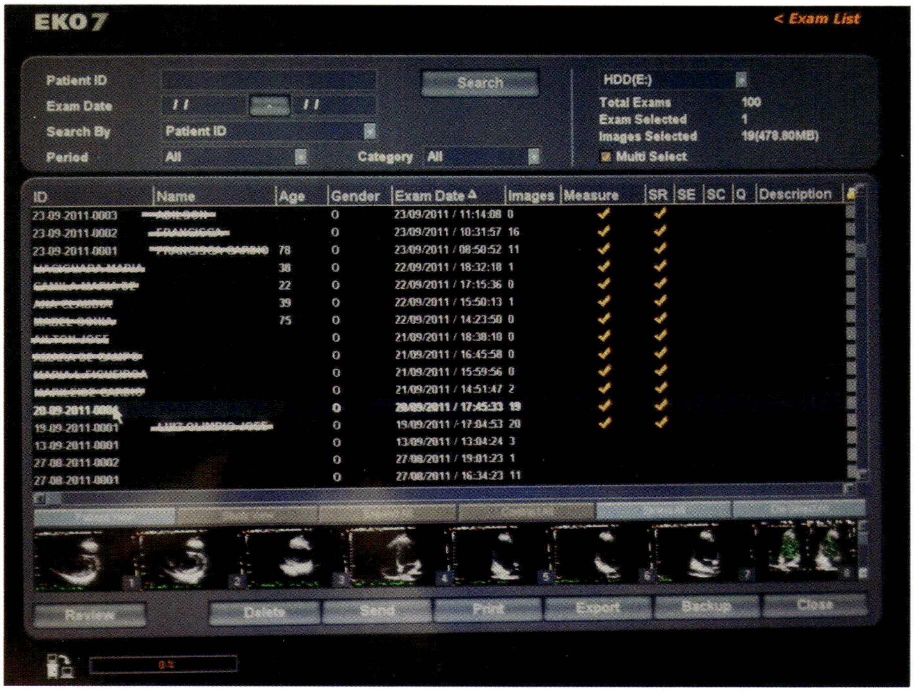

Fig. 15-68. Lista de exames do equipamento Eko 7 (Samsung Medison), acessada pela função *Review*. Ao escolher o exame aparecem as miniaturas das imagens no canto inferior da tela.

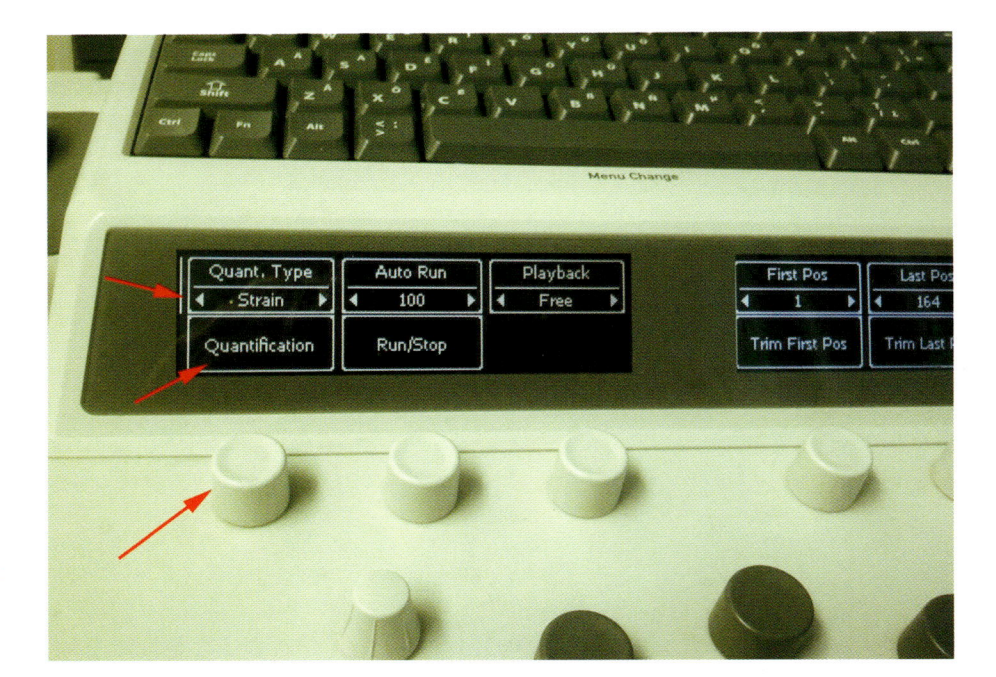

Fig. 15-69. Painel do equipamento Eko 7 Samsung Medison mostrando os comandos utilizados para iniciar a análise da deformidade miocárdica pelo método do *speckle tracking*.

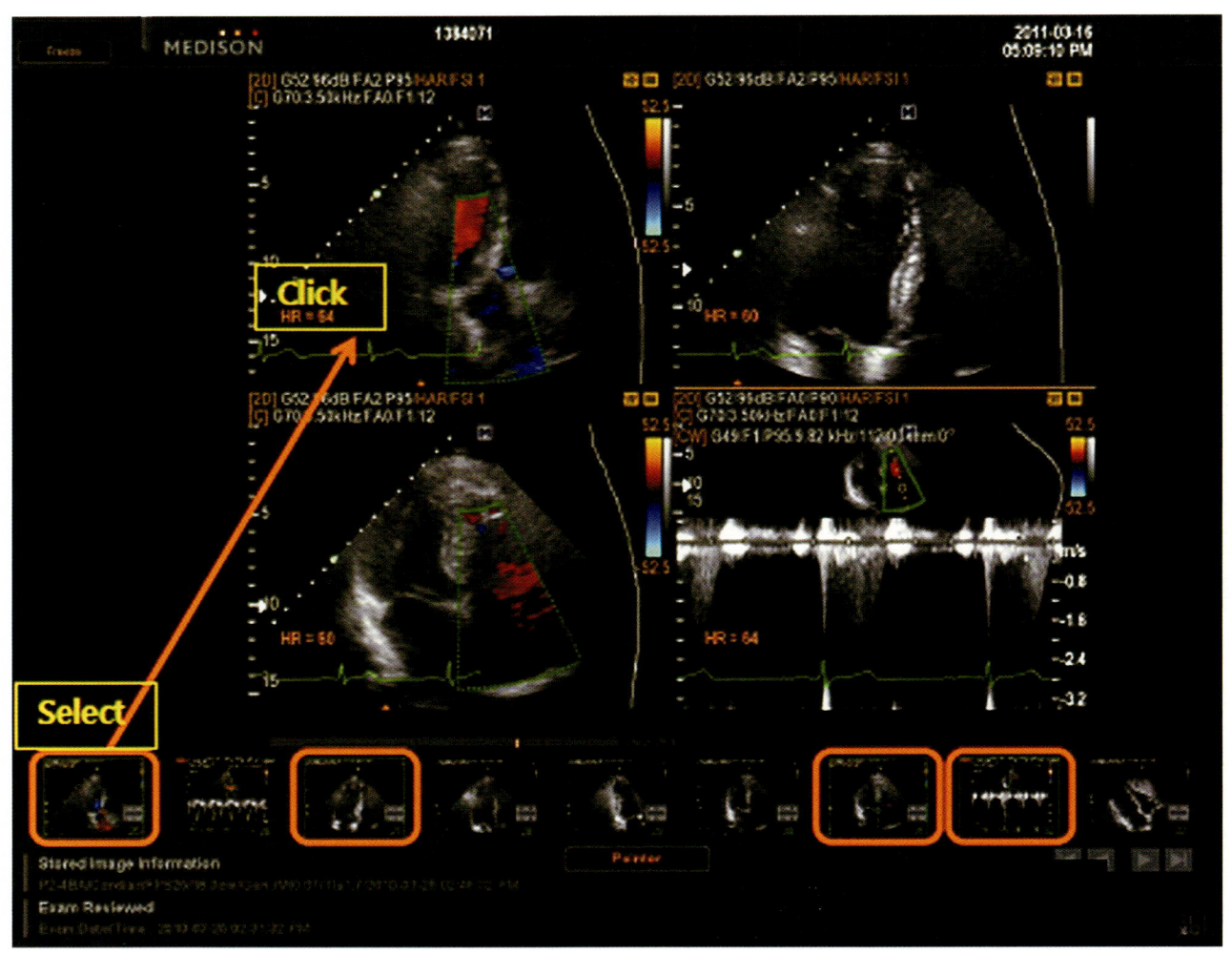

Fig. 15-70. Tela de seleção dos clipes de imagem a serem analisados. Clica-se para selecionar a miniatura e depois clica-se no quadrante da tela onde se quer inserir o filme.

A seguir, para cada imagem, escolhe-se o corte: quatro câmaras (4C), duas câmaras (2C), apical longitudinal (3C), eixo menor mitral (M), músculos papilares (MP) ou ápex (Ap). Com o comando "Move" pode-se escolher o melhor quadro de imagem para iniciar a análise (Fig. 15-71).

Escolhidos os cortes e os melhores quadros de imagem, clica-se o comando "Next" (Fig. 15-72). Para cada imagem aparecerá a opção "Contour" (ou "Recontour" caso a imagem esteja sendo revisada) para iniciar o contorno da borda endocárdica. Recomenda-se marcar vários pontos para cada abordagem, iniciando-se pela parede septal para o de quatro câmaras, pela parede inferior para o de duas câmaras e pela parede anterosseptal para o de três câmaras (observar que para esta posição, a aorta deve ficar à esquerda da imagem). Para os cortes transversais, recomenda-se iniciar pela parede septal, selecionando os demais pontos no sentido horário. Após selecionar o último ponto, tecla-se "Confirm" para o sistema calcular a borda epicárdica. Finalmente, clica-se em "Calculate" para identificação dos *speckles* (Fig. 15-73). O sistema disponibiliza as opções *Single Analysis* (análise de uma só imagem) e *Multi Analysis* (análise de até três imagens) (Fig. 15-74).

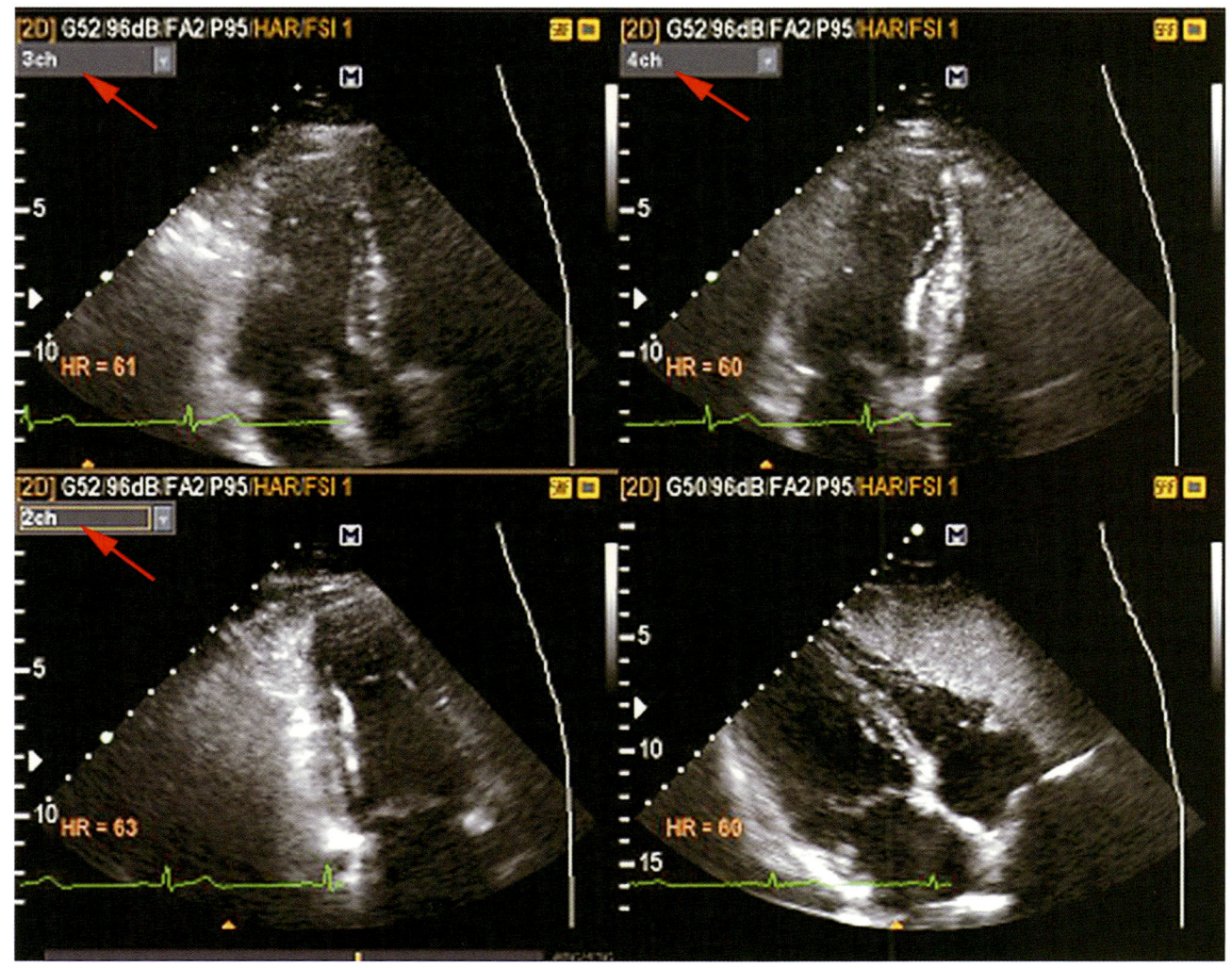

Fig. 15-71. Escolhidas as imagens, deve ser identificada cada projeção ecocardiográfica (3 câmaras, 4 câmaras e 2 câmaras). Com o controle Motion, no painel do equipamento, escolhe-se o melhor momento do ciclo cardíaco para a marcação da borda endocárdica.

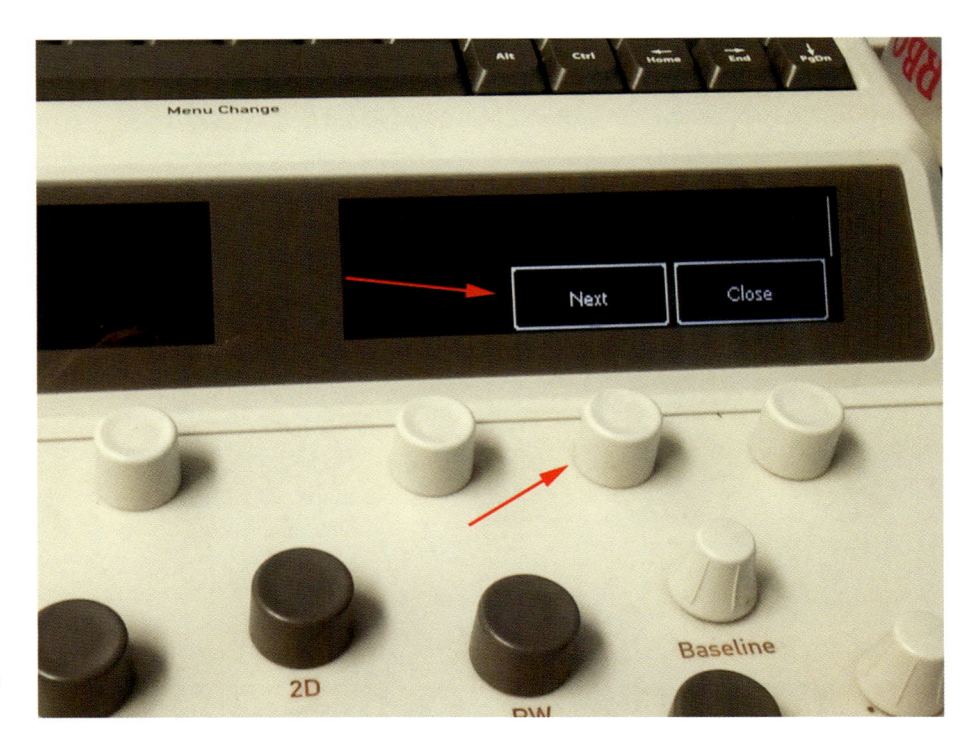

Fig. 15-72. Escolhidas e identificadas as imagens, o comando *Next* continuará o processo de análise da deformidade miocárdica.

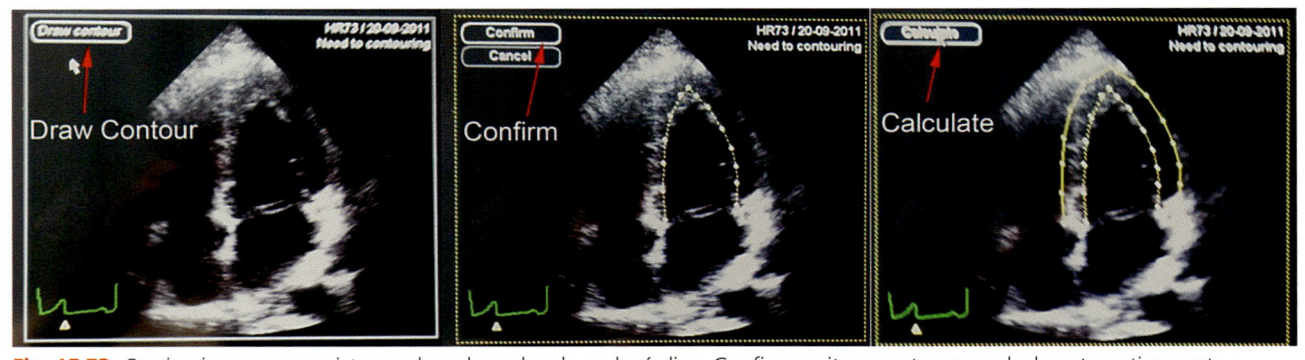

Fig. 15-73. O primeiro passo consiste em desenhar a borda endocárdica. *Confirm* aceita o contorno e calcula automaticamente a borda epicárdica. *Calculate* inicia a análise da deformidade.

Fig. 15-74. Antes de plotar o resultado na tela deve-se clicar na opção de análise de uma única imagem ou de várias imagens simultaneamente. Uma imagem é escolhida para os planos transversais. Três imagens para os planos apicais.

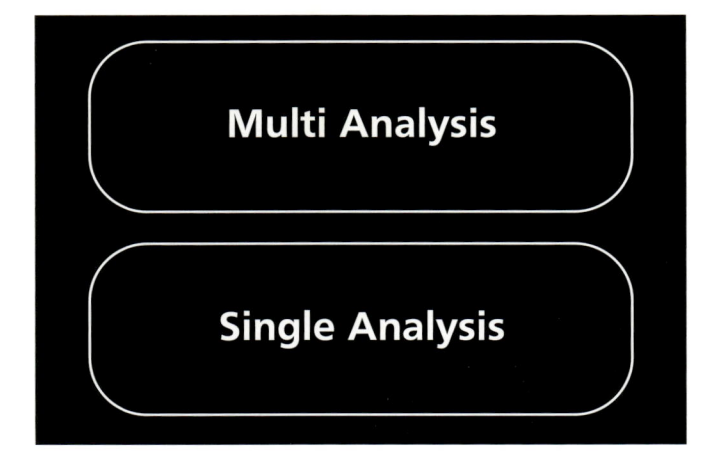

As imagens processadas podem ser apresentadas em três formatos: Alpha blend (paramétrico), Trajectory (loop de movimento) e Endo + epicardial (pontos endocárdicos e epicárdicos). A apresentação padrão é Alpha blend (Fig. 15-75).

Para a forma de análise Multi Analysis, recomendada para estudar o *strain* longitudinal e transversal (radial) nas três posições apicais (quatro câmaras, duas câmaras e apical longitudinal), existem duas formas de apresentação: três planos e mapa polar (Fig. 15-76) e três planos, 16 segmentos e mapa polar (Fig. 15-77).

Na modalidade de análise Single Analysis, usada para os cortes de eixo menor, apresentam-se a imagem bidimensional paramétrica, os traçados dos segmentos e o mapa polar (Fig. 15-78).

O mapa polar resume de forma gráfica e numérica os resultados da análise da deformidade miocárdica. Dentro do mapa polar aparecem os valores correspondentes a cada segmento, com a cavidade dividida em 18 partes. Ao lado da imagem aparece o valor da deformação global. A escala de cores, quando o mapa polar está em movimento *(clipe)*, indica as fases do ciclo cardíaco. Acima e à direita encontra-se a seleção dos ciclos analisados: atual *(Current)*, em todo o intervalo R-R salvo ou em um determinado ciclo (Fig. 15-79).

Os dados podem ser armazenados em vários formatos, seja em CD, DVD ou pendrive: como dados do *strain (Strain Data)* em planilha de cálculo, como AVI no formato filme ou como dados do *strain* e filme AVI (Fig. 15-80).

O sistema *Strain* 2.0™ da Samsung Medison opera nos equipamentos Accuvix V8 e V10, Eko 7 e SonoAce X8 com ótimo desempenho, podendo ser utilizado, por exemplo, durante exames de ecocardiografia de estresse. Ainda não dispõe de *work-station* remota, mas acreditamos que em breve a mesma será disponibilizada.

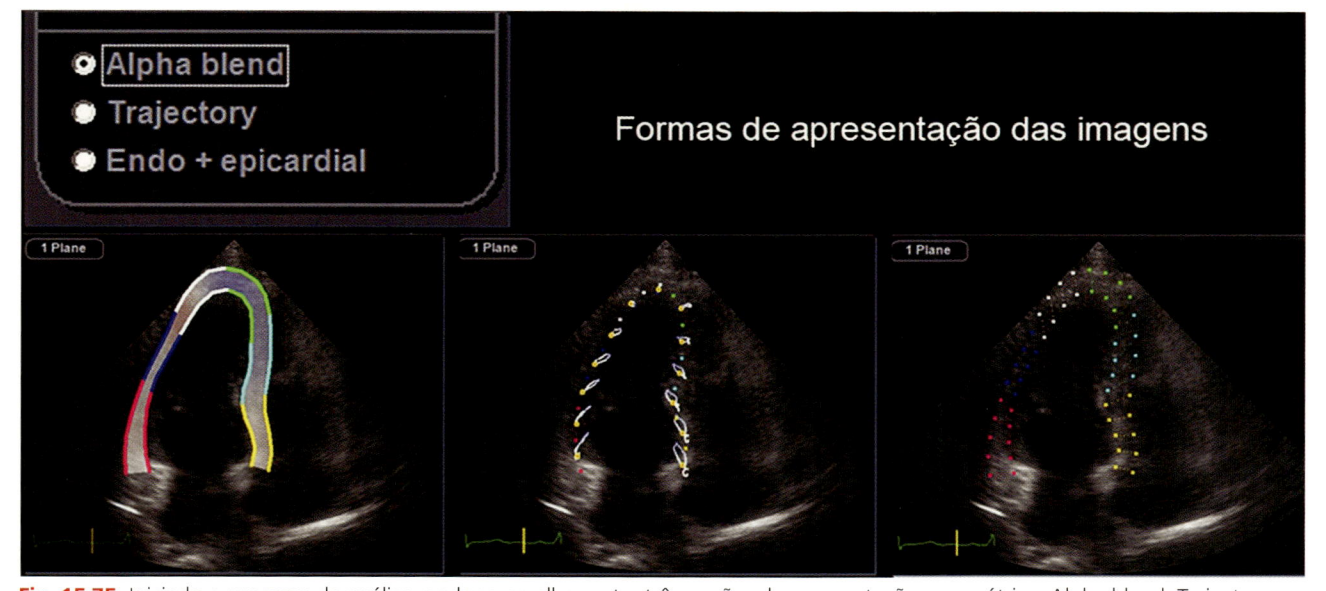

Fig. 15-75. Iniciado o processo de análise, pode-se escolher entre três opções de apresentação paramétrica. Alpha blend, Trajectory ou Endo + epicardial. Alpha blend é o padrão.

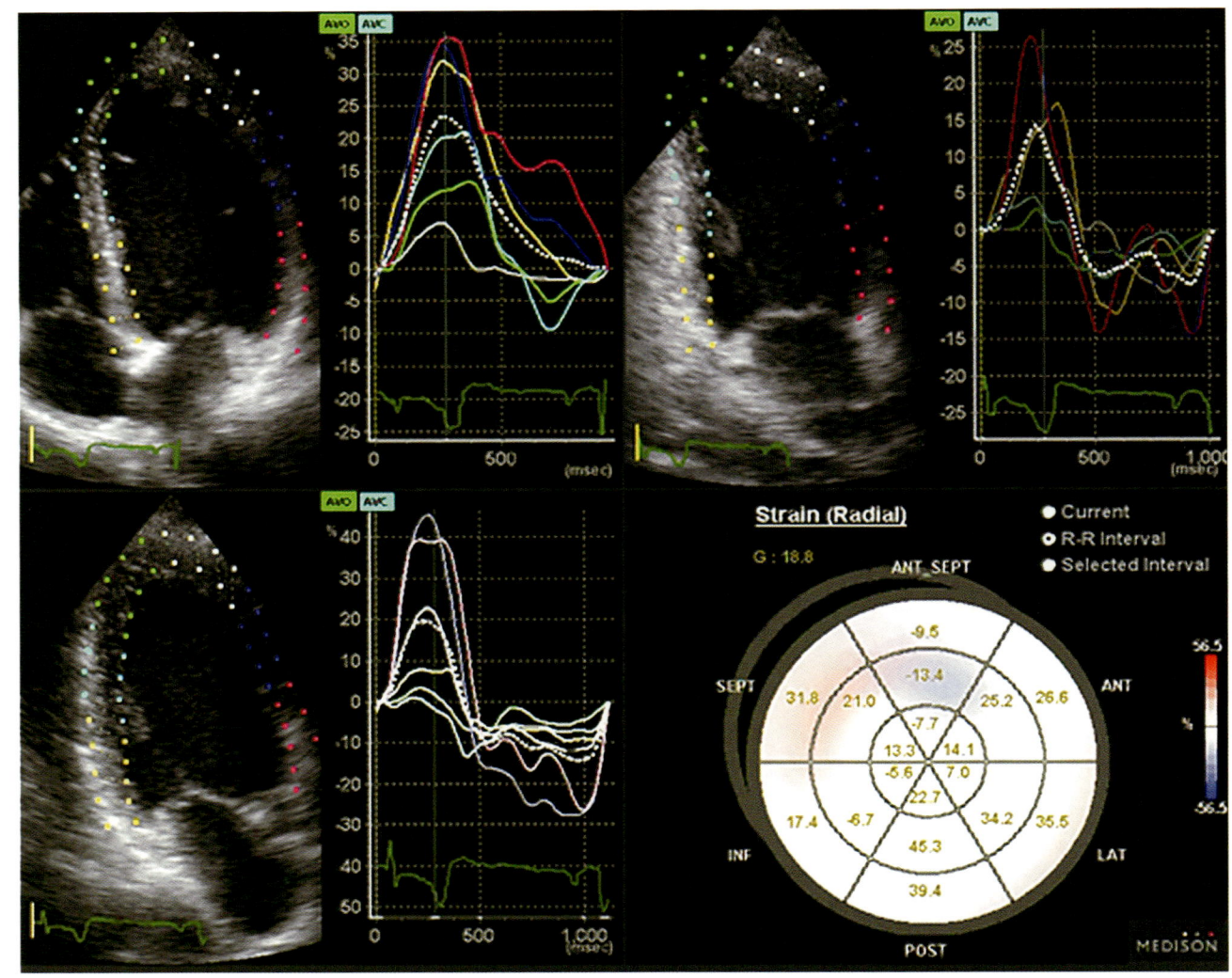

Fig. 15-76. Na forma de apresentação Multi Analysis, as imagens podem ser apresentadas com as curvas de *strain* separadas para cada projeção e com um mapa polar. No caso, análise do *strain* transversal (radial) do VE.

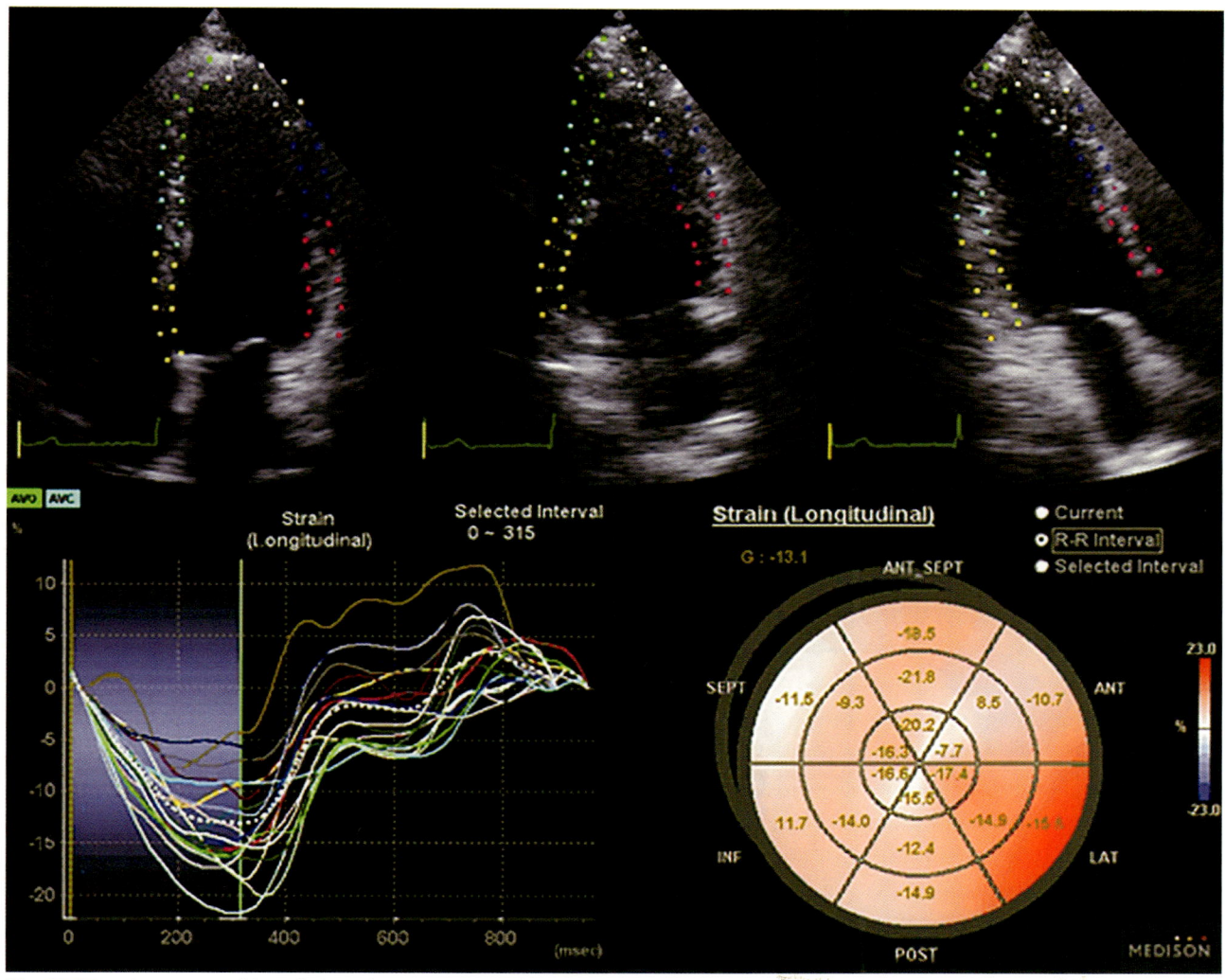

Fig. 15-77. A imagem Multi Analysis pode ser apresentada com as três imagens 2D no modo paramétrico e os traçados dos 18 segmentos estudados agrupados, junto com o mapa polar. No caso, trata-se de análise do *strain* longitudinal do VE.

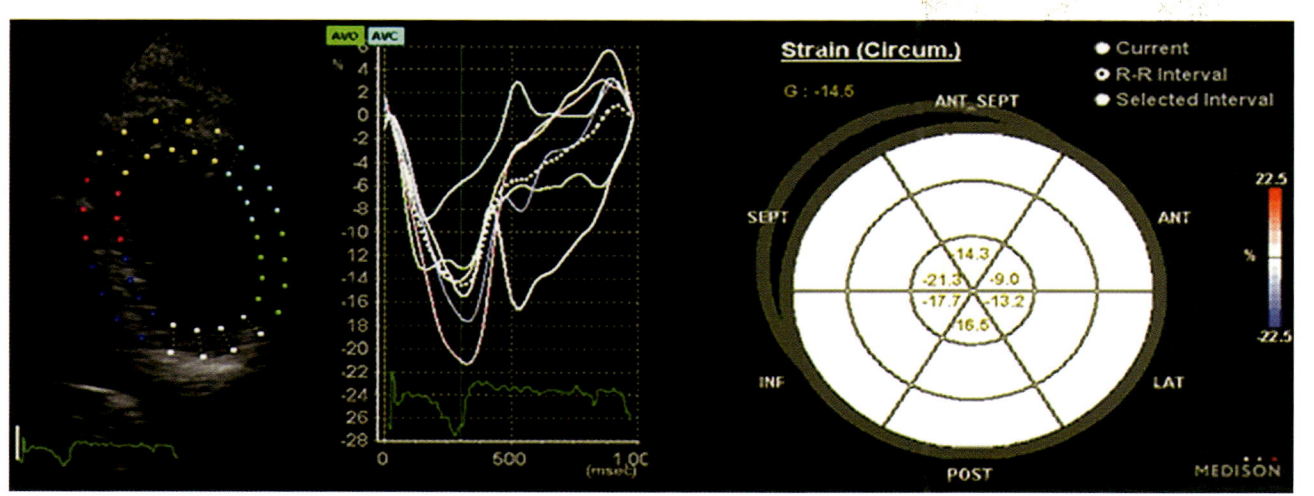

Fig. 15-78. Análise de imagem única, mostrando o modo 2D paramétrico (Endo + epicardial), o traçado do *strain* circunferencial dos seis segmentos apicais estudados e o mapa polar.

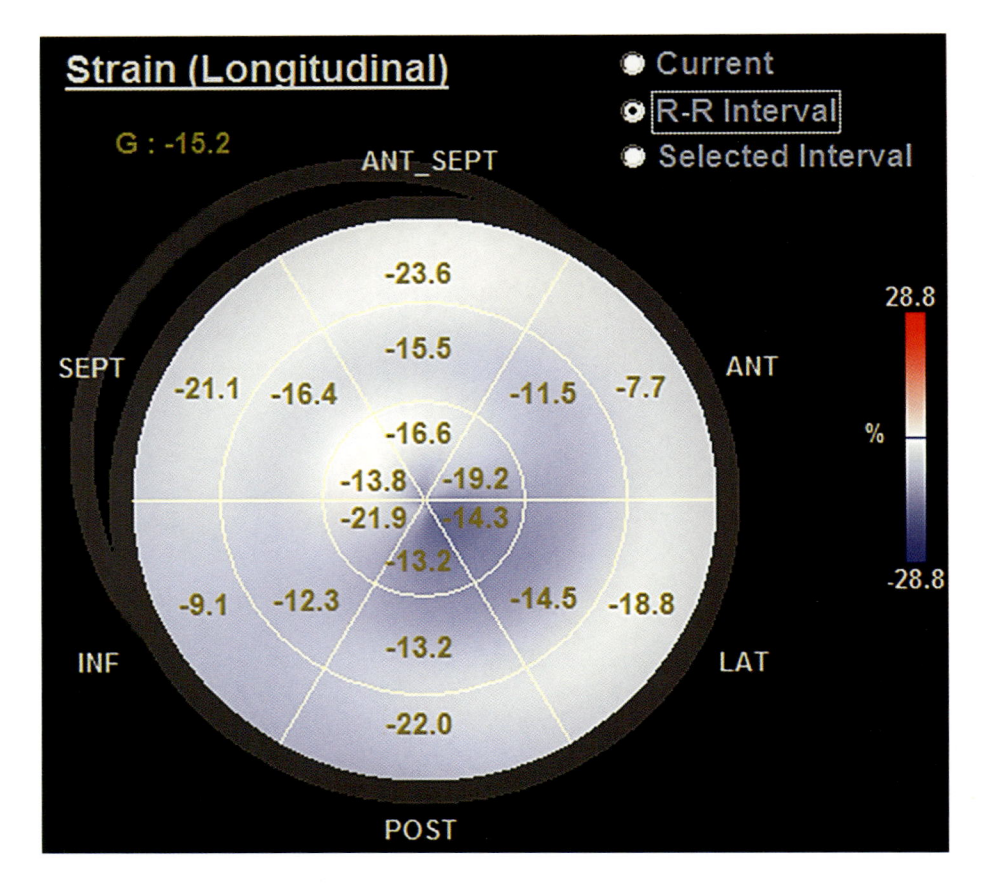

Fig. 15-79. Detalhe do mapa polar, onde se destacam os valores de *strain* para cada segmento, o *strain* global e a seleção do ciclo em que as medições são realizadas.

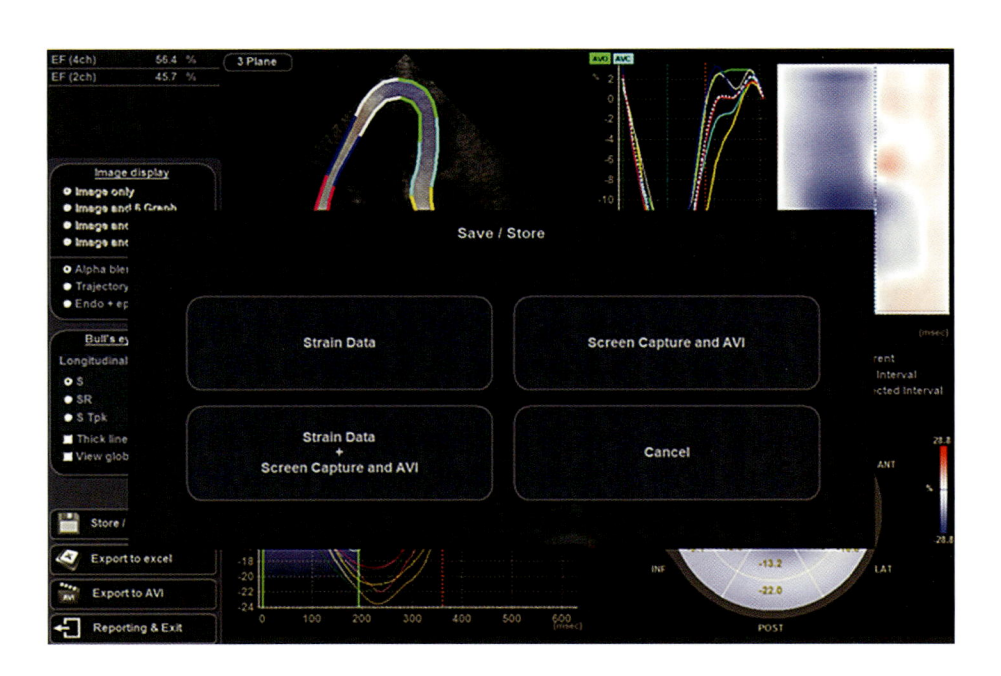

Fig. 15-80. Na tela de armazenamento, vemos as opções disponíveis. Dados do *strain*, no formato planilha de cálculos, filme AVI e dados do *strain* + filme AVI.

Índice Remissivo

Entradas acompanhadas por um *f* ou *q* itálico indicam figuras e quadros, respectivamente.

2D (Bidimensional)
    deformação, 55-65
        valores de referência da, 55-65
            tecnologias de, 56
            strain 2D, 60
            VE, 60
    deformidade, 7*f*
    sistema, 7
        de deformidade, 7
    speckle tracking, 2
3D (Tridimensional)
    sistema, 7
        de deformidade, 7
    speckle tracking, 2
    strain, 183-192
        deformação, 183-186
            avaliação da, 183-186
        rastreamento, 188-192
            área de, 188-192

A
AD (Átrio Direito), 108*f*
    strain do, 92*q*, 93*f*
        longitudinal, 92*q*, 93*f*
            na hipertensão pulmonar, 93*f*
AE (Átrio Esquerdo), 108*f*
    strain do, 89*q*, 90*f*
        longitudinal, 89*q*, 91*f*
            na estenose valvar mitral, 91*f*
            prótese biológica mitral, 91*f*
            na valvopatia mitral, 90*f*
            em ramo sinusal, 90*f*
Análise
    quantitativa, 22
        do DT, 22
            imagem de d, 23
            modo M curvado anatômico, 23
            tisssue tracking, 23
            traçado em função do tempo, 22
Anatomofisiologia
    cardíaca, 10
Angulação
    problema da, 31
Aorta
    coarctação da, 204
Aplicação(ões) Clínica(s)
    DAC, 117-126
        análise da deformação, 117
            miocárdica, 117
        avaliação da DAC, 124
            aguda, 124
            crônica, 124
        ecocardiografia, 115
            desafios da, 115
        estresse farmacológico, 125
            SR no, 125
            strain no, 125
        extensão do infarto, 126
        IAM, 126
        speckle tracking, 116
        SR, 116
            derivado do Doppler, 116
        strain, 116
            2D, 116
            derivado do Doppler, 116
        viabilidade miocárdica, 126
    dos índices, 195-206
        de deformação miocárdica, 195-206
            nas cardiopatias congênitas, 195-206
    HAS, 129-139
        e insuficiência cardíaca, 130
        HVE, 129, 135
            fisiológica *versus* patológica, 135
        novas metodologias, 136
            DT, 136
            speckle tracking, 137
        speckle tracking na, 129
            da deformação miocárdica, 130
            hipertensão arterial, 133
ASE (*American Society of Echocardiography*), 56
AVA (Tempo de Abertura da Valva Aórtica), 34*f*
AVC (Fechamento da Valva Aórtica), 35*f*, 36*f*
Avg R-R (Intervalo R-R Médio), 35*f*
AVM (Tempo de Abertura da Valva Mitral), 34*f*
AVO (Abertura da Valva Aórtica), 35*f*, 36*f*

B
Banda(s)
    musculares, 12*f*
        dos ventrículos, 12*f*
            no ciclo cardíaco, 12*f*
Block-matching, 43-53
BMVH (Banda Miocárdica Ventricular Helicoidal), 60
BRD (Bloqueio do Ramo Direito), 153
BRE (Bloqueio do Ramo Esquerdo), 153

C
Cardiopatia(s)
    congênitas, 195-206
        específicas, 202
            deformação miocárdica em, 202
            índice de deformação miocárdica nas, 195-206
            aplicações clínicas dos, 195-206
Cavidade(s)
    atriais, 77-94
        SR das, 77-94
        strain das, 77-94
    cardíacas, 9*f*
        separadas por septos, 9*f*
            atrial, 9*f*
            ventricular, 9*f*
    ventriculares, 77-94
        SR das, 77-94
        strain das, 77-94
CIA (Comunicação Interatrial)
    deformação miocárdica em, 202
Ciclo
    cardíaco, 12*f*, 28*f*
        sucessivos, 28*f*
Cine-RM
    ecocardiografia e, 72
    de deformação, 72
Cisalhamento
    deformidade por, 14*f*
    planos de, 79*f*
Coarctação
    da aorta, 204
Coração, 10*f*
    embrionário, 8*f*
    planos do, 1*f*
        anatômicos, 1*f*
        ortogonais, 1*f*
            convencionais, 1*f*
    unitubular, 8*f*
        dos vermes, 8*f*
    univentricular, 8*f*, 9*f*, 203
        dos anfíbios, 9*f*
        dos peixes, 8*f*
            guelras do, 8*f*
        funcionalmente, 203
Curva(s)
    de deformidade, 32
    de volume ventricular, 49*f*

D

ΔS (Espessamento Sistólico)
    da parede septal, 25f
        pelo ecocardiograma, 25f
            modo M, 25f
d (Deslocamento), 1, 147
    curvas de, 38, 39f
        SR, 40
        strain, 38
        tissue tracking, 38
    imagem de, 23, 24f
DAC (Doença Arterial Coronariana)
    aplicações clínicas, 115-126
        análise da deformação, 117
            miocárdica, 117
        avaliação da DAC, 124
            aguda, 124
            crônica, 124
        ecocardiografia, 115
            desafios da, 115
        estresse farmacológico, 125
            SR no, 125
            strain no, 125
        extensão do infarto, 126
        IAM, 126
        speckle tracking, 116
        SR, 116
            derivado do Doppler, 116
        strain, 116
            2D, 116
            derivado do Doppler, 116
        viabilidade miocárdica, 126
Dano
    miocárdico, 73f
        extensão do, 73f
DCV (Doenças Cardiovasculares), 115
Definição(ões)
    de deformidade, 6
        sistema, 6
            2D, 7
            3D, 7
            unidimensional, 6
    de *shear strain*, 5-17
    de ST, 5-17
    de torção apical, 5-17
Deformação
    2D, 55-65
        valores de referência da, 55-65
            strain 2D, 60
            tecnologias de, 56
            VE, 60
    análise de, 21-41
        DT aplicado na, 21-41
            aplicações clínicas do, 36
            curvas, 32, 38
                de d, 38
                de deformidade, 32
            imagem de sincronização tecidual, 40
            modo M curvado, 33
            princípios do, 21
            problema da angulação, 31
    avaliação da, 183-186
        pelo *strain* 3D, 183-186
    correlação da, 5-17
        anatomofisiológica, 5-17
            de *shear strain*, 5-17
            de ST, 5-17
            de torção apical, 5-17
    ecocardiografia de, 72
        e cine-RM, 72
        e RM, 72
            com marcação, 72
        e RMRT, 72
    ecocardiográfica, 71
        imagem de, 71
            estudos de validação, 71
    miocárdica, 69, 117, 118-120f, 121f, 122, 123f, 130, 131f, 132, 195-206
        análise da, 117, 118-120f, 121f, 122, 123f
            circunferencial, 122, 123f
            longitudinal, 122
            radial, 122, 123f
        circunferencial, 130, 131f, 132f
        estudo da, 130
            speckle traking, 130
        índices de, 200q
            valores normais dos, 200q
        longitudinal, 130, 131f
        métodos para quantificar a, 69
            invasivos, 69
            não invasivos, 69
        nas cardiopatias congênitas, 195-206
            aplicações clínicas dos índices de, 195-206
        radial, 132
    ventricular, 73f
        esquerda, 73f
Deformidade
    atrial, 88, 92
        direita, 92
            avaliação da, 88
        esquerda, 88
            avaliação da, 88
    avaliação da, 14
    codificação da, 49f
        em modo M, 49f
    curvas de, 32
    definição de, 6
        sistema, 6
            2D, 7
            3D, 7
            unidimensional, 6
    do VE, 77
        avaliação da, 77
            shear strain, 79
            strain radial, 78
    por cisalhamento, 14f
    quantificação da, 46
    ventricular, 85
        direita, 85
            avaliação da, 85
Dessincronia
    avaliação da, 162
        na TRC, 162
        papel da, 162
    cardíaca, 141, 142-143q, 153, 161, 162, 175
        dinâmica, 175
        métodos de avaliação da, 141
            parâmetros ecocardiográficos para, 142-143q
            pela imagem miocárdica, 141
        na ICC, 161
            implicação prognóstica, 161
    diastólica, 147
        índice de, 147
            ao DT, 147
    em doenças, 153, 159, 160, 161
        do miocárdio, 153, 159, 160, 161
            HVE, 160
            ICFEN, 159
            na ICC, 153, 161
            por MP, 160
    sistólica, 145, 163, 164-165q, 174, 176q
        critérios de, 164-165q
            na predição da resposta a TRC, 164-165q
        índice de, 145, 163
            ao DT, 145
            respondedores à TRC a partir de, 163
        na ICC com QRS normal, 174
            implicação para a TRC, 174
        pelo DT, 176q
            na ICC com QRS estreito, 176q
Diretriz(es)
    em valvopatias, 102
Disfunção
    sistólica, 153
        ICC com, 153
            dessincronia na, 153
Doença(s)
    de Chagas, 107-112
        avaliação da, 107-112
            técnicas ecocardiográficas na, 107-112
    do miocárdio, 153
        dessincronia em, 153, 160, 161
            na ICC, 153, 161
            por MP, 160
        ICFEN, 159
        HVE, 160
Doppler
    espectral, 34f
        convencional, 34f
    na DAC, 116
        SR derivado do, 116
        strain derivado do, 116
DT (Doppler Tecidual), 2, 136, 166
    aplicado na análise, 21-41
        de deformação, 21-41
            aplicações clínicas do, 36
            curvas, 32, 38
                de d, 38
                de deformidade, 32
            imagem de sincronização tecidual, 40
            modo M curvado, 33
            problema da angulação, 31
    das velocidades miocárdicas, 28
    de *strain*, 23
        conceito, 23
    de ST, 23
        strain, 28
    em cores, 26f
        determinação pelo, 26f
            de área de interesse, 26f
    espectral, 144
        na dessincronia, 144
            cardíaca, 144
    imagem de d, 23
        análise quantitativa, 22
    índices ao, 145, 147
        de dessincronia, 145, 147
            diastólica, 147
            sistólica, 145
    modo M do, 145
        colorido, 145
    modo M curvado anatômico, 23
        análise quantitativa, 22
    na dessincronia, 141
        cardíaca, 141
    obtenção do, 22f
    princípios do, 21
        velocidade tecidual, 21
        análise quantitativa, 22
    sinais de RF, 22f
        correspondentes aos desvios, 22f
    tisssue tracking, 23
        análise quantitativa, 22

traçado em função do tempo, 22
    conceito, 23
  traçado de, 27f, 29f, 30f
    com irregularidades, 30f
    com reverberações, 27f
      próxima à linha de base, 27f
    espectral, 29f
    longitudinal, 30f, 31f
DTC (Doppler Tecidual Colorido)
  na dessincronia, 145
    cardíaca, 145

E

ε (*Strain* Natural), 7
  valores normais de, 198q, 199q, 200q
    função regional, 198q, 199q, 200q
      do VD, 200q
      do VE, 198q, 199q
EAE (*European Association of Echocardiography*), 56
Eco 3D (Ecocardiograma 3D), 152, 171
Ecocardiografia
  com *speckle tracking*, 44f
    da torção ventricular, 45f
  de deformação, 72
    e cine-RM, 72
    e RM, 72
      com marcação, 72
    e RMRT, 72
  de *strain*, 71
    e sonomicrometria, 71
  desafios da, 115
    na DAC, 115
Ecocardiograma
  modo M, 25f
    ΔS πελο, 25f
    da parede septal, 25f
ECS (Escore Contrátil Segmentar), 115
EdS (Espessura Diastólica do Septo), 25f
Ejection (Tempo de Ejeção), 35f
Eletrodo
  posição do, 172
    efeito da, 172
      na resposta à TRC, 172
Elasticidade
  de *shear strain*, 5-17
  de ST, 5-17
  de torção apical, 5-17
Equipamento(s)
  experiência com diferentes, 209-263
    ESAOTE, 209-221
      X-Strain™ 4D, 215-221
    GE, 227-235
    Philips QLAB™ 8.1, 235-243
    Samsung Medison, 257-263
    Siemens, 222-227
    Toshiba ARTIDA*, 243-256
ESAOTE, 209-221
  X-*Strain*™ 4D, 215-221
    como funciona, 218
      janela de seleção, 218
      janela principal do aplicativo, 219
      obtenção da imagem, 218
      relatório interativo, 220
        completo, 220
    tecnologia, 216
      fundamentação da, 216
EsS (Espessura Sistólica do Septo), 25f
Estenose
  aórtica, 99
    strain na, 99
  mitral, 102
    strain na, 102

valvar, 91f
  mitral, 91f
Estresse
  farmacológico, 125
    na DAC, 125
      SR no, 125
      strain no, 125
Exercício(s)
  treinamento com base em, 136q
    isométrico, 136q
    isotônico, 136q
Experiência
  com diferentes equipamentos, 209-263
    ESAOTE, 209-221
      X-Strain™ 4D, 215-221
    GE, 227-235
    Philips QLAB™ 8.1, 235-243
    Samsung Medison, 257-263
    Siemens, 222-227
    Toshiba ARTIDA*, 243-256

F

FE (Fração de Encurtamento), 115
FEVE (Fração de Ejeção do Ventrículo Esquerdo), 115
Fibra(s)
  miocárdicas, 10f, 11f
    direção das, 11f
      na região subendocárdica, 10f
      paralelas à parede, 10f
FIFO (*First in First Out*)
  abordagem, 220
Filling (Intervalo de Enchimento Ventricular), 35f
FTI (Imagem por Varredura em Traços/*Feature Tracking Imaging*), 56, 57f, 60, 71, 72
  cálculo com, 59f
    do s longitudinal, 59f
FVA (Tempo de Fechamento da Valva Aórtica), 34f
FVM (Tempo de Fechamento da Valva Mitral), 34f
  planilha dos, 35f

G

GE (*General Eletric*), 227-235
  avaliação do *strain*, 228
    longitudinal, 228
    radial, 231
  limitações, 234
  sincronismo, 233
    ventricular, 233
      avaliação do, 233
  torção, 231
    avaliação da, 231

H

HAS (Hipertensão Arterial Sistêmica)
  aplicações clínicas, 129-139
  e insuficiência cardíaca, 130
  HVE, 129, 135
    fisiológica *versus* patológica, 135
  novas metodologias, 136
    DT, 136
    speckle tracking, 137
  speckle tracking na, 129
    da deformação miocárdica, 130
    hipertensão arterial, 133
Hipertensão
  arterial, 130, 133
    e insuficiência cardíaca, 130
    speckle tracking, 130
  pulmonar, 93f
    grave, 93f
    importante, 93f

Hipertrofia
  do VD, 63f
    severa, 63f
HVE (Hipertrofia Ventricular Esquerda), 160
  concêntrica, 129
  excêntrica, 129
  fisiológica, 135
    versus patológica, 135
  speckle tracking na, 129

I

IAM (Infarto Agudo do Miocárdio), 126
ICC (Insuficiência Cardíaca Congestiva)
  com disfunção sistólica, 153
    dessincronia na, 153
  com QRS estreito, 176q
    dessincronia sistólica na, 176q
      pelo DT, 176q
  com QRS normal, 174
    dessincronia sistólica na, 174
    implicação para a TRC, 174
  dessincronia na, 161
    cardíaca, 161
      implicação prognóstica, 161
ICFEN (Insuficiência Cardíaca com Fração de Ejeção Preservada), 116, 159
Imagem(ns)
  aquisição das, 1-3
    considerações sobre, 1-3
  de deformação, 71
    ecocardiográfica, 71
      estudos de validação, 71
  de sincronização, 40
    tecidual, 40
  de ultrassom, 45f
    geração da, 45f
IMS (Índice de Motilidade Segmentar), 115
IMVE (Indexados de Massa Ventricular Esquerda), 135
Índice(s)
  de deformação miocárdica, 195-206
    na população pediátrica, 200q
      valores normais dos, 200q
    nas cardiopatias congênitas, 195-206
      aplicações clínicas dos, 195-206
Infarto
  da região basal, 2f
    da parede inferosseptal, 2f
  extensão do, 126
Insuficiência
  aórtica, 100
    strain na, 100
  cardíaca, 130
    hipertensão arterial e, 130
  mitral, 98
    strain na, 98
Isquemia
  da parede inferosseptal, 37f
    basal, 37f
IVC (Intervalo de Contração Isovolumétrica), 35f
IVR (Intervalo de Relaxamento Isovolumétrico), 35f

M

Marca(s)
  acústica, 47f, 57f
    movimentação de, 47f
    segmento das, 57f

Material
　elástico puro, 6f
　　e viscoelástico, 6f
　　　diferenças entre, 6f
Miocárdio
　doenças do, 153
　　dessincronia em, 153, 160, 161
　　　na ICC, 153, 161
　　　por MP, 160
　　　HVE, 160
　　　ICFEN, 159
　métodos para seguir o, 46
　modificações no, 130f
　　da forma, 130f
　　　no ciclo cardíaco, 130f
Modo M
　colorido, 145
　　do DT, 145
　curvado, 23, 24f, 33
　　anatômico, 23
　　da velocidade tecidual, 24f
　　para strain, 34f
　　para SR, 34f
Movimentação
　de marca acústica, 47f
MP (Marca-Passo)
　dessincronia por, 160
MVC (Fechamento da Valva Mitral), 35f, 36f
MVO (Abertura da Valva Mitral), 35f, 36f

O

Optical flow, 43-53
　método de, 46f

P

Parede(s)
　inferosseptal, 2f, 37f, 41f
　　basal, 37f
　　　isquemia da, 37f
　　e anterolateral, 37f, 41f
　　　análise do sincronismo das, 41f
　　　avaliação do sincronismo das, 37f
　　região basal da, 2f
　　　infarto da, 2f
　lateral, 63q
　　VD, 63q
　　　SR, 63q
　　　strain longitudinal, 63q
　pelo ecocardiograma modo M, 25f
　　strain miocárdico nas, 108f
　posterior, 108f
　　strain miocárdico nas, 108f
　septal, 25f, 108f
Philips
　QLAB™ 8.1, 235-243
　　plug-in, 236
　　　CMQ, 238, 242
　　　SQ, 236
　QLAB™ 9.0, 242
Plano(s)
　de cisalhamento, 79f
　do coração, 1f
　　anatômicos, 1f
　　ortogonais, 1f
　　　convencionais, 1f
Pressão
　sistólica, 65f
　　suprassistêmica, 65f
　　　VD restritivo com, 65f

Prótese
　biológica, 91f
　　mitral, 91f
　metálica, 94f
　　em posição mitral, 94f

Q

Quadro
　sistólico, 58f

R

Rastreamento
　área de, 188-192
　　pelo strain 3D, 188-192
Reestenose
　moderada, 103f
Região
　do VE, 82f
　　rotação da, 82f
　　　apical, 82f
　　　basal, 82f
　subendocárdica, 10f
　　fibras miocárdicas na, 10f
　　paralelas à parede, 10f
RF (Radiofrequência)
　sinais de, 22f
　　dos desvios Doppler, 22f
　　nos tecidos, 22f
RM (Ressonância Magnética)
　com marcação, 70f, 72
　　ecocardiografia e, 72
　　de deformação, 72
　do VE, 15f
　validação com, 69-73
RMC (Ressonância Magnética Cardíaca), 55
RMRT (Ressonância Magnética com Realce Tardio), 71
　ecocardiografia e, 72
　de deformação, 72
ROI (Região de Interesse), 26f, 196
　representação das, 30f
Rotação, 2, 15
　aferição da, 16
　apical, 17f
　basal, 17f
　do VE, 82f, 83q
　　da região, 82f
　　　apical, 82f
　　　basal, 82f
　　em indivíduos normais, 83q
　gráfico de, 84f
　registro da, 84f
　　apical, 84f
　　basal, 84f
R-R (Intervalo R-R do ECG), 34f

S

S (Strain), 1, 6f, 38
　2D, 60, 116, 247
　　determinação do, 247
　　　no Toshiba ARTIDA®, 247
　　na DAC, 116
　　valores de referência do, 60
　3D, 183-192
　　deformação, 183-186
　　　avaliação da, 183-186
　　determinação do, 252
　　　no Toshiba ARTIDA®, 252
　　rastreamento, 188-192
　　　área de, 188-192

　calcular o, 27f
　　do SR, 27f
　　　em função do tempo, 27f
　circunferencial, 17f, 32f, 79q
　　do VE, 17f, 79q
　conceito de, 23
　das cavidades, 77-94
　　atriais, 77-94
　　　avaliação da deformidade, 88, 92
　　　　direita, 92
　　　　esquerda, 88
　　ventriculares, 77-94
　　　avaliação da deformidade, 77, 85
　　　　do VE, 77
　　　　ventricular direita, 85
　definição de, 6
　　sistema, 6
　　　2D, 7
　　　3D, 7
　　　unidimensional, 6
　derivado do Doppler, 116
　　na DAC, 116
　do AE, 89q, 90f, 91f
　　longitudinal, 89q, 91f
　　　na estenose valvar mitral, 91f
　　　prótese biológica mitral, 91f
　　na valvopatia mitral, 90f
　　em ramo sinusal, 90f
　do VD, 63f, 64f, 87q
　　avaliação do, 63f
　　longitudinal, 87q
　　transversal, 87q
　ecocardiografia de, 71
　　e sonomicrometria, 71
　longitudinal, 32f, 59f, 62q, 78q, 89q, 92q, 93f
　　cálculo do, 59f
　　　com FTI, 59f
　　do AD, 92q, 93f
　　　na hipertensão pulmonar, 93f
　　do AE, 89q
　　do VE, 78q
　　valores de referência para, 62q
　miocárdico, 108f
　　nas paredes, 108f
　　　posterior, 108f
　　　septal, 108f
　nas valvopatias, 97-103
　　diretrizes em, 102
　　estenose, 99, 102
　　　aórtica, 99
　　　mitral, 102
　　insuficiência, 98, 100
　　　aórtica, 100
　　　mitral, 98
　radial, 33f, 78, 79q
　　do VE, 78, 79q
　regional, 51f
　　componentes do, 51f
　sistólica, 61q
　　circunferencial, 61q
　　　e TD, 61q
　　longitudinal, 61q
　　　e SR, 61q
　tipos de, 48f
　valores do, 51f
　　endocárdico, 51f
　　epicárdico, 51f
Samsung
　Medison, 257-263
Septo(s)
　atrial, 9f
　SR dos, 62q

direito, 62q
esquerdo, 62q
ventricular, 9f
SGL (*Strain* Sistólico Longitudinal), 198
SGS (*Strain* Sistólico Global), 116
Shear Strain, 14f
  correlação da deformação, 5-17
    anatomofisiológica, 5-17
  definições de, 5-17
    deformidade, 6
      sistema, 6, 7
        2D, 7
        3D, 7
        unidimensional, 6
  deformidade, 8
    novos conceitos anatômicos e, 8
      relação entre, 8
  do VE, 79, 80f
    circunferencial, 80q, 81f
    radial, 80q, 81f
    longitudinal, 80f
    radial, 80f
  elasticidade, 5-17
  introdução, 5-17
Siemens, 222-227
  traçados, 223
    análise dos, 223
Sincronismo
  cardíaco, 141-176
    análise do, 141-176
      dessincronia cardíaca, 141, 153, 162, 175
        dinâmica, 175
        em doenças do miocárdio, 153
        na TRC, 162
        pela imagem miocárdica, 141
      dessincronia sistólica, 174
        implicação na TRC, 174
        na ICC, 174
  das paredes, 2f, 37f, 41f
    anterolateral, 37f, 41f
      análise do, 41f
      avaliação do, 37f
    inferosseptal, 2f, 37f, 41f
      análise do, 41f
      avaliação do, 37f
Sincronização
  tecidual, 40
    imagem de, 40
Sistema
  de deformidade, 6
    2D, 7
    3D, 7
    unidimensional, 6
Sístole
  ventricular, 12f
SL (*Strain Length*), 196
Sonomicrometria
  ecocardiografia e, 71
  de *strain*, 71
  validação com, 69-73
Speckle tracking, 137, 149
  2D, 2
  3D, 2
  metodologias, 43-53
    block-matching, 43-53
    deformidade, 46, 50
      avaliando a, 50
      quantificação da, 46
    optical flow, 43-53
    para seguir o miocárdio, 46
    strain 3D, 50
  na DAC, 116
  na HAS, 129

na hipertensão, 133
  arterial, 133
na HVE, 129
no estudo, 130
  da deformação, 130
    miocárdica, 130
  princípios, 43-53
    block-matching, 43-53
    ecocardiografia com, 44f
      da torção ventricular, 45f
    optical flow, 43-53
    para seguir o miocárdio, 46
    strain 3D, 50
SR (*Strain Rate*), 1, 25, 29f, 40
  circunferencial, 17f, 79q
    do VE, 17f, 79q
  conceito de, 23
  correlação da deformação, 5-17
    anatomofisiológica, 5-17
  das cavidades, 77-94
    atriais, 77-94
      avaliação da deformidade, 88, 92
        direita, 92
        esquerda, 88
    ventriculares, 77-94
      avaliação da deformidade, 77, 85
        do VE, 77
        ventricular direita, 85
  definições de, 5-17
    deformidade, 6
      sistema, 6, 7
        2D, 7
        3D, 7
        unidimensional, 6
    deformidade, 8
      novos conceitos anatômicos e, 8
        relação entre, 8
  derivado do Doppler, 116
    na DAC, 116
  do VD, 63f, 64f, 87f
    longitudinal, 63f, 87f
      avaliação do, 63f
    transversal, 64f
  elasticidade, 5-17
  endocárdio, 48f
    longitudinal, 48f
      ao modo M, 48f
  introdução, 5-17
  radial, 79q
    do VE, 79q
  sistólico, 41f
    longitudinal, 41f
      do VE, 41f
  strain sistólica e, 61q
    longitudinal, 61q
  valores de referência para, 62q
    dos septos, 62q
      direito, 62q
      esquerdo, 62q
STE (Ecocardiografia de Varredura Pontual/*Speckle Tracking Echocardiography*), 56
STI (Imagem por Varredura Pontual/*Speckle Tracking Imaging*), 56

T

T4F (Tetralogia de Fallot)
  adulto operado de, 64f
    SR transversal do VD, 64f
    strain do VD, 64f
  deformação miocárdica em, 203
TD (Taxa de Deformação), 55
  strain sistólica e, 61q
    circunferencial, 61q

TDI (Imagem de Doppler Tecidual), 55, 71
Técnica(s)
  ecocardiográficas, 107-112
    na avaliação, 107-112
      da doença de Chagas, 107-112
Tempo
  de pico, 3
  traçado em função do, 22
Time-to-peak, 3
  medidas, 38f
    da velocidade miocárdica, 38f
Tisssue
  Doppler, 28
  strain, 28
  tracking, 3, 23, 24f, 38, 147
Torção, 2, 15
  apical, 5-17, 85f
    cálculo da, 85f
  correlação da deformação, 5-17
    anatomofisiológica, 5-17
  definições de, 5-17
    deformidade, 6
  deformidade, 8
    novos conceitos anatômicos e, 8
      relação entre, 8
  do VE, 85q
    em indivíduos normais, 85q
  elasticidade, 5-17
  introdução, 5-17
  movimento de, 12f
    da cavidade, 12f
      na sístole ventricular, 12f
  ventricular, 45f
    ecocardiografia da, 45f
      com *speckle tracking*, 45f
Toshiba
  ARTIDA*, 243-256
    determinação do *strain*, 247, 252
      2D, 247
      3D, 252
Traçado
  em função do tempo, 22
  da velocidade Doppler, 23f
Transdutor
  posição do, 83f
    para corte transversal, 83f
    da posição apical, 83f
TRC (Terapia de Ressincronização Cardíaca), 141
  benefício da, 163
    mecanismo do, 163
      sob a ótica mecânica, 163
  implicação para, 174
    da dessincronia sistólica, 174
      na ICC com QRS normal, 174
  papel na, 162
    da avaliação, 162
      da dessincronia, 162
  respondedores à, 163
    predição dos, 163
      a partir de índices de dessincronia sistólica, 163
  resposta a, 164-165q, 172
    critérios na, 164-165q
      de dessincronia sistólica, 164-165q
    efeito na, 172
      da posição do eletrodo, 172
      da presença de viabilidade, 172
Treinamento
  com base em exercícios, 136q
    isométrico, 136q
    isotônico, 136q

TSI (*Tissue Synchronization Imaging*/Sincronização Tecidual), 149, 234
  sincronização pelo, 167
    da imagem, 167
      deslocamento, 169
      speckle tracking, 169
      SR, 169
      strain, 167
Twisting, 2, 15, 17f
  do VE, 84f, 85q
    em indivíduos normais, 85q
    parâmetros para calcular o, 84f
    gráfico de, 84f
    obtenção do, 83f

U

Ultrassom
  imagem de, 45f
    geração da, 45f

V

v (Velocidade), 1
  integração da, 27f
    em função do tempo do SR, 27f
      para calcular o *strain*, 27f
    longitudinal, 87f
      do VD, 87f
    miocárdica, 36f, 38f, 78q
      longitudinais, 78q
        do VE, 78q
      medidas *time-to-peak* da, 38f
      traçados de, 36f
    tecidual, 21
    traçados de, 16f
      subendocárdica, 16f
      subepicárdica, 16f
    vetores de, 47q
Validação
  com outros métodos, 69-73
    quantificar a deformação miocárdica, 69
      invasivos, 69
      não invasivos, 69
    RM, 69-73
      deformação ecocardiográfica, 71
    sonomicrometria, 69-73
      deformação ecocardiográfica, 71
Valor(es)
  de referência, 55-65
    da deformação 2D, 55-65
    para SR dos septos, 62q
      direito, 62q
      esquerdo, 62q
    para *strain*, 62q
      longitudinal, 62q
Valva(s)
  aórtica, 34f
    intervalos das, 34f
      de abertura, 34f
      de fechamento, 34f
  mitral, 34f
    intervalos das, 34f
      de abertura, 34f
      de fechamento, 34f
Valvopatia(s)
  mitral, 90f
    em ramo sinusal, 90f
      strain do AE na, 90f
  strain nas, 97-103
    diretrizes em, 102
    estenose, 99, 102
      aórtica, 99
      mitral, 102
    insuficiência, 98, 100
      aórtica, 100
      mitral, 98
Valvoplastia
  mitral, 103f
VD (Ventrículo Direito), 108f
  deformidade do, 86f
    vetores de, 86f
  hipertrofia do, 63f
    severa, 63f
  parede lateral, 63q
    SR, 63q
    strain longitudinal, 63q
  restritivo, 65f
    com pressão sistólica, 65f
      suprassistêmica, 65f
  SR do, 63f, 64f
    longitudinal, 63f
      avaliação do, 63f
    transversal, 64f
  strain do, 63f, 64f, 86f, 87q
    avaliação do, 63f
    longitudinal, 86f, 87q
    transversal, 86f, 87q
VE (Ventrículo Esquerdo), 25f, 60, 108f
  deformidade do, 77
    avaliação da, 77
      shear strain, 79
      strain radial, 78
  dinâmica segmentar do, 2
    técnicas para avaliar a, 2
  eixo curto do, 65f
  eixos anatômicos do, 13f
    eixos adaptados aos, 13f
    ortogonais, 13f
  função regional do, 198q, 199q
    longitudinal, 199q
    radial, 198q
  RM do, 15f
  rotação do, 82f, 83q
    da região, 82f
      apical, 82f
      basal, 82f
    em indivíduos normais, 83q
  SR do, 17f, 41f, 78q, 79q
    circunferencial, 17f, 79q
    longitudinal, 78q
    radial, 79q
    sistólico, 41f
      longitudinal, 41f
  strain circunferencial do, 17f
    circunferencial, 79q
    longitudinal, 78q
    radial, 79q
  torção apical do, 85q
    em indivíduos normais, 85q
  twisting do, 85q
    em indivíduos normais, 85q
  velocidades miocárdicas do, 78q
    diastólicas, 78q
    longitudinais, 78q
    sistólicas, 78q
Ventrículo
  único, 203
    sistêmico, 203
:tor(es)
  de velocidade, 47q
    block-matching, 47q
    optical flow, 47q
Viabilidade
  miocárdica, 126
Volume
  ventricular, 49f
    curva de, 49f
VSVE (Via de Saída do Ventrículo Esquerdo), 34f, 48f